TRAITÉ COMPLET

DES

MALADIES DE LA FEMME,

ÉTUDIÉES SOUS LES RAPPORTS PHYSIOLOGIQUE, NOSOGRAPHIQUE
ET THÉRAPEUTIQUE ;

Ouvrage fondé sur un grand nombre d'observations cliniques et sur
l'analyse critique et raisonnée des travaux spéciaux

DE

ARSHWEL, BAUDELOCQUE, BEREND, Mad. BOIVIN, CAPURON, DENEUX, DENMANN,
DESORMEAUX, DUGÈS, DUPARCQUE, GARDIEN, LEVRET, LISFRANC, MAYGRIER,
MAURICEAU, MENDE, MOREAU, PAULI, POMMES, PRESSAVIN, ROUSSEL,
SIEBOLD, VILLERMÉ, ETC., ETC. ;

Par S.-D. LHÉRITIER,

Docteur en médecine de la Faculté de Paris , membre de la Société des Sciences naturelles
professeur particulier de Pharmacologie et de Thérapeutique.

ÉDITÉ PAR MICHEL POISSONE.

TOME PREMIER.

Paris,

AU BUREAU DU BULLETIN CLINIQUE,
2, rue des Poitevins.

—

1838

TYPOGRAPHIE DE MICHEL FOSSONE,
avenue de St.-Cloud, 3, à Versailles, et rue des Poitevins, 2, à Paris.

TRAITÉ COMPLET

DES

MALADIES DE LA FEMME,

ÉTUDIÉES SOUS LES RAPPORTS PHYSIOLOGIQUE, NOSOGRAPHIQUE
ET THÉRAPEUTIQUE;

Ouvrage fondé sur un grand nombre d'observations cliniques et sur
l'analyse critique et raisonnée des travaux spéciaux

DE

Arshwel, Baudelocque, Berend, Mad. Boivin, Capuron, Deneux, Denmann,
Desormeaux, dugès, Duparcque, Gardien, Levret, Lisfranc, Maygrier,
Mauriceau, Mende, Moreau, Pauli, Pommes, Pressavin, Roussel,
Siebold, Villermé, etc., etc.

Par S.-D. LHÉRITIER,

Docteur en médecine de la Faculté de Paris, membre de la Société des Sciences naturelles,
professeur particulier de Pharmacologie et de Thérapeutique.

ÉDITÉ PAR MICHEL FOSSONE.

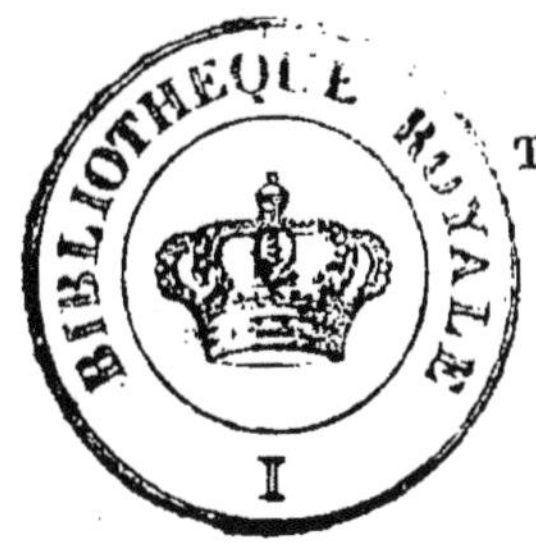

TOME PREMIER.

Paris,

AU BUREAU DU BULLETIN CLINIQUE,
2, rue des Poitevins.

—

1838.

PRÉFACE.

Per varios usus artem experientia fecit
exemplo monstrante viam.
Manil, L. 1, v. 61.

La Médecine-Pratique exige des connaissances si variées et en même temps si profondes, que la plupart des hommes qui s'y livrent, sentent la nécessité de diriger leurs recherches vers une spécialité. La lecture des auteurs, soit anciens, soit modernes, nous apprend que de temps immémorial on a fait en quelque sorte une classe à part des maladies de la femme. Nos archives médicales pullulent de traités, plus ou moins complets, à l'aide desquels cette assertion pourrait être mise hors de doute, si, toutefois, il était possible d'en élever à ce sujet. La plupart de ces traités ont vieilli; j'ai cru me rendre utile à la science en rassemblant les préceptes qu'ils contiennent, et en les réunissant aux connaissances nouvelles que nous avons acquises sur cette matière.

Parmi les travaux spéciaux les plus estimés, nous comptions autrefois ceux de MM. GARDIEN et CAPURON ; mais qui ne connaît les reproches que l'on peut adresser à ces ouvrages? Les livres restent, l'homme progresse et la science marche !

Que de monographies, que de recherches anatomiques n'ont pas enrichi la Pathologie en général, et particulièrement celle de la femme? Il y a peu de temps encore, deux auteurs ont produit un traité des maladies de l'utérus, ouvrage estimable à beaucoup d'égards ; mais ces écrivains prétendent envain que ce travail, fruit d'une sorte de mariage scientifique *, dispense de traités généraux sur les maladies des femmes. En effet, où trouve-t-on la *chlorose* dans l'excellent livre de Mad. BOIVIN et de M. DUGÈS? Ont-ils consacré un chapitre spécial à l'*éclampsie* et à la *phlegmasia alba dolens,* etc.? Où donc y est-il question des maladies relatives à la lactation? Réduire l'étude des maladies de la femme aux affections de l'utérus et de ses annexes, c'est rétrécir la question au préjudice de la science ; car nous verrons bientôt que les maladies *propres aux femmes* n'ont pas toujours leur principe dans une lésion organique ou fonctionnelle de l'utérus et de ses annexes.

Lorsque je corrigeais les dernières feuilles de ce premier volume, je vis paraître le *Traité des maladies des femmes* de M. COLOMBAT, et je craignis alors d'avoir été devancé dans les améliorations que je me suis proposées. La lecture de ce nouveau livre, en

---

* *Maladies de l'utérus* de DUGÈS et de Mad. BOIVIN.

m'apprenant que l'œuvre de **M.** Colombat n'est pas plus complète que celles de nos devanciers, dissipa sur-le-champ les inquiétudes que j'avais conçues.

Je me suis particulièrement appliqué à former un tout systématique des faits observés et publiés par un grand nombre de praticiens distingués ; j'ai soumis ces faits à un examen exact, je les ai comparés avec d'autres faits connus, et je me suis efforcé de m'élever à des résultats généraux.

En présence d'autorités imposantes, telles que MAYGRIER, CAPURON, DESORMEAUX, GARDIEN, MOREAU, DUGÈS, BOIVIN, ARSWEL, BEREND, SIEBOLD, etc., j'ai dû m'effacer plus d'une fois ; c'est ce que j'ai fait, en reproduisant textuellement les passages puisés dans les ouvrages de ces auteurs. Toutefois, ces autorités ne pouvaient m'imposer un silence absolu ; je n'ai donc pas craint de fronder quelques-unes des opinions qu'elles avaient émises, lorsque ces opinions m'ont paru erronées ou simplement controversables.

L'étude des monographies publiées depuis plusieurs années sur les maladies de la femme, a surtout fixé mon attention ; j'en ai extrait les points de doctrine les plus ingénieux, et, si j'ai quelquefois négligé les noms de leurs auteurs, c'est à cause de la difficulté de rapporter ces points de doctrine à leur véritable source.

La première Partie du premier volume de l'ouvrage que j'offre au public contient l'histoire des maladies en rapport avec le développement, l'exercice et la cessation des facultés sexuelles (*Maladies de la sexualité*). La seconde traite des vices de conformation et des déplacemens des organes génitaux.

Notre second volume contiendra les corps étrangers venus du dehors, les lésions physiques, telles que les contusions, les plaies, les ruptures, etc., etc.; les lésions vitales, telles que les inflammations, les flux sanguins et muqueux, les névralgies, les névroses génitales, les affections rhumatismales, etc., etc. Dans la seconde division, nous parlerons des productions anormales et des dégénérescences (hydropisies, calculs, polypes, cancers, scrophules, etc., etc.). Enfin, nous terminerons par l'étude des maladies qui affectent la femme, plus spécialement pendant la grossesse, l'accouchement, les couches et la lactation.

Je n'ai pas jugé à propos de consacrer, comme on le fait ordinairement, le tiers d'un volume à des études anatomiques spéciales. Le médecin doit connaître son anatomie, base fondamentale de la Médecine-Pratique comme de la Physiologie; si parfois quelques subtilités échappent à sa mémoire, ne possède-t-il pas assez d'ouvrages pour suppléer à mon silence?

Il était plus utile de chercher à remédier à la négligence que la plupart des médecins apportent à l'étude de la Thérapeutique : je me suis, par conséquent, appliqué à leur faire comprendre pourquoi, dans certaines circonstances, tel médicament est préférable à tel autre; j'ai saisi toutes les occasions d'entrer dans des détails thérapeutiques, persuadé, comme le dit HUFELAND, que la médecine a un double but : *Connaître et guérir.*

CHAPITRE PREMIER.

—

QUELQUES écrivains ont compris sous le titre général de
Maladies des Femmes, celles qui résultent d'une perversion de
fonctions, d'une lésion matérielle des organes sexuels. La plus
légère réflexion suffit, je crois, pour démontrer combien une
telle manière de considérer la matière, expose à l'erreur et
restreint la question. Un exemple nous le fera sentir : les irrégularités de la menstruation n'ont pas toujours leur cause
intime, leur principe, dans une perversion de fonctions ou une
lésion des organes sexuels ; elles peuvent être en rapport avec
une cause plus générale ; par contre, il arrive, assez souvent,
que la dégénérescence de certaines parties internes de la reproduction, de l'ovaire, des trompes, etc., ne détermine point,
tout d'abord, de désordres dans les fonctions du système géné-
rateur. Allons plus loin : combien ne voyons-nous pas de
maladies, chez la femme, engendrées par une habitude
vicieuse, qui ne laissent aucune trace appréciable, et dont les
malades ignorent ou cachent souvent l'origine? Ne savons-
nous pas, aussi, qu'à la suite d'un grand nombre d'affections,

au développement desquelles les organes sexuels, paraissaient tout-à-fait étrangers, comme des névroses, des spasmes, des hydropisies, etc.; l'investigation nécroscopique a fait découvrir, dans les organes générateurs, des lésions dont on n'avait pas même soupçonné l'existence? Chaque fois que le médecin constate dans les fonctions génitales des troubles qu'il croit en rapport avec des causes générales, il doit, tout en éloignant ces causes, donner une attention particulière à l'examen des organes sexuels. Lors même qu'il ne s'est manifesté aucun désordre dans les fonctions génitales, il ne peut conclure, encore, qu'il n'existe en elles aucune modification capable de faire naître ou d'entretenir une maladie générale. Que de femmes, bien qu'elles portent une induration fort limitée de l'utérus, n'en ont pas moins des menstrues régulières, *conçoivent* facilement; mais, chez lesquelles la grossesse est sujette à une foule d'incommodités? Outre les maladies absolument dépendantes des organes sexuels de la femme, celles qu'elles partagent en commun avec l'homme, présentent encore quelque chose de particulier qui leur est imprimé dans leur forme, leur marche, leur terminaison par le fait même de la condition de femme; et s'il est vrai que la structure de l'homme diffère de celle de la femme, il n'est pas moins vrai de dire que les particularités qui se font remarquer dans les maladies des deux sexes, ne tiennent pas uniquement à la *différence* de leur constitution physique; mais, encore, à une sorte d'essentialité sexuelle originelle qui préside à beaucoup d'autres dispositions spéciales. C'est à tort que chez la femme les affections indépendantes des *facultés sexuelles*, en un mot, de la sexualité, c'est-à-dire, celles que je puis appeler communes aux deux sexes, n'ont jamais été traitées autrement que celles de l'homme; presque toujours, au contraire, on les a confondues, et les thérapeutistes, préoccupés par les phénomènes pathogno-

moniques qu'elles présentaient, ont négligé l'examen des particularités sexuelles , sans doute moins frappantes, mais non
moins intéressantes.

L'écoulement menstruel, cette manifestation extérieure du
sexe féminin, revient, comme chacun le sait, à des époques
déterminées. Résultat de phénomènes physiologiques qui se
passent dans la shpère des organes génitaux; son accomplissement a la plus grande influence sur la femme à l'état de santé ,
comme à l'état de maladie. On peut dire , même, que toute
affection , qui chez elle offre une certaine durée , ne tarde pas
à devenir compliquée ; par cela seul, qu'il s'établit souvent
une relation particulière entre la maladie et cette fonction
sexuelle, la *menstruation*. La manière dont les complications
s'effectuent, varie :

1° En raison de l'abandon et du défaut de soins dans lequel
s'est trouvée la malade.

2° En raison de la nature du traitement mis en usage dès le
début de la maladie.

3° Elles peuvent encore avoir lieu , lorsqu'une maladie , se
déclarant au moment où l'organisme est dans des conditions
qui préparent l'écoulement des règles , s'oppose à leur apparition ; on voit alors naître des symptômes qui n'appartiennent
point à la maladie étudiée isolément.

4° Il y a encore complication , lorsque, dans le cours d'une
maladie , l'écoulement menstruel survient par une sorte d'habitude organique , par suite de la non-interruption des fonctions
du système utérin. Quelle en est la conséquence? la diminution des forces. Pour rendre ceci plus sensible , supposons une
femme atteinte de fièvre typhoïde, d'entérite folliculeuse, si
l'on aime mieux; on a pratiqué des émissions sanguines au
début, et la malade est arrivée à une période où l'on désire
plutôt animer l'organisme que l'affaiblir; les règles surviennent ;

n'est-ce pas là une complication capable de donner lieu à une prostation défavorable?

5° Lorsque toute l'économie est sous l'empire de causes morbifiques, des causes particulières ne peuvent-elles pas, aussi, agir directement sur la vie sexuelle et déterminer des maladies compliquées? Ces questions nous paraissent hors de doute; aussi, nous croyons-nous dispensé d'énumérer toutes les circonstances qui favorisent le développement des complications. Je me croirais presqu'autorisé à dire qu'il existe chez la femme deux sortes de vie; l'une propre aux organes générateurs et que je nomme *vie sexuelle* ou *de conservation de l'espèce*, l'autre particulière au reste de l'organisme, *vie de l'individu* ou *de conservation de soi-même;* eh bien! de même qu'on voit des complications s'établir au début, à la fin ou pendant le cours des maladies, il peut arriver, aussi, qu'à de semblables époques, il se fasse des transitions, des déplacemens de la sphère de l'une de ces vies à celle de l'autre; un rétablissement incomplet de l'une aux dépens de l'autre, qui tend à détruire le rapport exact, l'équilibre absolument nécessaire entre elles deux.

Jusqu'ici, j'ai démontré combien les fonctions menstruelles, considérées comme l'occasion de complications, avaient d'influence sur les maladies; mais, je dois ajouter qu'il n'est pas rare de voir l'accomplissement de ces fonctions enrayer ou guérir une maladie presque subitement; c'est ce qu'on peut nommer une *crise* salutaire.

Le sexe, sans toujours donner lieu à des complications proprement dites, exerce, cependant encore, une influence spéciale sur toutes les périodes des maladies. Il est des causes morbifiques qui restent sans effet sur l'homme, et sont délétères pour la femme; cela se voit, surtout, à certaines époques de sa vie; l'action de l'air froid, chaud ou corrompu, les surcharges de l'estomac, les émotions vives, la peur, la joie et la colère, exercent plus facilement une influence pernicieuse sur la femme enceinte, ou réglée actuellement, qu'elles ne le feraient en toute autre circonstance. — On ne saurait nier encore que les femmes sont plus exposées que les hommes aux affections nerveuses, spasmodiques, convulsives et hystériformes; mais, on se tromperait si l'on s'avisait de croire qu'elles sont, sous tous les rapports, plus disposées que les individus de l'autre sexe à subir l'action de toutes les causes morbifiques indistinctement. Car, il en est, et de ce nombre sont les modifications atmosphériques et l'influence des climats, auxquelles elles résistent plus énergiquement que les hommes.

Survient-il quelques modifications dans l'exercice régulier de la menstruation, sans que cependant la femme discontinue de prendre une nourriture abondante, elle devient alors plus sujette que l'homme aux affections inflammatoires. Cette disposition à contracter des inflammations se fait remarquer principalement à l'époque où les règles sont sur le point de paraître, quelque temps après la conception, et lorsque le fœtus ne consomme qu'une petite quantité des matériaux destinés à son alimentation; ou bien, encore, peu de temps après la délivrance, chez les mères qui ont perdu peu de sang ou qui n'allaitent point. Les femmes, même les plus délicates, ne sont pas garanties de ces dispositions à l'inflammation, si elles se trouvent dans les circonstances mentionnées. Il est encore digne de remarque que les femmes sont plus sujettes que les hommes aux hémorragies; en revanche, elles les supportent mieux : il y a plus, dans une foule de cas, les pertes de sang leur sont éminemment salutaires.

La sensibilité propre au sexe ne contribue pas peu à favoriser l'irradiation des maladies, à développer des accidens sympathiques, à modifier ainsi les formes ordinaires que ces dernières présentent, à les rendre plus irrégulières, plus violentes peut-être ; mais, en compensation, les maladies aiguës, chez la femme, semblent disparaître quelquefois plus promptement que chez l'homme. Disons, cependant, comme je l'ai déjà laissé entrevoir, que les rapports qui existent entre la *vie sexuelle* et la *vie individuelle* font, assez souvent, que chez les femmes les terminaisons des maladies se décident moins complètement que chez les individus du sexe masculin.

C'est, la plupart du temps, à ces rapports, à ces translations d'élémens morbifiques qui s'opèrent des organes génitaux à tout l'organisme et réciproquement, à ces sortes de crises imparfaites, qu'il convient de rapporter le développement d'un si grand nombre de maladies chroniques. Il peut se faire aussi que, pendant la convalescence d'une longue maladie, toute la somme des forces vitales étant activement employée à la réparation de la *vie individuelle*, les fonctions sexuelles languissent ; la menstruation supprimée ne reparaît pas alors, et il se fomente des maladies qu'il faudra bientôt attaquer.

Les premières questions à adresser à une femme malade sont celles-ci : Quel est son âge? Est-elle arrivée à l'époque favorable à la procréation de l'espèce, ou déjà, cette époque est-elle écoulée? Appelé près d'une jeune fille sur le point de se régler, le médecin n'oubliera pas que les accidens qui se présentent à son observation ne sont souvent que l'effet d'une tendance, de certains efforts de la nature à faire prédominer la vie sexuelle ; il devra coordonner ces efforts, les régulariser et faire disparaître tous les obstacles susceptibles de s'opposer aux fins qu'ils veulent atteindre.

Avons-nous à faire à une femme parvenue à l'âge où les menstrues apparaissent régulièrement et normalement? Informons-nous de l'état antérieur de ces évacuations, sachons si elles ne devaient pas s'effectuer au moment de l'invasion de la maladie, ou si elles ont été supprimées. Par ce moyen, on parviendra à se rendre compte de l'état antérieur de la malade, et on appréciera plus judicieusement les symptômes actuellement apparens. La grossesse peut avoir lieu : l'on tiendra compte des modifications qu'elle imprime, parfois, aux symptômes dépendant d'une maladie préexistante.

Enfin, aux approches de l'involution sexuelle, on surveillera attentivement les incommodités qui atteignent la femme; car, du traitement sage et mesuré de ces incommodités, dépend, souvent, la santé de la malade pour l'avenir.

La sensibilité propre à la femme exige que les remèdes excitans ne soient administrés qu'à petites doses, mais à des intervalles plus rapprochés que chez l'homme. La raison? c'est que leur action a sur elle moins de durée. Chaque fois aussi qu'il s'agira de combattre des phénomènes d'irritation, ou d'inflammation, on aura recours aux moyens les moins violens, les saignées devront être modérées, et l'indication en sera toujours précise; car les émissions de sang exercent assez souvent une fâcheuse influence sur les fonctions sexuelles, en troublant toute l'économie et en déterminant, en quelques circonstances, la rétention opiniâtre des menstrues, ou l'établissement de fleurs blanches intarissables.

Gardons-nous, toutefois, de nous laisser effrayer par la crainte de trop affaiblir les malades, quand nous aurons à faire à des inflammations franches. Les saignées, les antiphlogistiques et tous les débilitans, en faisant disparaître la maladie, rétablissent bientôt les forces des malades.

Les antispasmodiques et les nervins, car ces deux mots n'ont pas tout-à-fait, pour moi, la même signification, et je partage à cet égard les opinions de M. Trousseau *. Les antispasmodiques et les nervins, dis-je, agissent plus effica-

---

* *Traité de matière médicale et de thérapeutique*, t. I, 425.

cement chez la femme que chez l'homme; mais, à cet égard, il faut bien observer que les maladies nerveuses du sexe sont, le plus souvent, dues à l'action de quelques causes morales, comme l'ennui; il suffira, quelquefois souvent, de savoir éloigner ces causes pour éviter l'emploi des agens thérapeutiques que je viens de mentionner.

L'indifférence ou l'exagération avec lesquelles les femmes traitent leurs maladies sont un sujet vraiment digne d'attention; aussi, le médecin ne devra-t-il jamais s'en rapporter à elles pour l'exécution des moyens qu'il propose; elles font toujours ou trop ou pas assez, quelquefois même elles ne font absolument rien. Ceci conduit à leur donner des instructions précises, et à ne jamais les imiter dans leur exagération ou leur indifférence, en leur parlant des maladies auxquelles elles sont en proie.

CHAPITRE II.

—

DU DÉVELOPPEMENT HUMAIN EN GÉNÉRAL , ET DU DÉVELOPPEMENT
DES FACULTÉS SEXUELLES DE LA FEMME EN PARTICULIER.

On désigne sous le nom de développement humain, la série des changemens qui se manifestent dans un ordre déterminé, chez l'homme considéré en général et comme individu. Ces changemens s'annoncent par des phénomènes réglés : des symptômes, d'une part ; un mode d'être particulier, de l'autre. — On peut dire qu'il y a simultanéité entre l'apparition des symptômes et l'existence de ce mode spécial. — A l'aide des premiers , on apprécie certains rapports de temps, désignés en général et relativement à l'homme , par le mot : *âge.*

Le second (ce mode d'être particulier), est l'expression de certains rapports locaux survenus chez l'homme étudié, soit comme être de relation , soit isolément, et dans les parties qui le composent, les unes par rapport aux autres.

Par le fait de ces changemens qui s'opèrent ainsi dans les corps organisés, non-seulement il se produit quelque chose de nouveau ; mais , encore, l'ancien disparaît ; c'est ce que nous appelons *nutrition ;* d'où il suit l'impossibilité qu'il puisse exister aujourd'hui un corps absolument semblable à ce qu'il était hier. Représentons-nous donc ces changemens, et suivons-les dans leur ordre de succession ; nous aurons la mesure du temps parcouru, c'est-à-dire, l'*âge*.

Les premiers qui ont divisé la vie entière de l'homme en périodes déterminées, dont chacune désigne un âge propre, n'ont rien fait autre chose, et cela devait être ainsi ; car il était facile de reconnaître ces périodes à des groupes de phénomènes tout particuliers. — Des lois fixes, naturelles, président au développement de tous les corps ; le corps humain, pas plus qu'un autre, ne saurait s'y soustraire. Arrêtons-nous aux suivantes qui se rattachent plus spécialement au sujet dont nous nous occupons.

Chez l'homme, il ne se développe rien qui n'ait son principe dans son être : quiconque supposerait le contraire, devrait supposer aussi qu'il peut exister un effet sans cause, un mouvement sans puissance, une fonction sans organe. Ce principe est double :

1° Principe radical des développemens, sans lesquels l'homme bien portant, individuellement parlant, ne saurait être ce qu'il est ; développemens effectués sous l'empire des réactions qui s'établissent entre l'homme et les conditions extérieures dans lesquelles il se trouve.

2° Une simple disposition qui n'attend pour se manifester que l'action de causes extérieures, spécifiques, particulières, morbifiques, irritatives. Cette disposition peut elle-même être subdivisée :

A. Disposition générale commune à l'espèce.
B. Disposition individuelle.

Un exemple donnera le sens de ces expressions, et justifiera notre division. La variole se développe sous l'influence d'une disposition générale commune à l'espèce ; la phthisie se montre sous l'influence d'une disposition individuelle, native ou acquise, pendant le cours de la vie.

3° Tout développement des corps organisés ne pourrait avoir lieu sans l'intervention de conditions extérieures. Manquent-elles entièrement ? il n'a pas lieu ; sont-elles imparfaites? il l'est également ; enfin, existe-t-il des conditions favorables et défavorables simultanément ? le développement est irrégulier, et s'accomplit dans une direction vicieuse.

4° Il existe dans les périodes de développement une succession et une progression qui les enchaînent de telle façon, que la seconde est en quelque sorte la continuation de la première ; aussi, lorsque le développement s'est fait dans une fausse direction, durant une période, la suivante ne peut se faire avec régularité, dans le cas où les obstacles n'ont pas été surmontés par un effort plus énergique des forces vitales.

5° Ce qui précède nous conduit à la recherche des causes des irrégularités dans les développemens; ce sont les suivantes : 1° défectuosité du principe radical ; 2° défectuosité des conditions extérieures ; 3° dispositions morbifiques générales ou individuelles, mises en action par l'influence des causes extérieures occasionelles.

Les irrégularités de développement sont : ou des causes de maladies, ou des maladies véritables qui nuisent à la perfection de l'homme, et abrègent souvent le cours de son existence. Cet être, l'homme, considéré à une époque où il n'est pas ce qu'il devrait être, si les développemens avaient eu chez lui leur cours normal, est atteint d'une *maladie de développement*. — Ce que j'ai dit de la marche progressive des développemens, soit réguliers, soit irréguliers, donne à penser que toute maladie de développement doit s'accroître nécessairement de plus en plus, et devenir enfin incurable ; sans doute, si ces développemens ne se modifiaient point les uns par les autres, et s'ils ne tendaient à conserver l'équilibre et même à le rétablir lorsqu'il a été rompu. Mais, il faut l'avouer, cela est rare, et la plupart du temps, telle série de développemens prédominant sur une autre, entretient dans l'organisme un état d'oscillation qui, même chez l'homme en santé, se manifeste par des accidens inaccoutumés qu'on voit disparaître, à la vérité, presque toujours, d'eux-mêmes. Au reste, on ne saurait nier que des dispositions morbifiques, déjà existantes, se montrent beaucoup plus énergiques pendant la période des développemens, et soulèvent ainsi, comme subitement, un grand nombre de maladies.

A côté de cela, plaçons cependant un correctif, et rappelons que la somme d'énergie vitale, qui préside à l'accroissement, est parfois suffisante pour résister aux causes des maladies, et qu'il arrive, même, que des maladies préexistantes se guérissent complètement sous l'influence d'une période de développement.

Qu'on se garde bien de croire que les irrégularités dans les développemens, se présentent toujours directement comme des maladies confirmées. Cela n'est pas, car fréquemment au contraire, elles se bornent à faire naître des dispositions qui favorisent, déterminent, plus tard, l'apparition de maladies qu'on ne sait à quelle cause rapporter.

L'enfant emploie la première période des développemens à acquérir les moyens de suffire par lui-même à son existence. A cet effet, ses organes sont modifiés, dès l'instant que ses rapports avec sa mère ont cessé; il est même quelques-uns de ses organes qui sont entièrement détruits; d'autres relations s'établissent, et peu-à-peu il acquiert les conditions nécessaires pour arriver au développement des facultés sexuelles.

Que nous apprend l'examen des principaux phénomènes qui accompagnent les périodes diverses de développement ? Ceci :

Que dans l'enfant, le système nerveux, les viscères abdominaux et le système osseux, sont les principaux centres d'action de développemens ; que dans l'âge de puberté, cette action semble se concentrer vers les organes sexuels ; comme chez l'adulte, elle se fixe sur le système artériel, les organes de la *respiration et du mouvement*.

CHAPITRE III.

—

On peut admettre, par rapport au développement de la sexualité, trois périodes diverses ; elles sont, il est vrai, plus tranchées chez les femmes que chez les hommes : la première correspond au développement des organes génitaux et des facultés sexuelles ; la seconde, à la maturité du sexe ; la troisième, au déclin ou à la cessation de ces facultés sexuelles. Il est rare que cette dernière période s'accomplisse sans accidens ; cela tient à ce que les facultés génitales ne s'éteignent pas subitement. — Leur extinction arrive, il est vrai, plus tôt chez la femme que chez l'homme ; mais il ne faut cependant pas croire que toute la vie sexuelle s'anéantit avec la cessation des menstrues. Il est avéré que plusieurs femmes ont pu concevoir, et donner le jour à des enfans bien conformés, longtemps après avoir *perdu* et dans un âge très avancé.

Il y a ceci de remarquable dans les femmes, par rapport aux hommes ; c'est que chez elles, après la cessation des menstrues, et lorsque la vie sexuelle est éteinte, la vie de *conservation de soi-même ou individuelle*, acquiert quelquefois plus d'activité, et parvient à un degré de force qu'elle n'avait jamais possédé. Chez les hommes, au contraire, les facultés sexuelles paraissent si étroitement liées à la *conservation de soi-même*, que celle-ci souffre de l'absence ou de la diminution de celles-là. Si nous nous arrêtons particulièrement à la femme, et que nous cherchions à connaître les phénomènes qui annoncent en elle les approches de la puberté, nous nous apercevons, tout d'abord, qu'à cette époque, l'accroissement n'est pas achevé; les muscles sont grêles, les tissus cellulaire et adipeux qui les enveloppent, moins prononcés qu'ils le deviendront un jour; aussi, le corps est-il loin d'offrir ces contours gracieux qui contrasteront par la suite, d'une manière si frappante avec les formes maigres et anguleuses qu'il présente aujourd'hui. Il n'est pas jusqu'à la démarche vacillante et incertaine de la jeune fille qui ne contribue à la faire distinguer de la femme entièrement formée. — Des particularités fort remarquables se passent dans le développement des os, l'ossification n'est pas également avancée dans chacun d'entre eux; elle est moins parfaite, par exemple, dans les os du bassin, que dans ceux du thorax. — L'occiput n'est point prononcé comme il le deviendra à l'époque de la maturité; les os maxillaires ne présentent pas le nombre des dents qu'ils devront porter plus tard. — Les quatre dernières vertèbres cervicales font saillie en avant; celles du dos (dorsales) se portent un peu en arrière. Les trochanters ne sont pas encore exactement adhérens au corps des os fémoraux, les cols, plus courts que chez la femme, ont une direction moins horizontale; ce qui fait que les cuisses de la jeune fille sont plus droites, quoique déjà chez elle, les genoux soient plus rapprochés que chez les garçons.

La conformation des organes splanchniques et de toutes les parties intérieures, est en rapport avec la forme extérieure du corps. — Jusqu'à l'entier développement des facultés sexuelles, le cerveau est plus grand, toute proportion gardée, que le cervelet et la moelle épinière. Les nerfs lombaires et sacrés, les vaisseaux sanguins du bassin qui se dispersent dans les parties génitales, sont manifestement plus petits qu'ils ne le sont chez la femme parvenue à la période de maturité. — Il faut noter encore, que parmi les viscères abdominaux, le rectum est plus étroit, la vessie plus petite et de forme oblongue, l'ouverture urètrale moins élargie, etc.

Que nous nous arrêtions aux organes de la respiration, et nous verrons les poumons et le cœur moins développés que chez la femme nubile; une particularité se fait aussi remarquer dans le larynx : c'est l'étroitesse de ce conduit, eu égard à la dimension de la glotte et de la trachée-artère.

Jusque-là, les parties sexuelles ont atteint leur perfection sous le rapport de leur existence ; mais il s'en faut encore de beaucoup qu'il en soit ainsi sous celui de la faculté génitale. — Examinons-les telles qu'elles sont dans l'enfance, afin de mieux apprécier les changemens qu'elles auront subis : chez la petite fille, le pénil est déjà indiqué ; les grandes lèvres courtes et constituées par deux replis volumineux, se joignent exactement par leurs surfaces intérieures ; elles laissent entre elles une fente qui s'élargit fortement, lorsqu'on examine les parties génitales dans la position couchée sur le dos, les jambes fléchies et écartées; il est alors possible de voir le clitoris et les petites lèvres. Il existe ici une disposition contraire à celle de la femme : l'élargissement de la vulve en haut. La surface externe des grandes lèvres est ordinairement rose, mais cette coloration n'est pas constante, l'existence de quelques maladies, suffit pour la modifier. Le périnée forme vers l'anus une espèce de gouttière due au peu de développement des muscles et à la petite quantité de tissu adipeux qu'on rencontre alors dans cette région. Le vagin constitue un canal court, conique,

presque droit, représentant en quelque sorte un cylindre légèrement aplati d'avant en arrière, et dont le diamètre est très
petit; des rides nombreuses y existent, elles sont transversales,
et occupent principalement l'entrée de ce conduit.

La matrice de forme oblongue est arrondie vers son fond,
et par conséquent, en haut, cylindroïde, rétrécie par le bas
vers le col.

Le museau de tanche (que souvent nous nommons, à tort,
col de la matrice, car le col est la partie inférieure de cet
organe, qu'un rétrécissement sépare du corps). Le museau de
tanche, dis-je, forme un bourrelet circulaire au milieu
duquel existe l'orifice externe de la matrice, ouverture
d'entrée du canal du col utérin. Sur les parois de ce canal, on
voit de nombreux replis qu'on avait autrefois désignés, à cause
de leur disposition, sous le nom d'*arbre de vie*. Entre ces
replis en reliefs, on remarque encore de petits espaces occupés
par un fluide visqueux et blanchâtre. La cavité de la matrice
plutôt indiquée que développée, contient une matière muqueuse très tenace.

Les ovaires sont oblongs, aplatis, plutôt que ronds; pendant
longtemps, ils semblent privés de la membrane celluleuse qui
les enveloppe; mais, on y voit quelquefois de petites cavités
remplies par une matière onctueuse et jaunâtre, assez ressem-
blante à ces corps jaunes, ordinairement attribués au rapprochement productif des sexes. (*Corpus latœum.* DUGÈS.)

En général, les fonctions s'exercent avec une activité qui
correspond au développement des organes; mais, cependant, il
est d'observation que toutes celles qui ont pour but l'assimilation des alimens, jouissent d'une certaine prépondérance. —
C'est là la cause de cet appétit prononcé et de cette digestion
rapide des jeunes filles en bonne santé. Leur sang est riche et
fortement stimulant, les poumons, le cœur et les vaisseaux

L. 1.   2.

sanguins paraissent se développer, alors, avec activité. Mais, il faut le dire, ces conditions donnent souvent lieu à des maladies inflammatoires de ces parties ; maladies qui, tout en se dissipant, laissent quelquefois après elles des dispositions pathogénésiques, qui ne se manifestent qu'à la période de maturité du sexe.

Est-il besoin de faire ressortir combien les filles diffèrent des garçons par les facultés de l'ame? qui méconnaîtrait chez elles l'aptitude plus prompte à observer et retenir tout ce qu'elles voient ou entendent ; aptitude dirigée, la plupart du temps, vers les relations sexuelles, et qui ne tarde pas à dégénérer en curiosité. — Coquetterie, inclination à la danse, amour de la conversation ; en un mot, tous les plaisirs de la jeune fille dévoilent son instinct sexuel.

Les règles paraissent, pour la première fois, terme moyen, à quatorze ans. Ce serait seulement à quinze ans, à Gottingue, d'après les calculs d'Osiander. Nous savons au reste que l'apparition des menstrues, se fait plus tôt dans les pays exposés sous la ligne équinoxiale ; il existe même, chez nous, des exemples de précocité extraordinaire : Clarke, parle d'une petite fille réglée à neuf mois, et qui dès l'âge de deux ans, offrait tous les signes de la puberté. M. Dugès a conclu, d'après un grand nombre d'observations, que les femmes lymphatiques n'étaient menstruées que fort tard ; à dix-sept ou dix-huit ans, pour l'ordinaire ; mais que la durée de l'écoulement à chaque retour, était beaucoup plus considérable (sept à huit jours) que chez les femmes sanguines (deux à trois jours) *.

Examinons-nous, maintenant, les changemens qui acompagnent la manifestation des facultés sexuelles? nous sommes quelquefois surpris de voir la croissance arriérée, chez quelques

* Dugès, *Maladies de l'utérus.*

personnes , s'effectuer avec une vigueur surprenante La tête
se développe, surtout dans la région occipitale; toutes les
dents molaires sont poussées, si ce n'est les dents de sagesse.

La conformation de la poitrine, l'étendue de la région
abdominale, l'élargissement du bassin et des hanches , le
rapprochement des genoux , donnent à la femme une stature
toute différente. Mais , ce qui contribue le plus à faire *naître*
les formes agréables, c'est le développement du tissu cellulaire
et l'accumulation de la graisse dans les mailles de ce réseau.
La peau devient délicate et douce au toucher, on ne voit plus
sous cette enveloppe se dessiner , comme autrefois, les saillies
anguleuses formées par les muscles ; le visage a quelque
chose de gracieux, les yeux deviennent expressifs; en un mot,
de l'ensemble des changemens survenus , résulte ce maintien
qui nous charme, et fait de la femme l'objet de notre admiration. La manière dont s'accomplissent ces changemens extérieurs , se fait progressivement ; il en est de même de ceux qui
s'opèrent du côté des organes renfermés dans les cavités. —
L'axe cérébro-spinal et les nerfs, principalement ceux qui se
distribuent aux parties sexuelles, ont acquis un développement
plus parfait. Les vaisseaux sanguins sont plus gros , cependant,
l'augmentation de calibre de ces derniers , ne devient bien
appréciable , qu'après l'époque où les menstrues sont régulie-
rement établies. Il est même convenable de faire remarquer
que la cohabitation et la grossesse , exercent une influence
incontestable sur le développement de ces vaisseaux. Les cartilages du larynx et de la trachée , sont devenus plus consistans,
le calibre du premier de ces organes est plus spacieux, comparativement aux dimensions de la glotte ; les poumons et le
cœur sont parvenus à un accroissement parfait. Si l'on examine
la vessie, on en constate la plus grande capacité. Le tissu
cellulaire qui enlace les muscles périnéaux , est dense et

abondant à tel point, que la gouttière qu'on remarquait autrefois sur cette région , est complètement disparue.

Des modifications non moins remarquables, ont également lieu du côté des parties internes et externes de la génération.

La matrice et son corps s'épaississent.

Voici les mesures de volume et de pesanteur prises par M. Dugès [*] sur une fille vierge, bien réglée, de vingt-cinq ans.

« *Longueur totale*, 26 lignes , dont moitié exactement pour » le col.

» *Largeur du fond*, 17 lignes.

» *Epaisseur du fond,* 8 lignes 1/2.

» *Largeur du col,* 9 lignes 1/2.

» *Epaisseur du col*, 7 lignes.

» *Etranglement du col,* un peu moins épais que le col.

» *Epaisseur des parois du corps ;*
{ supérieure, 5 lig. 1/2.
latérale,   5 lig.
postérieure, 4 lig. 1/2.
antérieure, 4 lig.

» *Épaisseur des parois du col ;*
{ latérale,   3 lig. 1/2.
postérieure, 3 lig.
antérieure , 4 lig.

» *Poids total , sans les annexes ,* 5 gros. »

Ce tableau suffit pour démontrer la différence qui existe entre la matrice de la femme pubère réglée, et celle de la petite fille nouvellement née ; d'après Rœderer, elle est alors, longue de treize à quatorze lignes, et pèse de un à deux gros, suivant les expériences de Degraaf. Chez la fille de dix ans, elle a un pouce et demi seulement.

---

[*] Dugès, ouvrage cité, *p.* 23.

Notons encore quelques-unes des particularités de la puberté; le museau de tanche est rose-pâle, à moins qu'on ne l'examine à l'époque où la menstruation est imminente; il est enduit d'une couche légère de mucosité; son orifice plus ouvert, contient une matière glaireuse, glutineuse, demi-transparente, qui se répand quelquefois dans le vagin. La cavité utérine, comme chez l'enfant, n'est encore qu'indiquée, à proprement parler; mais, lorsque les règles commencent à se montrer, cette cavité offre des plicatures, et semble revêtue d'un epithélium d'apparence veloutée.

Les ovaires ont, alors, dix-huit à vingt lignes, une forme ovale, et une surface légèrement convexe.

Les plicatures du vagin, sont très prononcées, horizontales ou obliques; ce conduit, proportionnellement moins long que chez l'enfant, est resserré, étroit à son entrée, plus large au contraire du côté du museau de tanche : les grandes lèvres sont plus longues, leurs surfaces internes sont étroitement appliquées l'une sur l'autre; des poils fins et soyeux se montrent sur le milieu et sur les côtés du pénil devenu très saillant. La peau de cette partie, est soulevée par la graisse qui s'est accumulée dans un tissu cellulaire dense et abondant.

Les mamelles, si directement en rapport avec l'utérus, par le lien des sympathies, s'arrondissent, deviennent beaucoup plus fortes. Elles sont dures, élastiques et tendues. Les mamelons se prononcent et prennent, ainsi que les aréoles, une couleur qui varie avec le teint des jeunes personnes, mais toujours différente de celle des seins. On a quelquefois observé la sécrétion du lait, à l'époque de la menstruation.

Rien de plus inconstant que les phénomènes vitaux qui se passent, alors, non-seulement chez toutes les femmes, mais encore, chez la même personne aussi bien au physique qu'au moral. Pesanteur des membres, courbatures, propension au sommeil, sentiment de compression vers la tête et la poitrine, que dissipe quelquefois une épistaxis et même un crachement de sang; bouffées de chaleur, alternative de rougeur et de pâleur de la face, palpitations, battemens irréguliers du pouls, pléthore locale de l'utérus, pesanteur des lombes, fatigues dans les aines et les cuisses, etc. Tels sont les troubles dépendant de la quantité plus grande de sang, exigée pour les évacuations menstruelles; troubles dont la disparition a lieu, lorsque les règles sont régularisées.

Est-il convenable, toutefois, à l'exemple d'un assez grand nombre d'auteurs qui ont écrit sur le sujet que nous traitons, de rattacher la pléthore à tous les phénomènes ci-dessus mentionnés? j'en doute, ils ont encore une autre source; je la place dans l'action vitale, qui, pour l'établissement de la menstruation et la production d'une masse de sang plus grande, doit se montrer avec une certaine énergie. Eh bien! supposons que cette action vitale soit insuffisante, ou qu'elle soit mise en jeu seulement, par l'essentialité de la *condition-femme*, et avant une époque où les organes sexuels puissent se prêter au but qu'elle se propose; ne comprendrons-nous pas tous ces désordres? Allons plus loin, ne pourra-t-il pas naître delà des dispositions morbifiques, des maladies qui s'exerceront non-seulement sur la vie sexuelle; mais encore sur la vie *individuelle ou de conservation?*

La déviation de cette action vitale, ne pouvant se réaliser sans l'intervention du système nerveux, il suit delà que celui-ci doit non-seulement agir, mais aussi participer aux dispositions morbifiques générales; bref, il est en même temps actif et passif; il y prend part de deux manières : soit qu'il se manifeste subitement une insouciance, une insensibilité remarquable pour les impressions extérieures, soit, au contraire, que les sensations les plus légères déterminent la plus vive

réaction. Telles sont les causes des maladies nerveuses, spasmodiques vaporeuses, convulsives, que nous observons en si grand
nombre à cette époque de la vie.

En réfléchissant que ces causes exercent leur influence,
non-seulement sur le moral, mais encore sur le physique, on
sentira quel rôle elles jouent dans la détermination des maladies.

Les dérangemens qui surgissent du côté des organes digestifs,
méritent aussi de fixer un instant notre attention. La jeune
fille n'a plus cet appétit dont nous avons parlé plus haut ; elle
est difficile, friande ; dans le choix de ses alimens, elle montre
moins le désir de satisfaire la faim que celui d'appaiser des
goûts, parfois, bizarres et déplacés. Elle se plaint de l'estomac et
recherche les alimens qui conviennent le moins à la souffrance
de cet organe. Enfin, bientôt elle ressent de la pesanteur et des
démangeaisons dans les seins ; la membrane vaginale et la
matrice sécrètent des mucosités roussâtres ; l'abdomen se voûte
et les poils deviennent plus abondans sur le pubis ; de l'inquiétude, de la nonchalance ou de l'agitation, de la mauvaise
humeur, de l'inconstance dans les désirs, et l'envie d'appaiser
quelque chose dont elle n'a aucune idée, se font remarquer en
même temps.

Tout se dissipe par l'exhalation de quelques gouttes de sang.
Cette exhalation se renouvelle plus ou moins exactement le
mois suivant, quelquefois elle ne reparaît que plus tard ; mais
les phénomènes qui l'accompagnent, sont moins marqués, et
elle finit par s'établir régulièrement.

La femme devenue mère : les organes de la génération
subissent encore quelques changemens. « La cavité de l'utérus
» s'agrandit, son corps est plus renflé, et irrégulièrement
» *globuleux* (MECKEL). En prenant un terme moyen dans les
» variations individuelles qu'il présente, même sans qu'il existe

» d'altération morbide , voici les dimensions que nous croyons
» pouvoir lui assigner * :

   » *Longueur totale*, 2 pouces 1/2 à 3 pouces.

» *Longueur* { du col,   13 á 15 lignes ;
              du corps,   2 pouces.

» *Largeur* { du col ,   18 lignes ;
            de l'étranglement , 15 lignes.

» *Épaisseur* { du corps,   14 lignes, souvent plus ;
              du col,   8 à 10 lignes ;
              de l'étranglement , 8 lignes ;
              des parois du corps, 6 lignes.

   » *Poids* , 1 once 1/2 à deux onces **. »

Après l'époque de la cessation du flux menstruel , l'utérus
décroît, et s'atrophie en quelque sorte; mieux vaut dire qu'il
revient au volume qu'il avait chez la vierge. MM. MAYER DE
BONN et DUGÈS , ont constaté que les orifices du museau de
tanche s'obliteraient; le premier de ces écrivains regarde
même cette disposition , comme normale chez les femmes
âgées.

* ROEDERER. *Icones uteri humani.*
** DUGÈS , *loco citato.*

CHAPITRE IV.

—

DU DÉVELOPPEMENT IRRÉGULIER DES FACULTÉS SEXUELLES.

Parmi les femmes arrivées à l'époque de la puberté, il en est peu chez lesquelles le flux cataménial s'établisse sans quelques dérangemens de la santé. La plupart du temps, il se montre irrégulièrement, avance ou retarde, est trop ou trop peu abondant, se supprime même, ou est retenu dans la cavité utérine.

Les causes les plus ordinaires de ces irrégularités sont variées à l'infini. Tantôt c'est l'irritation permanente ou souvent répétée d'un organe important autre que l'utérus, tantôt, l'irritation de plusieurs organes à-la-fois, qui les suscite ou les entretient. En d'autres circonstances il faut les rapporter à la stupeur de la matrice, ou à un état de cet organe tout-à-fait opposé : son irritation trop vive.

Les résultats de ces irrégularités sont aussi variables que les causes qui les déterminent : écoulement difficile des menstrues, leucorrhée qui les remplace, ménoxénie, amenorrhée, etc.

Voulons-nous rapporter à quelques chefs principaux les cas dans lesquels ces irrégularités de développement des facultés sexuelles se manifestent? Il nous est possible de les réduire aux corollaires suivans, et d'admettre qu'elles se déclarent :

1° Lorsque la manifestation sexuelle commence à une époque où la jeune fille, soumise à l'influence de certaines conditions générales ou particulières, n'a pas encore acquis toute la perfection organique requise pour cela (*Développement prématuré des facultés sexuelles*).

2° Lorsque cette manifestation ne paraît point à l'époque où l'âge, les conditions générales et particulières de la jeune fille, exigeraient qu'elle se montrât (*Développement tardif des facultés sexuelles*).

3° Lorsqu'elle commence en temps convenable, mais d'une manière insuffisante, imparfaite, ou aux dépens de la vie *individuelle, ou de conservation de soi-même (Développement imparfait des facultés sexuelles).*

On commettrait une grave erreur, si l'on concluait, en raison de l'âge de la jeune fille, à l'existence du développement prématuré des facultés sexuelles. Les différences si grandes, qu'on observe chaque jour, sous ce rapport, même à l'état de santé parfaite, ne permettraient pas d'admettre une semblable manière de voir. Il est plus rationnel de se baser sur l'imperfection du développement lui-même, et sur les symptômes qui l'accompagnent, symptômes en relation avec les actes qui doivent se réaliser plus tard.

Nous avons pour habitude de considérer le flux cataménial comme le signe de l'activité des organes génitaux; il s'ensuit que nous prenons pour l'expression du développement prématuré des facultés sexuelles, l'apparition des règles avant l'accroissement du corps, accompagnée de symptômes de débilité générale, de spasmes, de troubles intellectuels, de dérangemens du côté des fonctions digestives, etc. Cela n'est pas rigoureusement vrai cependant; car, cette activité génitale ar-

rête quelquefois le cours des règles lorsqu'elles se sont déjà
montrées; elle peut même exister sans elles.

Quand le développement prématuré des facultés sexuelles
paraît à un âge où l'organisme n'a pas encore atteint son perfectionnement, il en résulte, le plus souvent, un arrêt de
développement du corps, qui réagit ensuite sur ces facultés
sexuelles, et s'oppose, à son tour, à leurs manifestations extérieures.

Auprès du développement prématuré des facultés sexuelles,
nous placerons l'état opposé : le retard du développement de
ces facultés, qui consiste en leur non-apparition à un âge où
elles devraient se présenter, en tenant compte du climat et des
circonstances où se trouve la jeune fille. Il est rare que, dans
ce cas, on n'observe pas de maladies en dehors de la sphère
sexuelle.

Il nous reste encore à parler du développement des facultés
sexuelles survenu en temps opportun, mais imparfait et irrégulier. Ici, les règles sont accompagnées d'accidens, non-
seulement à leur première irruption, mais encore elles restent,
plus tard, irrégulières, sous le rapport de leur force, de leur
durée et de leur périodicité. On voit même, quelquefois, les
incommodités qui se sont développées avec elles à l'époque de
leur première, apparition persister et prendre de l'intensité à
chaque période mensuelle. Toutefois, cette marche n'est point
la plus ordinaire, car fréquemment, il arrive que ces incommodités disparaissent spontanément lorsque les règles sont
normalement établies. Cependant, quelques-unes d'entre elles
(ces incommodités), soit qu'elles ne coïncident qu'accidentellement avec la menstruation, soit, au contraire, qu'elles existent comme conséquence des anomalies de cette fonction, ne
continuent pas moins après l'établissement régulier des menstrues, et demandent un traitement particulier. Je ferai remar-

quer, au reste, que ces anomalies du flux cataménial, que nous comprenons sous la dénomination de règles difficiles, trop abondantes, dysméniques, etc., ne sont pas observées uniquement à l'époque du développement des facultés sexuelles. On les remarque encore chez la femme nubile et chez celle qui touche à l'âge climatérique. Il est concevable qu'elles peuvent alors, à chacune de ces époques, avoir des causes différentes et revêtir des caractères particuliers.

Je ne parlerai des maladies qui se déclarent sur les jeunes filles, lorsque le développement des facultés sexuelles a déjà commencé, que pour dire que ces maladies sont souvent, chez elles, accidentelles comme chez tout autre individu et qu'elles n'ont parfois aucune connexion avec les dispositions particulières dans lesquelles les jeunes filles se trouvent. Néanmoins, il arrive, presque toujours, si ces maladies ne disparaissent pas rapidement, qu'elles reçoivent de ces dispositions un cachet de spécialité, et réagissent elles-mêmes morbifiquement sur la santé générale.

Les symptômes de maladies produites par les irrégularités de développement des facultés sexuelles, se passent, ou dans la sphère de la *vie individuelle*, ou dans celle de la *vie sexuelle*. Nous les voyons prédominer tantôt dans la première, tantôt dans la seconde, malgré les rapports essentiels qui existent entre elles deux. Aussi pourrait-on les diviser en deux classes :

1º Les maladies dont les phénomènes prennent naissance plus positivement dans la sphère de la *vie sexuelle*.

2º Celles qui prédominent plus spécialement dans la sphère *individuelle ou de conservation de soi-même*.

Nous aurions trop à dire si, dans ces généralités, nous voulions insister en particulier, sur le nombre infini des causes qui peuvent amener l'irrégularité du développement des facultés sexuelles; il n'est pas, jusqu'au genre d'éducation, jusqu'aux circonstances hygiéniques, en apparence fort légères, qu'il ne fallût passer en revue. C'est à la grande variété de toutes ces conditions qu'il faut attribuer, sans doute, les accidens terribles, les fièvres graves, la chlorose, l'hystérie, la nymphomanie, qui atteignent les unes et épargnent les autres.

CHAPITRE V.

—

DU DÉVELOPPEMENT DES FACULTÉS SEXUELLES (SEXUALITÉ),
CONSIDÉRÉ DANS SES LIAISONS AVEC L'ORGANISATION EN GÉNÉRAL.

JUSQU'A l'âge de la puberté, les deux sexes sont confondus sous le nom d'*enfans ;* mais, alors, chacun reçoit de la sexualité des caractères distinctifs, chacun revêt les traits qui lui sont propres, et manifeste des penchans particuliers.

Croître et multiplier, tel est le but de la nature ; elle n'a pas borné la vie humaine à la *conservation de soi-même*, c'est-à-dire, aux facultés par lesquelles l'homme existe comme individu ; elle a voulu encore qu'elle tendît à la procréation de l'espèce. Il a fallu, pour lors, que l'ensemble des forces vitales s'exerçât dans deux directions. De la répartition inégale de ces forces dans l'une ou l'autre de ces directions, résulte une déséquilibration entre la *vie sexuelle* et la *vie de conservation*, et delà, des irrégularités de développement et des états morbides excessivement variés.

Lorsqu'il y a équilibre parfait entre ces deux *vies*, les facultés sexuelles se développent à une époque où elles peuvent entrer en harmonie avec la *vie de conservation*, sans lui causer le moindre préjudice ; elles se montrent actives pendant plus ou moins de temps, et s'éteignent aussitôt qu'elles ne peuvent persister sans lui nuire. Ici, je suppose favorables toutes les conditions extérieures, et non défectueux le principe radical des développemens (*V. page* 21). S'il en est autrement, et que la faculté sexuelle, par exemple, soit excitée avant que la *conservation de soi-même* ait acquis toute la perfection nécessaire, l'une et l'autre demeurent imparfaites et deviennent la source de maladies.

On doit s'apercevoir que nous envisageons le développement des facultés sexuelles plus largement qu'une foule d'auteurs qui l'ont restreint aux organes sexuels et à leurs fonctions ; c'est à tort, car il est facile de constater son influence sur l'organisation tout entière. La puissance du développement des facultés sexuelles sur l'homnte *physique* est démontrée par la forme et la structure propres à chaque sexe ; sur l'homme *psychique,* par les changemens qu'il détermine dans les facultés intellectuelles et affectives.

Il résulte delà qu'une répartition irrégulière des forces vitales entre les sphères *sexuelle* et de *conservation,* développe dans le physique et le moral des affections complexes dont les symptômes sont parfois surprenans et inexplicables.

Le développement de la sexualité est nécessaire à l'accomplissement de la femme. A l'époque où elle se révèle, le corps entier prend une expression spéciale, *sexuelle ;* les facultés intellectuelles et affectives revêtent un caractère particulier. Les parties de la génération achèvent de se perfectionner pour suffire aux fonctions nouvelles qu'elles seront bientôt appelées à remplir.

Le diamètre des vaisseaux sanguins est augmenté, les poumons prennent plus d'ampleur, la respiration se fait plus largement, le sang devient plus riche en principes stimulateurs, il est d'un rouge très vif, se coagule avec rapidité. Sa masse est plus considérable, et jusqu'à ce que les menstrues se soient régulièrement établies, on observe des symptômes de pléthore et des dispositions à des maladies inflammatoires. Les muscles plus développés, rouges et fibrineux, accomplissent leurs mouvemens avec énergie. On pourrait nous faire remarquer, néanmoins, que les forces musculaires sont souvent affaiblies au commencement du développement de la sexualité; sans doute, mais ces symptômes disparaissent aussitôt que l'équilibre renaît entre toutes les parties de l'organisme.

Les modifications déterminées par la sexualité dans les fonctions intellectuelles et affectives, se traduisent par un essort de l'imagination, un sentiment indéterminé de mécontentement, un désir d'une chose inconnue, une manière de sentir tout-à-fait indéfinissable. « Une sorte d'instinct irré- » fléchi de plaire et de coquetterie. Dans l'origine de son » développement, souvent le but de ce nouvel instinct n'est » pas bien annoncé; une sollicitude vague entraîne l'*être* » vers un bien qu'il ignore, mais bientôt son objet est claire- » ment décidé, et l'*être* connaît la nouvelle faculté qui lui est » donnée. Ensuite, l'esprit accuse plus de puissance et d'acti- » vité, le cœur plus de chaleur et d'entraînement. Le sommeil » lui-même est souvent troublé par des rêves relatifs aux » nouveaux sentimens qui ont éclaté dans l'ame (ADELON). »

A l'époque du développement de la sexualité, la charpente osseuse tout entière prend une forme qui sert de base aux parties molles. Les os arrivent à leur développement parfait, s'il n'existe en eux quelques dispositions à des dégénérations ou des causes de maladie jusqu'alors ignorées. Ces mauvaises conditions existent-elles sans empêcher, cependant, le développement des facultés sexuelles? La nutrition des os s'accomplit imparfaitement, les matières terreuses sont en eux en trop petite proportion; ils restent mous au point de se fléchir sous le poids du corps, et de céder aux efforts musculaires; accident surtout remarquable lorsque certaines dispositions scrophuleuses ou rachitiques ne sont pas encore éteintes. Le squelette finit cependant, à part les difformités qui peuvent se développer alors, par prendre une expression sexuelle particulière.

Dans le cas où la sexualité ne se développe point, ou demeure imparfaite à l'époque où elle doit se montrer par rapport à l'âge et à l'accroissement de la jeune fille, l'organisation du système osseux et du corps entier reste indécise, le bassin paraît s'être formé sur une mesure trop étroite, les attributs du sexe sont peu saillans, et la femme offre une sorte de ressemblance avec l'homme.

Il est, au contraire, des cas où la charpente osseuse revêt des caractères trop prononcés de la sexualité, le bassin est fortement incliné, les cols du fémur sont placés trop horizontalement, les genoux se touchent, les hanches sont larges et les aines fort étendues.

Il se passe aussi des phénomènes très remarquables dans la colonne vertébrale; *la croissance de la puberté chez la femme s'opère principalement par l'élongation de la colonne vertébrale* (J. Guérin). Nous verrons plus loin quels sont les accidens qui peuvent en résulter.

S'il est avéré que certaines dispositions défectueuses et innées des parties génitales, soient souvent la cause d'un développement irrégulier des facultés sexuelles, on ne saurait nier non plus qu'une irrégularité dans le développement des facultés sexuelles, survenue sous quelqu'influence que ce soit, ne puisse faire naître à son tour quelques dispositions morbides dans les organes génitaux, justement à l'époque où ils doivent arriver à leur perfection. Ces dispositions se montrent tantôt avec les symptômes d'une irritation inflammatoire, et

L. 1.   3.

même d'une inflammation franche, tantôt, au contraire, elles ont une marche lente et imperceptible.

Le développement défectueux des facultés sexuelles exerce sur la structure du corps entier et sur l'organisation de chacune des parties qui le composent une influence incontestable. Elle n'est pas moins frappante sous le rapport des fonctions, la digestion, l'assimilation, la respiration, la circulation, les mouvemens musculaires, l'innervation, etc.

C'est ainsi, par exemple, que nous voyons un défaut d'appétit, une faim désordonnée ou dépravée, un sentiment d'oppression dans la région épigastrique, des aigreurs, des coliques, etc., coïncider avec le développement irrégulier des facultés sexuelles. En même temps, nous remarquons l'accélération de la respiration, l'oppression pectorale, une toux légère, quelquefois accompagnée d'expectoration sanguinolente. Ces symptômes sont d'autant plus remarquables que la sexualité s'est manifestée plus tôt, et à une époque où elle ne pouvait être secondée par la *conservation de soi-même*. Dans ces cas, le sang est appauvri, il se coagule difficilement et contient de trop faibles quantités de fibrine et d'hématosine; il ne possède pas les propriétés stimulatrices nécessaires, la plupart des fonctions languissent, il y a faiblesse musculaire, décoloration et bouffissure de la face, palpitations, respiration suspirieuse et gênée. On conçoit que, sous de semblables conditions, la sexualité demeure imparfaite, et que les fonctions sexuelles s'accomplissent anormalement.

Si l'organisation est convenablement préparée à l'apparition des facultés sexuelles, et que celles-ci ne se développent point ou se montrent seulement à un faible degré, on voit naître d'abord des phénomènes de pléthore, d'inflammation, remplacés, plus tard, par une faiblesse générale, une disposition à l'hydrohémie et des dégénérescences de quelques viscères, principalement des ovaires et de la matrice.

Le système nerveux devient successivement moins volumineux et plus consistant lorsque la sexualité se manifeste ; il participe souvent à la révolution qui s'opère, avant les autres parties du corps, et contribue puissamment à son extension sur ces parties. Est-il surprenant alors, que d'un côté, une disposition nerveuse morbifique soit la cause du développement irrégulier des facultés sexuelles ; de l'autre, que la sexualité suscite si fréquemment ces dispositions nerveuses morbifiques? Faut-il s'étonner de ce que des maladies nerveuses préexistantes à la sexualité, ou développées en même temps qu'elle, et par elle, accélèrent ou arrêtent le développement de cette dernière? Ne comprenons-nous pas aussi comment il se fait que ces maladies nerveuses peuvent être aggravées par la sexualité ? Cependant, n'oublions pas non plus qu'au lieu de se montrer plus rebelles sous l'influence du développement des facultés sexuelles, les maladies nerveuses se modifient souvent en bien, et disparaissent même entièrement.

Les maladies nerveuses qui naissent sous l'influence du développement de la sexualité, sont, au reste, extrêmement remarquables. Ce sont des spasmes de telle ou telle partie, se montrant avec irrégularité, mais revêtant presque toujours quelque chose d'hystériforme ; le cauchemar, le somnambulisme, la catalepsie, la mélancolie, la folie, la lubricité et la danse de Saint-Guy.

Non-seulement, dit M. Adelon *, le développement survenu dans les organes génitaux, a pour résultat de permettre l'accomplissement des facultés génératrices; mais encore, ce développement est marqué par une réaction sur tous les organes du corps, réaction dont il résulte un surcroît de vie.

* *Physiologie*, t. 4, p. 451.

En effet, si lors de la puberté toutes les fonctions accusent une activité nouvelle, ce n'est pas seulement parce que, par une coïncidence heureuse, les appareils de ces fonctions ont éprouvé un redoublement d'accroissement, en même temps que se développaient les organes génitaux; mais, *c'est que ceux-ci, évidemment, ont réagi sur les premiers*, soit par le changement que la sécrétion spermatique imprime au sang, soit sympathiquement. Ce qui le prouve, c'est que : « si les » organes génitaux ne se développent pas, ou sont enlevés » avant l'âge de leur développement, la constitution générale » reste avec la plupart des traits de l'enfance, comme cela se » voit chez les eunuques. Ce qui le dénote encore, c'est que » les changemens généraux de la puberté, sont toujours un » peu en raison du degré de développement et d'activité des » organes génitaux *; c'est que ces changemens réclament la » continuité de l'influence de ces organes, pour se maintenir, et » disparaissent en partie, quand, par accident, les organes » génitaux sont enlevés, et qu'on est arrivé à l'âge où leur » exercice doit naturellement cesser. »

Ce passage cité textuellement, me semble justifier pleinement les idées émises dans ce chapitre.

* De même aussi, d'après nos vues, le développement et l'activité des facultés sexuelles son liés au degré de développement du corps entier.

CHAPITRE VI.

———

L'ACCEPTION du mot latin *molimen* nous dispenserait d'en donner la définition, si nous trouvions en cela quelque difficulté. Par molimen menstruel, nous désignons l'ensemble des efforts que fait la nature, à certaines époques, pour l'établissement et la régularisation des menstrues. Ces efforts et les accidens qui les accompagnent, impriment à l'économie des modifications si intéressantes, que nous avons jugé convenable de consacrer un chapitre particulier à cette partie de l'histoire des maladies de la femme.

S'il est vrai que chez la plupart des jeunes filles, la menstruation se fasse sans trouble et sans altération de la santé, on ne peut se dissimuler aussi que cette évacuation ne soit fréquemment accompagnée de phénomènes plus ou moins fâcheux.

La jeune fille, chez laquelle l'apparition des règles est sur le point de se faire, perd sa hardiesse et sa gaîté, devient paresseuse, timide, et fuit la présence des individus de l'autre sexe. — L'appétit disparaît; des maux de cœur, des vomissemens et de la céphalalgie la tourmentent. Le sommeil, agité par des rêves, est interrompu par la sensation de compression du thorax et du bas-ventre. Il n'est pas rare qu'en sortant de ce pénible sommeil, que nous avons caractérisé par le nom de cauchemar, les malades poussent des cris de frayeur. La durée de ces symptômes n'a rien de fixe ; aussi, persistent-ils, quelquefois, pendant des mois entiers avant l'apparition des règles.

Les alternatives de rougeur et de chaleur de la face, le gonflement des mamelles, les élancemens qui parcourent ces parties, les tiraillemens dans le dos, les douleurs hypogastriques se propageant au sommet des cuisses, un sentiment de chaleur et de pesanteur dans les parties sexuelles ; telle est la série des accidens qui précèdent la première apparition des règles. Ils se dissipent, quelques jours après, sans écoulement sanguin, pour reparaître trois ou quatre semaines plus tard, en donnant encore lieu à des phénomènes semblables. Enfin, après plusieurs récidives, un écoulement rougeâtre et sanguinolent se fait par les parties sexuelles.

A la période suivante, il s'écoule de véritable sang, lentement, goutte à goutte et en petite quantité, pendant 30 ou 40 heures. La jeune fille reprend de la gaîté et de l'assurance; ses yeux retrouvent leur éclat, ses joues leur coloris ; sa voix devient plus forte; les fonctions sexuelles se régularisent, et, chaque mois, elle perd depuis 4 jusqu'à 10 onces de sang (approximativement).

Jusqu'ici, nous ne voyons rien dans ces phénomènes qui puisse être rigoureusement considéré comme morbide.

Le malaise général dépend de ce que les forces vitales se dirigent vers la *vie sexuelle*, pour y développer et mettre en activité des facultés jusqu'alors inaperçues ; cela ne peut avoir lieu, sans qu'il se manifeste, dans la sphère de la *vie de conservation de soi-même,* des déséquilibrations , attestées par la série des phénomènes qui se présentent. Lorsque le molimen menstruel entre en mouvement, les fonctions sexuelles et les organes qui y subviennent n'ont pas encore atteint tout leur perfectionnement; il en résulte nécessairement aussi , dans les parties les plus étroitement liées avec eux, des désordres dont la durée est relative au plus ou moins de temps que les fonctions sexuelles exigent pour se régulariser. Si , jusqu'à cette époque, la fille pubère a joui d'une bonne santé , et qu'on ait eu le soin de la soustraire à l'influence des causes activement nuisibles, tous les accidens qui s'étaient déclarés disparaissent sans qu'il soit nécessaire de mettre en usage le moindre traitement médical; il y a mieux , on chercherait à tort à provoquer l'écoulement des premières règles , de même qu'à abréger la durée des accidens moliméniques; car on s'exposerait à interrompre les efforts de la nature et à changer la direction qu'elle leur donne. S'ils n'atteignent qu'incomplètement leur but , et qu'ils acquièrent une intensité si grande que la santé générale en soit comprimée ; s'il se déclare, pendant leur durée, des maladies capables de les aggraver ou de les supprimer , ils deviennent morbifiques, et veulent être surveillés avec la plus scrupuleuse attention.

Étiologie. Les causes des accidens morbifiques , précurseurs des premières règles, en considérant , toutefois, comme la cause la plus prochaine, le molimen lui-même, sont de deux sortes : *prédisposantes et occasionelles.*

Les premières consistent : dans l'inaptitude de tout l'organisme à l'apparition des menstrues, inaptitude à laquelle se joint une direction vicieuse des forces vitales vers les organes sexuels.

Expliquons-nous : la vie de tout être organisé est partagée en périodes qu'il doit atteindre et parcourir nécessairement, à moins qu'il ne soit survenu en lui de grands désordres ; aussi, reçoit-il, vers telle ou telle période et à des âges déterminés, une impulsion qui se révèle par des phénomènes particuliers. Si l'organisme n'a pas acquis toutes les conditions nécessaires, s'il offre cette inaptitude que j'ai mentionnée, les forces vitales sont insuffisantes pour le développement des facultés sexuelles et la conservation de la santé. Cette impulsion, qui n'atteint point son but, reste sans résultat, et les phénomènes qui l'accompagnent deviennent morbifiques.

Supposons-nous, au contraire, que l'organisme soit parvenu au degré de perfectionnement voulu pour que l'éruption des premières règles s'accomplisse, et que, malgré cela, celle-ci ne se fasse point ? Recherchons-en les causes, nous les rencontrerons : tantôt, dans un excès de nutrition, une hyperhémie (pléthore), en vertu desquels les accidens moliméniques revêtent un caractère irritatoire, quelquefois même tout-à-fait inflammatoire ; tantôt, dans un défaut d'harmonie entre le perfectionnement du corps en général et celui des organes sexuels en particulier, qui n'accomplissent qu'avec peine les premières fonctions à eux dévolues ; tantôt, enfin, dans des dispositions maladives développées sous la médiation du molimen menstruel, et qui, latentes jusque-là, engendrent alors des symptômes morbides, et troublent l'accomplissement ultérieur des facultés sexuelles.

Sous le titre de *causes occasionelles*, je range celles qui soulèvent des accidens moliméniques morbifiques à l'époque où le flux cataménial est imminent. Ici, figurent l'action du froid, de la chaleur, les influences épidémiques et endémiques, les passions, la peur ; quelquefois aussi, mais plus rarement, l'usage d'alimens et de boissons acides, âcres, salés, trop aromatisés ; les vêtemens qui compriment fortement la poitrine et le bas-ventre, ainsi que la station assise, prolongée.

Ces causes agissent, de préférence , sur les organes avec lesquels elles sont en rapport plus direct , et règlent ainsi la forme et la marche des symptômes nés sous leur influence. Elles sont, au reste, si variées, quant à leurs effets et à leur nature, qu'il serait, à cet égard , fort difficile d'établir quelque chose de fixe. Nous savons, seulement , que leur action est plus efficace à l'époque des règles qu'à aucune autre , et qu'elle le devient d'autant plus encore qu'il existe des prédispositions qui , par elles-mêmes, troublent déjà les efforts de la nature.

Agissent-elles sans qu'il existe de prédispositions ? Le degré d'influence qu'elles exercent dépend alors de leur nombre, de leurs espèces, de la violence avec laquelle elles se manifestent, de la susceptibilité du corps et de l'importance des organes qu'elles attaquent.

Symptômes , marche, etc. — Les symptômes qui résultent de la *morbidicité* du molimen menstruel , sont liés aux causes qui leur donnent naissance. Ainsi , il est évident que là où les accidens précurseurs morbifiques des règles sont mis en mouvement à l'époque où l'organisme n'est pas encore préparé à obéir à leur impulsion, toute la constitution des malades offre une débilité générale très appréciable. Dans cette circonstance , le flux cataménial, séreux plutôt que sanguin, se montre avec irrégularité , et rend les souffrances plus sensibles pendant sa durée , ressemblant, en ceci , à l'apparition prématurée des règles (*V.* le chapitre 8). Mais, il faut le dire , l'inaptitude à l'établissement des menstrues est rarement générale ; le plus souvent, au contraire, au lieu de porter sur tout l'organisme , elle n'existe que dans tel ou tel système. C'est dans la sphère de ce système, où le perfectionnement est incomplet , que se manifestent les symptômes essentiels.

Lorsque les accidens morbifiques précurseurs des règles, ne dépendent pas d'un défaut de perfectionnement, mais seulement de ce que le molimen menstruel n'a pu agir fructueusement sur les organes sexuels; alors, ces accidens sont en relation avec des causes occasionelles qui ont anhihilé ou modifié son action.

Ce *molimen* est-il accompagné de pléthore, de disposition inflammatoire? on observe la coloration vive de la surface du corps, la chaleur, la plénitude et l'accélération du pouls. S'établit-il des congestions vers la tête? il y a picotement des yeux, céphalée, vertige, sifflement dans les oreilles, épistaxis, etc. Est-ce vers les organes thoraciques que se porte le fluide sanguin? oppression, douleurs vagues, palpitations de cœnr et crachement de sang. — Est-ce vers les organes de la digestion? sécheresse, chaleur de la bouche et de la langue; soif ardente, pulsations dans la région épigastrique, sensibilité, douleurs dans le bas-ventre. — Est-ce sur les viscères pelviens et les organes sexuels en particulier? les malades accusent de la pesanteur dans le bassin, un sentiment de constriction dans les parties externes de la génération, des douleurs dans les reins, les cuisses et les mamelles. — Les règles coulent-elles abondamment? tous les symptômes disparaissent pour se montrer, avec moins d'intensité, à la seconde époque menstruelle. Si les malades sont exposées à l'action de quelques causes occasionelles, qui amène une suppression totale du flux cataménial, il se déclare presque toujours des maladies inflammatoires.

J'ai déjà dit ailleurs, qu'à certaines époques, la vie sexuelle semblait prépondérer sur la vie de conservation et réciproquement : cette prépondérance se manifestant dans la sphère sexuelle, à l'âge de la puberté, lorsqu'il existe dans les organes sexuels des défectuosités qui ne peuvent disparaître qu'après l'établissement régulier des fonctions qu'ils sont appelés à remplir ; on voit ordinairement surgir les symptômes suivans : gonflement et douleur des mamelles, besoin fréquent d'uriner, tenesme, sécrétion de fluide muqueux venant de la matrice et du vagin. Le contact de ces liquides avec les parties voisines, détermine des ulcérations, et les parties externes de la génération deviennent le siége d'exanthèmes et d'affections dartreuses. La santé générale est communément troublée par un cortége de symptômes dans lesquels le caractère nerveux et inflammatoire prédomine alternativement, jusqu'à à ce que les uns ou les autres de ces symptômes aient décidément pris le dessus.

Quelques dispositions morbifiques originaires ont ceci de particulier qu'elles se déclarent à une époque déterminée du développement du corps ; c'est même en vertu de ce fait que certaines maladies semblent affecter un âge déterminé. Eh bien ! il n'est pas rare, non plus, de voir ces dispositions révéler leur présence au temps où les facultés sexuelles se révèlent également. Telles sont, entre autres, les maladies du cœur et de la poitrine. De même aussi, quelques maladies contractées après la naissance, mais qui avaient été guéries ou arrêtées dans leur cours, reprennent, en quelque sorte, leur activité aux approches de la puberté, et soulèvent les accidens les plus fâcheux.

C'est encore en vertu de ces dispositions originaires que surgissent des affections nerveuses si variées, des battemens de cœur, des irrégularités dans la circulation du sang ; des *points de côté*, des asthmes, de la toux, des crachemens de sang, etc., que nous voyons si fréquemment dégénérer en maladies incurables de la poitrine. Si cela est vrai, dans beaucoup de cas, nous ne devons pas oublier qu'en compensation, ces accidens disparaissent quelquefois spontanément, lorsque le flux menstruel s'est régularisé.

Les maladies dépendantes du *molimen menstruel*, ou coïncidantes , peuvent affecter divers systèmes. Celles qui portent sur le tube digestif, naissent ordinairement chez des jeunes filles disposées à 'des appétits irréguliers, tantôt nuls, tantôt trop grands. Elles sont constipées, surtout si elles manquent d'exercice ; leur peau prend une teinte jaunâtre, leur visage est bouffi, leur corps amaigri et l'abdomen volumineux. Ces malades ont des goûts dépravés, et désirent manger des choses qui s'éloignent le plus, par leurs qualités, des alimens ordinaires. Au lieu de constipation, elles ont quelquefois de la diarrhée. Lorsque chez ces sujets, les règles sont imminentes, on observe des *maux de cœur*, des coliques, un gonflement tympanique de l'abdomen, accidens avec lesquels coïncident, presque toujours, des phénomènes nerveux.

Parmi les affections dont le développement est accéléré par l'apparition des facultés sexuelles , nous pouvons citer la scrophule , les exanthèmes et les diverses maladies de l'appareil tégumentaire. Elles affectent une marche aiguë (l'urticaire, l'érysipèle, la fièvre miliaire), ou chronique (les dartres).

Le pronostic des accidens morbido-moliméniques, repose en entier sur l'espèce et la nature des causes qui leur ont donné naissance. Ainsi , ceux qui dépendent de l'inaptitude de l'organisme à recevoir l'impulsion du molimen , sont plus à redouter que les autres, s'ils sont liés surtout à quelques dispositions originelles ou à des causes occasionelles énergiques.

Il n'en est pas de même et la guérison est certaine, quand ces accidens ont pour causes la pléthore, ou une direction trop peu décidée des forces vitales vers la sphère sexuelle.

La gravité du pronostic augmente , au contraire, en raison de l'existence de dégénérescences dans tous les organes en général, et particulièrement dans les parties génitales ; car il est évident, alors, que la possibilité ou l'impossibilité de ré-

gulariser le cours des menstrues et de faire cesser les accidens morbifiques qui les précèdent ou les accompagnent, dépendent de l'état organique de ces parties.

Envisage-t-on les maladies particulières qui peuvent se déclarer à l'époque où le molimen est mis en mouvement, il est
aisé de sentir que le pronostic varie encore en raison, soit de
l'importance des organes affectés, soit de la nature de la maladie, de sa durée et de l'influence ultérieure qu'elle peut
exercer sur la vie tout entière. Les maladies du tube digestif
ne comportent pas un pronostic fâcheux chaque fois qu'elles
ne consistent qu'en des perversions de fonctions ; celles qui
affectent la peau et le système lymphatique disparaissent souvent par la seule régularisation des menstrues. Si le contraire
a lieu, c'est-à-dire, si ces maladies ne se dissipent point
après le développement parfait des facultés sexuelles, elles sont
presque toujours très difficiles à guérir.

Traitement. — Le traitement des accidens morbifiques suscités par le molimen repose sur les moyens de faire cesser
ces accidens et de régulariser l'écoulement menstruel ; aussi,
doit-on toujours chercher à remplir ces deux indications, à
part les cas où l'organisme n'est pas préparé à l'éruption des
règles. Car, alors, il faut se borner à écarter les accidens,
sans provoquer ces dernières ; leur apparition ne pourrait
avoir que des conséquences nuisibles.

Quant aux maladies co-existantes, accidentelles, il est certain, qu'en régularisant le flux cataménial, quelquefois on les
guérit, le plus souvent on les diminue seulement ; et, plus
fréquemment encore, elles exigent un traitement spécial.

J'appellerai l'attention des thérapeutistes sur les principes
suivans :

1° Écarter, détruire même, les influences nuisibles incessantes, tant extérieures qu'intérieures. — On aura égard à

l'habitation, au genre de vie et à la manière de se nourrir de
la jeune fille ; on évitera le séjour des lieux froids et humides,
l'usage des alimens indigestes ; et, s'il règne quelques maladies épidémiques ou endémiques, on s'efforcera de soustraire
à leur *génie* les sujets chez lesquels le développement sexuel
n'est pas accompli. Voici pour la plupart des influences nuisibles extérieures qui sont à la disposition du médecin.

2° Au nombre des influences intérieures, je range cet état
saburral, ces sécrétions défectueuses des premières voies, qui
se manifestent par une perversion de l'appétit, un goût désagréable dans la bouche, des *maux de cœur*, la largeur de la
langue et la tension hypogastrique, etc. Ces symptômes sont
convenablement attaqués par des émétiques ou des purgatifs.

Il est des circonstances, cependant, je dois en convenir, où
il ne serait pas rationnel d'employer les éméto-purgatifs ; c'est
lorsque ces symptômes sont le résultat de quelques troubles
d'innervation survenus dans les organes abdominaux, à l'occasion du développement du molimen menstruel.

Il résulte de ceci qu'en cette circonstance, avant de mettre
en application les moyens que la thérapeutique laisse à notre
disposition, nous devons rechercher si l'embarras gastrique
saburral existe *pur*, s'il est simplement symptomatique du
molimen, s'il a été produit par des causes extérieures, ou s'il
ne résulte pas, plutôt, de troubles d'innervation dans le système des nerfs des viscères abdominaux.

On reconnaît que l'état saburral des premières voies est le
résultat des avant-coureurs des règles :

1° A l'absence des causes qui le font naître ordinairement,
comme l'usage d'alimens indigestes, les chagrins prolongés,
les influences épidémiques et endémiques qui exercent leur
action sur les organes gastriques.

2° A ce que cet état s'est développé en même temps qne les

phénomènes précurseurs de la menstruation ; à ce qu'il les suit ; à ce qu'il augmente, diminue et disparaît avec eux.

3° A ce que l'emploi des évacuans n'amène aucune amélioration.

Dans les cas de ce genre, il faut prescrire les limonades gazeuses, l'eau de Seltz et la potion de Rivière. Lorsque la sensibilité épigastrique est prononcée et qu'il y a diarrhée, on ajoutera à cette potion six gouttes de laudanum de Sydenham. Si des phénomènes inflammatoires prédominent, la sécheresse de la bouche et de la langue, les vomissemens et la fièvre, etc., on pratiquera des saignées locales, on appliquera des ventouses au creux de l'estomac. Les bains tièdes, les cataplasmes, l'eau de laurier-cerise, seront surtout indiqués dans les cas où la sensibilité épigastrique persisterait ; nous nous sommes souvent applaudi de l'usage d'une infusion de racine de valériane (1 gros par pinte), quand nous avons vu, dans ce symptôme, un phénomène purement nerveux.

Lors même qu'on a reconnu le besoin de provoquer des évacuations, soit à l'aide des émétiques, soit à l'aide des purgatifs, il ne faut pas perdre de vue que cette indication est rarement précise et qu'un état inflammatoire ou nerveux, et même l'un et l'autre à-la-fois ; co-existe souvent avec l'état saburral et les perversions de sécrétion du tube digestif. Il est prudent de faire cesser ces états particuliers avant d'avoir recours aux médicamens évacuans.

Quelques symptômes pourraient encore faire croire à la nécessité des purgatifs ; de ce nombre sont les coliques avec flatuosités, les troubles circulatoires dans le système artériel et veineux abdominal, la congestion sanguine sur les organes génitaux, quelquefois enfin, une névralgie, un rhumatisme intestinal. Chacun de ces cas comporte l'application de moyens particuliers, antiphlogistiques, antispasmodiques ou calmans.

Une fois l'état saburral des premières voies bien constaté, ainsi que la défectuosité des sécrétions gastriques, biliaires, etc., on recommandera les purgatifs; le choix n'en est pas indifférent : les purgatifs salins et les drastiques isolément employés, ne sauraient être appropriés. Il faut les associer les uns aux autres. La crême de tartre et la rhubarbe nous paraissent les plus convenables (*x. crême de tartre, 1 once; poudre de rhubarbe 30 grains, à diviser en deux paquets, qu'on donnera à une demi-heure d'intervalle*).

Chez certaines jeunes filles il se manifeste, à l'époque du développement des facultés sexuelles, une sorte de perversion de sécrétion dans les viscères gastriques et dans les organes sexuels; cette sécrétion semble, en quelque façon, tenir lieu, pendant longtemps, d'évacuations menstruelles. Une semblable disposition se fait surtout remarquer chez les scrophuleuses, et se révèle, non-seulement par la nature des produits excrétés, mais, aussi, par un appétit bizarre, inégal, par le gonflement des glandes du mésentère, l'œdème des pieds, des exanthèmes, surtout au visage et au nez, un état atonique général, la mélancolie, les spasmes, etc.

Ici, sont indiqués les évacuans, mais avec réserve; le calomel est préférable à tout autre, on l'associe quelquefois à des extraits amers (*5 calomel à la vapeur, grains n° V, extrait de chicorée 20 grains pour faire dix pilules; on en donne deux par jour*).

C'est surtout dans ces cas que trouvent leur place les principes thérapeutiques empruntés à l'hygiène : un air pur, sec et chaud, l'exercice du corps et de l'esprit, sont scrupuleusement recommandés; si, malgré cela, les forces ne se relèvent point, les bains aromatiques, le quinquina et le fer doivent faire les frais du traitement.

Traitement des accidens pressans : congestions, inflammations. — Pour attaquer les accidens avec fruit, sans doute il nous faudrait d'abord, combattre et faire cesser les causes qui les déterminent; mais cela ne nous est pas toujours possible, et la plupart du temps nous en sommes réduits au traitement des symptômes eux-mêmes. Tantôt, nous avons affaire à des états inflammatoires ou nerveux, à des congestions sanguines vers le cerveau, la poitrine ou les organes abdominaux, et la matrice en particulier. Les congestions simples disparaissent ordinairement par le repos; on cherche encore à les dissiper en provoquant l'arrivée des menstrues par l'emploi des bains de pieds chauds et irritans, par l'application des sangsues à la partie interne et supérieure des cuisses, par des saignées de pied, etc., etc.... Dans les cas urgens, la saignée générale est même indiquée.

Les inflammations réclament les antiphlogistiques, et à cet égard, on ne sera pas arrêté dans leur emploi par l'apparition prochaine des règles, à moins qu'on ne soupçonne que celles-ci suffisent pour terminer la maladie.

Il est très rare qu'au milieu des troubles qui précèdent les règles, il ne surgisse pas des phénomènes nerveux sous des formes variées; soit que ces accidens existassent déjà avant la mise en mouvement du molimen, soit que ce dernier ait soulevé une disposition nerveuse jusqu'alors ignorée, soit enfin, qu'ils aient pris naissance sous l'influence d'une autre cause, et qu'il n'existe entre leur apparition et les accidens moliméniques qu'un rapport decoïncidence.

Ici, je ferai remarquer que les symptômes inflammatoires n'excluent pas les phénomènes nerveux; il y a mieux, c'est qu'il peut y avoir entre ceux-ci et les premiers une espèce de réciprocité. J'ajoute encore que les accidens nerveux excitent parfois des troubles si graves dans les facultés intellectuelles que les maladies corporelles disparaissent ou sont négligées comme inaperçues.

Cette manière d'envisager les accidens nerveux et les rapports qu'ils ont avec les phénomènes précurseurs des règles, trace la ligne de traitement qu'il est convenable de suivre.

Les névropathies, dont l'existence est antérieure au développement des facultés sexuelles, disparaissent fréquemment à l'époque où celui-ci s'accomplit. Il n'est pas rare, également, de voir les accidens nerveux, devenus plus dangereux au moment où l'éruption des règles était imminente, cesser peu-à-peu ou subitement lorsque celles-ci ont pris leur cours régulier; si les choses ne se passent point ainsi, et que ces névropathies deviennent plus violentes, même au milieu des circonstances ordinairement favorables que j'ai signalées, il est urgent de les surveiller et de les détruire, afin qu'ils ne se montrent pas avec une intensité toujours croissante.

Les symptômes nerveux que font naître les avant-coureurs des règles sont-ils ou non en rapport avec une disposition innée ou acquise avant le développement des facultés sexuelles? on doit, sinon les guérir, ce qui n'est pas facile, au moins éloigner les accidens auxquels ils peuvent donner lieu.

Les symptômes de cette espèce qui tiennent à un état occasionel du système nerveux sont plus faciles à guérir; mais aussi, les voyons-nous se présenter sous des formes excessivement variées : céphalée, oppression pectorale, palpitations, pulsations du pouls, tantôt accélérées, petites, comprimées, intermittentes. — Constriction de l'œsophage et du larynx, globe hystérique, rire et pleurs alternatifs et sans raison, vomissemens convulsifs, hoquets, tympanite, borborygmes, tenesme, dysurie, syncopes, convulsions, catalepsie, danse de Saint-Guy, épilepsie, lubricité, etc., etc.

Les moyens que réclament ces souffrances sont de deux ordres: les uns sont appliqués pendant les attaques, les autres après qu'elles ont cessé.

1° *Traitement pendant les attaques*. — Procurer le repos, éloigner les influences extérieures nuisibles, l'action trop vive de la lumière, les odeurs désagréables, etc., etc., tels sont les premiers soins à donner aux malades. Lorsque celles-ci ont conservé *leur connaissance*, il est à propos de les engager à réprimer les accès; quelquefois on les menace, cela réussit assez souvent, lorsque les phénomènes nerveux ont eté produits par des caprices, par la colère ou par la simulation. S'il existe quelques signes d'inflammation locale, on a recours aux saignées et aux révulsifs sur les membres, etc.

Les antispasmodiques sont employés, si les malades ont conservé la faculté d'avaler; en cas contraire, on remplace ces médicamens par des *céphaliques* volatils, des frictions et des lavemens.

Dans quelques-unes de ces maladies, comme la catalepsie, on se borne à protéger les malades, à les empêcher de se nuire à elles-mêmes. Chez les filles lubriques à l'excès, tous les phénomènes nerveux tiennent assez ordinairement, à une congestion utérine trop violente. Il faut dans ce cas employer les saignées du bras, combattre les irritations ou les inflammations qui pourraient s'être localisées sur les parties externes de la génération, et sur le clitoris en particulier.

Traitement après les accès. — Une fois les accès terminés, les soins du médecin tendront à les prévenir; on y parviendra :

1° En éloignant toutes les causes extérieures capables d'exercer leur empire sur le système nerveux ;

2° En favorisant le développement des facultés sexuelles, et en régularisant le cours des menstrues ;

3° En diminuant l'exaltation de la sensibilité.

Nous ne saurions trop insister sur l'utilité de défendre aux jeunes personnes la lecture des romans et de tous les livres qui, en un mot, excitent les sens et l'imagination. Nous en dirons autant des gravures lascives, de la société des jeunes gens, des manipulations exercées sur les seins et sur les parties génitales. Lorsqu'on aura à combattre l'influence des causes de ce genre, il faudra changer le genre de vie et les occupations des malades.

M. LALLEMAND, dans un excellent écrit sur l'onanisme, a signalé la présence des ascarides dans le rectum comme une des causes qui conduisent à cette habitude pernicieuse.

Ces vers peuvent passer dans le vagin et y déterminer une irritation fort nuisible; les exanthêmes développés sur les parties externes de la génération, produisent un effet analogue.

Il est facile d'attaquer les vers ascarides en faisant dans le vagin et le rectum des injections avec une décoction de tanaisie ou de tabac. — Les exanthêmes sont traités suivant leur nature et le genre de causes qui les ont fait naître : les lotions avec le sous-acétate liquide de plomb et le laudanum, les décoctions de tan et de noix de galle, les dissolutions de sous-borate de soude, de *sublimé*, de nitrate d'argent, etc., les guérissent quelquefois d'emblée, c'est-à-dire, sans qu'il soit nécessaire d'employer les antiphlogistiques. (Voici la formule d'une lotion que nous avons employée avec succès sur plusieurs femmes, et notamment chez la sœur d'un médecin de la capitale. Depuis six ans, cette dame était en proie aux démangeaisons insupportables d'un exanthême des grandes et des petites lèvres. *Recipe sous acétate liquide de plomb 2 onces, eau distillée 5 onces, laudanum de Sydenham 2 gros, mêlez; lotions sept à huit fois par jour.*

S'il arrive que ces affections exanthématiques résistent aux antiphlogistiques et aux astringens, l'application d'un vésicatoire à la partie supérieure et interne de l'une des cuisses produit de bons effets.

On appaisera l'exaltation de la sensibilité à l'aide des émolliens, des calmans et des antispasmodiques; la valériane occupe parmi ces derniers le premier rang. Lorsque l'exaltation de la sensibilité dépend moins du développement des facultés sexuelles que d'un état général asthénique de la *vie individuelle* ou de *conservation*, il faut s'efforcer de la ramener à son type, en rétablissant l'équilibre entre la *vie sexuelle* et la *vie individuelle*. C'est un fait avéré que l'excitabilité nerveuse augmente en raison des causes de débilité. Dans les cas de cette espèce, on aura donc recours aux agens réparateurs de l'économie tout entière, le quinquina, le fer, etc., etc.

Pour accélérer et régulariser le développement des facultés sexuelles et particulièrement de la menstruation, il faut chercher à faire disparaître les causes qui s'opposent à ce qu'il ait lieu, et placer la jeune fille dans les conditions les plus favorables à cet effet.

Revenons donc sur quelques-uns des accidens qui se montrent chez les jeunes filles à l'époque de la puberté, afin d'indiquer les moyens de les faire disparaître.

Je signalerai d'abord l'écoulement par les parties génitales, et quelquefois par le rectum, d'un fluide pituitaire, assez souvent couleur de *lavure de chairs*. Les écoulemens de cette nature dépendent : *A,* tantôt d'une sorte de disposition générale que j'oserais presque nommer *diathèse séreuse ; B*, tantôt, au contraire, d'une sursécrétion provoquée par une irritation trop vive des organes sécréteurs. Dans le premier cas, les jeunes filles sont pâles et bouffies, leur peau et leurs muscles sont flasques, le ventre est tuméfié, la langue large, pâteuse; il y a perte d'appétit, pas de soif, disposition marquée aux affections catarrhales; plus tard, la chlorose se développe. On retrouve ici les caractères de l'*hydro-hémie* (sang séreux) [*].

Le traitement consiste dans l'administration des toniques, et principalement du fer. Il faut remédier au défaut de plasticité

---

[*] *Traité de médecine pratique*, par PIORRY, LHÉRITIER, RAMEAUX, etc.

du sang, et recommander l'usage des viandes de haut goût, de préférence aux autres, en étudiant toutefois les facultés digestives de l'estomac. Après la guérison de l'état général, il est rare qu'il ne reste pas encore un relâchement, une faiblesse de la muqueuse vaginale ; les astringens et les toniques appliqués localement en triomphent presque toujours.

Dans le second cas, c'est-à-dire, lorsque l'écoulement séreux sanguinolent dépend de l'irritation de la muqueuse vaginale, on l'observe principalement à l'époque où les règles sont imminentes, il est dû à la congestion sanguine qui se fait alors dans les parties génitales; aussi disparaît-il, lorsque le flux menstruel s'est montré. Les émolliens en premier lieu, les applications de sangsues sur les hypochondres, et les révulsifs seront employés avec succès. Lorsque les phénomènes inflammatoires seront dissipés, on pourra ordonner des injections de chaux ou de décoction d'écorce de saule, de chêne et de noix de galle.

Le molimen menstruel une fois mis en mouvement, on voit souvent de véritables hémorragies s'effectuer par le nez, la bouche et les parties génitales. Ces accidens donnent à penser que l'écoulement pourra plus tard se faire encore par des voies insolites (ménoxénies), il importe en conséquence de ne pas les négliger. Cependant, appelé au moment même où ces pertes de sang ont lieu, le médecin ne doit les arrêter qu'autant qu'elles compromettent les malades par leur abondance. Il s'efforcera de diriger les afflux sanguins vers les organes génitaux par l'emploi des sangsues, en petit nombre, placées sur le haut des cuisses, des sinapismes, des bains de pieds et des ventouses. Si l'on ne parvient pas à faire cesser ces pertes, et que la circulation s'affaiblisse, on ordonnera les acides minéraux (*recipe eau* 1 *pinte, acide sulfurique* 1 *gros, eau de cannelle* 4 *onces*), les astringens, la gomme kino, la décoction de racine de ratanhia, le sulfate d'alumine et de potasse.

Chez un assez grand nombre de femmes, les règles sont annoncées par des crachemens et des vomissemens de sang. S'ils sont peu abondans, on recommande seulement le repos, le silence, et le séjour dans une chambre peu chauffée ; s'il survient des phénomènes d'inflammation de poitrine, qu'on reconnaît aujourd'hui si mathématiquement au moyen de la percussion et de l'auscutation ; on saigne une, deux, trois fois et plus encore, s'il est besoin. En cette occasion, on limite le nombre des émissions sanguines d'après l'intensité des accidens et la force des malades.

Si la déviation des menstrues ou ménoxénie s'établit, ce qu'on reconnaît à ce que ces pertes de sang reparaissent à-peu-près régulièrement par les mêmes voies insolites ; et d'une manière inattendue, au bien-être qui succède à ces pertes qui ne sont plus accompagnées de troubles aussi violens qu'à l'époque de leur première manifestation, à la cessation des accidens précurseurs des règles sous l'influence de ces hémorragies, à la non-apparition des menstrues par les voies ordinaires, etc., etc. Il est urgent sans doute de parer alors aux symptômes fâcheux que pourrait développer l'afflux sanguin dans les organes qui deviennent le siége des congestions insolites ; mais cela ne suffit pas, et, dans la majeure partie des cas, il faut exciter les parties génitales à remplir les fonctions qui leur sont dévolues, et lever les obstacles qui pourraient s'y opposer (*V.* ménoxénie).

J'ai parlé des dispositions morbifiques innées ou acquises, qui se développent sous l'impulsion du molimen menstruel, j'ai signalé les névropathies, les affections des poumons et du cœur. Si ces dispositions reposent sur des vices de conformation, on conçoit qu'une guérison radicale est impossible ; le médecin se contente de diminuer les symptômes les plus graves et la participation que les organes affectés pourraient avoir à l'établissement et à la régularisation du flux cataménial. On chercherait en vain, par exemple, à guérir une maladie du cœur effet d'un vice de conformation, maladie qui aurait pu rester inaperçue, jusqu'au temps où le molimen menstruel est venu communiquer à cet organe une activité trop énergique, activité nécessitée cependant par le développement des facultés sexuelles.

Quant aux dispositions morbides acquises dans le cours de la vie, et qui, jusqu'à l'âge de la puberté, n'avaient point occasioné de troubles dans la santé, elles exigent que l'apparition des facultés génitales soit dirigée de telle sorte qu'aucune de ces dispositions ne puissent se développer; que les modifications organiques ou fonctionnelles dans lesquelles elles semblent avoir pris naissance soient combattues et guéries; que les causes occasionelles capables de susciter leur développement soient éloignées avec le plus grand soin, et qu'enfin le cours de ces dispositions une fois commencé, on remédie aux symptômes divers qu'elles engendrent.

Parmi les nombreuses maladies qui peuvent se manifester sous l'influence du molimen menstruel, signalons encore les irritations gastriques qui réagissent puissamment sur le système nerveux; les affections de la peau qui semblent, au contraire, exciter les parties génitales, et qui déterminent des symptômes violens lorsqu'elles se fixent sur ces parties.

Le moyen le plus sûr de faire cesser ces maladies réside dans la régularisation des accidens précuseurs des menstrues; aussi, lorsque l'état général des malades permet de supposer que l'organisme possède l'aptitude à l'éruption des règles, que tous les symptômes du développement des facultés sexuelles se sont réalisés, et qu'il n'existe pas d'obstacles locaux, on doit chercher à favoriser l'apparition des règles, à l'aide des moyens variés, énumérés dans cet article.

Rétablir l'équilibre dans le développement en général, faire disparaître quelques causes , susciter des réactions , en atténuer d'autres , tonifier, affaiblir suivant les cas, détruire les obstacles mécaniques ; telles sont les bases du traitement à mettre en application.

CHAPITRE VII.

L'AGE où les règles paraissent pour la première fois ne saurait être fixé avec précision. Les habitudes, l'éducation, la manière de vivre, le genre d'occupations, le tempérament et le climat, doivent être comptés parmi les causes des variations nombreuses qu'on observe à ce sujet.

Dans les pays voisins de l'équateur, en Éthiopie, en Égypte, dans l'Inde, etc., la fille est réglée dès l'âge de 10 ans, et quelquefois plus tôt. Dans la Suède, le Danemark et dans une partie de la Russie, ce n'est guère qu'à 16 ou 18 ans que se montre la première apparition des menstrues. Chez nous, elle se manifeste entre la 13e et la 17e année *. Il est peu de médecins qui n'aient rencontré dans leur pratique des petites filles, de 9 à 12 ans, déjà réglées périodiquement, devenues enceintes et accouchées sans le moindre dérangement de la santé. Les

* Sur 272 femmes, M. PETREQUIN, de Lyon, a trouvé que la moitié environ se règle, dans l'Est de la France, de 12 à 15 ans; tandis qu'OSSIANDER, dont les observations avaient été faites à Gottingue, donne de 14 à 16; retard qui coïncide avec la différence de latitude entre Lyon et Gottingue. *Gazette médicale.*

annales de la médecine renferment un assez grand nombre de faits de cette espèce ; ces cas ne doivent pas nous occuper ici, car, sous le titre imposé à cet article, nous avons voulu comprendre seulement l'apparition prématurée périodique des règles, qui a pour caractère particulier d'exercer sur la nutrition et le développement une fâcheuse influence, et d'être liée à des causes morbifiques ou à des maladies réelles.

Il importe encore de ne pas confondre l'apparition prématurée des règles avec certains écoulemens de sang par les parties génitales ; écoulemens qui se montrent, à des époques irrégulières , tantôt comme crise d'une dentition difficile, tantôt comme phénomène symptomatique de maladies générales débilitantes, tels que le rachitisme, les scrophules, etc.

Causes. — Ferons-nous figurer au premier rang, parmi les causes de l'apparition prématurée des menstrues, une disposition particulière innée ou acquise sous l'influence de causes débilitantes ou par l'usage d'alimens trop excitans? Faut-il dire aussi que la cause intime de l'apparition prématurée des règles est dans le développement inégal de la jeune fille qui s'est dirigé de trop bonne heure vers la vie sexuelle? En cela nous ne ferions que répéter une opinion accréditée auprès d'un assez grand nombre d'auteurs. Convenons, toutefois, que s'il est vrai qu'une telle disposition puisse expliquer l'apparition prématurée des règles, nous devons encore, dans ce cas, avoir égard à l'action des causes occasionelles.

Ainsi, notons : le passage d'un climat froid dans un climat chaud, l'usage des spiritueux, une alimentation insuffisante ou de mauvaise nature, le défaut d'exercice et de travail, qui nuisent si puissamment à l'assimilation et au développement. Ajoutons à cela une habitation froide et humide , et nous aurons un concours de causes énergiquement débilitantes. Rappelons aussi l'exaltation de l'imagination, produite par la lec-

ture de livres ou par la vue de gravures et de statues obscènes,
par la société de personnes plus âgées, dont les manières et le
langage sont peu conformes aux principes d'une bonne éducation, par les bals, les spectacles, et, en un mot, par la fréquentation des lieux où la décence n'est pas convenablement
observée.

Quelques influences plus directes méritent également de
trouver place ici; je veux parler de la titillation des organes
génitaux qui constitue une habitude si fréquente chez les enfans; de l'onanisme, fléau du jeune âge; de la présence des
vers dans le rectum, ce qui conduit ordinairement à ce perni-
cieux défaut, comme l'ont démontré beaucoup d'écrivains;
une affection exanthématique des parties génitales externes,
par le besoin qu'elle impose de se gratter, etc.; enfin, les petites filles se livrent souvent entre elles à un jeu qu'on doit
leur interdire : elles se fouettent, et cette manœuvre fait naître
une excitation défavorable dans le système sexuel.

Parmi ces causes, les unes sont, en quelque sorte, directes,
et semblent agir sur les organes génitaux, en développant sur
eux une excitation trop vive. Les autres paraissent, au contraire, ne déterminer qu'une activité sexuelle secondaire, *relative*, aux dépens de l'intégrité des fonctions qui s'exécutent
dans la sphère de la *vie individuelle* ou *de conservation de soi-
même*.

Les auteurs, qui ont admis la disposition innée dont j'ai déjà
parlé, y ont eu recours pour expliquer comment il se fait que
les jeunes filles sont quelquefois soumises, pendant longtemps,
à l'influence de ces causes, sans que pour cela le développement prématuré des règles soit excité chez elles. J'avoue
qu'ici cette disposition ne me paraît pas indispensable, puisque, si ces causes isolées ou réunies sont assez actives et soutenues, l'apparition prématurée des règles peut avoir lieu,

sans qu'il existe les moindres indices de la préexistence de cette disposition.

Symptômes, marche. — Le simple examen des causes ci-dessus mentionnées, leur nombre et leur différente manière d'agir, explique aussi la variété des symptômes de l'apparition prématurée des règles. Les uns, que je pourrais nommer phénomènes locaux, se concentrent, en quelque sorte, vers le bassin, lorsque l'apparition prématurée des règles est sur le point de se faire. L'abdomen devient dur et gonflé, il existe de la sensibilité dans toute son étendue, de la douleur même, augmentées par la palpitation, plus marquées au-dessus des pubis, dans la région utérine et les aines, que partout ailleurs. Cette douleur s'irradie jusqu'aux reins, aux cuisses et aux seins; les pieds sont lourds et la marche pénible. Une simple démangeaison, qui d'abord n'a rien de désagréable et qui dégénère ensuite en cuisson fort incommode, se développe dans l'anus et les parties externes de la génération. Quelquefois, c'est par là que commence toute la série des symptômes qui doivent se révéler plus tard. Après un temps plus ou moins long, il se fait par le vagin un écoulement blanchâtre; il présente rarement les caractères du sang véritable et prend, le plus souvent, une teinte de lavures de chairs. Cet écoulement amène fréquemment de la diminution dans les douleurs des reins, du bas-ventre, de la partie interne et supérieure des cuisses; mais il n'est guère possible de dire quelque chose de positif sur sa durée et sa quantité. On constate, à cet égard, même sur un seul sujet, une multitude de variations. Bien mieux, il est nombre de femmes chez lesquelles cette excrétion diminue après chaque époque, sans jamais disparaître entièrement. On observe encore que l'écoulement, devenant incessamment de plus en plus rouge et abondant, les douleurs prennent plus d'intensité; et lorsque ce flux, une fois établi, cesse entièrement, la cause la plus légère le fait reparaître aussitôt.

La matière de l'écoulement diffère sous le rapport de sa quantité et de sa couleur; il en est de même sous celui de sa qualité, et plus d'une fois on l'a vue, principalement par suite de la négligence des soins de propreté, faire naître des exanthèmes, des excoriations, des ulcérations, etc., des parties externes de la génération et des cuisses.

Pendant la durée de l'écoulement, on constate les symptômes généraux suivans : La malade est inquiète et affaiblie ; elle a de la propension au sommeil, elle s'y livre sans éprouver de soulagement, parce que ce sommeil est presque toujours entrecoupé par des rêves fatigans, ou interrompu par des mouvemens spasmodiques et des soubresauts répétés. Il se manifeste des mouvemens fébriles qu'on serait enclin à regarder, à cause de leur irrégularité, comme des accès de fièvre intermittente. La diminution de l'appétit, sa perte même, la sensibilité de la région épigastrique, la sécheresse de la langue, la soif et quelques vomissemens ont souvent fait croire à l'existence d'une fièvre gastrique ou à la présence des vers dans le tube digestif; mais ces mouvemens fébriles, en s'éloignant de l'époque de leur apparition, se régularisent, et dégénèrent en une véritable fièvre lente dont la localisation est difficile à démontrer.

Il y a cela de remarquable et de fort important à savoir, eu égard à l'apparition prématurée des règles, c'est qu'aussitôt qu'elles s'établissent, tout développement physique se ralentit ou s'arrête; la jeune fille s'étiole et devient souvent chlorotique. Au contraire, dans l'apparition normale des règles, accompagnée d'anorexie, de tristesse, etc., l'accroissement, enrayé pendant quelque temps, se fait ensuite avec une rapidité surprenante. Combien d'exemples ne connaissons-nous pas de jeunes filles chez lesquelles l'apparition normale des menstrues a guéri subitement des incommodités dont elles étaient atteintes depuis longtemps.

Pronostic, terminaisons. — La maladie qui nous occupe, étudiée sous le rapport des terminaisons qu'elle présente et du pronostic qu'on peut en porter, n'est pas moins intéressante que sous celui des causes générales qui la produisent et des symptômes qui l'accompagnent. Se déclare-t-il chez les jeunes filles une fièvre lente, *hectique*, la maigreur et la perte des forces, il faut craindre une terminaison fâcheuse; car la mort peut résulter de l'état anémique ou hydro-hémique, de l'épuisement, en un mot, auquel les écoulemens trop abondans et les désordres de la nutrition ont donné lieu. On trouve alors, à la nécroscopie, comme dans l'anémie, la *vacuité* des vaisseaux sanguins, la petitesse du cœur, la pâleur de ses ventricules, l'amincissement des parois artérielles, etc., etc., tous les caractères particuliers à cet état si bien décrit par M. PIORRY [*].

A-t-on affaire à des malades chez lesquelles les accidens ne sont pas très prononcés, il peut arriver que la nutrition s'accomplisse encore assez fructueusement pour contrebalancer l'action des causes morbifiques, et que l'écoulement prématuré des règles, après s'être montré pendant plus ou moins de temps, cesse spontanément, et permette alors au développement du corps entier d'atteindre son perfectionnement. Dans ces cas favorables, la jeune fille reprend sa vivacité, ses forces digestives s'améliorent, et bien qu'elle conserve encore de la pâleur et une mollesse assez remarquable des tissus, on la voit revenir à la santé.

L'écoulement prématuré ne s'arrête pas dans tous les cas, mais, bien souvent, il diminue d'abord, perd sa teinte roussâtre,

---

[*] Articles anémie et polyanémie du *Traité de médecine pratique* de MM. PIORRY, LHÉRITIER, RAMEAUX, etc.

ne contient plus de sang, et continue sous une forme bénigne jusqu'à l'époque où le véritable sang menstruel, peu abondant pour les premières fois, finit par le remplacer. L'âge déjà avancé de la jeune fille, la disparition des causes occasionelles, l'absence d'une disposition spéciale innée, comme nous l'avons dit, le changement d'habitation, la gymnastique, une alimentation appropriée, sont autant de circonstances qui nous semblent favoriser ces terminaisons heureuses, et atténuer la gravité du pronostic. Tenons-nous pour avertis, après tout, qu'il est rare que la jeune fille ne conserve pas quelques traces de maladie, la pâleur des joues et des gencives, par exemple, jusqu'à l'époque de la nubilité. Arrivée là, sous l'influence de la répartition plus régulière des forces entre l'entretien des fonctions sexuelles et l'accroissement général, elle ne tarde pas à recouvrer une santé durable.

Traitement. Il nous est facile maintenant de tracer au praticien la ligne qu'il doit suivre dans l'application des moyens thérapeutiques que réclame l'apparition prématurée des règles.

Remédier aux accidens les plus à craindre, entreprendre la cure radicale de la maladie; telles sont les indications à remplir; on y parvient :

1° En plaçant la malade dans des circonstances différentes de celles qui ont provoqué, favorisé ou entretenu la maladie. On ordonnera le changement d'habitation, le séjour à la campagne, si la malade habite une grande ville; le laitage, les viandes blanches, les potages au bouillon de volaille, les œufs mollets et la bière feront la base du régime alimentaire. Il est bien entendu qu'on ne se reposera sur ce régime qu'après s'être assuré qu'il n'existe point quelque maladie dont l'apparition prématurée des règles ne serait qu'un symptôme. Car, alors, ce n'est plus alors le traitement de cette dernière qu'il faut mettre en pratique, mais celui de la maladie dont elle dépend. Ainsi, la présence des vers sera combattue par les anthelmintiques ; les scrophules, le scorbut et le rachitisme seront attaqués par les moyens qui leur conviennent. Ces maladies sont du nombre de celles auxquelles est liée la première apparition des règles, et, comme tous les médecins s'accordent, à quelques exceptions près, à placer l'origine de ces affections dans l'habitation des lieux malsains, froids, humides et peu spacieux, dans l'insuffisance des alimens, et, plus exactement encore, dans leur mauvaise qualité, l'indication est précise. — On n'obtiendra de guérison qu'en éloignant ces maladies, en les combattant par l'insolation, l'exercice en plein air et une bonne nourriture.

Ces moyens sont insuffisans, si la maladie est de vieille date; car il est rare que, dans ce cas, il n'existe pas quelque lésion de sensibilité, qui se révèle par des spasmes des convulsions, etc. Ces accidens sont toujours fâcheux, non-seulement en raison de ce qu'ils nuisent à l'action des agens thérapeutiques, mais encore en ce sens, qu'ils s'opposent à ce qu'on en emploie d'autres mieux appropriés, et qu'ils peuvent eux-mêmes ne se dissiper jamais. Choisissons un exemple dans la sensibilité de l'estomac, qui contre-indique l'usage des toniques malgré leur utilité, et dans la perte de l'appétit qui s'oppose à ce que les malades prennent les alimens qui leur conviendraient.

Cette réflexion nous démontre que dans l'administration des agens thérapeutiques, nous devons nous attacher à ceux qui sont appropriés au degré de sensibilité et à la puissance d'assimilation de l'organisme. L'emploi de tout aliment ou de tout médicament qui ne serait point en rapport avec ce degré de sensibilité, aurait les résulats les plus désavantageux. Ces données thérapeutiques ont conduit à préférer les médicamens qui jouissent de la réputation de modifier avantageusement la sensibilité, c'est-à-dire, les antispasmodiques ; j'indiquerai les circonstances dans lesquelles les excitans peuvent être utilement recommandés.

L. 1.   5.

Il est bon de faire précéder l'emploi des antispasmodiques par quelques purgatifs, lorsque le ventre est dur et tendu, lorsque la langue est blanche, large, saburrale, et lorsque les digestions sont dépravées. Qu'on ne s'effraie pas de la sensibilité de l'épigastre ; elle ne dépend, le plus souvent, que d'une perversion fonctionnelle, et non d'un état inflammatoire. — Cette méthode est d'autant mieux indiquée qu'il existe de la constipation. On ne saurait croire jusqu'à quel point les évacuations alvines procurent de soulagement, même à une époque avancée de la maladie, et lorsque déjà il existe de la faiblesse et de l'amaigrissement ; presque toujours on voit, sous leur influence, diminuer ou disparaître les accidens spasmodiques.

Les purgatifs les plus convenables sont le calomel (protochlorure de mercure), la rhubarbe et le jalap associés, de façon que le premier de ces médicamens ne provoque point la salivation. On prescrit les pilules suivantes : Recipe *calomelas préparé à la vapeur*, 6 *grains ; jalap et rhubarbe, de chaque* 8 *grains ; roob de sureau q. s. divisés en six pilules à prendre le matin à jeun, en trois fois, à une demi-heure d'intervalle.* Soupçonne-t-on la présence des vers dans le tube digestif, on allie les anthelmintiques aux purgatifs. La formule suivante réussit ordinairement : Recipe *proto-chlorure de mercure, camphre, de chaque* 6 *grains ; huile animale empyreumatique de corne de cerf,* 3 *gouttes ; huile essentielle de tanaisie et de rue, de chaque* 6 *gouttes ; roob de sureau q. s., pour faire six pilules, à donner comme les précédentes.* On fera pulvériser le camphre à l'aide de deux ou trois gouttes d'alcool.

Ces purgatifs, ainsi administrés pendant quelques jours, font très souvent disparaître l'écoulement ou le diminuent. S'il se joint à la constipation des tiraillemens d'estomac et de la perte d'appétit, on retire des avantages manifestes de l'emploi de la gentiane et de la racine de valériane pulvérisées, unies au calomel, dans des proportions semblables à celles que nous venons de recommander.

L'indication des évacuans une fois remplie, on prescrit les antispasmodiques avec beaucoup plus de chances de succès. Il est bon de commencer par des infusions légères de fleurs de camomille, de racine de valériane ou de feuilles d'oranger. Je donne la préférence à la valériane, car je la place au premier rang parmi les médicamens de la classe des antispasmodiques. On n'a recours au musc, au castoréum, à l'assa-fœtida, que dans les cas où les accidens nerveux sont déjà très prononcés. Les pilules de MÉGLIN, composées d'extrait de valériane, de jusquiame et d'oxide blanc de zinc, à parties égales, ne sont pas inutiles ; les extraits amers de gentiane, de chicorée, de taraxacum, etc., méritent également l'attention du praticien. On les prescrit sous forme de pilules, à la dose de 12 à 18 grains par jour.

Une fois l'appétit revenu et le sommeil meilleur, on peut tenter la médication fortifiante ; toutes les préparations de quinquina pourraient être mises à profit ; il est bon de commencer par une légère infusion de cette écorce concassée, *un gros pour une pinte d'eau bouillante*, par exemple, ou bien par une dissolution peu concentrée de *sel essentiel de lagarvaye* (extrait sec de quinquina) dans un véhicule aqueux aromatique. Plus tard, on donne la poudre de quinquina mélangée avec celle de rhubarbe, d'écorce d'orange ou de cannelle : la dose peut être élevée jusqu'à 1/2 gros par jour. L'infusion à froid de la racine de rhubarbe concassée (2 gros pour 1 pinte 1/2 d'eau) nous a été souvent utile.

Au nombre des médicamens les plus précieux dans les cas dont il est question, je dois parler du fer, le tonique par excellence et dont les effets sur l'économie sont assurément incontestables. Il paraîtra sans doute surprenant que nous recommandions le fer dans un cas où il s'agit de modérer les règles, lorsqu'un si grand nombre d'auteurs ont accordé aux préparations ferrugineuses la propriété d'activer la menstruation : c'est là une de ces erreurs qui échappent et se transmettent d'âge en âge, si personne n'a la force de les attaquer. Or, les faits nous démontrent cette erreur, et, si tous les médecins ont proclamé les vertus emménagogues du fer, disons-le, ils ont été trompés ; ils n'ont pas remonté à la véritable manière d'agir de cette préparation : le fer ramène les règles chez les chlorotiques, nous ne le nions pas, mais qu'est-ce à dire ? Il n'agit ainsi qu'en guérissant la chlorose, dont l'aménie (absence des règles) n'est que le symptôme.

Si je ne m'étais proposé un but tout-à-fait thérapeutique, je renverrais mes lecteurs aux traités de matière médicale, où ils trouveraient le recueil des préparations ferrugineuses, et leur mode d'administration ; mais je croirais commettre une faute, car je regarde comme un vice de tous nos livres de pathologie de ne point insister sur les indications et sur la manière de les remplir ; c'est à cela, suivant moi, que tient en partie l'espèce d'insouciance que les médecins du jour apportent dans l'étude des médicamens.

Sous quelle forme est-il donc convenable d'administrer le fer ? Faut-il prescrire les préparations solubles ou insolubles de ce métal ? L'expérience a démontré l'innocuité de ces dernières, de même que leur action plus rapide. Par conséquent, on recommandera la limaille de fer, à la dose de 12 à 20 grains par jour, dans la première cuillerée de potage. On doit ne commencer que par quelques grains, 2 ou 3, par exemple.

Le safran de mars apéritif, *(sous trito-carbonate de fer)* et l'oxide noir de ce métal, sont plus employés qu'aucune autre préparation ferrugineuse. On peut en porter la dose jusqu'à un ½ gros dans la journée. Quelques praticiens le mêlent avec le quinquina ou avec la rhubarbe pour exciter les forces digestives.

J'ai donné, avec succès, les tablettes de chocolat ferrugineux; elles ont cet avantage que les malades les mangent sans savoir même que ce sont des tablettes médicamenteuses.

Parmi les préparations de fer sous forme liquide, nous avons entr'autres, la teinture de mars, l'eau ferrée, de vulgaire réputation; le vin chalibé et un assez grand nombre d'eaux minérales, naturelles et artificielles. Les eaux naturelles me semblent mériter la préférence, et doivent être prises, même pendant les repas et avec le vin.

Tout en recommandant l'usage de ces médicamens, il sera bon d'aider encore la guérison par l'usage d'alimens analeptiques, toniques. Le lichen est le plus approprié à la circonstance; c'est sous forme de gelée qu'il veut être employé.

Nous bornerons-nous à l'emploi de ces agens à l'intérieur? non, sans doute; cherchons à refociller l'économie par des frictions aromatiques et spiritueuses (formule, *eau de Cologne 2 onces, teinture de benjoin 1/2 once, pour frictionner sur les membres et l'abdomen*). — Ordonnons des fomentations avec des décoctions de plantes aromatiques (*sauge, romarin, thym*), de temps en temps les malades seront plongées dans des bains émolliens d'abord (*son, fécule),* et un peu plus tard, dans des bains rendus aromatiques à l'aide des plantes que je viens d'indiquer.

Les bains ferrugineux d'eau naturelle sont encore d'une grande utilité; j'ai l'habitude de recommander les bains d'écorce de chêne, qui sont si efficaces et en même temps à la portée de tous à cause de leur bas prix. Enfin, on insistera sur l'avantage des bains de mer, quand les malades seront en convalescence.

Outre ces moyens qui tendent tous au rétablissement de la santé générale, il en est encore d'autres qu'il faut connaître et mettre en pratique pour remédier à quelques-uns des accidens qui accompagnent l'apparition prématurée des règles.

Ainsi, l'écoulement sanguin ou muqueux veut être surveillé s'il devient abondant ou s'il produit des corrosions et des abcès des parties génitales. Aucun symptôme n'entraîne l'épuisement avec plus de rapidité que l'écoulement sanguin trop abondant ; il est donc urgent d'y remédier par le repos, le coucher horizontal, et les boissons acidulées.

Les acides les plus usités sont : le suc de citron, l'acide tartrique, l'eau de Rabel (*acide sulfurique alcoolisé*) et l'acide sulfurique. On fait avec eux des limonades qu'on édulcore au goût des malades avec du sirop de sucre, de cerises ou de groseilles. La dose de ces acides varie suivant le degré de concentration qu'ils présentent. Si les forces sont très affaiblies on prescrira de l'eau de cannelle orgée, édulcorée avec le sirop d'œillet.

La perte considérable de sang donne fréquemment lieu à des accidens nerveux. On cherche à les combattre par les antispasmodiques légers, comme l'infusion de camomille ou de menthe ; si ces accidens ne diminuent point, on donne avec avantage, les émulsions d'amandes, additionnées de 2 à 3 grains d'extrait de valériane ou de jusquiame pour 12 onces de véhicule. On a vu plusieurs fois le vomissement et les nausées cesser par l'emploi de la potion de RIVIÈRE, légèrement opiacée.

Les douleurs de dos et d'estomac, les accès de fièvre qui annoncent souvent l'approche de l'écoulement, diminuent également sous l'influence du repos au lit et des antiphlogistiques. Si l'écoulement est imminent, s'il existe de fortes douleurs dans les seins (effets sympathiques de la congestion de l'utérus), il faut craindre qu'il ne se déclare une inflammation de cet organe. Je dois faire observer que ce cas est rare; cependant, si, malgré cela , il se présentait, le traitement antiphlogistique serait appliqué avec réserve, sans perdre de vue la constitution des sujets.

On combattra les excoriations et les exanthèmes par les soins de propreté, et s'ils ne suffisent pas, on commencera par les traiter avec du cérat opiacé (Recipe *opium brut* 12 *grains, jaune d'œuf* 2 *gros, et cérat de* GALIEN 1 *once , pour une pommade*). S'ils persistent, il faut les attaquer par les astringens, par les fomentations avec des décoctions de tan ou de noix de galle, quelquefois il suffit de saupoudrer les excoriations avec de la poudre de quinquina, avec de l'amidon ou de la gomme , pour en obtenir rapidement la guérison.

Lorsque la cure de la maladie est décidée, il est assez ordinaire qu'il apparaisse, de temps en temps, un écoulement muqueux fort incommode. Le quinquina, le fer, les bains de tan et les bains de mer, un bon régime et de l'exercice en triomphent facilement. Après la guérison, on surveillera encore la malade; on tâchera de la soustraire à toutes les causes d'irritation sexuelle, et on se gardera, surtout, de la marier trop jeune.

CHAPITRE VIII.

—

DE LA NON-APPARITION DES PREMIÈRES RÈGLES AU TEMPS VOULU (AMÉNIE) ; DE LEUR SUPPRESSION, LORSQU'ELLES ONT PARU (AMÉNORRHÉE).

Nous nous servons, à l'exemple de FLAMANT, du mot *aménie* pour désigner le retard dans l'apparition des premières règles. Lorsqu'elles sont supprimées, après avoir paru, il y a aménorrhée. J'ai réuni dans ce chapitre ce qui appartient à l'une et à l'autre; il était difficile de les décrire séparément ; leurs causes et leurs symptômes sont les mêmes, à quelques exceptions près. L'absence de matrice, par exemple, est une cause d'*aménie*, et non d'*aménorrhée* ; car cette dernière ne peut être supposée avec un tel vice de conformation. Déjà, quand j'ai traité des irrégularités dans le développement des facultés sexuelles, j'ai parlé approximativement, toutefois, de l'âge où l'apparition des premières règles se fait habituellement ; ainsi, je me crois, dispensé de rappeler toutes les variations qu'on observe à ce sujet. Je veux seulement distinguer d'ici le retard morbifique de la menstruation, du retard non morbifique dépendant de dispositions particulières à certaines jeunes filles qui jouissent, du reste, d'une santé parfaite.

Il est à remarquer que l'*aménie* n'entraîne pas nécessairement la nullité de l'appétit vénérien, ni même la stérilité. Plusieurs auteurs citent des femmes non menstruées, qui n'en ont pas moins conçu, et mis au jour des enfans à terme et bien développés. L'absence de règles s'observe chez presque toutes les femelles d'animaux, ce qui a fait dire à ROUSSEL que dans l'excrétion menstruelle la nature n'a pas eu pour objet la fécondité. Cela est vrai, et la menstruation n'est, à proprement parler, que le signe principal qui atteste que l'utérus est propre à la procréation de l'espèce.

Dans nos contrées, si la jeune fille atteint l'âge de 18 ans, sans avoir jamais été réglée, on est autorisé à dire qu'il y a *retard*. Ce retard est morbifique, lorsqu'il est lié à l'existence de quelques maladies, ou lorsqu'il développe par lui-même des accidens capables de compromettre la santé.

Causes, symptômes. — La plupart des causes du l'*aménie* ont été exposées dans le chapitre où il a été parlé du *molimen menstruel* et des accidens précurseurs des règles. Je dois les relater de nouveau; mais avec les détails que comporte la question qui nous occupe ici.

1° Asthénie des organes sexuels;

2° Inaptitude générale ou locale à la production des règles;

3° Vices de conformation des parties génitales;

A. Ceux qui s'opposent à la sécrétion du sang menstruel;

B. Ceux qui s'opposent à son excrétion;

Enfin, toutes les influences extérieures, capables de retarder l'apparition des règles; tels sont les chefs principaux sous lesquels peuvent se ranger les causes de l'*aménie*.

1° *Asthénie des organes sexuels.* — Cette cause est fréquemment en relation avec la constitution et le tempérament des jeunes filles; chez celles, par exemple, dont la structure et les formes se rapprochent de celles de l'homme, il semble, pour ainsi dire, que les forces vitales, toutes dirigées vers le développement des organes de la *vie de conservation de soi-même*, aient laissé la *vie sexuelle* dans une sorte de torpeur. L'*aménie* se montre souvent chez les femmes ainsi constituées ; mais elles sont fortes et bien nourries, et si les phénomènes, qui caractérisent la pléthore, devenus pérodiquement plus violens, ne fournissaient la preuve d'un état maladif, rien ne pourrait le faire soupçonner.

Dans un second cas, l'asthénie sexuelle répond à une constitution molle, lymphatique, débilitée par l'éducation et le genre de vie, une mauvaise nourriture, l'usage de boissons acides, le défaut d'exercice, le sommeil immodéré, le séjour dans des lieux froids, humides et marécageux, les travaux pénibles, les veilles, les passions tristes, les maladies antérieures, les hémorragies, ou d'autres évacuations excessives. L'habitus de la jeune fille décèle, alors, l'influence de toutes ces causes débilitantes.

2° *Inaptitude générale ou locale à la production des règles.* —On peut se reporter à ce que j'en ai dit, chapitre 6, page 41. Si l'inaptitude est générale, il y a faiblesse, accroissement incomplet, pâleur, exaltation de la sensibilité, etc. etc., les signes qui attestent le développement des facultés sexuelles n'existent pas.

Lorsque l'inaptitude à la production des menstrues est simplement locale, elle réside dans un système d'organes, dans un seul organe même, comme les nerfs, le cœur, les vaisseaux sanguins, le tube digestif, les poumons, etc., etc. C'est de la sphère de ces parties que s'élèvent les symptômes principaux.

Quant aux névropathies considérées comme *causes de l'aménie et de l'aménorrhée*, elles ne portent pas toujours sur l'ensemble du système nerveux, elles peuvent être locales et limitées tantôt aux nerfs de la nutrition, et le développement général en soufre, tantôt aux nerfs du mouvement et du sentiment, et il survient des maladies nerveuses, les spasmes, les convulsions,

la catalepsie , l'épilepsie , la danse de Saint-Guy, etc. J'ai fait
à ce propos une remarque qui trouve ici sa place : la marche
quelquefois périodique de ces maladies a autorisé la plupart
des écrivains à les regarder comme des effets de *l'aménie;* je me
garde bien de contredire cette opinion; mais je crois, néanmoins,
que ces maladies sont souvent aussi la cause du retard dans
l'apparition des règles.

Sans vouloir dire qu'il faille attacher une grande importance
à l'irrégularité des battemens du cœur et des artères, aux palpitations qui se présentent, parfois, à l'occasion du développement
du *molimen*, je pense, pourtant, que les incommodités doivent
fixer l'attention du médecin ; elles le tiendront en garde contre
diverses affections de l'organe central de la circulation et des
poumons, les polypes, les anévrismes, la non-oblitération du
trou de *botal*, les tubercules pulmonaires, etc., etc., capables
de retarder l'apparition des premières règles, par l'influence
qu'elles exercent sur la santé générale.

La quantité et la composition du sang doivent-elles figurer
au nombre des causes de l'aménie et de l'aménorrhée? Cela ne
fait aucun doute dans notre esprit. L'influence de la pléthore
est démontrée par les congestions et les inflammations qu'elle
peut faire naître, aussi bien dans la sphère des organes sexuels
que dans les autres parties du corps.

L'hydrohémie (trop de sérum dans le sang) et l'anémie, l'état
asthénique du sang, en un mot, soit qu'on le fasse dépendre
du peu d'énergie du système vasculaire, soit d'une simple
diminution de la masse de ce liquide, soit des proportions
vicieuses entre les élémens qui le constituent, tels que l'hémathosine, la fébrine, le sérum, le fer, etc., etc., méritent
d'être prises en considération dans l'apparition tardive des règles.
En effet, comment aujourd'hui se hasarder à soutenir que les
qualités et la quantité du sang ne doivent être comptées pour

rien dans cette circonstance ; lorsqu'on sait quelle action elles exercent sur l'activité circulatoire, les sécrétions, les excrétions.

Trop souvent encore, les irritations permanentes ou successives de divers organes, celles du tube digestif en particulier, et même les perversions des fonctions de ce canal, en détournant le mouvement fluxionnaire qui devrait s'établir sur l'utérus, donnent naissance aux deux états morbides que nous décrivons. L'observation suivante, tirée du *Traité des maladies de l'utérus,* de M. Dugès, démontre combien certaines lésions de fonctions importantes sont à considérer dans la sécrétion des menstrues.

Laissons parler M. Dugès :

« Alexandrine était entrée à la maison de santé, le 13 août 1830, pour y être traitée de plusieurs ulcérations à la jambe gauche, et de palpitations de cœur que l'on attribuait à un anévrisme de cet organe.

» Cette jeune fille, d'une constitution éminemment lymphatique, âgée de 18 ans, avait été presque constamment malade depuis son enfance, qu'elle avait passée à la campagne, chez des gens fort pauvres. Ce ne fut qu'à 12 ans que sa mère, qui n'était point mariée, la retira de la profonde misère où elle avait été plongée depuis le moment de sa naissance. Un air plus salubre, une nourriture saine et abondante, des soins de propreté semblèrent ranimer la jeune fille ; elle se développa ; sa taille s'éleva à plus de cinq pieds ; mais la pâleur de son teint resta la même ; des ulcérations de nature scrophuleuse, qu'elle portait au bras et à la jambe gauche, se fermaient et se rouvraient alternativement. Quoique devenue l'objet de la plus tendre sollicitude, elle était constamment triste, et cet état de mélancolie augmenta encore avec la perte de sa mère.

» A 16 ans, la première éruption des règles eut lieu, mais

en très petite quantité ; elles n'avaient reparu, depuis lors, que deux fois, de huit à dix mois de distance ; il y avait sept mois qu'Alexandrine n'avait eu ses règles lorsqu'elle entra à la maison de santé.

» La difficulté de respirer, à laquelle elle était fort sujette, augmentait depuis un an, et s'était accompagnée quelquefois de palpitations si violentes, qu'elles allaient jusqu'à la syncope. Depuis quelques mois, la déglutition était gênée ; cependant la face restait pâle, les paupières étaient gonflées, le reste du corps participait à cet état de bouffissure ; les jambes s'enflaient lorsque la malade restait debout ; le pouls petit, intermittent, battait de quatre-vingt-dix à cent fois par minute.

» *Traitement.* — Pilules de digitale pourprée, n. 5 de 1 grain chaque ; mixture mucilagineuse, tisane pectorale, lavemens émolliens, pansemens des ulcères des jambes avec de la charpie sèche. La toux persista, mais sans aucune expectoration ; on continua à-peu-près le même traitement jusqu'au 4 septembre suivant, que la jeune fille mourut, vingt-un jours après son entrée.

» *Autopsie.* — Les parties génitales externes ne présentent aucun des caractères de la puberté ; l'orifice du vagin est intact. L'incision des muscles abdominaux donne issue à une grande quantité de fluide séreux, incolore ; l'examen des viscères abdominaux n'offre pas la moindre altération ; l'utérus est remarquablement petit ; nous reviendrons sur ses dimensions.

» La cavité thoracique était le siége de la maladie principale ; les poumons adhéraient aux plèvres par de nombreuses brides, tellement fortes, qu'il fut impossible de les rompre avec les doigts ; le poumon gauche était crépitant dans sa portion antérieure, mais à son sommet et à l'entrée des bronches se trouvaient des masses tuberculeuses multilobées, du volume d'une noix, de la consistance et de la couleur du suif ; quelques tubercules avaient passé à l'état puriforme.

» Le sommet du poumon gauche était converti en une masse de tissus compacts, composée de granulations tuberculeuses très rapprochées les unes des autres, et difficiles à entamer. Au devant de la trachée-artère existait une tumeur du volume d'un œuf de dinde, légèrement applatie d'avant en arrière ; elle se trouvait en contact avec la crosse de l'aorte, qu'elle comprimait, et dont elle avait diminué le volume : l'artère ne présentait guère, en cet endroit que 2 lignes ½ de diamètre. Cette tumeur, coupée sur son épaisseur, avait tout-à-fait l'aspect des autres tubercules, d'un blanc légèrement rosé, son tissu était suifeux, et paraissait évidemment composé de l'agglomération d'un certain nombre de corps de même nature. Le cœur était très volumineux, son tissu très mou, et ses parois fort minces.

» L'utérus, chez cette jeune fille, était, comme nous l'avons déjà dit, excessivement petit, d'un blanc légérement rosé, et presque privé de sang ; sa longueur totale était de 22 lignes, et celle du col, 1 pouce ; l'orifice utéro-vaginal n'affectait point sa forme mamelonnée ordinaire, à peine faisait-il une ligne de saillie dans le vagin. »

3° *Vices de conformation*. — Outre les causes que je viens d'exposer, et sans revenir sur l'hyposthénie de l'utérus, l'irritation de cet organe, sa congestion trop vive, son inflammation, l'imperméabilité de ses vaisseaux, etc., qui s'opposent souvent à l'exhalation du sang dans sa cavité, je dois faire mention des vices de conformation. Je les range, comme je l'ai déjà dit, sous deux titres :

A. VICES DE CONFORMATION QUI S'OPPOSENT A LA SÉCRÉTION DU SANG MENSTRUEL.

A. L'absence, ou le développement imparfait des ovaires.

Les auteurs qui pensent avec BÉCLARD que c'est à l'accrois-

sement graduel des ovaires qu'il faut attribuer le développement
des signes de la puberté, regardent l'absence de ces organes,
ou leur état imparfait, comme la cause principale de la sécrétion du sang menstruel. L'anatomie pathologique a prouvé, en
effet, que quelques femmes, privées des prérogatives et de tous
les signes de la puberté, portaient un utérus sans ovaires, et que
d'autres ont vu disparaître ces signes après l'extirpation de ces
organes. Si les ovaires manquent, dit Dugès, aussi bien que la
matrice, il n'y a ni menstrues, ni développement des mamelles,
ni désirs vénériens. Il suffirait même du développement imparfait
de ces corps vésiculeux pour expliquer la non-sécrétion du flux
cataménial.

B. L'absence totale, ou le développement imparfait de l'utérus.

La sécrétion menstruelle ne saurait avoir lieu avec l'absence
totale de l'utérus ; il arrive même que cet organe est réduit à
un si petit volume qu'il ne peut accomplir ses fonctions. Les
exemples d'absence totale de la matrice ne sont pas rares :
Engel, Dupuytren, Fromond, Morgagny, Baudelocque et
beaucoup d'autres, en ont rapporté. M. Renaudin [*] a trouvé, à
la nécroscopie d'une femme qui n'avait jamais eu de règles ni
le moindre développement des mamelles, l'utérus remplacé par
un cordon de la grosseur d'une plume à écrire. M. Dugès, que
nous aurons si souvent occasion de citer, a constaté l'absence
de la matrice sur une femme vivante non menstruée.

B. VICES DE CONFORMATION QUI METTENT OBSTACLE
A L'EXCRÉTION DES RÈGLES.

Les vices de conformation qui mettent obstacle à l'excrétion
des règles sont plus nombreux.

* Séances de l'Académie royale de médecine, 28 février 1826.

A. Les imperforations du col utérin et du vagin. Elles peuvent être congénitales ou accidentelles. M. HERVEZ DE CHÉGOIN a rapporté un cas d'oblitération du col de la matrice; BENEVOLI, DELPECH, ont cité des faits de ce genre. Le plus curieux a été rapporté avec détails par M. AMUSSAT, et consigné dans la *Gazette médicale de Paris* pour 1835. Outre l'imperforation de l'utérus, il y avait encore absence, *atrésie* du vagin (*Voir cette observation, non moins curieuse sous le rapport du procédé mis en usage par M. AMUSSAT, que sous celui des vices de conformation*). L'imperforation congénitale de la matrice est due ordinairement à une sorte de cloison membraneuse qui semble être la continuation de la membrane interne du vagin, et qui bouche l'orifice de la matrice; elle est complète ou incomplète; dans le dernier cas, l'écoulement des règles peut avoir lieu, mais avec une grande difficulté. LITTRHE eut l'occasion de constater sur le cadavre d'une femme, ce genre d'imperforation incomplète.

Les oblitérations accidentelles du col de la matrice ne sont pas aussi fréquentes; elles sont plus souvent la cause de l'aménorrhée que de la non-apparition des premières règles; on ne les observe guère qu'à la suite d'un accouchement laborieux; elles résultent de déchirures et d'ulcérations du col, d'indurations, de tumeurs de différente nature, et d'inflammation, ainsi que l'a établi M. le docteur NŒGELÉ dans une thèse intitulée : *De mogoslocia e conglutitione orificii uteri externi*, 1835, in–8. On a vu de fausses membranes dues à l'irritation de la matrice, constituer des obstacles à l'éruption des règles.

B. L'absence du vagin : comme dans l'exemple de monsieur AMUSSAT.

C. L'imperforation complète, congénitale ou accidentelle du vagin.

D. L'imperforation de l'hymen, ou l'expansion trop grande de cette membrane, le plus fréquent de tous les obstacles à l'écoulement des règles.

E. La présence d'une autre membrane située plus profondément que l'hymen.

F. La réunion, la soudure des grandes lèvres et des nymphes.

G. Des changemens survenus dans les rapports de l'utérus avec les parties voisines, comme l'antéflexion.

Qu'il nous suffise d'avoir énuméré ces causes de la rétention du sang menstruel ; nous perdrions un temps précieux, si nous voulions nous arrêter à toutes celles qu'on pourrait citer encore.

Quel que soit l'obstacle à l'excrétion du sang sécrété dans la matrice, on peut réduire les symptômes généraux qui se manifestent aux suivans : ils se montrent à l'époque de l'invasion régulière des accidens précurseurs des menstrues, picotemens et tuméfaction des seins, pesanteur et constriction vers les parties externes de la génération, tension, gonflement de la région hypogastrique, flatuosités. Ces phénomènes diminuent pour reparaître avec plus d'intensité, et, si les obstacles ne sont pas levés, il se déclare de véritables inflammations de la matrice, du vagin, du péritoine et des viscères abdominaux ; ou bien la sécrétion du sang se fait par une autre voie, par le rectum ou la vessie, comme cela s'est vu plus d'une fois.

Dans les cas où la rétention des règles est due à l'imperforation ou à l'expansion trop considérable de la membrane hymen, le vagin est élargi, le rectum et la vessie sont comprimés, il y a constipation avec envies fréquentes d'uriner, dysurie, etc., etc.

4° Influences extérieures accidentelles. — Ici pourraient figurer toutes les causes des maladies en général ; signalons principalement l'action du froid, l'usage d'alimens ou de drogues trop stimulans, de boissons acides, les émotions vives, la joie, la frayeur, etc., etc.

Pour admettre l'influence de ces causes, nous supposons que toutes les conditions indispensables à l'apparition des règles existent déjà.

Parmi les écrivains distingués de l'antiquité, il en est qui ont tant écrit sur les qualités délétères du sang menstruel, (Aristote, Pline, etc., etc.) qu'on a dû se demander si la non-sécrétion et la non-excrétion de ce liquide donnaient lieu à des phénomènes morbides particuliers. C'est en effet, ce qu'on a soutenu ; outre la pléthore générale et les congestions qui se font sur la plupart des organes, on a encore noté des symptômes dont on a recherché la source dans la viciation des humeurs résultant de la rétention d'un sang qui aurait dû être excrété. Ainsi, passons sur les maux de tête, les vertiges, la gêne de la respiration, les crachemens et les vomissemens de sang, les pesanteurs dans le bassin, les inflammations de la matrice, des ovaires, des trompes et des ligamens, nous aurons encore quelquefois la faiblesse, la pâleur du visage, la bouffissure, l'anasarque, le purpura, etc., etc., états morbides qu'on a considérés comme les signes de l'altération du sang.

La perturbation d'une excrétion nécessaire par elle-même, suffit pour expliquer ces maladies; il ne me semble pas utile d'en chercher l'explication dans un vice des humeurs occasioné par la rétention du sang menstruel, supposé si gratuitement délétère.

Pronostic. — Il est fondé sur la nature des causes, la durée de la non-apparition des règles, et la gravité des changemens qu'elle a occasionés ; ainsi, le pronostic devient plus fâcheux, lorsque la maladie est en rapport avec des vices de conformation inaccessibles. La non-éruption des règles, résultat d'une inaptitude générale est aussi plus dangereuse que celle qui est en liaison avec des causes accidentelles. Si le molimen menstruel se montre périodiquement sans être suivi d'excrétion de sang par les parties génitales, il faut encore porter un pronostic défavorable; et cela, en raison de ce que la santé générale se trouble bientôt, et qu'on est forcé de supposer dans cette circonstance l'action de causes incessantes.

Enfin, on doit craindre, dans les cas de ce genre, une stérilité opiniâtre, et, si malgré l'aménie, la femme devient enceinte, il faut redouter les avortemens, une couche laborieuse, et l'invasion de maladies inflammatoires, asthéniques, nerveuses, etc., etc. La mort même a suivi la rétention opiniâtre des menstrues. On doit alors considérer, comme des accidens heureux, les hémorragies supplémentaires, qui s'établissent par des voies insolites.

Un pronostic moins fâcheux accompagne la non-apparition des règles due à l'imperforation de l'hymen; car il suffit de l'incision de cette membrane pour faire cesser les accidens. On sera moins tranquille, lorsqu'on aura affaire à une imperforation du col et à l'absence du vagin. Ces vices de conformation exigent l'application de traitemens particuliers qui ne sont pas toujours sans danger.

Traitement. — Attaquer les causes qui mettent obstacle à l'écoulement des règles, c'est la première chose à faire dans le traitement de l'aménie et de l'aménorrhée. Pour remédier à l'inaptitude générale ou locale à la production des menstrues, on se reportera au traitement détaillé dans notre cinquième chapitre. Avant de chercher à faire disparaître l'hyposthénie des organes sexuels, on tâchera de savoir si cet état résulte du développement incomplet général ou local, ou d'une excitation insuffisante dans la *vie sexuelle*. A-t-on affaire à une femme qui présente la constitution et les formes de l'homme? on n'usera de remèdes qu'autant qu'il se sera déclaré des accidens, et, si ces femmes *voient* une fois seulement, bien que fort peu, on s'empressera de rappeler les règles à leur époque présumée, et d'en régulariser le cours. Écarter les causes de l'inaction des organes sexuels, exciter ces parties à subvenir à leurs fonctions ; voilà les seuls moyens qu'il faut mettre en usage.

S'il existe des vices de conformation inaccessibles dans les organes sexuels, et même une absence totale de la matrice, ou des ovaires, on conçoit bien qu'on agirait inutilement; mais si la non-apparition des règles a pour causes des vices de conformation curables, il faut s'empresser de les faire disparaître. Telle est l'imperforation, ou la trop grande expansion de l'hymen, auxquelles on remédie par l'incision avec le bistouri, en conservant la portion de cette membrane qui existe habituellement; pour cet effet, on fera une incision en T, en commençant par la transversale et en finissant par la perpendiculaire qui aura son point de départ au-dessous du méat urinaire, et qui se terminera au milieu de la première. On remédie à l'oblitération de la matrice par la ponction du col, et l'on tient l'ouverture dilatée avec des corps hygrométriques, comme la corde à boyau. L'imperforation de la vulve est guérie quelquefois par de légères tractions, lorsqu'elle tient à un simple accolement de la membrane muqueuse, etc., etc.

Toutes ces opérations demandent à être faites de bonne heure, car en les différant, on s'expose à développer des inflammations lorsqu'on en vient à les pratiquer. Quand il est impossible d'atteindre les causes de la non-éruption des règles, il faut au moins remédier aux accidens que soulève le *molimen menstruel*, par les saignées générales et les émissions sanguines locales sur les cuisses et les lombes; on fait naître ainsi un écoulement artificiel qui remplace les règles. On a même réussi, en appliquant des sangsues sur le col utérin, à provoquer un écoulement périodique de sang du contour extérieur de cette partie, et à faire disparaître les accidens. M. Rostan s'est bien trouvé de ce moyen ; M. Amussat a conseillé de recourir à l'application d'une petite ventouse sur le col même de la matrice.

Il ne sera pas moins important de faire cesser les maladies suscitées par la non-éruption des règles. Il est vrai qu'on n'y parviendra que difficilement, si l'on ne peut faire cesser les causes qui les ont déterminées ; en tous cas, il faut s'efforcer de provoquer l'écoulement sanguin, et, si l'on n'y parvient pas, on doit traiter les maladies d'après la nature et l'essentialité de leurs symptômes.

Dans le traitement de ces maladies, il importe beaucoup de savoir si elles sont en rapport avec les causes de la non-apparition des règles ou avec la non-apparition elle-même ; grande difficulté, sans doute, mais qu'il ne faut jamais négliger d'éclaircir.

Si les maladies existantes viennent des causes de la non-apparition des menstrues, le traitement sera dirigé d'après la nature de ces causes. Existe-t-il asthénie générale, non-préparation, défaut de tout l'organisme à la procréation des règles ? les malades présentent un affaiblissement remarquable lié à l'abaissement ou à la perversion de la sensibilité, plus tard naissent la fièvre hectique, l'œdème, l'anasarque, etc., etc. La même chose arrive lorsque la non-apparition des règles est due à des lésions d'organes isolés, qui abaissent la *conservation de soi-même*. On conçoit qu'il n'y a, dans de semblables circonstances, qu'à soutenir et à améliorer les forces vitales, qu'à *refociller* l'économie par des alimens analeptiques et par l'usage de médicamens toniques.

Si les symptômes nous révélaient telle ou telle lésion de fonctions importantes, on les combattrait par des moyens appropriés.

Le traitement change, lorsque dans la sphère de *conservation de soi-même* il existe une activité trop prononcée, qui annihile celle des organes sexuels, ou s'oppose à son développement. Il faut obvier aux accidens de la pléthore et de l'obésité, en recommandant une nourriture peu substantielle, un exercice fatigant, et peu de sommeil. Ces moyens sont préférables à tous les autres quand les accidens ne sont pas pressans; dans les cas contraires, et lorsqu'on peut présumer que les émissions sanguines pourront favoriser l'éruption des règles, il est urgent d'avoir recours à leur emploi; elles réussissent souvent dans les cas de métrite, en produisant une détente favorable.

Quelques causes occasionelles, telles que le froid, une émotion vive, agissant à l'époque où les règles sont sur le point de paraître, les empêchent, et donnent alors naissance à des symptômes uniquement en rapport avec la non-apparition des menstrues. Ces symptômes attestent presque toujours des troubles nerveux et circulatoires, isolés ou réunis. L'expérience a démontré la nécessité des émissions sanguines aux environs des parties génitales, et l'utilité des antispasmodiques.

Nous aurions terminé ce que nous avions à dire sur le traitement de l'aménie et de l'aménorrhée, s'il ne nous restait à parler des moyens capables d'exciter les parties sexuelles à subvenir aux fonctions qu'elles sont appelées à remplir, savoir : la sécrétion et l'excrétion du flux cataménial.

Avant d'essayer ces moyens, il faut que l'organisme entier soit préparé à l'éruption des règles; nous devons dire que dans ce cas, il est rare qu'elles ne paraissent pas d'elles-mêmes; cependant, comme le degré d'activité sexuelle est varié à l'infini chez beaucoup de femmes, et qu'il se montre, tantôt plus faible, plus imparfait, tantôt plus grand et plus complet, il en résulte que nous ne devons pas toujours attendre l'apparition spontanée des règles, signe ordinaire du développement accompli des facultés sexuelles, mais qu'il convient encore d'en provoquer l'éruption.

A cet effet, nous nous proposons de fluxionner la matrice, et de l'exciter à sécréter le sang que nous voulons attirer dans son tissu. On prescrit des bains de jambes chauds et irritans, des demi-bains, des bains de vapeur, des sinapismes sur la partie interne et supérieure des cuisses, des frictions sur les membres inférieurs et le bas-ventre, des ventouses sèches et scarifiées, quelques sangsues (3 ou 4) sur les lèvres, et des saignées des veines saphènes. En même temps on administre des remèdes excitans spécifiques, c'est-à-dire, des emménagogues, qui semblent par une sorte d'action élective favoriser l'excrétion du sang menstruel. L'armoise, la rue, la matricaire, la sabine, le safran, le pouliot et le marrube jouissent de cette propriété ; on y joint quelquefois l'usage de diurétiques, tels que le nitrate de potasse et la digitale pourprée. Les pilules suivantes nous ont réussi (Recipe : *oxide noir de fer 12 grains, safran pulvérisé, 18 grains, extrait de valériane à l'état pilulaire q. s. pour faire des pilules de 3 grains. On en donne 3 par jour*).

Nous pourrions citer une foule de remèdes, auxquels on a attribué des vertus emménagogues, de ce nombre sont l'aloès, la myrrhe, le seigle ergoté, l'iode, etc., etc. ; mais nous croyons plus utile d'insister sur les cas dans lesquels les uns ou les autres de ces remèdes sont plus particulièrement indiqués.

On commence toujours par l'emploi des moyens attractifs (qui font affluer le sang vers la matrice), et ce n'est qu'après avoir constaté leur insuffisance, qu'on leur adjoint les excitans. Dans tous les cas, on choisit pour les administrer une époque où le *molimen menstruel* est en mouvement, et, s'il ne s'est jamais montré, on prescrit encore ces moyens à des époques périodiques, c'est-à-dire, de mois en mois à peu-près, à moins que des accidens urgens, les épistaxis, le crachement de sang, les vertiges, les odontalgies, etc., etc., n'en réclament immédiatement l'application. Les saignées de pied ne seront pratiquées qu'autant que les malades pourront les supporter, elles seront peu abondantes. S'il y a pléthore, excitation vive du système vasculaire, on administre le borate de soude, la crême de tartre, la poudre de Seltz, les eaux minérales chargées d'acide carbonique, l'acétate d'ammoniaque (esprit de MINDÉRÉRUS), à la dose de 2 gros, dans une pinte d'infusion de feuilles d'oranger, la digitale pourprée sous forme de teinture, mais non de teinture alcoolique. L'alcool possède une propriété tout opposée à celle de la digitale, il excite le système vasculaire; je recommande toujours avec plus d'avantage, la teinture *acéteuse* (Recipe : *vinaigre de vin bien préparé, 4 onces; digitale (feuilles) coupées menu, 1 once ; on prescrit 8 à 12 gouttes dans de l'eau sucrée*). Les remèdes excitans sont recommandés chez les malades dont l'activité vasculaire est moins prononcée, en même temps qu'il existe un abaissement de la sensibilité. On donne une infusion de feuilles de pouliot, (*feuilles de pouliot 3 gros, eau une pinte*); de quinquina rouge concassé, de *quassia amara*. A-t-on affaire à des sujets disposés aux accidens spasmodiques, chez lesquels la sensibilité est exaltée? on substitue les antispasmodiques aux excitans. La racine de valériane, soit en lavement, soit en boisson, le castoréum, l'assa-fœtida, le galbanum, etc., sont fort utiles.

Si l'on juge convenable d'exciter la circulation dans les organes utérins, on a recours aux médicamens qui sont réputés jouir de cette propriété : le marrube, la myrrhe, l'éllébore noir et l'aloès (*en pilules à la dose de 2 grains par jour*), cette dernière substance agit fort bien, surtout, lorsqu'il y a constipation.

M. le docteur LINDSLY DE WASHINGTON fait grand cas de l'aloès employé contre l'aménorrhée. Suivant lui, un grand nombre d'insuccès sont dûs au peu de temps pendant lequel le traitement est continué, plutôt qu'à l'inefficacité de l'aloès. M. LINDSLY associe l'aloès à la myrrhe dans des proportions égales. Il les fait prendre en pilules, après avoir fait précéder ce traitement d'une saignée ou d'une dose de calomel, selon les cas. Il continue ce traitement pendant 2 ou 3 mois, s'il est nécessaire, et il dit avoir constamment réussi par ce moyen, dans les cas d'aménorrhée, à rétablir l'écoulement menstruel, excepté chez les sujets phthisiques ou atteints de quelqu'autre affection organique qui les entraînait rapidement vers le tombeau.

Observation : — Le sujet était une jeune dame âgée de 16 ans d'une constitution délicate et d'un tempérament nerveux. Lorsque je la vis pour la première fois, elle était affectée d'aménorrhée depuis cinq mois ; elle éprouvait une forte dyspnée ; son état général était extrêmement affaibli, son moral très abattu, et elle était si mal que ses amis ne conservaient plus d'espoir de la voir se rétablir. Elle avait consulté plusieurs médecins, et pris des médications différentes sans aucun effet avantageux. Comme elle avait déjà été saignée, et qu'elle avait été très débilitée par cette émission sanguine, je commençai immédiatement le traitement. *La malade prendra soir et matin une des pilules suivantes :* Recipe : *aloès et myrrhe, de chaque, 30 grains; faites quinze pilules.* Le régime convenable fut prescrit : exercice en plein air, etc., au bout de 9 semaines, les règles avaient reparu, la santé s'était rétablie, et, depuis 1829, la malade n'a pas éprouvé de rechute (*Gazette médicale*).

M. LINDSLY rapporte plusieurs autres observations. Il a fait des expériences comparatives entre l'aloès et la teinture de gayac, recommandée aussi contre l'aménorrhée ; mais il pense que cette préparation, bien loin d'être un spécifique de cette maladie, n'est pas suivie d'aussi fréquens succès que l'emploi de la myrrhe et de l'aloès. Chaque fois qu'on soupçonne que l'inertie utérine dépend d'une anervie, on prescrit la sabine en infusion (*feuilles de sabine, 2 gros; eau bouillante, 1 pinte*), et l'on fait des frictions avec un liniment dans lequel il entre une quantité déterminée de l'huile essentielle de cette plante (Recipe *huile d'amandes douces, 1 once; essence de sabine, ½ gros pour un liniment*). C'est dans ces sortes de cas que l'emploi du seigle ergoté a été recommandé de nos jours. M. PAULY a fait préparer un sirop dans lequel il entre 2 grains ½ de seigle ergoté pour deux cuillerées de sirop. Tous les praticiens n'ont pas à se louer des effets de ce médicament; cela tient sans doute aux circonstances dans lesquelles il a été administré, et au seigle ergoté lui-même, qui s'altère très promptement lorsqu'il a été pulvérisé depuis quelque temps. M. ENRIOTTI rapporte, dans l'*Observatore medico*, qu'il a guéri un grand nombre d'aménorrhées et de dysménorrhées par l'emploi du seigle ergoté. Il l'administre à la dose de 48 grains, en 8 prises, pulvérisé et délayé dans suffisante quantité d'eau; toute la dose doit être prise dans l'espace de deux jours, à l'époque présumée du retour des menstrues. M. MAGLIORI a consigné dans le même recueil une observation d'aménorrhée guérie par des lavemens de térébenthine; les propriétés emménagogues de cette substance injectée dans le rectum, avaient déjà été signalées par ELLIOTSON. Si l'on voulait en faire usage, on pourrait recommander la formule suivante : Recipe *térébenthine de Venise, 2 gros; jaune d'œuf n. I; eau, 5 onces;* le rectum doit être vidé préalablement par une injection ordinaire, et l'on recommande à la malade de retenir le lavement médicamenteux. Si l'on a préconisé outre mesure l'emploi de l'électricité et du galvanisme parmi les moyens conseillés pour provoquer les règles, il s'est aussi trouvé des voix pour en condamner l'usage. Je crois que ces agens sont nuisibles chez les jeunes filles irritables et sensibles, aussi bien que chez les pléthoriques; mais, dans les cas d'hypo-nervie utérine, un courant d'électricité dirigé à travers la région utérine, des commotions et des étincelles électriques sur les reins et les lombes, ne peuvent avoir que de grands avantages. Les bains chauds et les douches sur le bas-ventre sont d'une efficacité assez marquée dans le traitement de l'hyposthénie utérine, vasculaire ou nerveuse. L'inflammation, ou la simple disposition inflammatoire contre-indiquent l'emploi des douches. On a proposé, dans ces derniers temps, un moyen dont on a retiré quelque succès; je veux parler des injections portées dans la cavité de la matrice, à l'aide du cathétérisme; mais les faits sont encore trop peu nombreux pour que nous osions les recommander. Dois-je aussi parler des pessaires excitans employés par les anciens? Je ne le pense pas : d'abord, parce qu'on ne peut les employer que chez les femmes, et que leur présence donne souvent lieu à des incommodités qui ne sont point compensées par le succès qu'on retire de leur usage. Le fer sera prescrit lorsqu'on soupçonnera que l'inertie utérine tient à ce que le sang ne contient pas assez d'élémens stimulateurs. J'ai parlé précédemment des formes sous lesquelles ce médicament pouvait être administré. L'iode et l'hydriodate de potasse paraissent jouir d'une vertu emménagogue assez prononcée pour qu'il soit permis d'en proposer l'emploi; on peut en dire autant du cyanure d'or, administré avec succès contre l'aménorrhée, par M. Caron Duvillars (*Bulletin de thérapeutique*, 1835).

M. Mondière, après MM. Patterson et London (*Gazette médicale*, t. 3, page 58, 1835), a rappelé l'attention des praticiens sur l'application des sangsues et des autres excitans aux mamelles, pour déterminer l'éruption des règles, lorsqu'elles elles étaient supprimées depuis un temps plus ou moins long.

Les moyens proposés par les médecins anglais pourraient aussi être mis en usage dans le cas d'aménie. Dans le but de développer sympathiquement l'activité vitale de l'utérus, on s'est servi des sangsues, des sinapismes et de la succion; auquel de ces moyens donner la préférence? Les sangsues n'ont pas produit d'effet très remarquable sur la plupart des femmes, et les traces des piqûres sont souvent un obstacle à ce qu'on les emploie chez les jeunes filles; la succion n'est pas applicable, on en comprend les motifs; il reste les sinapismes, auxquels M. Mondière donne la préférence (Voir, à la fin du chapitre, une des observations relatives à ce cas).

Si j'avais à traiter une aménorrhée par l'irritation des mamelles, je remplacerais la succion par l'emploi des ventouses sèches sur le mamelon, et par la simple titillation de cette partie. Les observations de Carus et de M. Rigby, sur la sympathie des mamelles et de l'utérus, peuvent être rapprochées de ces faits (*Gazette médicale*, 1834).

Ne terminons pas sans faire ressortir tous les avantages d'un traitement diététique : l'air pur, l'exercice modéré, la fréquentation de personnes agréables, l'usage d'alimens et de boissons convenables sont d'un grand secours; l'union conjugale, conseillée par un grand nombre d'auteurs, ne me paraît opportune que dans le cas où le développement du corps est complet. Le mariage communique une stimulation bienfaisante aux organes générateurs de la femme nubile; celle qui ne l'est pas est exposée au contraire, à n'en ressentir que de mauvais effets. Si l'application des moyens que je viens de signaler amène la première éruption ou la réapparition des règles, il faut encore s'appliquer à les favoriser périodiquement; sans cette attention, le médecin s'expose à ne pas les voir reparaître; il n'oubliera pas qu'il ne peut compter sur un état de santé parfait qu'autant que ces évacuations se seront régularisées.

Aménorrhée traitée par l'iode.

«Mademoiselle M..., âgée de 17 ans, née et élevée à Villers-Cotterets, avait été réglée à 15 ans, une seule fois pendant deux jours. Cet écoulement ne se renouvela que dix mois après, pendant quelques heures, pour ne plus reparaître.

Depuis son séjour à Paris, elle demeurait passage Vivienne, dans un magasin de nouveautés, et couchait dans une soupente. Elle ne tarda pas à ressentir les effets de l'insalubrité de sa nouvelle situation : douleurs dans la poitrine, toux sans expectoration, point douloureux dans la fosse iliaque droite. A la suite d'un accès de toux violente, elle expectora du sang en assez grande quantité ; bien qu'on eût fait chez elle des applications de sangsues aux parties génitales et sur le thorax, le crachement de sang ne persista pas moins ; c'est pourquoi on se décida de la transporter à la maison de santé (août 1830).

Le facies de cette jeune fille indiquait une constitution scrophuleuse ; la peau était partout d'un blanc-mat ; malgré ses cheveux bruns, ses yeux étaient bleus, la sclérotique d'un bleu-foncé, les scils longs et touffus, les lèvres extrêmement épaisses, sèches et fendillées ; la respiration était gênée ; la percussion du thorax faisait reconnaître de la matité dans le sommet des deux poumons ; la fosse iliaque droite, siége d'une douleur constante depuis quelques mois, était tuméfiée ; une pression modérée y déterminait une sensation de douleur aiguë. L'entrée du vagin était intacte ; je pénétrai avec précaution et lenteur dans ce canal, et j'y rencontrai de suite le museau de tanche, très petit, remarquable par le peu de saillie qu'il faisait dans le vagin, qui me parut aussi plus court qu'à l'ordinaire. L'utérus, que j'agitai facilement avec l'extrémité de mon doigt, était très léger ; la tuméfaction de la région iliaque ne paraissait pas être dépendante des annexes de cet organe.

Dès les premiers jours que la malade fut exposée à l'air salubre de nos salles, les crachemens de sang diminuèrent, et bientôt cessèrent complètement.

On mit la malade à l'usage de l'iode, d'abord à la dose de trois gouttes dans une potion mucilagineuse; on continua jusqu'à dix gouttes par jour; on fit prendre aussi les bains iodurés. Ce traitement fut commencé le 10 juillet 1830; le 15 août suivant, les règles ont reparu et ont duré deux jours; cet écoulement a été suivi de flueurs blanches très abondantes.

Le 4 septembre, bain simple; le lendemain, éruption *ortiée* aux bras et aux cuisses, accompagnée de démangeaisons insupportables.

Le 6, la malade reste levée quelques heures : l'éruption est encore plus considérable que les jours précédens.

Le 9 matin, les règles ont paru avec assez d'abondance.

Le 10, les boutons étaient entièrement effacés.

Le 11, les parens de la malade vinrent la chercher pour passer le reste de la belle saison dans son pays natal. Elle partit avec la résolution de continuer l'usage de l'iode, qu'elle prenait alors à la dose de six gouttes par jour. »(DUGÈS.)

Aménorrhée traitée par l'irritation des mamelles.

Une demoiselle, âgée de 21 ans, d'une constitution faible, non réglée depuis près de deux ans, portait à la mamelle droite un engorgement glanduleux de la grosseur d'une noix, dur, lisse, sensible au toucher, et dont elle attribuait le développement à un coup qu'elle avait reçu trois années auparavant. Pendant six mois, un médecin lui avait fait appliquer, à plusieurs reprises, des sangsues à la vulve, et administrer un grand nombre de remèdes sans que la menstruation eût reparu.

M. MONDIÈRE, consulté seulement pour l'engorgement de la

mamelle, et ne pouvant voir aucun rapport entre son développement et la suppression des règles, conseilla, entre autres
moyens, l'application fréquente de sangsues, en petit nombre,
sur les mamelles. La malade n'ayant pas voulu y consentir, il
conseilla l'emploi des frictions avec l'iode, des cataplasmes avec
l'iode, des bains, etc. Ce traitement, quoique employé avec
persévérance pendant deux mois, n'ayant apporté aucune
amélioration sensible, il prescrivit la succion fréquemment
répétée du mamelon. Bientôt la mamelle se gonfla, devint
douloureuse, le mamelon rouge, dans un état presque continuel
d'éréthisme et d'une sensibilité extrême. La succion fut cessée,
puis reprise au bout de quelque temps et suivie des mêmes
effets. La malade annonça, alors que ses règles [avaient
reparu, et coulaient abondamment. Alors, aussi, le sein était
dur, douloureux et engorgé, le mamelon irrité, et tout l'organe
d'une sensibilité telle que le moindre contact devenait la source
d'une vive souffrance; quelques cataplasmes dissipèrent ces
douleurs; mais les règles, depuis, n'ont cessé de paraître aux
époques ordinaires, et d'être aussi abondantes que par le
passé (*Gazette médicale*).

CHAPITRE IX.

———

DES CAUSES, DU SIÉGE, DE LA DURÉE ET DE LA PÉRIODICITÉ DES
MENSTRUES ; DES RÈGLES TROP ABONDANTES (MÉNORRHAGIE),
DES RÈGLES DIFFICILES ET PEU ABONDANTES (DYSMÉNORRHÉE),
DES QUALITÉS DU SANG ÉVACUÉ.

Je dois parler dans ce chapitre de questions si souvent discutées, qu'il est douteux qu'on puisse rencontrer dans la science un autre sujet sur lequel les écrits se soient autant multipliés. Cependant, quoi de plus obscur encore, que les causes de la menstruation, et de plus controversable que les opinions émises à ce propos? Loin de moi la prétention de résoudre, d'éclaircir même de pareilles difficultés ; il est de la sagesse humaine de savoir se garer des hypothèses et de l'enthousiasme, lorsqu'il s'agit d'expliquer certaines opérations sur lesquelles la nature a jeté un voile impénétrable.

J'accepterai ici le simple rôle de narrateur, et je me contenterai d'exposer les principales hypothèses imaginées pour expliquer la menstruation et sa périodicité.

On a cru pendant longtemps que le sang s'accumulait dans l'utérus, et que cet organe distendu le laissait s'échapper à époques fixes ; les vaisseaux utérins étaient considérés alors comme de véritables réservoirs, dans lesquels était contenu le sang dont la femme devait se débarrasser ; on a même été jusqu'à supposer l'existence de cellules - réservoirs intermédiaires aux veines et aux artères.

Aujourd'hui, la physiologie, éclairée par l'anatomie pathologique, nous a démontré que le sang menstruel est le résultat d'une simple exsudation à la surface interne de la matrice.

Les premiers qui voulurent se rendre compte de la périodicité des règles, la firent dépendre des causes les plus singulières ; ARISTOTE * l'attribue à l'influence de la lune, et cela sans doute à cause d'une sorte d'analogie entre les phases de cet astre et les périodes menstruelles.

Cette hypothèse, renouvellée par MÉAD ** dans les temps modernes, est aujourd'hui complètement abandonnée. Il est naturel de penser que la lune, comme toutes les planètes qui se trouvent dans l'orbite de la terre, exerce quelque influence sur les êtres vivans ; mais admettre qu'elle seule et ses révolutions soient la cause de l'écoulement périodique des règles, c'est donner trop d'importance à une semblable idée. Il suffit de savoir, pour sentir la fausseté de cette opinion, que toutes les femmes ne sont pas réglées en même temps, et que les périodes de la menstruation, chez différentes femmes, coïncident indistinctement avec tous les aspects des satellites de la terre.

PARACELSE et VAN-HELMONT n'ont pas éclairci davantage la question, en expliquant la menstruation par leurs fermens. Voyez-vous la matrice, les sinus utérins (CHARLETON, *p.* 117), devenir, à certaines époques, le siége de ces fermens favoris, et le flux cataménial se montrer? N'admirez-vous pas les iatromathématiciens recourant aux principes de la mécanique et nous donnant, à leur aide, la solution de ce phénomène?

Que penser encore de ceux qui regardent le retour des

* *De genere animalium, liv.* 4, *c.* II.

** *Imper. solis et lunæ,* p. 46

L. 1.   7.

règles comme le résultat d'une habitude? On concevra qu'un acte volontaire et accidentel, en se répétant souvent, périodiquement, devienne, par l'habitude, involontaire et nécessaire; mais, regarder comme le fait de l'habitude l'exercice régulier d'une fonction indépendante de la volonté, c'est professer une croyance trop religieuse pour l'opinion de STALH.

Les observations de GALL sur la menstruation me paraissent assez intéressantes pour qu'il en soit fait mention.

Laissant de côté l'influence des astres, ce physiologiste établit que les femmes ne sont pas réglées indifféremment dans tous les temps; il les partage sous ce rapport en deux grandes classes : la première renferme celles qui sont réglées pendant les huit premiers jours du mois, la seconde celles qui le sont dans les huit premiers jours de la seconde quinzaine. Il ajoute que certaines femmes qui, par causes accidentelles, sont réglées hors de ces deux grandes époques, rentrent ordinairement, après un ou deux mois, dans la classe à laquelle elles appartiennent.

Ces irrégularités se font remarquer surtout chez les femmes valétudinaires, chez celles qui arrivent à l'âge critique, et chez les jeunes personnes dont le développement du corps n'est point accompli. Si les règles ont été suspendues par une maladie, la grossesse ou l'allaitement, elles reparaissent à la même époque où la femme aurait été réglée, si elle eût toujours continué de l'être.

Telles sont les observations de GALL qui, du reste, n'a pu découvrir la raison pour laquelle les femmes sont ainsi rangées en deux classes, sous le rapport de leur menstruation. Ces remarques, il est certain, ne sont nullement favorables à l'hypothèse qui tend à nous faire rapporter la périodicité des règles à l'influence de la lune.

Quelques auteurs recommandables n'ont vu dans le sang

menstruel que le superflu du fluide nourricier destiné, pendant la grossesse, à former et nourrir le fœtus, ou à produire le lait pendant la lactation. D'autres ont regardé la menstruation (MECKEL est de ce nombre) comme une fonction nécessaire dont le but est de débarrasser la femme du trop de sang qu'elle aurait une disposition innée à former, tant qu'elle conserve la faculté de concevoir. De cette disposition innée, il résulterait, comme l'avait déjà professé GALIEN, un état de pléthore qui surchargerait toute l'économie, ou le système utérin en particulier.

Croirons-nous que la cause première des règles est dans la continence, ainsi qu'on a osé l'écrire? Ou bien, encore, ajouterons-nous foi aux raisonnemens spécieux de l'ingénieux auteur du système physique et moral de la femme, lequel cherche à établir que la menstruation n'est point dans la nature, et que les femmes n'y sont assujéties que par l'effet et le concours de circonstances indépendantes de leur organisation. Il faudrait, pour croire à de telles hérésies, n'avoir jamais observé les désordres occasionés, par la non-apparition des règles, dans la santé des jeunes filles.

Ici se réduisent, sinon toutes, au moins les principales hypothèses avancées pour expliquer les causes et la périodicité de la menstruation; qu'en avons-nous appris? Rien. Constatons donc les faits, étudions-les tels qu'ils se présentent, sans nous arrêter à toutes ces explications aventureuses.

Je ne sais s'il est plus utile de connaître la source du sang menstruel; qu'il soit fourni par les artères ou par les veines, par les cryptes muqueux, les extrémités perspératoires capillaires, le corps, le col de la matrice, ou simplement le vagin; peu nous importe. Chacune de ces opinions pourrait être étayée par des faits : COLOMB n'a-t-il pas constaté la dilatation des vaisseaux du col utérin, chez des femmes emportées par une mort violente, pendant l'écoulement des règles ? MAURICEAU n'a-t-il pas observé, dans des cas semblables, la dilatation des vaisseaux de la cavité de la matrice? LITTRE, MORGAGNY, ne sont-ils pas parvenus à faire sortir, par la pression, le sang contenu dans une infinité de petits vaisseaux. M. LISFRANC n'a-t-il pas vu, sur une malade couchée dans ses salles, le sang suinter du vagin à chaque époque menstruelle? Chez cette malade il y avait, à deux pouces de hauteur, une oblitération complète, *accidentelle*, de ce conduit.

VIEUSSENS (*Lig.* p. 377), BERGER, COLOMB, ont aussi parlé des règles vaginales. M. le professeur MOJON, de Gênes, dans ses recherches sur la menstruation s'applique à démontrer, non par les faits, mais par le raisonnement, que la menstruation ne se fait ni par les dernières extrémités des artères ou des veines, ni par leur déchirure, ni par un ordre de vaisseaux exhalans particuliers, ni enfin, par des cryptes ou follicules de la muqueuse utéro-vaginale. Suivant lui, la menstruation est le résultat d'une transsudation particulière par les pores du tissu des vaisseaux capillaires de la cavité utéro-vaginale. L'action des forces électriques propres à notre organisation, ajoute cet auteur, entre pour beaucoup dans le phénomène de la menstruation, soit en augmentant la perméabilité du tissu des capillaires utérins, soit en accélérant la circulation du sang qui les parcourt, soit en le rendant peut-être plus fluide. Partant de cette théorie, M. MOJON regarde la métrorrhagie, la menstruation et la leucorrhée comme le résultat probable et immédiat du plus ou moins de perméabilité des tuniques des capillaires utéro-vaginaux (*Gazette médicale*, 1836).

Convenons, avec M. CAPURON, que le sang menstruel vient quelquefois du vagin et du col utérin, mais que sa source est plus généralement dans la matrice, où il est exhalé par les extrémités capillaires des artères utérines.

QUANTITÉ DU SANG MENSTRUEL ; DURÉE, PÉRIODICITÉ
DE L'ÉCOULEMENT.

« *Sanguis copia incerta est* ; *perindè major in calidis regioni-*
bus, ad libram, etiam ultrà, vel ad uncias decem ; etiam ad de-
liquium animi, et mortem usquè subitam [*]. »

Nombre d'écrivains ont cherché à déterminer la quantité de
sang que perdent les femmes à l'époque de leurs règles. Cette
appréciation, assez difficile, ne conduit à aucun résultat satisfaisant sous le rapport pratique. Que nous importe de savoir
qu'HIPPOCRATE évaluait cette quantité de sang évacué à 2 livres
romaines, c'est-à-dire, 20 onces environ ; l'opinion de FREIND
est assez rapprochée de celle du père de la médecine ; ASTRUC
ne fixa cette quantité qu'à 8 ou 16 onces ; Envain, DEHAEN
a cherché à l'estimer par la quantité de linges imprégnés de
sang ; ce procédé est trop sujet à erreur pour qu'il puisse conduire à des résultats convenables ; et, je le répète, en quoi la
connaissance de la quantité de sang perdu aux époques menstruelles serait-elle utile au thérapeutiste ? Ici tout est relatif ;
ce n'est pas la quantité de sang qu'il faut considérer, mais le
rapport existant entre son évacuation et l'entretien de la santé.
Telle femme, chétive et mal nourrie, qui ne perd que 2 onces
de sang, en souffre plus qu'une autre chez laquelle l'évacuation
aura été beaucoup plus considérable. Il est même, dans le
cours de la menstruation, chez une seule femme, des époques
où les règles sont tantôt plus faibles, tantôt plus fortes ; on n'y
fait attention qu'autant qu'il en résulte quelques symptômes
morbifiques.

Toutes les circonstances restant égales, l'âge, le tempérament,
le genre de vie, les occupations, les affections morales, le climat,
sont autant de causes qui peuvent apporter des variations dans

---

[*] De HALLER, *Grande Physiologie*, p. 144, tom. 7, 3e sect.

la quantité de sang fournie par la menstruation. En général, on peut dire que les femmes qui ont eu plusieurs enfans, et qui sont parvenues à beaucoup d'embonpoint, *voient* moins abondamment que les femmes sèches et nerveuses ; celles des villes, plus que celles des campagnes ; les femmes voluptueuses , qui usent d'alimens succulens, vivent dans la paresse , lisent des romans et se livrent à la débauche, ont presque toutes des menstrues abondantes.

Il n'est pas moins difficile de déterminer la durée de l'écoulement menstruel que sa quantité : dans nos climats, la plupart des femmes sont réglées pendant 3, 4, 6 et 8 jours ; d'autres *voient* pendant si longtemps , qu'une menstruation est à peine terminée lorsque la suivante arrive ; c'est une sorte de menstruation continuelle qui s'observe surtout chez les filles publiques. A côté de ces sujets nous pouvons en placer d'autres qui ne font que *marquer*, suivant leur langage, et qui n'ont leurs règles que pendant une journée et même quelques heures. Faut-il dire que les unes *perdent* trop et les autres pas assez ? Non, sans doute, s'il ne résulte de ces manières d'être aucun trouble de la santé.

Le retour périodique ne se montre jamais à des intervalles égaux; il est des femmes chez lesquelles il n'en résulte pas la moindre maladie, mais aussi on en rencontre d'autres dont la santé ne peut rester dans son intégrité, si les règles sont, ou trop fréquentes et trop abondantes, ou trop rares et trop économiques; c'est à des cas de ce genre que nous croyons utile de nous arrêter, car chacun d'eux comporte des détails pratiques qu'on ne trouve pas assez longuement exposés dans les traités des maladies des femmes.

1° *Périodes menstruelles trop rapprochées et trop abondantes* (Ménorrhagie).

Il est peu de médecins qui n'aient été consultés par des

femmes réglées deux fois par mois ; quelques-unes *voient* même plus souvent. Il y a maladie, si ces évacuations sanguines nuisent à la nutrition générale.

Soit que les règles reviennent trop souvent, soit qu'elles durent trop longtemps, et coulent avec trop de force, de telle sorte qu'il s'ensuit de l'épuisement et de la faiblesse générale, les femmes, ainsi que les médecins, ont l'habitude de les nommer *pertes*.

Étiologie. — Les causes les plus ordinaires des règles trop fréquentes sont : l'usage des chaufferettes, l'abus des boissons spiritueuses, les courses à cheval et en carosse, les rêveries voluptueuses, le chatouillement des parties génitales, l'exercice prématuré du coït, les dégénérescences, les productions morbides, etc., etc.; ajoutons encore la chaleur du climat, l'instinct sexuel trop développé, *ingenium vividum* *, l'inertie utérine.

Les menstrues abondantes sont, en quelque sorte, ordinaires aux jeunes filles élevées à la campagne et dans la gêne, qui viennent servir comme domestiques dans des maisons où elles sont mieux nourries, et où elles se livrent à des travaux moins pénibles. Il se manifeste chez elles un état pléthorique auquel se lie une excitation des organes génitaux, excitation qui change les rapports exigés entre la *vie sexuelle* et la *vie de conservation*.

Les pertes utérines sont souvent entretenues par un excès de sensibilité ou d'irritabilité, par l'onanisme, ou l'intempérance dans le coït.

En d'autres circonstances, elles ont leur principe dans quelques déplacemens de la matrice, l'anteversion, la retroversion, par exemple, ou quelques vices organiques infiniment variés.

---

* HALLER, *Physiol.* p. 155, t. 7.

Outre ces causes, on a signalé la faiblesse, l'atonie utérine, résultat, dans un grand nombre de cas, des pertes antérieures et des congestions répétées du tissu de la matrice ; il semblerait que ce tissu ait perdu la faculté d'agir sur les liquides qui le traversent. Cette condition favorise le développement de sub-inflammations, d'engorgemens, qui diminuent pendant un certain temps l'apparition du flux menstruel abondant ; mais on les voit reparaître presque aussitôt après la cessation des règles.

Symptômes, marche, etc. — Au début, les pertes observent dans leur apparition la régularité des menstrues ordinaires, et se présentent aux mêmes intervalles ; plus tard, ces intervalles se rapprochent ou s'éloignent ; l'écoulement sanguin détermine des accidens plus ou moins violens. Il n'est pas rare qu'à une époque déjà éloignée du commencement de la maladie, cet écoulement disparaisse par suite de dégénération des parties sexuelles, ou par défaut de sang (anémie franche). Des douleurs dans les seins, une sensation de brûlure dans l'urètre et la vessie, la dysurie et la constipation, précèdent ou accompagnent presque toujours les pertes de sang par les parties sexuelles. L'anémie se déclare d'autant plus rapidement, que les femmes sont plus mal nourries, et placées sous des influences extérieures plus défavorables. La pâleur du visage, le froid des pieds et des mains, des bâillemens, de légers frissons, des soupirs, un sentiment d'oppression de la poitrine, de la tristesse, des envies de pleurer, des syncopes, etc... Telle est la série des accidens qui se développent. Si la maladie continue, la peau reste décolorée, les pieds enflent, surtout pendant la station debout ; les yeux sont caves et cernés « *Cavi oculi circulo cincti sublivido* (HALLER) ; » bientôt, enfin, apparaissent tous les signes de l'hydroémieet de l'anémie.

Dans cet état, la fécondation peut encore avoir lieu, mais

presque toujours, la nutrition du fœtus est imparfaite, et la fausse couche est inévitable. Trop heureuse la malade qui n'a pas alors à supporter une grave hémorragie, après un nombre de pertes indéterminé, sa mort suit la fièvre hectique et le marasme.

Pronostic. — La quantité de sang évacué, la réapparition plus ou moins rapprochée des époques menstruelles et leur durée, servent de bases au pronostic à porter sur ces désordres. Il faut toujours avoir égard, dans ces cas, à la constitution et à l'état d'accroissement des malades. Les règles trop fréquentes et trop abondantes sont d'autant plus nuisibles, que la constitution est moins forte et le développement moins parfait. Plus la maladie dure, plus on doit craindre des dégénérescences organiques. L'épuisement et le dérangement ultérieurs des facultés sexuelles est à redouter. Les pertes, entretenues par des déplacemens de la matrice et des dégénérescences de cet organe ou de ses annexes, comportent un pronostic dont on peut juger la gravité en raison de l'impossibilité de guérir ces états.

Traitement. — Le traitement de ces désordres menstruels commande, d'abord, l'éloignement des causes sous l'influence desquelles ils ont pris naissance ; surtout à l'approche supposée des règles.

Il n'est pas rare qu'à cette époque un exercice immodéré, une émotion vive, occasionent un écoulement excessif de sang. Le calme de l'esprit et de l'ame, un genre de vie régulier, amènent ordinairement la cessation de ces désordres, sans le secours d'aucun agent médicamenteux.

On sent, au reste, que le traitement est dirigé suivant la nature de la cause qui a déterminé la maladie, et les accidens qu'elle a suscités. On éloigne tout ce qui peut rendre l'écoulement trop abondant, de même que les causes capables de l'arrêter brusquement. Telle est l'action du froid et des injections froides dans le vagin. Si les malades perdent trop de sang et si les forces sont considérablement diminuées, on prescrit avec avantage quelques alimens de facile digestion. Le salep, les fécules en général, les bouillons de viandes blanches, la respiration d'un air pur, une température modérée, favorisent la guérison.

On parvient souvent à prévenir l'écoulement trop abondant des règles à l'aide d'une légère saignée du bras, pratiquée à l'époque où le molimen menstruel et les avant-coureurs des règles se font sentir. Mais on court le risque, en suivant cette méthode, d'empêcher l'apparition des menstrues.

Il est urgent de recommander l'abstinence du coït et des alimens excitans, vers le temps où les menstrues approchent; car les irritations sexuelles tendent à rendre l'écoulement du sang plus abondant, comme on le remarque chez les femmes très voluptueuses et les filles publiques.

Outre le repos et la position qu'il convient de donner aux malades, on a souvent besoin de recourir aux médicamens astringens. C'est lorsque la quantité de sang évacué est considérable. On prescrit le petit lait alumineux (Recipe *petit lait clarifié une pinte, sulfate d'alumine et de potasse* 30 *grains à* 1 *gros; à prendre dans la journée*), l'eau de cannelle orgée, les limonades minérales avec l'eau de rabel (*acide sulfurique alcoalisé*) et l'acide sulfurique.

Les accidens nerveux sont combattus par les antispasmodiques d'abord, et plus tard, par les toniques, le quinquina particulièrement. En 1836, j'ai constaté, dans un cas de règles trop fréquentes, les bons effets du fer sur une jeune fille couchée à l'Hôtel-Dieu, salle Saint-Joseph, n° 64, service de M. PIORRY. La malade entra à l'Hôpital pour y être traitée d'une perte, elle en avait eu déjà plusieurs; les boissons à la glace, les astringens et les applications de glace sur l'abdomen n'arrêtèrent point l'écoulement du sang. La jeune fille fut touchée, on ne trouva rien qui pût expliquer la perte. Une saignée, prescrite quelques jours après l'entrée de la malade, fit disparaître l'écoulement de sang; il revint au bout de 8 jours, on saigna de nouveau, malgré la décoloration de la peau, la faiblesse du pouls, etc., il résista; puis disparut de lui-même : 12 jours après, il se renouvela. M. PIORRY prescrivit le fer, et la malade sortit guérie au bout de quelque temps : le sang tiré par la saignée était peu coloré, briqueté, abondant en sérum; l'analyse que je fis alors de ce liquide me démontra une très faible proportion d'hématosine de fer, et de fibrine.

Si, malgré l'emploi de ces moyens, les règles ne se régularisent pas, il faut soupçonner une inertie vasculaire du système utérin; on la combat à l'aide des bains fortifians et astringens, donnés d'abord tièdes, et par la suite presque froids. On fera des frictions aromatiques sur les régions abdominale et lombaire, et l'usage du fer sera continué.

Si l'on soupçonne que les pertes sont entretenues par un déplacement de la matrice, il est urgent de s'en assurer par le toucher. On n'oubliera pas, alors, que presque toujours cet état est accompagné de phénomènes inflammatoires, et qu'il devient nécessaire, si la constitution ne s'y oppose pas, de songer à l'emploi des antiphlogistiques. On ordonne le repos absolu, quelques jours avant l'époque présumée des règles, et l'on s'attache à détruire les causes capables d'augmenter l'affluence du sang vers les organes de la génération.

Il convient ensuite de mettre tous ses soins à guérir le déplacement de l'utérus. Fréquemment on y parvient, sans le secours de moyens mécaniques spéciaux, par l'usage bien entendu des antiphlogistiques, des émolliens, du decubitus dorsal, de la position, des injections, etc., etc.

Je ne reviendrai pas sur les moyens à mettre en usage dans le cas où les accidens résultent d'une nutrition imparfaite, je les ai déjà exposés dans un autre lieu. Quant à ceux qu'il convient d'employer pour mettre les forces vitales en équilibre entre la *vie de conservation de soi-même* et la *vie sexuelle*, je ne fais que les signaler, puisque j'ai consacré dans les chapitres précédens un grand nombre de pages à leur exposition. Bains de pieds, demi-bains, frictions sur les membres inférieurs, saignées locales et générales, mariage, etc., etc.

Si l'abus du coït est la cause des accidens, il faut l'interrompre, et ne le reprendre qu'avec ménagement.

Aux dégénérescences organiques, on applique le traitement qui leur est particulier.

L'écoulement menstruel ainsi arrêté, reparaît quelquefois avec violence, occasionne des syncopes, des spasmes et des convulsions. Ces symptômes disparaissent ordinairement d'eux-mêmes, et rarement on est obligé de recourir aux antispasmodiques, lorsque la malade est condamnée au repos. L'évacuation trop abondante de sang ne doit inspirer de craintes qu'autant qu'on a à traiter des malades affaiblies ; on y remédie par l'emploi des hémostatiques.

2° *Périodes menstruelles trop éloignées, trop peu abondantes, et difficiles* (Dysménorrhée).

Tout récemment encore, j'ai vu une dame, devenue mère d'un enfant du sexe féminin, après huit ans de mariage; cette dame n'était réglée, avant sa couche, que tous les trois ou quatre mois. Ce retard dans l'apparition des menstrues a donné lieu plus d'une fois à des accidens auxquels il m'a fallu remédier. Chacun a pu constater des cas de cette espèce.

Causes. — En remontant aux causes de ces dérangemens dans la menstruation, on les rencontre, soit dans une nutrition imparfaite, dérangée depuis longtemps, dans l'inertie des fonctions de l'organisme tout entier, à la série et à l'accomplissement desquelles les fonctions sexuelles sont si étroitement liées ; soit dans une concentration excessive des forces vitales trop prononcée dans la sphère de la *vie de conservation de soi-même*, pour s'irradier périodiquement, et passer dans la sphère de la *vie sexuelle*.

La menstruation est plus rare chez les femmes débilitées par les chagrins, et chez celles qui ont trop d'embonpoint.

De ce que les règles se montrent rarement chez quelques femmes, il ne faut pas toujours conclure à l'inactivité complète des organes utérins ; les mouvemens vitaux semblent se diriger vers l'accroissement en grosseur de ces parties. L'hypertrophie est plus fréquente dans ces cas que ne l'est l'atrophie. La dissection de femmes rarement réglées a permis de constater l'accroissement du volume de la matrice, la dureté ou la mollesse de son tissu, l'existence d'ossifications et de pétrifications ; désordres anatomiques qui ne sont pas toujours l'origine du dérangement des menstrues, mais quelquefois aussi leur conséquence. De nombreuses nécroscopies nous ont également appris que chez les femmes dont les règles avaient été fort peu abondantes, et même totalement supprimées, la matrice peut acquérir une disposition qui la rend inapte à cette évacuation : toute sa masse diminue, ses vaisseaux deviennent plus petits, ses parois plus dures et moins extensibles.

Les femmes mariées, privées des rapports conjugaux auxquels elles étaient accoutumées, ont des règles économiques et peu fréquentes. Les organes sexuels étaient habitués à une excitation nécessaire ; à son défaut, surviennent des dérangemens dans la menstruation. Notons aussi l'influence des causes qui peuvent arrêter l'écoulement, s'il a paru, ou, sinon, l'empêcher de paraître : les émotions vives, la peur, la joie, le refroidissement du bas-ventre et des pieds, etc., etc.

Si l'on fait figurer les altérations organiques parmi les causes des règles trop abondantes, il faut aussi les compter au nombre de celles qui les diminuent, les retardent ou les suppriment; tels sont quelques engorgemens, certaines maladies des ovaires, etc., etc.

Symptômes. — Les femmes chez lesquelles les règles peu abondantes et difficiles constituent un état maladif, présentent les symptômes suivans : inertie, lenteur des mouvemens, lassitude et mauvaise humeur; l'appétit se perd entièrement à l'approche des règles; elles accusent des maux de tête, des vertiges, des pulsations vers les tempes, des palpitations et des douleurs abdominales. L'excrétion du sang menstruel est douloureuse ou non; elle diminue tout d'abord le malaise général, qui se fait sentir de nouveau aussitôt qu'elle a cessé; il n'est pas rare d'observer des hémorragies par des voies insolites.

Parmi ces symptômes, les uns sont en rapport avec le genre de cause qni a déterminé la maladie, les autres dépendent intimement de l'économie des règles, et ils ont été exposés lorsque j'ai traité de la non-apparition de ces dernières (*Chap.* 8). Toutefois, dans le cas présent, ils se manifestent avec moins de violence.

Pronostic. — Tant qu'il nous est possible d'atteindre les causes sous l'action desquelles la maladie s'est déclarée, la guérison est assez facile à obtenir; il n'en est plus de même toutes les fois qu'elle est entretenue par quelques lésions organiques de la matrice, et qu'elle existe depuis longtemps.

Que penser de l'apparition trop éloignée et trop peu abondante des règles par rapport à la fécondité? La détruit-elle? Non sans doute; mais l'observation nous apprend que les femmes qui en sont affectées conçoivent difficilement, que leur grossesse est pénible et l'accouchement presque toujours laborieux, que les règles disparaissent chez elles avant l'âge accoutumé. Il est quelques sujets qui n'ont jamais senti de troubles dans leur santé, bien que les règles se soient montrées excessivement économiques pendant tout le cours de la *vie sexuelle*. On n'oubliera pas cette circonstance, si l'on est appelé à juger du danger de la maladie.

Traitement. — L'emploi des saignées, des excitans proprement dits, et des emménagogues, ne saurait être recommandé indifféremment dans les cas de règles trop peu abondantes. Je dois même dire qu'il est des circonstances où chacun de ces moyens est contre-indiqué isolément; tandis qu'associés les uns aux autres, ou prescrits en temps convenable, ils amènent souvent la guérison. C'est au médécin à saisir l'indication des uns ou des autres, il n'y parvient qu'en se reportant à l'origine, au degré, à la durée de la maladie, et à la nature des symptômes qui la caractérisent actuellement.

Il est indispensable de rechercher si l'excrétion difficile et trop peu abondante des menstrues ne tient point à une inertie des organes sexuels, au développement imparfait de tout le corps, ou à une concentration des forces vitales dans la sphère de la vie de *conservation de soi-même ;* combien ne voyons-nous pas de jeunes filles réglées prématurément, eu égard au peu de vigueur de tout l'organisme, et chez lesquelles le sang menstruel ne peut avoir son cours régulier, sans déranger la santé ; il n'est pas rare, en ce cas, de voir, après une ou deux apparitions, périodiques les règles se supprimer pendant plusieurs mois. Dans cet état, il se développe une série d'accidens que la plupart des auteurs font dériver de la suppression ou de la diminution des menstrues, mais souvent sans raison, car ils peuvent aussi ressortir des causes qui ont déterminé la diminution ou la disparution des règles. Il est inutile de dire qu'il faut ici s'attacher à détruire l'influence de ces causes plutôt qu'à rappeler les règles dont la réapparition serait alors plus nuisible qu'utile. J'en dirai tout autant des cas où le peu d'abondance des menstrues, et même leur suppression, prend sa source dans une débilité générale provoquée par des maladies précédentes.

On reconnaît la prépondérance dans la sphère de la vie de *conservation* aux dépens de l'exercice des fonctions sexuelles, à ce qu'il y a pléthore générale, affluence de sang trop prononcée vers les organes génitaux, irritation même de ces parties, avec un écoulement de sang trop peu abondant.

Plus les symptômes de pléthore générale, de congestion ou d'irritation locale sont saillans, plus il est nécessaire de prescrire une saignée abondante du pied, au commencement du traitement. Les malades sont ensuite soumis à une diète rafraîchissante; on leur prescrit la crême de tartre à la dose de 2 gros, par jour, dans une pinte de bouillon de veau. Par ce moyen, on combat la pléthore avec autant d'efficacité que par la saignée; chose très convenable du reste pour quiconque n'oublie pas que les produits des sécrétions viennent du sang. Les fumigations du gaz acide carbonique dans la cavité de la matrice, peuvent être employées avec succès, dit M. Mojon (*Gazette Médicale*, 1836, page 360), pour combattre les douleurs utérines qui précèdent et accompagnent une menstruation difficile, notamment chez les jeunes femmes d'un tempérament athlétique et sanguin.

Dans quelques circonstances, ce traitement reste sans succès, et c'est alors qu'il convient de soupçonner une hyposthénie utérine. Ici, les excitans spécifiques des organes génitaux, les emménagogues font les frais du traitement. On parvient souvent à rendre le flux cataménial abondant, en pratiquant de de temps à autre des émissions sanguines aux environs des parties génitales; en frictionnant les extrémités inférieures avec des flanelles imprégnées de vapeurs d'encens, de myrrhe, etc. Ou bien encore en recommandant les courses à cheval ou en voiture.

Le traitement présente des difficultés beaucoup plus sérieuses, lorsque la diminution ou la suppression des règles est liée à l'existence de quelques changemens organiques survenus dans la matrice ou dans ses annexes. Cela se comprend en réfléchissant que la diminution ou la suppression de l'écoulement du sang est souvent suivie d'une hémorragie qui met la vie des malades en danger. C'est là qué le toucher est indispensable, on le pratique par le vagin et le rectum, afin d'apprécier l'état du col, des parois antérieures et postérieures de l'utérus. Le traitement doit être en rapport avec le genre d'altétration organique survenue. Les antiphlogistiques sont indispensables dans tous les cas où il existe des phénomènes inflammatoires ; on y joint l'administration des remèdes *fondans :* la ciguë, le calomel, la jusquiame, la belladone, et prin cipalement l'iode chez les sujets lymphatiques. Par ces moyens, il est possible d'obtenir la guérison de quelques espèces d'engorgement qui n'auraient pas laissé de faire des progrès et de compromettre la vie des malades.

Les saignées se pratiquent dans les cas de ce genre, tantôt sur les veines des bras, tantôt sur l'hypogastre et le col utérin. La ciguë, le calomel et le fiel de bœuf forment un composé dont j'ai retiré des avantages. J'emploie, toujours l'extrait de ciguë préparé par la méthode de déplacement perfectionnée par M. DAUSSE (Recipe : *fiel de bœuf épaissi, 1/2 gros, extrait de ciguë 1/2 gros, calomel anglais 12 grains; pour 36 pilules, trois par jour*).

J'insiste en même temps sur l'usage de l'eau de Vichy,

L. 1   S.

même pendant les repas. Les autres moyens auxquels on peut avoir recours dans ces circonstances trouveront leur place au chapitre où il sera question de l'engorgement utérin.

Outre les causes de l'écoulement menstruel difficile et trop peu abondant, jusqu'ici mentionnées, et que je pourrais nommer essentielles, il faut encore combattre les causes occasionelles, qui souvent à elles seules, font naître la maladie, ou l'aggraveraient, si déjà elle existait. Ici, c'est l'action du froid, sur le bas-ventre et aux pieds, au moment où les règles sont imminentes, ou lorsqu'elles viennent de paraître ; action du froid, suivie d'irritation ou d'inflammation catarrhales des viscères du bassin ; là, c'est l'usage des toniques, des stimulans diffusibles qui déterminent plus efficacement des inflammations franches. Les ventouses scarifiées, les sangsues au haut des cuisses et la saignée de pied dans les cas les plus urgens, tout en écartant les symptômes morbifiques, rendent aussi les règles plus abondantes.

Est-ce une émotion vive, la terreur, un chagrin violent, une grande joie qui ont diminué ou supprimé l'écoulement périodique ? On voit surgir des symptômes nerveux, des affections gastrohépatiques avec lesquels coïncide souvent un état inflammatoire ou simplement congestif de la matrice et de ses annexes. Ici, il est encore à propos de commencer le traitement par de légères saignées aux environs des parties génitales. L'état bilieux, caractérisé par un sentiment de réplétion de l'estomac, l'enduit jaunâtre, épais de la langue, qui elle-même est large, petite et tremblottante, est combattu par un vomitif ; le tartre stibié ou l'ipécacuanha. L'administration d'un vomitif en remédiant au mauvais état des voies digestives, fait souvent disparaître aussi les phénomènes nerveux. Si ces derniers persistent, on les attaque par les antispasmodiques.

Enfin, il n'est pas inutile de faire sentir que le médecin doit s'occuper non-seulement des maladies dont l'origine est la même que celle de l'écoulement difficile et trop peu abondant des règles, mais encore de celles qui en sont les effets; ces maladies ont leur principe ou dans un trouble de l'innervation, ou dans la rétention du sang qui aurait dû être évacué. Elles présentent un mélange de symptômes inflammatoires et nerveux; les uns et les autres prédominant tour-à-tour, il en résulte de grandes difficultés dans le diagnostic et le traitement.

Dans toutes les circonstances on doit insister longtemps sur le traitement, même après qu'il est permis de croire à une guérison assurée, et jusqu'à ce que l'équilibre parfait soit rétabli dans la sphère de la vie de *conservation* et dans celle des organes générateurs.

QUALITÉS DU SANG MENSTRUEL.

Que n'a-t-on pas écrit sur les qualités du sang des règles, depuis Aristote jusqu'à nous. Je doute qu'il soit nécessaire de répéter ici les fables publiées à ce sujet, même par des auteurs modernes. Quoi qu'ils aient pu dire, il n'en est pas moins vrai qu'il n'existe aucune différence entre ce sang et celui que fournirait tout autre partie du corps, tant que la femme jouit d'une bonne santé, *si sana fuerit mulier,* dit Hippocrate; mots pleins de sens et de vérité; car nous ne saurions nier que le sang des règles présente, dans certaines circonstances, des modifications particulières. Dionis et plusieurs écrivains dignes de foi ont avancé que le sang excrété pendant la menstruation ne contenait pas de fibrine. M. Lassaigne a fait quelques expériences qui sembleraient appuyer cette opinion; mais je lui objecterai que j'ai constaté la présence de la fibrine dans le sang menstruel en le traitant par les procédés de M. DENIS DE COMMERCY; et, d'ailleurs, est-ce que nous ne voyons pas chaque jour le sang se coaguler et former, soit dans la matrice, soit dans le vagin, des caillots volumineux, dont on sépare facilement la fibrine en prenant quelques précautions?

L'observation a démontré que le sang menstruel peut éprouver des changemens et certaines altérations dans sa couleur, sa fluidité, son odeur et sa composition. Changemens qui correspondent à l'âge ou à la constitution des malades. C'est ainsi, par exemple, que le sang est pâle, décoloré chez les scrophuleuses, noirâtres chez les scorbutiques, etc., etc.

Hâtons-nous de le dire encore, tous ces changemens dans la qualité du sang des règles ne sont que les symptômes d'états morbides particuliers, d'une disposition générale ou locale qui modifient la qualité du sang, ou la faculté sécrétoire de la matrice.

Les lésions organiques de cet organe, lorsqu'elles ne s'opposent pas à la menstruation; les polypes, les indurations, les ulcérations, les cancers, fournissent des matériaux hétérogènes, du pus, des liquides corrompus qui altèrent le sang menstruel en se mêlant avec lui. Le sang retenu dans la matrice, devient noirâtre; mais il n'a pas de mauvaise odeur, celui qui s'est arrêté dans le vagin et y a séjourné est moins foncé et se corrompt. Il suffirait au reste d'un simple rapprochement pour faire comprendre que le sang peut éprouver des altérations; on voit bien des flueurs blanches devenir acrimonieuses au point d'excorier le vagin, les grandes lèvres et les cuisses; pourquoi donc n'en serait-il pas de même du sang des règles (CAPURON)?

Ce chapitre et celui qui le précède, contiennent l'histoire

complète des maladies décrites par les auteurs, sous la dénomination de dysménie, dysménorrhée, aménorrhée ; je me
crois dispensé de consacrer un article spécial à chacune de ces
maladies-symptômes, puisque je ne pourrais les étudier séparément sans m'exposer à des redites nombreuses et inutiles.

CHAPITRE X.

Tel est à-peu-près le titre de l'un des chapitres du *Traité des
Maladies des femmes* de M. CAPURON ; chapitre dans lequel
cet auteur décrit : 1° la fièvre aiguë des filles pubères ; 2° les
éruptions cutanées ; 3° la chlorose ; 4° la dysménorrhée, la rétention des règles, l'ischurie, la strangurie menstruelle, la
nymphomanie et l'hystérie. Toutes ces affections sont rangées
par le même auteur sous le chef général de *Maladies relatives
à la menstruation.*

Avant d'aller plus loin, nous convenons que en effet ces
maladies peuvent être observées chez la jeune fille pubère, à
l'occasion de l'apparition des premières règles ; mais il en est
quelques-unes d'entre elles qui se manifestent tout aussi fréquemment dans un autre temps ; il en est d'autres qu'on ne
saurait ranger sous le *chef général de maladies relatives à la
menstruation.* Suivant nous, par exemple, la nymphomanie et
l'hystérie ne sont pas des maladies essentiellement relatives à la
menstruation ; ce sont des affections nerveuses qui ont autant

d'influence sur l'apparition des règles que cette dernière peut en avoir sur le développement de ces affections.

La chlorose n'est pas seulement une maladie relative à la menstruation ; elle est encore relative à l'organisme tout entier. Je puis dire que c'est un état général en rapport, tantôt avec une cause locale, tantôt avec un mode d'être particulier du sang, etc., etc., et cela est si vrai qu'il est difficile d'assigner une place à la chlorose dans un cadre nosologique.

Je n'attache pas une assez haute importance aux classifications pour faire la critique de celle que M. CAPURON a adoptée. Telle n'est pas mon intention, car il serait facile de renverser la mienne ; je ne croirai à une classification irréprochable qu'à l'époque où nous connaîtrons à fond la nature des maladies ; c'est nier en quelque sorte la possibilité d'en établir une telle qu'il faudrait qu'elle fût.

Je juge plus convenable de rester ici dans les généralités ; chacune des maladies qu'on observe à l'âge de la puberté aura plus loin sa description.

La révolution qui s'opère chez la jeune fille aux approches de la puberté est signalée par un assez grand nombre d'incommodités et même de maladies proprement dites. Ces maladies n'ont pas seulement leur siége dans les organes sexuels, elles se développent encore sur d'autres appareils organiques, la peau, les systèmes vasculaires et nerveux, l'appareil digestif, etc., etc.

Les éruptions cutanées sont fréquentes ; les formes qu'elles affectent présentent une multitude de nuances. Il ne faut pas oublier, comme l'observe judicieusement l'auteur sagace que j'ai déjà cité dans ce chapitre, il ne faut pas oublier, dis-je, que certaines circonstances relatives au tempérament des jeunes filles, à leur manière de vivre, à la santé des parens, à la température, ont une grande influence sur leur apparition. Chez telle jeune fille, c'est une urticaire, chez telle autre, un exan-

thème fugitif, caractérisé par des taches roses diversement figu-
rées, non-proéminentes (roséole), siégeant sur toutes les parties
ou sur quelques régions seulement. Quelquefois on voit naître
des érysipèles, des phlegmons, une miliaire, ou une ich-
thyose, etc.; M. CAPURON a eu occasion de voir *une dartre
pustuleuse et légèrement écailleuse* sur le sein d'une jeune demoiselle, qui en fut délivrée après la première éruption des règles.
C'est dans les hôpitaux affectés au traitement des dermathoses
qu'il faut chercher les exemples les plus curieux des maladies
herpétiques en liaison avec la première éruption des règles.

*Esthiomène, (lupus vorax, dartre rongeante) guéri par l'appa-
rition des premières règles.*

Marguerite Soulié, jeune fille de 15 ans, lymphatique, non
encore réglée, se présente à la consultation de l'hôpital Saint-
Louis; elle est bonne d'enfans; depuis trois mois, elle éprouve
toutes les incommodités qui accompagnent le développement
difficile du *molimen* menstruel. Il y a deux mois, il lui survint
à la narine droite, à la base de la cloison du nez un bouton dur
qu'elle écorcha plusieurs fois, à cause des démangeaisons
vives qu'il occasionait; pendant le premier mois, ce petit tubercule ne prit que fort peu de volume, et il semblait affecter
seulement les couches les plus superficielles du derme; les ailes
du nez étaient rouges et légèrement tuméfiées. M. ALIBERT, dont
l'attention fut d'abord éveillée par l'âge de la malade et l'apparition présumée des premières règles, prescrivit des bains de
pieds sinapisés, des cataplasmes recouverts de farine de moutarde
sur le haut des cuisses, et deux sangsues sur les grandes lèvres;
ces sangsues devaient être appliquées à l'époque où la malade
souffrait plus violemment de céphalalgie, de courbature générale, d'étouffemens, etc., etc. On recommanda en outre pour

combattre la disposition scrophuleuse, une cuillerée de vin de quinquina le matin, une cuillerée de sirop antiscorbutique le soir, et la tisane de houblon dans la journée.

La jeune malade se présenta de nouveau à la consultation un mois après : dans cet intervalle, elle avait suivi exactement le traitement qui lui avait été prescrit. Il n'y avait aucune amélioration, tant s'en fallait : une ulcération assez étendue avait succédé à la tuméfaction, le mal attaquait la cloison du nez, et la peau qui recouvre les cartilages latéraux de cette partie, beaucoup plus gonflée qu'autrefois, et d'une teinte plus foncée, menaçait aussi de s'ulcérer ; les règles n'avaient point paru.

On ajouta les purgatifs salins à la prescription mentionnée ci-dessus. Leur usage ne fut suivi d'aucun succès. Il s'était formé en l'espace de 15 jours, des croûtes assez épaisses sous les ailes et à l'extrémité du nez. La malade revint le lendemain après avoir appliqué des cataplasmes pour faciliter la chute de ces croûtes ; la surface qu'elles avaient laissée à découvert était parsemée de petits tubercules rougeâtres et blafards. Sur les sollicitations de M. ALIBERT, la jeune malade entra à l'hôpital ; il y avait 6 jours qu'elle y était entrée, lorsque la première éruption des règles se fit ; la teinte livide du nez diminua, cette partie présenta moins de gonflement, les maux de tête disparurent. On se borna alors à la tisane de houblon et de douce-amère alternativement. Les règles se montrèrent à 27 jours d'intervalle, pendant trois mois de suite ; la malade fut guérie.

Il y avait environ deux ans que nous n'avions entendu parler de cette jeune fille, lorsqu'elle arriva de nouveau à la consultation. L'esthiomène commençait à reparaître, les règles étaient supprimées depuis quatre mois ; nous ne pûmes en connaître la cause ; tout le traitement fut dirigé dans le but de les rappeler. On y parvint au moyen du fer, du vin de quinquina, des frictions sur les membres inférieurs; l'esthiomène se dissipa comme la première fois.

Je doute qu'on rencontre un autre cas où l'influence de la menstruation, considérée comme cause de maladies cutanées, soit mieux démontrée qu'en cette circonstance.

Je pourrais citer un grand nombre de maladies des yeux, et particulièrement des blépharophtalmies, qui se sont développées quelque temps avant l'éruption des premières règles. Il est rare qu'elles ne soient pas dissipées par la seule apparition de l'écoulement cataménial; observons cependant que la membrane ophthalmique contracte par fois une sorte d'habitude aux inflammations chroniques, qu'on est souvent forcé de combattre à l'aide de moyens particuliers. Ces blépharophtalmies se montrent surtout chez les jeunes filles scrophuleuses. Il est facile de les guérir au moyen de collyres iodurés.

Mademoiselle P..., âgée de 13 à 14 ans, avait depuis quelque temps une inflammation chronique de la muqueuse palpébrale; les règles parurent pour la pemière fois; la maladie perdit de son intensité, mais elle persista cependant; j'eus recours au collyre suivant : Recipe *iode, 6 grains, iodure de potassium, 12 grains; laudanum de* SYDENHAM *½ gros, eau distillée de roses, 4 onces.* J'ordonnai de projeter deux fois par jour, avec une petite seringue, cette dissolution sur les yeux de la malade, et de favoriser la prochaine évacuation menstruelle; la maladie ne tarda pas à disparaître.

Je ne saurais trop préconiser les effets de l'iode en collyre dans les blépharophtalmies scrophuleuses; j'ai maintes et maintes fois, par ce seul moyen, triomphé de ces maladies, lorsqu'elles avaient résisté à une foule de remèdes; j'ai constamment eu à me louer aussi de l'emploi simultané des pilules aloétiques; elles sont préférables à tout autre purgatif, en raison de la propriété qu'elles possèdent de congestionner le système vasculaire abdominal, et de favoriser ainsi l'apparition des règles.

Les annales de la science fourmillent de faits qui démontrent combien sont nombreuses les maladies nerveuses qui se déclarent chez les filles à l'âge de la puberté; les perversions nerveuses du tube digestif ne sont pas rares dans cette circonstance ; c'est alors aussi qu'on observe assez ordinairement la danse de Saint-Guy, le somnambulisme, le cauchemar, etc., etc.

Ces dérangemens dans la santé sont fréquemment accompagnés, chez la jeune fille, de mouvemens fébriles caractérisés par un léger frisson, partiel ou général, par de l'engourdissement, de la pesanteur dans les lombes, l'hypogastre et les membres abdominaux.

« Après ces premiers accidens, la chaleur se répand uni-
» formément ; la peau devient moite et halitueuse, le corps est
» inondé de sueur, le pouls est plein, dur et accéléré ; le visage
» se colore et devient très animé; on y distingue successivement
» les nuances d'un beau rose, de l'écarlate et du pourpre ; les
» yeux brillent et sont quelquefois baignés de larmes ; la soif
» est plus ou moins vive ; l'appétit nul, le ventre resserré,
» l'urine rouge et comme enflammée; toute l'économie semble
» être dans l'oppression et l'engouement ; il y a quelquefois
» un peu de délire, mais, pour l'ordinaire, de l'assoupisse-
» ment.

» Ce désordre dans les fonctions est rarement de longue durée;
» il ne se prolonge presque jamais jusqu'au troisième ou qua-
» trième jour, encore moins jusqu'au sixième ou septième ; le
» plus souvent, il cesse dans l'espace de vingt-quatre heures.
» Comme il dépend en grande partie de la révolution qui s'opère
» chez la femme à l'époque de la puberté, il cesse, comme par
» enchantement, aussitôt que les premières gouttes de sang men-
» struel viennent à couler. »

Tel est l'ensemble des phénomènes morbides décrits sous le nom de fièvre aiguë des pubères , par M. CAPURON. Cette maladie, ajoute le même auteur, n'est qu'une espèce de fièvre angiothénique ou inflammatoire éphémère. On pourrait sans doute élever ici plusieurs objections; je ne sais même si M. CAPURON persisterait aujourd'hui dans cette manière de voir; quant à moi, je ne veux que donner le tableau des symptômes dont la réunion constitue la *fièvre des pubères* , sans chercher à justifier ou à rejeter l'expression *fièvre* adoptée jusqu'à ce jour.

On a dû voir que jusqu'ici je n'ai fait nulle mention des maladies qui peuvent naître dans la sphère des organes génitaux chez la jeune fille. Ces maladies ne sont cependant pas aussi rares qu'on serait d'abord porté à le croire ; M. DUPARCQUE cite même deux faits de cancer utérin chez des femmes âgées, dont l'origine paraissait remonter à l'époque de la puberté; écoutons M. DUPARCQUE :

Le premier fait est relatif à une fille dont les règles , dès leur première apparition , avaient été dérangées par suite d'imprudences ; depuis , elles avaient toujours été irrégulières, peu abondantes, accompagnées de coliques utérines, précédées et suivies de leucorrhée ; la santé était constamment altérée ; cette fille ne voulut pas se marier ; à 28 ans , suppression complète des règles. Lorsque je vis la malade , elle entrait dans sa quarante-deuxième année ; elle était alors réduite au dernier degré de marasme et d'étisie , par suite d'un engorgement squirrheux et déjà ulcéré de l'utérus ; cet organe formait dans l'hypogastre une tumeur mamelonnée , étendue surtout transversalement, d'une fosse iliaque à l'autre. La malade succomba peu de jours après ma première visite.

La seconde observation a pour sujet une femme qui fut mariée à 22 ans, par les conseils des médecins, dans l'intention de guérir une dysménorrhée (probablement symptomatique) accompagnée d'hystérie, qui avait résisté à toute espèce de traitement. Les règles ne devinrent ni plus faciles, ni plus abondantes après le mariage ; les accès d'hystérie s'usèrent à la longue. Cette femme n'eut point d'enfans ; dès l'âge de 34 ans, elle fut tourmentée par des douleurs lancinantes et brûlantes dans le bassin, le ventre et les reins ; à 38 ans, elle fut obligée de garder le lit, et à 41 ans, elle succomba à un épuisement complet occasioné par la violence et la continuité des douleurs, et par un écoulement abondant, qui, dans les derniers jours, était d'une odeur infecte.

Des maladies beaucoup moins graves se déclarent du côté des parties génitales sous la médiation de la puberté : de ce nombre sont les inflammations et les ulcérations des lèvres, l'eczème, le prurigo, l'érysipèle, les furoncles, les pustules de ces parties, la dartre du clitoris, son hypertrophie, l'allongement de l'hymen, l'inflammation du vagin, les flux muqueux, séromuqueux, sanguinolens de la membrane qui le constitue, etc.

Sans doute il peut survenir aussi quelques maladies dans la matrice et ses annexes, sous l'influence de la révolution pubère ; les ovaires peuvent se tuméfier, présenter des varicosités, et s'enflammer ; les trompes s'oblitérent quelquefois et les languettes frangées qui les terminent peuvent devenir adhérentes entre elles. Ces sortes de maladies ne sont pas, cependant, propres à l'âge de puberté ; elles seront pour cela décrites chacune en son lieu. Il est aisé d'en prévoir les conséquences : rétrécissement du vagin, oblitération partielle de ce conduit, épaississement de ses parois, engorgement, induration des cryptes muqueux de la membrane muqueuse vaginale, des démangeaisons intolérables, l'onanisme, la nymphomanie, l'hystérie, etc. Quelles sont variées les suites de ces maladies ! La cause à laquelle elles paraissent le plus intimement unies est cet éréthisme dans lequel paraît entrer tout l'organisme, et principalement le système des organes sexuels à l'âge de la puberté. Certaines dispositions particulières, la constitution et la manière de vivre, favorisent le développement de telle ou telle de ces maladies : chez les scrophuleuses , par exemple, il est fréquent d'observer des écoulemens mucoso-séreux du vagin, des ulcérations simples ou *malignes* de sa membrane muqueuse ; chez les jeunes filles pléthoriques , les symptômes de congestion utérine ont quelque prépondérance.

Les écoulemens mucoso-séreux qui se font par le vagin, méritent une attention plus soutenue que celle qu'on a coutume de leur accorder. S'ils persistent pendant quelque temps, ils affaiblissent les jeunes filles, et les disposent singulièrement à l'*irritation nerveuse* ; il devient en outre fort difficile de les faire disparaître lorsqu'ils sont d'ancienne date ; ces écoulemens coïncident la plupart du temps avec des excoriations des nymphes, avec une irritation médiate ou immédiate du système utérin, et avec un grand nombre de causes qu'il faut sans cesse rechercher et combattre ; il est d'autant plus important de le faire , qu'il est excessivement fréquent de rencontrer des jeunes filles chez lesquelles l'écoulement séreux des parties génitales détermine des *fatigues* d'estomac dont elles souffrent beaucoup.

La plupart des maladies qui se déclarent à l'époque de la puberté exigent-elles un traitement actif ? En général, on peut répondre que non ; cependant, il ne faut pas perdre de vue chaque maladie en particulier, et l'on doit parfois lui appliquer le traitement thérapeutique qui lui convient.

Nous ne saurions nous élever avec trop de force contre ces pratiques vicieuses passées en habitude , qui consistent à provoquer l'éruption des règles par l'usage d'une foule de remèdes empiriques dont on ne pourrait trop se défier. Combien de médecins, à l'exemple du vulgaire, croient bien faire en donnant aux jeunes filles qui les consultent, du safran, de la cannelle, de la sabine, de l'absinthe, en un mot tous les médicamens réputés emménagogues. Combien ils agiraient plus sagement s'ils se bornaient à l'application des préceptes de l'hygiène; au moins, s'ils ne surmontaient pas les obstacles qui s'opposent à l'éruption des premières règles, ils ne s'exposeraient pas à troubler les efforts de la nature.

Les maladies de la peau, à moins qu'elles n'aient déjà fait des progrès notables, ne réclament pas des soins bien empressés. Les urticaires, les efflorescenses miliaires disparaissent presque toujours sans le moindre secours; il est même quelques-unes de ces maladies qu'il est prudent de respecter, ou tout au moins qu'on ne doit point chercher à guérir sans mettre en pratique certaines précautions thérapeutiques dont on a constamment à se louer.

Lorsqu'il y a prédominance des symptômes qui caractérisent la *fièvre des pubères*, il est rare qu'on n'ait pas affaire à de jeunes filles pléthoriques. Quelques émissions sanguines légères, mais surtout l'exercice, les délayans, le petit lait acidulé, la limo-nade, l'eau de veau, l'apozème de tamarins, les décoctions d'orge, de gruau, etc., etc., les injections émollientes dans le rectum, sont particulièrement indiqués.

CHAPITRE XI.

———

DE L'ABERRATION DES MENSTRUES (MÉNOXÉNIE).

L'histoire de la déviation ou aberration de la menstruation trouve une place naturelle à côté de l'aménie, de l'aménorrhée et de la dysménorrhée dont il a été parlé dans les précédens chapitres ; les causes des unes sont aussi celles de l'autre : il faut que la menstruation soit orageuse ou supprimée pour qu'elle prenne des routes insolites. Qu'on ne suppose pas, toutefois, que le sang menstruel non excrété voyage par tout l'organisme et se fasse jour par quelques points du corps.

Pour nous, les écoulemens de sang qui reviennent chaque mois périodiquement, et remplacent les règles, ne sont que des hémorragies supplémentaires qui s'effectuent par telle ou telle partie, et non une déviation du sang menstruel; on a donné le nom de *ménoxénie* à ces déviations.

Tout écoulement de sang, survenu par des voies insolites, chez la jeune fille à l'époque de la nubilité, chez une femme menstruée, dans l'intervalle des époques, chez celle enfin qui touche de près l'âge de la cessation des règles, mérite l'attention du médecin.

On observe dans le siége et dans les symptômes de ces hémorragies, une assez grande variation. *Per omnia corporis humani
emunctoris viam sibi aperit* (sanguis) dit HALLER, dans sa grande
physiologie, section 3, pag. 157, tom. 7 ; ouvrage immortel
où notre époque médicale glane abondamment. On a vu des
hémorragies supplémentaires, des règles se faire par la suture
sagittale (HOFMANN, *disquisitiones patholog.*), par l'angle nasal
de l'œil (ALBERTI, LOWER, VOOLHOUSE, etc.), par les narines (HIP-
POCRATE, PECKLIN BARBETTE), par les oreilles (RUYSCH, GLAZER).
Madame M., âgée d'environ 46 ans, épouse d'un ancien no-
taire, domicilié à Paris, a, pendant sa jeunesse et à l'époque
de la puberté, offert un exemple d'hémorragie périodique,
supplémentaire des règles, qui se faisait par les oreilles. LA-
CUTUS LUSITANUS rapporte l'histoire de femmes chez lesquelles
apparaissait une hémorragie des gencives, à l'époque où les
menstrues auraient dû se montrer par leur voie habituelle. Je
n'en finirais pas, s'il me fallait consigner ici tous les exemples
d'hémorragies supplémentaires des règles relatées dans les
traités particuliers et dans les feuilles périodiques. La bouche,
l'alvéole des dents, les voies salivaires, les joues, l'anus, les
vaisseaux hémorroïdaux, quelques ulcères, les mamelles, le
nombril, les abcès, les extrémités des doigts, le moignon d'un
membre amputé, les tumeurs variqueuses, l'estomac, l'intestin, le poumon peuvent en être le siége. Au reste, comme
le dit judicieusement M. GARDIEN, le siége de ces déviations
des menstrues varie ordinairement suivant l'âge de la femme
qui y est sujette, pendant la jeunesse, à l'époque de la puberté,
la déviation du sang a lieu vers les parties supérieures, le sang
cherche à se faire jour par les narines ou par les voies pulmonaires, bronchiques, etc.; chez l'adulte, les mouvemens du molimen menstruel se dirigent encore vers la poitrine, delà des hémoptysies périodiques, des asthmes, de la toux, etc. A un âge

L. 1.   9.

où la femme perd une partie des prérogatives de son sexe, lorsque l'involution sexuelle a lieu, on voit survenir l'hématémèse, les hémorroïdes, etc. Nous placerons ici une observation d'hémoptysie supplémentaire des règles, recueillie dans le service de M. le professeur FOUQUIER, et publiée dans la *Gazette médicale* pour 1833 : nous la ferons suivre des réflexions qui la terminent.

GILLARD (Marie-Anne), cuisinière, âgée de 30 ans, maigre, pâle, d'une faible constitution, est entrée à l'hôpital de la Charité, le 17 janvier 1833, salle Ste.-Anne, n° 5. Elle disait avoir eu une hémoptysie, il y a environ deux ans, vers le troisième ou quatrième mois d'une grossesse. Cette hémoptysie fut assez abondante, et céda néanmoins à l'usage des saignées générales ; la grossesse continua heureusement, et l'accouchement eut lieu sans accidens.

Quelques jours après, les règles revinrent comme à l'ordinaire; ensuite, pendant quatre mois, cet écoulement parut deux fois par mois; mais, depuis trois mois, il a disparu complètement. Les sangsues ont été appliquées à plusieurs reprises dans l'intention de le rappeler, tout cela sans succès; il y a trois semaines que dans ces circonstances, et sans autre cause appréciable, elle a été prise d'un crachement de sang assez abondant. L'hémoptysie a continué depuis sans interruption, des sangsues ont été posées vainement pour arrêter l'hémorragie. La maladie a persisté, et depuis 12 jours, toute espèce de travail a été suspendu, on a gardé le repos; enfin, l'entrée à l'hôpital eut lieu le 17 janvier 1833.

A la visite, le 18, nous apprenons que cette femme n'a jamais rien éprouvé du côté de la poitrine ni du cœur ; qu'elle n'a pas maigri ; qu'elle ne témoigne aucune fatigue en montant; en un mot, qu'à l'exception de son hémoptysie, toutes les fonctions s'exécutent avec un ordre parfait. Son crachoir renferme quelques crachats fortement teints de sang et un caillot volumineux. L'arrivée des accès d'hémoptysie s'annonce par un peu de chaleur à la poitrine et par de la toux, après laquelle le sang se fait jour; dans les intervalles, aucun symptôme ne paraît vers la poitrine; la percussion de cette cavité rend un son clair dans toute son étendue ; l'auscultation dénote aussi que l'expansion pulmonaire est libre et parfaitement nette.

L'examen du cœur produit les mêmes résultats, c'est-à-dire, que ce viscère est dans son état normal, si ce n'est, peut-être, que les battemens de cet organe s'entendent à une plus grande distance qu'à l'ordinaire, sous les clavicules, par exemple, et derrière la poitrine; après cela, le pouls est régulier, la chaleur douce, la langue nette, et sauf quelques coliques légères ressenties par la malade, la cavité abdominale se présente dans un état de santé aussi parfait que la poitrine et la tête. (*saignée de 8 onces, looch, lavement narcotique, deux fois; pédiluve*).

Le 19, le sang de la saignée est couenneux ; l'hémoptysie a cessé, la malade se trouve très bien.

Le 20, l'hémoptysie reparaît à 11 heures ½ du matin, accompagnée d'oppression, de toux et d'anxiété (*saignée de 8 onces, pédiluve sinapisé, looch*). Le caillot de sang de cette saignée est très couenneux, peu épais; l'hémoptysie cesse quelque temps après cette émission sanguine. La même expectoration se reproduit le lendemain; on lui oppose *deux sinapismes aux pieds, un lavement et un looch*.

Le jour suivant, nouveau retour du crachement de sang, (*saignée de 6 onces, potion avec extrait de ratanhia, 1 gros*). Le soir du même jour, on observe quelques crachats teints de sang. L'hémoptysie cesse le jour suivant, mais pour reparaître une quatrième fois, le jour d'après, dans la soirée. (*on continue l'extrait de ratanhia, les lavemens et les pédiluves*).

Le 26 , encore quelques crachats hémoptysiques , légère épistaxis.

Le 27, l'hémoptysie continue et augmente même ; le sang est rutilant ; il y a de la chaleur et de la douleur dans la poitrine *(on ajoute 15 sangsues à la vulve à l'usage de la potion de ratanhia , des pédiluves sinapisés et des lavemens)*. Les règles qu'on attendait à cette époque n'ont point paru ; quelques crachats hémoptysiques se voient encore les deux jours suivans.

Le 27, *on fait une saignée du pied de 8 onces ; on continue la potion de ratanhia avec 1 gros de son extrait.* Depuis lors, l'hémoptysie a cessé ; quelques coliques légères se sont fait sentir par intervalles *(on prescrit l'huile de ricin, 1 once)* ; cette potion produit une selle. La malade est bien ; elle sort guérie le 12 février, un mois et demi environ après la première apparition de son hémoptysie , et près d'un mois après son entrée à la Charité.

Réflexions. —Ceci est une hémoptysie comme il s'en présente fort souvent chez les femmes mal réglées , ou qui ont l'imprudence de s'exposer au froid pendant l'écoulement du flux menstruel. On aurait tort de s'effrayer de ces sortes d'hémorragies ; elles sont l'effet pur et simple de la déviation de ce flux périodique , dont la sortie par les voies naturelles, empêchée par une cause accidentelle , se fait jour à travers un organe que sa structure et ses fonctions rendent éminemment accessible aux fluxions sanguines , etc., etc. C'est à la suite d'une suppression des règles que cette hémoptysie est survenue ; l'auscultation médiate ou immédiate la plus soigneuse n'a jamais attesté rien ou presque rien dans les régions pulmonaires et cardiaques ; de temps en temps des coliques , certainement utérines , révélaient le foyer ou le point de départ du mouvement fluxionnaire , en faut-il davantage pour se prononcer sur la nature de cette hémoptysie? Voyez d'ailleurs

le traitement qu'on lui a opposé , et de quelle manière
elle y a cédé. Les saignées générales et locales n'ont pas été épar-
gnées , les astringens ont été également employés ; mais nous
ferons remarquer que les émissions sanguines n'ont pas été d'a-
bord convenablement appliquées. En partant de l'analyse pathologique de cette affection , il est constant qu'elle était le produit
sympathique d'un effort hémorragique , ayant son origine dans
l'utérus. D'après ces données , ce n'était pas au dégorgement du
poumon ou à une déplétion générale qu'il fallait aviser. Le point
capital du traitement consistait à changer la direction irrégulière
de la fluxion et à la rappeler vers son terme normal ou vers l'u-
térus. Tant qu'on s'est borné à vider les vaisseaux, l'hémoptysie a toujours reparu, et ce n'est qu'à l'instant où les émissions
sanguines ont été pratiquées au pied et à la vulve , de manière
à appeler le sang vers l'utérus, qu'elle a définitivement cessé.

Un grand nombre de femmes qui ne sont point réglées , sans
être sujettes à des hémorragies , sont exposées à d'autres évacuations supplémentaires. BAUDELOCQUE parle d'une femme de
45 ans qui n'avait jamais eu ses règles ; mais chez laquelle le
dévoiement se montrait périodiquement, et de mois en mois
pendant 3 ou 4 jours.

Je connais une dame de 24 ans , de constitution lymphatique,
chez laquelle les règles, depuis une couche, sont remplacées
par un écoulement blanc abondant. Cet écoulement est périodique comme l'étaient autrefois les règles. Elle éprouve , avant
qu'il ne paraisse tous les accidens auxquels les femmes sont sujettes, lorsque les menstrues sont imminentes. Cette dame a pu
malgré cela *concevoir*, et accoucher à terme d'un second enfant
fort bien portant.

Les aberrations des menstrues se voient souvent chez des
sujets faibles ; il se manifeste même sur les organes qui deviennent le siége de ces hémorragies supplémentaires , des

signes d'excitation fort appréciables; ceci a fait dire, qu'il ne suffisait pas que l'écoulement périodique ne pût se faire par les voies ordinaires, pour qu'une hémorragie supplémentaire eût lieu; mais qu'il fallait encore qu'il existât un stimulant sur un autre organe; stimulant qui y détermine la fluxion.

Il suit nécessairement de cette manière de voir que l'inertie de l'utérus rend seulement les hémorragies plus faciles, sans en être la cause première, lorsqu'il s'est développé sur un autre point du corps une irritation naturelle ou accidentelle, une excitation vive, capable de détourner les humeurs du lieu où elles devraient se diriger.

Le pronostic de ce dérangement n'est pas aussi grave qu'on pourrait d'abord le croire; il se règle sur l'importance des parties qui servent de siége aux hémorragies supplémentaires. Elles semblent en quelque sorte choisir les membranes muqueuses pour lieu d'élection, tantôt on a à combattre une hématurie, tantôt une hématémèse ou une hémoptysie. A une époque où l'on croyait qu'une hémoptysie ne pourrait avoir lieu sans ruptures de vaisseaux, on devait concevoir des craintes sérieuses par rapport à la santé ultérieure des malades chez lesquelles ces accidens se développaient; mais, aujourd'hui, éclairés sur le véritable caractère de cette maladie, nous savons qu'il suffit d'une simple exhalation sanguine à la surface de la muqueuse bronchique pour la déterminer, nos alarmes ne sauraient être si sérieuses. Les hémoptysies en général, les hémorragies auxquelles est sujette la femme non réglée, n'attestent souvent que la perversion d'un mouvement fluxionnaire sanguin, sans faire supposer nécessairement une lésion organique du parenchyme pulmonaire. Toutefois, le médecin ne devra jamais négliger de se livrer aux recherches capables de l'éclairer sur la nature de l'hémorragie qu'il sera appelé à combattre.

La ménoxénie, toutes choses égales d'ailleurs, est moins dangereuse chez les femmes pléthoriques que chez celles d'une constitution lymphatique et nerveuse. L'âge et la manière de vivre des malades figurent aussi parmi les circonstances susceptibles de modifier le pronostic. Il est de ces hémorragies qui laissent après elles, sur les parties par lesquelles elles se sont opérées, une irritation plus ou moins vive; d'autres ne laissent aucune trace du trouble qu'elles ont causé. Celles-ci peuvent être regardées comme de mince importance, celles-là réclament une attention et des soins plus soutenus.

Bien que le pronostic de ces désordres ne soit pas toujours grave, bien encore qu'ils indiquent les efforts salutaires tentés par la nature pour suppléer à une évacuation qui devrait avoir eu lieu; il ne faut pas se croire dispensé de s'occuper d'eux sous le rapport du traitement.

Quand ce ne serait qu'afin d'empêcher que ces dérangemens de la menstruation ne devînssent habituels, on devrait déjà leur opposer un traitement. C'est alors qu'il importe d'étudier les causes, la nature et la violence des accidens. Une hémorragie supplémentaire produit quelquefois un bien-être semblable à celui qui suit l'évacuation menstruelle. On ne saurait alors la supprimer inconsidérément sans s'exposer à donner lieu à des accidens beaucoup plus graves. Il est indispensable de tenir compte des irritations que le mouvement fluxionnaire a pu développer dans les parties sur lesquelles il s'est établi, de l'état antérieur des malades et de leur âge. On combat la pléthore générale par la saignée, les délayans, le petit lait, l'eau de riz, l'eau d'orge légèrement nitrée ou les limonades. Cela ne suffit pas encore, il faut viser à changer la direction vicieuse du mouvement fluxionnaire, et le rappeler vers les organes sexuels et rétablir la menstruation supprimée, ou la faire naître, lorsqu'elle n'a pas encore existé. C'est le plus

sûr moyen de faire cesser les hémorragies supplémentaires.
La marche qu'il convient de suivre pour arriver à ce but a été
traitée à propos de l'aménie et de l'aménorrhée.

Voici l'histoire de quelques cas de déviation des règles, tirée
des ouvrages de MM. GARDIEN et DUGÈS :

J'ai cru ne pouvoir donner une meilleure idée des écarts de
la nature dans l'évacuation périodique, dit M. GARDIEN, qu'en
rapportant l'exemple de cette jeune fille de la Salpétrière, chez
laquelle il survint, à la suite d'une suppression, une déviation
du flux menstruel qui a été fourni successivement, et à des
époques assez régulières, par les diverses parties du corps. Il
a été recueilli en l'an x, à l'hospice de la Salpétrière, par
M. BRULÉ, qui me l'a communiqué. Je n'offrirai que les faits
principaux de son histoire qui sont relatifs à la question dont
je m'occupe ici.

Première déviation. Les règles se supprimèrent chez une
jeune fille dont la vie avait été jusqu'alors un tissu d'infirmités
qui s'étaient succedé, la menstruation se fit alors pendant
6 mois, par les petites plaies qu'avaient laissées aux jambes de
légères vésicules qui s'étaient crevées.

Deuxième déviation. Il parut des boutons au bras gauche,
qui s'abcèdèrent et fournirent, pendant un an, le sang aux
époques menstruelles.

Troisième déviation. Il survint un panaris au pouce gauche,
une crevasse sur la première phalange, au bout de deux mois,
le sang menstruel coule périodiquement, pendant six mois, par
cette partie.

Quatrième déviation. La fille est atteinte d'un érysipèle à la
face, d'inflammation à l'œil gauche qui détermine deux ouvertures, l'un à l'angle nasal, l'autre sur le milieu de la pau-
pière supérieure; ces deux ouvertures fournissent, pendant
deux ans, l'évacuation périodique, qui cessa de se faire par
le pouce gauche.

Cinquième déviation. Un érysipèle se manifestant à l'abdomen avec la démangeaison vive ; le nombril devint douloureux, et, pendant cinq mois , le sang a coulé régulièrement par cette partie à chaque époque menstruelle.

Sixième déviation. Un accident léger survint à la malléole interne du pied gauche , et y détermina l'évacuation menstruelle pendant quatre mois.

Septième déviation. Une douleur vive se déclara à l'oreille gauche ; elle détermina un écoulement par cette voie à deux époques menstruelles.

Lorsque le sang n'a coulé par aucune voie fixe , il est survenu des hémorragies nasales et des vomissemens de sang, précédés de convulsions, de maux de tête et d'étourdissemens.

Hématuries dues au dérangement de la menstruation (Dugès).

Une jeune dame , d'une constitution délicate , quoique habituellement bien portante , ayant eu déjà plusieurs fausses couches à des termes fort précoces, vit, dix jours après avoir eu ses règles, à l'époque ordinaire , reparaître, en urinant, une certaine quantité de sang ; alarmée de cet accident, qu'elle prit pour l'avant-coureur d'un avortement presque immédiatement consécutif à la conception , elle me fit appeler : je trouvai le col de l'utérus plus bas que dans l'état ordinaire , plus tuméfié, le doigt qui avait servi à l'exploration des parties était teint de sang. Je crus, comme cette dame, que l'œuf s'était détaché en partie ou en totalité , surtout lorsqu'elle me dit que les trois jours précédens, elle s'était livrée, avec une ardeur inaccoutumée, au désir constant qu'elle avait de redevenir mère.

J'engageai la malade à abandonner le projet qu'elle avait formé de faire une longue promenade en voiture, et à garder le lit pendant plusieurs jours ; mais la partie du bois de Boulogne était arrêtée, la toilette faite : il n'y eut pas moyen d'en obtenir le sacrifice.

Le sang continua de couler jusqu'au lendemain avec plus d'abondance, mais en urinant seulement. Cet état était accompagné d'une chaleur brûlante dans le canal de l'urètre, le méat urinaire était le siége d'un prurit insupportable, en comprimant légèrement les parois antérieures du vagin, dans la direction de l'urètre, on excitait une vive douleur. On ne distinguait, de ce côté, aucun corps étranger dans la vessie ; la malade, couchée sur une chaise longue, je la fis uriner à découvert, dans un vase que je lui présentai. Un jet de sang pur, vermeil, précéda l'éjection de l'urine. Plus de doute sur le siége de l'affection. Je pratiquai le cathétérisme pour m'assurer plus positivement, encore, qu'il n'y avait point de corps étrangers dans la vessie, il en sortit une verrée d'urine sanguinolente et quelques petits caillots de sang. Il n'y avait rien de plus. Les envies d'uriner étaient plus fréquentes, l'émission de l'urine était suivie d'une constriction douloureuse, dans le col de la vessie et dans son orifice extérieur. Il n'y avait point de douleur ni dans la région des reins, ni dans celle de la vessie ; le pouls était à l'état normal.

Cette dame alors âgée de 23 ans, habituellement bien portante, et vivant ordinairement d'une manière très réglée, s'était écartée, depuis trois jours, de son régime ordinaire. J'appris qu'elle avait mangé de plusieurs mets préparés à l'anglaise et assaisonnés avec le piment et le gingembre.

Nul doute que cette cause n'ait donné lieu à l'irritation du col de la vessie, et aux accidens qui s'étaient manifestés.

Les boissons mucilagineuses, l'orgeat, les bains avec décoctions émollientes et les têtes de pavots, les lotions fréquentes avec la même décoction, les bains d'eau simple, ramenèrent les parties à l'état de sensibilité ordinaire; le quatrième jour, les règles reparurent avant leur époque accoutumée; l'urine était encore teinte de sang. On continua les bains de siége quelque temps, et tout rentra dans l'ordre. Il paraît évident que l'action stimulante du gingembre s'était également portée sur l'appareil vasculaire de l'ultérus, puisqu'il en est résulté une menstruation anticipée.

2° Madame la comtesse de R...., âgée de 26 ans, d'un embonpoint remarquable, se plaignait d'une douleur vive dans la vessie, d'une difficulté extrême d'uriner et d'une chaleur dévorante dans l'orifice de l'urètre, spécialement après avoir rendu l'urine. L'examen des parties nous fit voir un gonflement du méat urinaire avec rougeur, sensibilité exquise; la sonde ne put être introduite dans ce canal sans causer de grandes douleurs; l'urine était sanguinolente, les règles avaient reparu deux fois dans le mois. Je pensais que cet état pouvait être produit, comme dans le cas précédent, par l'usage de quelques alimens stimulans, à un trop grand, à un trop haut degré. J'appris, en effet, que cette dame, Russe de naisssance, et qui n'habitait Paris que depuis fort peu de temps, suivait un régime tout-à-fait opposé à sa manière de vivre ordinaire; elle rapportait toutes ses souffrances à la cuisine infernale de Paris : ce sont ses expressions. Sept ou huit sangsues à l'anus, les bains de siége, les boissons tempérantes, un régime plus doux, ont fait cesser ces accidens violens.

CHAPITRE XII.

—

DE L'AGE CRITIQUE; DES MALADIES QUI L'ACCOMPAGNENT
EN GÉNÉRAL.

IL en est de la cessation des règles comme de leur première apparition ; l'époque où elle a lieu ne saurait être fixée qu'approximativement. Dans nos climats, c'est depuis la quarante-cinquième année jusqu'à la cinquantième, que les femmes cessent d'être soumises à la menstruation. *On a du reste remarqué qu'en général les règles disparaissent d'autant plus tôt, qu'elles se sont montrées à un âge moins avancé. Le terme moyen de la durée de la fécondité est de 24 à 30 ans.

Les variations qu'on observe à ce sujet sont infinies. *Circum quinquagesisum annum menses omninò feminas suas deserant et unà feconditas* (HALLER physiol. p. 140, tom. 7, sec. 5). Mais à cet égard, il n'y a rien de si fixe, qu'il ne soit permis de rencontrer, même assez souvent, des femmes qui ne *perdent* que dans un âge fort avancé, à soixante, soixante-dix ans et plus encore ; *centesimo septo menstruo sanguine se liberarint* (fœminæ) HALLER, *loco citato.*

* Petrequin, *Gazette médicale,* 1837.

On a beaucoup parlé de femmes âgées de 72 , 77 , et 80 ans, chez lesquelles les menstrues supprimées, à l'époque ordinaire, étaient reparues comme des signes d'une nouvelle jeunesse, mais ce rajeunissement, avouons-le, est plutôt fait pour inspirer des craintes sur l'état organique de la matrice. Il existe aussi, des exemples assez nombreux, de femmes devenues mères après l'âge de 50 ans.

Les règles, avant de se supprimer, commencent par devenir irrégulières dans leur apparition, leur durée et leur quantité. Elles reviennent quelquefois tous les quinze jours , et pendant longtemps, puis se passent, et sont alors plusieurs mois sans reparaître. Il survient, assez souvent , un écoulement sanguin, incommode, suivi de flueurs blanches ; ces changemens ne se présentent point sans que les femmes n'éprouvent quelques incommodités ; les sueurs abondantes et les bouffées de chaleur vers la tête, sont celles qu'elles accusent le plus souvent.

S'il faut reconnaître qu'à l'époque de la cessation des règles, la femme est exposée à un assez grand nombre d'accidens, il n'est pas moins vrai de dire qu'on a exagéré ces accidens. C'est un mal, suivant moi, car la plupart des femmes arrivent à ce terme, désigné sous le nom d'âge critique, avec un sentiment de crainte, qui n'est pas sans influence sur la santé.

Si l'on voulait toujours remonter à l'origine des maladies, interroger scrupuleusement les malades, et s'enquérir de tous les phénomènes qui se sont présentés antérieurement à la cessation des menstrues, nul doute, on serait moins enclin à faire porter sur l'âge critique toute la responsabilité des affections nombreuses et variées, qu'on observe à cette période. Sur 40 à 50 femmes, affectées de maladies cancéreuses de l'utérus, M. Duparcque n'en a trouvé que cinq, chez lesquelles la maladie parut d'une origine récente, et résulter plus ou moins immédiatement de l'époque critique ; chez trente-trois autres , continne le même auteur, les menstrues auraient présenté des irrégularités depuis la dernière couche, ou après un avortement, ou par suite de l'action propre à les troubler. Cette circonstance de dysménorrhée, jointe à une infécondité consécutive et à divers symptômes développés du côté du bassin, indiquait suffisamment une altération quelconque de l'utérus, qui avait succédé immédiatement à l'acouchement, ou à l'avortement, ou à l'accident : enfin, dans deux cas, l'origine de la maladie paraissait remonter jusqu'à l'époque de la puberté.

Nous partageons pleinement l'opinion de M. Duparcque, et d'un autre côté, nous ne saurions nous dissimuler la part que peut avoir la cessation des règles sur la production de de certains états morbides. Pour justifier cette manière de voir, ne suffit-il pas de réfléchir à la crainte que nous inspire, en général, la suppression d'une hémorragie habituelle ? Sans doute, on peut objecter ici, qu'il n'y a pas analogie, et que la disparition des règles à l'âge climatérique, phénomène naturel, ne saurait être assimilée à la suppression d'une autre hémorragie; l'objection est réfutée par les faits.

Parmi les maladies qui se déclarent à l'âge critique, les unes ont leur siége dans la *sphère de conservation*, et sont dites sympathiques ; les autres portent plus spécialement sur le système utérin. Décrire chacune de ces maladies serait faire une excursion trop longue dans le domaine de la pathologie générale. Je dois seulement esquisser ici les traits principaux de ces affections.

Il n'est pas rare de rencontrer des maladies de peau à l'époque de la cessation des menstrues. Tantôt, c'est un zona qui cause les plus horribles douleurs, tantôt un prurigo, un psoriasis, une dartre lychénoïde, etc., etc.

Pendant mon séjour à l'hôpital Saint-Louis, j'ai recueilli dans le service de M. le professeur Alibert, des observations de

quelque intérêt relativement à la question qui nous occupe :
une entre autre, celle d'une femme de 51 ans, mérite de trouver sa place ici ; la malade qui en fait le sujet, avait été affectée depuis l'âge de 12 ans, jusqu'à l'époque où elle fut réglée,
d'un *psoriasis diffusa* des deux bras.

Louise Frénoy, est couchée au pavillon de Gabrielle ; elle a
51 ans, elle est née de parens qui n'ont jamais eu de maladies
dartreuses, autant qu'elle puisse le savoir. A cela près de la
maladie de peau, pour laquelle elle est entrée à l'hôpital, cette
femme est bien portante ; elle dit avoir toujours vécu sobre-
ment et dans une certaine aisance ; à l'âge de 47 ans, elle commença à éprouver des irrégularités dans la menstruation, à
49 elle avait cessé de *voir*. Après avoir ressenti du malaise
général et principalement de la céphalalgie, elle sentit de la
démangeaison à la partie postérieure des deux bras, dans la
région occupée par le triceps brachal. Il s'y développa de
petits *boutons*, séparés (c'est la malade qui parle), qui se réuni-
rent pour former des plaques, d'abord plus étroites, ensuite
beaucoup plus larges. La maladie s'étendait à un tel point que,
dans l'espace d'un mois, la face postérieure des deux avant-
bras, fut envahie. Nous reconnûmes un psoriasis grave (*Psoriasis inveterata*), la peau était épaisse un peu hypertrophiée
et fendillée, quelques parties du mal dépourvues de squammes,
étaient d'un rouge médiocrement vif.

Malgré la persévérance, avec laquelle elle suivit son traitement, cette femme sortit de l'hôpital non guérie, on l'avait
même soumise à l'usage des préparations arsenicales. Nous
apprîmes d'elle, qu'elle avait eu la même maladie à l'âge de
12 ans, et qu'elle n'avait cessé qu'après l'apparition régulière
des règles qui eurent lieu à 16 ans.

Je ne sais si mes lecteurs partagent déjà mon opinon, c'est-
à-dire, s'ils pensent comme moi, que la maladie cutanée de

cette femme s'était liée à la cessation des menstrues ; mais, en tous cas, ils sauront que cette personne, aujourd'hui guérie, n'a dû sa guérison qu'à l'application réitérée d'une sangsue à l'anus. Il en est résulté des hémorroïdes qui reparaissent en quelque sorte avec régularité.

Au moment où j'écris, j'ai présente à la mémoire une femme que je vis dans le même hôpital ; elle portait un psoriasis des grandes lèvres, survenu depuis la cessation des règles à l'époque critique.

Un fait non moins curieux est celui d'une malade, de 45 ans, atteinte d'un purpura hémorragique, ayant son siége sur les bras et les jambes, la femme qui fait le sujet de cette observation, a commencé à *perdre* à l'âge de 43 ans; il y a trois mois que les règles se sont montrées encore abondantes. Depuis lors, elle a éprouvé des lassitudes dans les membres avec céphalalgie, douleur dans les lombes, anxiété précordiale, etc. Un matin, elle vit ses bras couverts de taches rouges, irrégulières, elle dit même avoir eu un assez grand nombre de ces taches sur les paupières.

Au reste, cette femme est vigoureuse, elle se nourrit convenablement, le pouls est résistant, plein et peu dépressible. On pratique une légère saignée du bras; quelques jous après, on fait apposer six sangsues à l'anus, on prescrit les tisanes délayantes (petit lait tartarisé, une once de crême de tartre soluble par pinte de petit lait); la malade guérit.

Qui n'a pas observé des *eczema*, des érysipèles des parties externes de la génération, non-seulement après la cessation complète des menstrues, à la période critique, mais déjà, lorsque l'évacuation menstruelle se montrait irrégulière ?

Les membranes muqueuses deviennent souvent le siége de maladies, en rapport avec la ménospausie : quelquefois il se manifeste des inflammations de ces parties, en d'autres circonstances, elle sont le point où aboutissent les effors hémorragiques, et livrent passage à des quantités de sang plus ou moins abondantes. Ici c'est une hématémèse, là une bronchorragie, une laryngorragie; chez telle femme des hémorroïdes, chez telle autre, une dysenterie, une hématurie, etc. Magdelaine Big...., âgée de 49 ans, sentit les approches de l'âge critique à 45, cette femme jusqu'alors bien portante, d'une constitution pléthorique, entra à la Charité pour des vomissemens de sang; c'était la troisième fois qu'elle avait vu cet accident se renouveler; le sang qu'elle rejetait n'était point écumeux ni rutilant, comme on le voit, lorsqu'il vient des poumons, des bronches ou du larynx. Cette malade fut saignée et mise à l'usage des boissons acidulées; les accidens disparurent. Quinze jours après, des vomissemens nouveaux se présentèrent, ils avaient été précédés de douleurs dans le bas-ventre et dans la région utérine; cette malade, qui n'avait jamais eu d'enfans, nous dit avoir cessé d'être réglée, depuis six mois, époque à laquelle elle ressentit de la douleur de tête, quelques tintemens d'oreilles, des étourdissemens, des rêves fatigans et de la gêne dans la respiration; tous ces phénomènes disparurent après les vomissemens de sang qui se montrèrent chez elle. lorsque ces accidens sont sur le point de reparaître, elle en prédit l'invasion, par les pesanteurs qu'elle ressent dans le bassin et les coliques utérines qu'elle éprouve.

Le traitement auquel on la soumit, consista principalement en émissions sanguines du bras, répétées à des intervalles assez rapprochés. Un cautère a été placé à la cuisse; le vomissement de sang n'a point reparu. Il y a six ans que cette malade est sortie des hôpitaux.

La cessation des menstrues détermine du côté des centres circulatoires, du poumon et du cœur, des maladies souvent dangereuses; on cite quelques exemples d'anévrisme du cœur survenus sous l'influence de la cessation des menstrues. J'ai rencontré plusieurs femmes chez lesquelles la formation des varices lui avait succédé presqu'immédiatement. Nous pourrions également rappeler un grand nombre des maladies nerveuses, de spasmes, d'affections vaporeuses, dissipés à l'âge de la puberté par la première éruption des règles, et qu'on a vu reparaître à l'époque où cette évacuation cessait de s'effectuer. Au nombre des vésanies qui semblent le plus fréquemment liées à l'âge critique, je signalerai particulièrement l'hypochondrie, source de phénomènes inextricables dont le médecin ne triomphe qu'avec la plus grande peine.

Les affections goutteuses et rhumatismales sont aussi très communes à cette époque. HIPPOCRATE a même dit : *mulier podagrá non laborat, nisi menstrua defecerint*. Si cet aphorisme n'est pas rigoureusement vrai, au moins est-il constant que les maladies goutteuses sont incomparablement plus fréquentes après la cessation des règles qu'elles ne l'étaient avant.

Il n'est pas rare d'observer encore au même temps, des arthrites spontanées aiguës, surtout chez les sujets disposés à la pléthore. L'hystérie que beaucoup de médecins regardent comme une affection plus particulière aux jeunes femmes, se montre néanmoins et même fréquemment chez celles qui approchent de l'âge critique.

Quant aux maladies qui peuvent naître dans le système utérin, elles sont, comme celles dont nous venons de parler, excessivement nombreuses. Depuis la simple irritation jusqu'à l'inflammation la plus intense, depuis la congestion jusqu'à l'engorgement le plus prononcé, l'ulcération simple jusqu'à la dégénérescence la plus complète, on peut observer les lésions locales les plus variées, aussi bien dans l'utérus que dans ses annexes, les ovaires, les trompes et les ligamens. Les femmes, à l'époque critique sont exposées aux hémorragies utérines, aux flueurs blanches, etc., etc.

Le retour d'âge favorise assez souvent le développement de polypes dans la matrice et le vagin, ainsi que la formation de pierres dans le premier de ces organes et les trompes.

Il se développe aussi, « des tumeurs utérines dont la nature » est difficile à reconnaître, et qui simulent assez bien, par la » proéminence qu'elles forment dans la région hypogastrique, » cette tumeur molle, insensible, qui serait le produit de la » grossesse, pour que des praticiens expérimentés puissent se » tromper dans le diagnostic de ces maladies. L'ouverture » des cadavres fournit plusieurs exemples de collections » sanguines, aqueuses, ou vésiculaires dans la matrice, dont » la cessation des règles paraît avoir été la cause occasio- » nelle ».

Malgré cela, je le répète, l'âge critique n'est pas aussi fatal à la femme qu'on a bien voulu l'avancer; mais je ne partage pas cependant l'opinion de M. LISFRANC, qui regarde la cessation des fonctions de l'utérus comme une circonstance capable de préserver les femmes des maladies de cet organe. Cette loi physiologique, *plus un organe est exercé, plus il est sujet à s'affecter*, n'est nullement applicable ici à l'époque où les menstrues s'arrêtent.

Outre la mesnipausie il faut encore avoir égard aux phéno- mènes locaux qui la précèdent ou la suivent. L'utérus ne cesse pas subitement d'être le siége de congestions sanguines, son tissu ne réagit pas sur le liquide sanguin avec la même énergie que par le passé; à cause de son état de relâchement et d'inac- tion; il en résulte une stase des fluides que les organes géné- rateurs ne peuvent faire disparaître, et delà des engorgemens : qui dira que ces derniers ne sont pas la source d'une multitude de maladies de la matrice.

La manière de voir de M. LISFRANC n'est fondée qu'autant qu'elle est appliquée à une époque postérieure à l'âge critique, époque où les organes sexuels ne sont plus le siége de ces afflux sanguins dont je viens de parler.

Quelques affections inaperçues jusqu'à l'âge critique, prennent subitement à cette époque une intensité toute parti-culière, le squirre des mamelles est de ce nombre. Beaucoup de femmes qui, jusque-là, n'avaient porté qu'une très petite tumeur, souffrent alors de douleurs lancinantes ; la tumeur acquiert plus de volume, les ganglions de l'aisselle deviennent douloureux, les veines se dessinent sous la peau amincie, et plus tard on voit se former une ulcération cancéreuse.

La cessation des règles provoque quelquefois le retour de quelques affections auxquelles les femmes avaient été sujettes avant que la menstruation ne se fût établie. (*Voir l'Observation de* Louise FRESNOY, *page* 143.)

Cette remarque doit engager le médecin à porter une atten-tion toute spéciale sur les organes jadis affectés, afin d'éviter une récidive.

La disposition des menstrues entraîne celle de l'aptitude à la fécondation ; la femme est d'autant moins exposée aux dan-gers de l'âge de retour, qu'elle a toujours joui d'une bonne santé, qu'elle a mené une vie plus régulière, et qu'elle s'est abstenue de la débauche, de l'intempérance dans les plaisirs des sens. Cette période orageuse de la vie une fois parcourue sans accidens, les forces semblent renaître en quelque sorte, les femmes prennent généralement de l'embonpoint, et four-nissent une carrière plus longue que celle des hommes.

On ne saurait trop recommander les précautions hygiéniques aux femmes qui approchent de l'âge critique. L'observation rigoureuse des règles de l'hygiène suffit souvent pour les pré-server des incommodités, compagnes de cette époque de leur vie. Chaque accident réclame le traitement qui lui est propre ; si les règles reparaissent trop souvent, on pratique avec avantage quelques saignées du bras, saignées légères et dérivatives. Les congestions sont aussi combattues par les émissions sanguines, s'il y a urgence; en cas contraire, on les abandonne aux soins de la nature. On doit, en tout cas, surveiller l'état de la matrice, afin de remédier aux engorgemens dont elle est souvent le siége dans la circonstance dont nous parlons.

Il est fort important de ne point laisser les matières fécales séjourner trop longtemps dans le gros intestin; on a recours aux injections émollientes dans le rectum. Les démangeaisons et les affections dartreuses des parties externes de la génération réclament l'emploi de moyens variables dont nous avons déjà parlé. FOTHERGIL recommande avec beaucoup de raison le cautère et les vésicatoires, chez les femmes qui, dans leur jeunesse, avaient été sujettes à des affections dartreuses, à des blépharophtalmies. On est quelquefois assez heureux pour prévenir, à l'aide de ces dérivatifs de cette espèce, le renouvellement des maladies à l'âge critique; on peut en opérer la cure, lorsque déjà elles se sont manifestées. (*Voir* l'observation que nous avons relatée ci-dessus.) On établit ainsi un centre d'irritation propre à changer les mouvemens fluxionnaires qui se dirigent sur quelqu'organe important. L'emploi du cautère, comme tous les moyens thérapeutiques, ne doit point s'employer indistinctement. Ils ne convient point, s'il existe un cancer de la matrice ou des mamelles; car on risque de voir le lieu où le fonticule a été établi, se convertir en ulcère cancéreux.

Les phénomènes nerveux rappellent l'usage des antispasmodiques; on seconde l'action de ces moyens, par les bains et par une diète appropriée.

A l'époque de la cessation des règles ou *menospausie*, il arrive que les femmes éprouvent quelquefois le désir des rapprochemens sexuels. Elles se plaignent de chaleurs dans le bassin, de douleurs et de céphalalgie. Des flueurs blanches abondantes les incommodent; ces symptômes font soupçonner une irritation de l'utérus, qu'il est convenable de traiter par les bains prolongés, les injections, les lavemens émolliens et narcotiques. Quelquefois, dans ces cas, on permettra la cohabitation, mais toujours avec réserve.

CHAPITRE XIII.

—

Jai démontré d'une manière générale quelle était l'influence du développemement des facultés sexuelles sur le corps entier. On a dû voir que le système osseux, lui-même, la base de la machine humaine, en recevait des modifications dignes du plus haut intérêt, j'insisterai maintenant sur les maladies qui se développent dans les os, sous la médiation de la sexualité.

Il est certain que la plupart de ces maladies peuvent reconnaître pour causes des dispositions spéciales, innées ou acquises qui, jusqu'alors, n'avaient point révélé leur existence, ou ne l'avaient fait qu'incomplètement. Quelquefois même, il y a plus qu'une disposition, les maladies existent déjà réellement, mais à un si faible degré qu'elles resteraient inaperçues, si le développement des facultés sexuelles agissant alors comme causes occasionelles, aggravantes, les portait à se déclarer d'une manière plus manifeste.

A ceux qui me reprocheraient d'avoir parlé de ces maladies, je répondrai qu'il m'a semblé nécessaire de le faire, en raison de la réaction qu'elles exercent sur le développement régulier et le perfectionnement de la sexualité.

L'organisation complète du squelette ne se réalise pas sans la sexualité ; c'est elle qui lui imprime les caractères distinctifs à l'aide desquels nous reconnaissons, par exemple, un bassin d'homme d'un bassin de femme. Lorsque le développement des facultés sexuelles est incomplet et irrégulier, le système osseux, lui-même, peut en recevoir une organisation vicieuse.

Pour le concevoir, il suffit de se rappeler que les os n'ont pas atteint toute leur fermeté et leur accroissement, à l'époque du développement des facultés sexuelles ; qu'ils peuvent céder aux efforts musculaires, au poids du corps, à l'action de certaines causes extérieures, et déterminer ainsi des changemens dans la posture et dans le maintien.

Un développement trop actif et prématuré, de même qu'un développement tardif et incomplet des facultés sexuelles, exerce une influence fâcheuse sur la structure du squelette. Le premier fait prédominer les caractères de la sexualité (chapitre 32, p. 5); il nuit ainsi à la conformation et à la beauté du corps. Le second, celui qui commence trop tardivement ou s'accomplit imparfaitement, et à une époque où les os sont déjà très developpés et très solides, ne peut leur communiquer *l'expression sexuelle;* aussi, la forme du corps reste-t-elle indéterminée. Remarquons, toutefois, qu'une nutrition imparfaite, l'habitation des lieux bas et humides, en un mot, toutes les influences débilitantes générales qui mettent obstacle à l'apparition des facultés sexuelles, peuvent aussi de premier abord engendrer des maladies du système osseux.

Parmi les dispositions innées ou acquises qui se manifestent de préférence sur les os et déterminent en eux des maladies, je citerai la scrophule et le rachitis.

Sans doute ces dispositions (la dernière surtout) révèlent ordinairement leur existence avant l'âge où les facultés sexuelles commencent à se développer; mais cependant, il n'est pas excessivement rare de les voir sommeiller chez des sujets élevés au milieu de circonstances défavorables à leur manifestation jusqu'à l'époque de la puberté. « Il n'est pas impossible, dit » M. RICHERAND *, en parlant du rachitis, que les adultes en » soient atteints, lors même qu'ils n'en auraient offert aucun » symptôme pendant leur enfance. Le cas mémorable de la » femme Supiot, rapporté par MORAND, dans les *Mémoires de* » *l'Académie des sciences*, 1753, nous en fournit la preuve ».

Au reste, ces dispositions peuvent, après s'être révélées une première fois dès le bas-âge, être palliées, et reparaître plus tard, parce qu'elles n'avaient pas été complètement guéries.

On a dit aussi que les dispositions arthritiques se manifestaient quelquefois à l'époque de la puberté; sans doute, mais nous devons convenir que les exemples en sont rares. On pourrait, après tout, regarder toutes les maladies chroniques comme causes prédisposantes des maladies des os, en raison de l'influence générale qu'elles exercent sur la nutrition et le développement du corps.

Chez les jeunes filles nées de parens eux-mêmes scrophuleux ou infirmes, à l'époque de la conception ; chez celles qui ont été allaitées par une mauvaise nourrice, ou élevées avec du lait de vache et de la bouillie, il faut redouter la disposition scrophuleuse. Il en sera de même, et à plus forte raison, lorsqu'il aura existé quelques maladies, indices de scrophules, des blépharophtalmies scrophuleuses, des engorgemens, des glandes cervicales, la teigne, etc., etc. Les craintes devien-

---

* *Maladies des os*, p. 378.

dront plus sérieuses encore, si ces affections se déclarent sur des jeunes filles dont la peau est fixe, le teint clair, avec une légère coloration des joues, le col épais, le ventre tuméfié, etc., etc.

Les jeunes filles élevées dans de mauvaises conditions, chez lesquelles les scrophules se sont montrées dès l'enfance, et qui n'ont pas été guéries ou traitées, offrent des signes beaucoup plus saillans de cette maladie. Les muscles sont flasques ; les os, à l'exception de ceux de la tête, sont gros ; le volume des extrémités des os longs est surtout remarquable.

A l'époque où la sexualité se développe, on voit se déclarer chez elles des goîtres, des engorgemens des glandes mésentériques et inguinales. Des tubercules naissent dans les poumons, et plus tard, surgissent des symptômes de phthisie. Les articulations deviennent souvent à cet âge, le siége de tumeurs blanches, il se forme quelquefois des luxations spontanées, et plus fréquemment des abcès scrophuleux. Un fluide mucoséreux, âcre et jaunâtre, s'écoule du vagin : la substance des os perd de sa solidité, et acquiert une disposition aux dégénérescences.

La disposition rachitique est moins fréquente que la disposition scrophuleuse, elle s'éteint même ordinairement dans l'enfance ; mais lorsqu'elle se manifeste à l'époque du développement des facultés sexuelles, les os deviennent mous, les épiphyses se fondent imparfaitement avec les extrémités osseuses, et la quantité de phosphate de chaux qu'ils contiennent est insuffisante.

La manière d'agir de ces dispositions n'a pas besoin d'être expliquée. L'état dans lequel se trouvent les os, se refuse à ce qu'ils reçoivent le type sexuel ; aussi les jeunes filles affectées de semblables maladies, n'offrent-elles point les caractères particuliers à leur sexe

Les changemens survenus dans la structure des os, modifient les rapports qui devraient exister entre eux ; les uns fléchissent sous le poids du corps, les autres obéissent à l'action des muscles ; tantôt c'est la colonne vertébrale, tantôt c'est le bassin ou les os longs. Il en résulte des difformités sans nombre qui décèlent plus ou moins la cause *scrophule* ou *rachitis*, qui leur a donné naissance.

C'est dans les rapports de développement entre la poitrine et le bassin, dans la longueur et les flexions de la colone vertébrale ; dans l'amplitude et dans l'inclinaison du bassin, ainsi que dans la position des genoux, qu'il faut surtout rechercher l'expression sexuelle du squelette. Qu'arrive-t-il, lorsque la sexualité est trop peu prononcée dans le système osseux ? La taille est moins svelte que de coutume, les épaules sont aussi larges que les hanches ; le corps des vertèbres est moins élevé, le bassin, *peu incliné*, offre de l'analogie avec celui de l'homme. Les cavités cotyloïdes sont moins éloignées de la ligne médiane du corps, qu'elles ne le sont ordinairement ; les os *fémoraux* ont une direction plus perpendiculaire, et leurs extrémités inférieures sont moins rapprochées.

Les caractères d'une sexualité trop prononcée dans le squelette, sont opposés aux précédentes ; les hanches sont larges, le bassin est trop développé dans toutes ses dimensions, les cavités cotyloïdes sont trop écartées du centre du bassin, les fémurs descendent obliquement de dehors en dedans, le rapprochement des genoux est remarquable ; il est vrai qu'une disposition originelle primitive est la cause d'une semblable organisation ; mais cette cause est généralement liée avec le développement énergique de la sexualité.

Certaines influences mécaniques ne restent pas sans action sur le genre de maladie et de difformité qui se déclare chez les jeunes filles dont le tissu osseux est ramolli : un coup violent, une pression permanente peuvent déterminer, par exemple, des changemens de rapports des os entre eux, des périostoses, des exostoses, etc., etc.

Telle jeune fille sédentaire, constamment assise, offrira à notre observation des difformités différentes de celles qui se seront développées chez une autre habituée à marcher beaucoup, à se tenir longtemps debout et à porter de lourds fardeaux sur les bras, le dos ou la tête. On ne saurait croire jusqu'à quel point, à cette époque, l'usage des corsets et des habillemens trop serrés a de l'influence sur le développement de la charpente osseuse; je puis en dire autant de certaines attitudes vicieuses du corps, de la manière de se coucher et de s'asseoir, auxquelles on attacherait beaucoup plus d'importance si l'on voulait réfléchir que de ces mauvaises habitudes résultent fort souvent l'élévation d'une des épaules, l'aplatissement de la poitrine, la forme arrondie du dos, la saillie trop prononcée de l'angle sacro-vertébral et des hanches, difformités que les femmes devraient prévenir avec autant de soins qu'elles savent les cacher.

La nature des changemens survenus dans le système osseux peut même, dans certains cas, servir à faire connaître quelle disposition innée ou acquise, ou quelle maladie actuellement existante les a déterminés. Est-ce la disposition *scrophule* mise en mouvement à l'époque de la puberté? Les vertèbres, et particulièrement les extrémités articulaires des os longs, sont volumineuses; aussi, les articulations paraissent-elles plus grosses que de coutume. Les ligamens articulaires deviennent souvent le siége d'inflammation; la suppuration et la carie en sont fréquemment la conséquence.

Si les vertèbres du col sont attaquées, les jeunes malades penchent la tête de côté ou en avant; cette posture obligée est souvent prise pour une simple habitude; les vertèbres lombaires sont poussées en dedans vers la face antérieure du corps, et celles du dos, le sont en dehors.

Est-ce à la disposition rachitis qu'il faut rapporter les changemens survenus dans le squelette, sous la médiation de la sexualité? Les os sont arrêtés dans leur développement, le corps des os longs s'amincit.

Le rachitis se montre de préférence sur les membres dans l'enfance, et principalement sur le bassin et la colonne vertébrale, à l'âge de la puberté; j'en ai donné la raison au chap. 5. La colonne vertébrale se courbe sur divers points de sa hauteur, et dans ses diverses directions, et souvent dans deux ou trois, en sens opposés, de sorte que les inflexions subséquentes semblent rétablir l'équilibre que la première avait rompu. Les os qui concourent à former le bassin, n'atteignent pas leur croissance parfaite, celui-ci est comprimé d'arrière en avant, les diamètres du détroit abdominal sont remarquablement diminués, ceux du détroit périnéal sont au contraire plus étendus qu'à l'ordinaire.

Jusqu'ici je n'ai parlé que des changemens survenus dans la forme et dans les rapports des os entre eux, sous l'influence de la scrophule et du rachitis. Voyons maintenant ceux qui se passent dans la substance même de ces parties.

La scrophule fait prédominer les proportions de gélatine dans les os, ces derniers sont rouges, mous et gorgés de sang. Dans cet état, ils sont assez exposés à l'inflammation qui débute tantôt dans les os eux-mêmes, tantôt, au contraire, dans les ligamens ou les membranes articulaires; si l'on ne peut parvenir à arrêter les effets de cette inflammation, elle dégénère fréquemment en carie, ou détermine le spina ventosa, l'ostéosarcome scrophuleux, etc., etc.

Une autre dégénérescence, souvent rencontrée dans les os des scrophuleux et dans la production delaquelle l'inflammation ne paraît point absolument nécessaire, c'est le tubercule. La présence des tubercules dans les os, en rend déjà l'existence probable dans d'autres parties fort importantes. Les vertébres et les ligamens vertébraux sont plus exposés qu'aucune autre partie du système osseux à la dégénérescence tuberculeuse ; l'inflammation semble attaquer de préférence les os des doigts, du carpe, du metacarpe, du tarse et du métatarse, la tête de l'humérus et du fémur. Les os des scrophuleux, même après la guérison des maladies qui les atteignent, restent toujours plus gros qu'ils ne l'étaient.

« Les caractères anatomo-pathologiques des os rachitiques,
» diffèrent de ceux des précédens. Ils sont rouges ou bruns,
» légers, spongieux et abreuvés d'une sorte de sanie qu'on
» exprime de leur tissu par la compression, comme d'une
» éponge, ou mieux, du cuir macéré, après avoir été tanné.
» Les parois du cylindre médullaire des os longs sont fort
» amincies, tandis que les os du crâne ont beaucoup augmenté
» d'épaisseur, et sont devenus spongieux et comme réticulaires.
» La cavité médullaire ne contient qu'une sérosité rougeâtre,
» et totalement dépouillée du caractère gras et huileux, que
» présente la moelle dans l'état naturel *. »

Si les malades se rétablissent, les os reprennent de la solidité, mais ils sont fragiles et cassans, ils restent pendant toute la vie plus minces qu'ils ne le sont habituellement, et l'inflammation ne les attaque pas comme ceux des scrophuleux.

Telles étaient à-peu-près nos connaissances, touchant le rachitisme, lorsque les travaux de MM. Shaw, Rufz, etc., vinrent en augmenter la somme ; tout récemment encore, M. Jules Guérin s'est occupé avec le plus grand fruit des recherches relatives à cette maladie ; je ne saurais résister au

---

* Boyer. *Maladies chirurgicales. Rachitis.*

besoin de relater ici les faits principaux qu'il a signalés ; pour cela, j'emprunterai la rédaction de M. DOUBLE *.

« 1° L'influence du rachitisme sur le système osseux, se
» révèle par quatre ordres de faits distinctifs, la déformation,
» l'arrêt de développement, le retard de l'ossification, et l'al-
» tération de tissu.

» 2° La déformation rachitique du squelette se développe
» successivement de bas en haut, des os des jambes aux fé-
» murs, des fémurs au bassin ; puis viennent successivement
» ou simultanément, les différentes parties des membres su-
» périeurs ; le thorax, et en dernier lieu, la colonne et le tronc.
» Le degré des déformations est en rapport avec leur ordre de
» développement, d'où il suit, que la déformation rachitique,
» d'une portion du squelette, implique toujours la déformation
» des portions situées au-dessous.

» 3° La plupart des os du squelette rachitique, sont toujours
» moins développés en longueur ou en largeur, que les os du
» squelette normal. Cette réduction, qui est indépendante de
» celle résultant des déformations, s'opère suivant les mêmes
» lois que ces dernières, c'est-à-dire, successivement de bas
» en haut et graduellement de haut en bas. La proportion,
» selon laquelle toutes les parties du squelette sont réduites de
» bas en haut, est exprimée par une série régulière de nombres
» qui permet de déduire approximativement, de la dimension
» d'un seul os, la dimension des autres parties du squelette.

» 4° La réduction plus grande des membres inférieurs,
» comparée à celle des membres supérieurs, établit entre ces
» parties des rapports de longueur, qui répètent et perpétuent
» ceux de l'âge où la maladie s'est développée.

---

* Rapport sur le concours du grand prix de chirurgie. Difformités du système osseux ; travail de M. Guérin (*Académie royale des sciences*).

» 5° Le retard de l'ossification, dans les os rachitiques, se
» révèle par la persistance plus marquée des noyaux cartilagi-
» neux, par les disjonctions des épiphyses et la réunion tardive
» des pièces composantes des os multiples.

» 6° La texture des os rachitiques, offre des caractères tout-
» à-fait différens, suivant qu'on les observe dans la période
» d'incubation du rachitisme, pendant sa période de défor-
» mation, pendant sa période de résolution; différentes au
» commencement et à la fin de chacune de ces périodes,
» différentes enfin, suivant les degrés et l'ancienneté de l'affec-
» tion.

» 7° Pendant la période d'incubation du rachitisme, il se fait
» un épanchement sanguinolent dans tous les intertices du tissu
» osseux, proportionellement de bas en haut; dans les cellules
» du tissu spongieux, le canal médullaire, entre le périoste et
» l'os, entre les lamelles concentriques de la diaphyse, entre
» les épiphyses et les diaphyses, entre les noyaux épiphysaires
» et leurs cellules, dans les os courts et les os plats comme
» dans les os longs, en un mot, dans toutes les parties du
» squelette et dans tous les points du tissu osseux où se distri-
» buent les radicules des vaisseaux nourriciers.

» 8° Pendant la seconde période du rachitisme, période de
» déformation, en même temps que le tissu osseux perd de sa
» consistance et se ramollit, la matière qui continue à se dé-
» poser entre tous les intertices du tissu osseux tend à s'orga-
» niser. Elle passe successivement de la forme cellulo-vascu-
» laire à la forme cellulo-spongieuse. Cette matière de nouvelle
» formation est surtout abondante entre le périoste et l'os, entre
» la membrane médullaire et le canal, entre le périoste et la
» table externe des os plats, et entre les lames de ces derniers.

» 9° Pendant la troisième période, la période de résolution,
» le tissu de nouvelle formation dans les os longs et dans quel-

» ques os plats et courts, passe à l'état de tissu compact, et
» tend à se confondre avec l'ancien tissu qui recouvre sa dureté
» première. Cette addition d'un tissu nouveau au tissu ancien
» donne une très grande épaisseur, et surtout une très grande
» largeur à quelques parties des os qui avaient été le siége de
» l'organisation du tissu spongieux nerveux de la période
» précédente.

» 10° Dans l'état désigné par M. GUÉRIN, sous la dénomination
» de consomption rachitique, et qui résulte d'un degré exa-
» géré de l'affection, le dédoublement et l'écartement des parties
» composantes du tissu osseux ont été tels, que leur réunion
» ne s'est pas opérée, et que la matière épanchée ne s'est pas
» organisée. Dans cet état les cloisons et les lamelles osseuses
» sont restées écartées, et la consistance de l'os primitif a été
» réduite au point que leur couche extérieure n'est plus formée
» quelquefois que par une pellicule mince.

» 11° La texture des os rachitiques chez les adultes, quand
» la maladie s'est complètement résolue, offre une compacité et
» une dureté supérieure à celle de l'état normal. Dans cet état,
» désigné par l'auteur sous le nom d'*éburnation rachitique*, on
» ne trouve plus aucune trace de la réunion de l'ancien os avec
» le nouveau. »

Les changemens qui s'opèrent dans les os sous l'influence des
vices scrophuleux et rachitiques, peuvent déterminer des lésions
et des compressions des parties molles, il en résulte des troubles
fonctionels sur lesquels je dois jeter un coup-d'œil.

La moelle épinière, plus qu'aucune autre partie du corps,
souffre des changemens survenus dans les rapports des os ; elle
doit ce privilége à ce que les vertèbres sont de tous les os les
plus exposés aux déplacemens qui s'effectuent sous la médiation
des scrophules et du rachitisme. M. GUÉRIN, dans le travail remarquable dont j'ai déjà parlé, a du reste formulé une loi

L. 1   11.

physiologique qui rend compte de la déviation si fréquente chez les jeunes filles de 13 à 14 ans, savoir : que la croissance de la puberté, chez les femmes, s'opère principalement par l'é-longation de la colonne vertébrale, et que les colonnes atteintes de la déviation dont il s'agit (déviation à l'époque de la puberté), sont dans des rapports de longueur avec la hauteur de la taille et l'âge du sujet, sensiblement supérieurs (Rapport de M. DOUBLE).

Il est aisé de concevoir les accidens qui peuvent résulter des déviations de la colonne vertébrale ; tantôt c'est la faiblesse, le défaut de flexibilité et l'amaigrissement des membres supérieurs; tantôt, c'est sur les extrémités inférieures que les phénomènes se font remarquer. Les malades ont les jambes pesantes et ne peuvent rester longtemps debout, elles ressentent une douleur sourde dans les lombes, urinent difficilement, etc., etc. En d'autres circonstances encore, il y a de la gêne dans la respiration, des palpitations, de l'asthme, etc., etc. Les premiers symptômes sont en rapport avec une souffrance de la moelle au niveau des vertèbres cervicales ; les seconds indiquent la compression de l'axe cérébro-spinal dans la légion lombaire ; la gêne de la respiration et l'étouffement, révèlent la souffrance de cette même partie, dans la région dorsale.

Je ne fais que signaler ici ces accidens, car s'il me fallait insister sur chacun d'eux, je me verrais entraîné hors des limites de mon sujet. Je m'arrêterai seulement aux effets nuisibles de l'organisation vicieuse des os du bassin, sur les viscères qu'il renferme.

Lorsque la sexualité se prononce avec trop d'inertie sur le système osseux, il peut en résulter, avons-nous dit, un rétré-cissement et un agrandissement des diamètres du bassin *, ces

* PAGE 157.

défectuosités coïncidant avec cune trop faible inclinaison de cette
cavité osseuse ; s'il y a rétrécissement, les viscères ne subissent
point une influence aussi nuisible qu'on pourrait d'abord le
croire, ce n'est qu'à l'époque de l'accouchement qu'on doit
craindre qu'ils aient à supporter une compression trop forte de
la part de l'enfant et surtout de sa tête. Dans le cas où la cavité
pelvienne est trop spacieuse, les viscères et particulièrement la
matrice perdent leur point d'appui, ils viennent quelquefois
se présenter aux parties externes de la génération.

Lorsque les caractères de la sexualité sont trop prononcés
dans les os du bassin, sa cavité est presque constamment trop
étendue, et, malgré cela, les déplacemens des viscères ont lieu
moins souvent que dans les circonstances précédentes. Cela tient
à ce que l'inclinaison pelvienne est aussi plus marquée, condition défavorable aux lésions de position des viscères pelvi-
abdominaux. Cependant, ne nous dissimulons pas qu'il peut
également résulter de cette disposition des inconvéniens pendant la grossesse et à l'époque de l'accouchement, inconvéniens
sur lesquels nous insisterons en son lieu.

Les exostoses et les périostoses développées dans la cavité
pelvienne par suite de scrophules, tout en diminuant l'étendue
du bassin, ont encore une influence plus directe sur les
viscères, en raison de la compression qu'elles leur font subir ;
compression quelquefois si grande qu'on ne peut guère expliquer la possibilité de la supporter autrement que par la lenteur
avec laquelle elle a dû être produite. La dysurie et le ténesme
sont les symptômes les plus ordinaires qui déterminent les
accidens de cette nature.

Il survient quelquefois, à l'époque du développement des
facultés sexuelles, une espèce d'écartement des os du bassin dépendant d'un relâchement des ligamens qui les unissent. Il est
encore présumable que la scrophule est la cause de cette ma-

ladie; sans doute on a pu la voir se déclarer à l'occasion d'une chute, d'un coup, etc. ; mais les causes extérieures ne paraissent avoir qu'une influence très secondaire sur son développement. Elle s'annonce communément par de la douleur à la fesse, la hanche et la cuisse. A une époque plus éloignée, la marche devient difficile. Un des membres inférieurs paraît ou plus long ou plus court que l'autre ; il en est de même de la crête iliaque du même côté. « Ce dernier signe est de la plus haute importance : nous l'avons vu conduire seul à la connaissance du véritable caractère de la maladie ; dans une circonstance de ce genre fort épineuse par l'ambiguité des autres phénomènes, qui exerça beaucoup la sagacité des plus grands praticiens de la capitale (BOYER). »

Au reste, on aurait tort de penser que les difformités du bassin, survenues avant l'âge de la puberté, sont toujours un obstacle au développement parfait et à l'accomplissement des fonctions des viscères qu'il renferme. Une multitude de faits démontrent le contraire. Dans certains cas même où le bassin était tellement rétréci, que l'on concevait à peine comment la matrice, les trompes et les ovaires avaient pu trouver place, les facultés sexuelles se sont développées néanmoins, la conception s'est effectuée, et ce n'est qu'à l'époque de l'accouchement qu'on a pu comprendre toute la gravité d'un semblable état.

Pronostic. Les difformités et les maladies du squelette, considérées dans leur rapport avec le développement des facultés sexuelles, comportent un pronostic assez varié. Il repose non-seulement sur la nature des accidens qu'elles ont provoqués, sur la possibilité de les diminuer ou de les faire disparaître ; mais encore sur les conséquences qui en découlent.

Par exemple, l'irrégularité de conformation des os qui reconnaît pour cause un développement des facultés sexuelles trop inerte ou trop actif, est fort peu nuisible à la femme dans l'état ordinaire, elle le devient au contraire à un très haut degré, dans le cas de grossesse et d'accouchement.

L'ostéite, la périostite, la carie, l'inflammation des cartilages et des ligamens, la dégénérescence tuberculeuse et celle qu'on a désignée sous le nom d'ostéo-sarcome, doivent être regardées comme des maladies graves, car la plupart du temps elles entraînent au tombeau ceux qui en sont atteints, après les avoir fait passer par tous les degrés de l'hectisie. Toutefois, n'omettons pas de faire remarquer que ces maladies, restreintes dans d'étroites limites, sont souvent guéries ou par l'art ou par la croissance, secondés par une nourriture et un genre de vie appropriés.

Si la suppuration existe, il faut en rechercher le siége, avant de porter son pronostic, car il est modifié par la possibilité ou l'impossibilité d'évacuer le pus. * Dans un cas, on peut espérer la guérison, dans l'autre la mort est presque une certitude actuelle. La dégénérescence tuberculeuse une fois établie, et l'ostéo-sarcome déclaré, les chances heureuses diminuent encore. Les difformités du squelette, causées par la diathèse scrophuleuse, sont généralement peu dangereuses ; si cette diathèse a été combattue heureusement. Il faut en excepter cependant les tumeurs osseuses qui ont pris naissance dans certaines cavités où sont logés des organes importans (crâne, canal vertébral, etc., etc.).

Le rachitisme qui n'a pas été guéri avant le développement des facultés sexuelles, d'un côté, ne comporte pas un pronostic aussi fâcheux que la maladie scrophuleuse, cela, parce qu'il est borné aux os; mais d'un autre, les difformités auxquelles il donne naissance, soit dans la colonne vertébrale,

---

* Voir notre *Traité de médecine pratique,* article *Pyohémie,* de M. PIORRY.

soit dans le bassin, ne sont pas moins difficiles à guérir. L'art ne posséde pas de remèdes certains contre cette maladie, et si l'on parvient dans les cas les plus heureux, à borner ses ravages, il est impossible de redresser les os une fois que la maladie est arrivée à la période d'éburnation ; les membres restent alors plus ou moins difformes.

Traitement. — Que de choses n'aurions-nous pas à dire à propos du traitement des maladies du système osseux, considérées seulement dans leur liaison avec le développement des facultés sexuelles ; surtout, si nous voulions faire une excursion dans le domaine de l'orthomorphie? Bien que cette partie de la chirurgie soit exploitée aujourd'hui même par quelques industriels dont la hardiesse va jusqu'à publier des faits qui n'ont pas *le titre;* nous ne saurions, avec BOYER, regarder comme inutiles les moyens qu'elle met à notre disposition. Si l'application de ces moyens est difficile, les succès qu'on en retire n'en sont que plus glorieux. Au reste, la matière a été *essayée* par des hommes dont le savoir et la bonne foi ont reçu tout récemment encore de la part des corps savans de notre époque, les éloges les plus flatteurs *, et les récompenses les mieux méritées.

Aborder le traitement mécanique des difformités du squelette, ce serait sortir du cadre dans lequel notre sujet exige que nous nous renfermions ; ce serait, en outre, courir le risque de laisser nos lecteurs beaucoup au-dessous des progrès de l'orthomorphie, spécialité dont nous n'avons jamais fait une étude assez soutenue, pour les en entretenir. Je me bornerai, à la fin de ce chapitre, à rappeler les préceptes formulés par M. Jules GUÉRIN.

L'hygiène nous impose l'obligation de mettre la vie de

---

* Prix MONTHYON accordé à M. GUÉRIN par l'Institut royal de France.

conservation de soi-même, en état de suffire au développement des facultés sexuelles. Je ne reviendrai pas sur l'énumération des moyens à l'aide desquels on y parvient; il me
suffira de rappeler qu'il faut placer au premier rang, l'habitation à la campagne dans un lieu où l'air soit sec et pur, ainsi
que les travaux corporels bien dirigés.

Une des conditions les plus importantes du traitement, consiste à éloigner les dispositions morbifiques à telles et telles
maladies ; on attaque ces maladies elles-mêmes, si elles se
sont déclarées.

Ce que j'ai dit précédemment de la scrophule et du rachitis,
indique avec quelle attention on doit les surveiller. Les moyens
que la thérapeutique met dans ce cas à notre disposition, sont
nombreux, il est vrai, mais ils tendent tous au même but,
et font partie des analeptiques et des toniques. On espérerait
envain en retirer quelque avantage, s'ils n'étaient secondés par
les conditions extérieures les plus favorables. Tout doit être
sagement prévu.

Il est facile de se convaincre que dans le traitement du rachitis, les méthodes qui ont eu des succès se réduisent à l'emploi des moyens diététiques et médicamenteux, excitans et toniques. Les présomptions que les médecins ont pu former sur
la nature de cette maladie, les ont portés à préférer alternativement les antiscorbutiques, les savonneux, les substances
alcalines, les préparations mercurielles et antimoniales, le
soufre, la garance, le fer, le quinquina, certaines gommes-
résines, etc., etc. L'usage de ces agens médicamenteux a pu
faire disparaître les symptômes du rachitis; mais on comprend
qu'ils ont dû varier en raison des complications de la maladie.
Le camphre et le gayac ont été d'un grand secours dans le cas
où l'on soupçonnait la coopération des causes arthritiques et
rhumatismales; la tisane de FELTZ surtout, et le deuto-chlorure

de mercure (sublimé) administré d'après la méthode de
DZONDI, sont indiqués toutes les fois qu'on redoute une
complication vénérienne. Des auteurs dignes de foi ont observé
que l'emploi des préparations mercurielles aggrave souvent
la maladie des os; ils conseillent l'usage soutenu de la décoction de racines de salsepareille à haute dose.

(Recipe *salsepareille*, 3 *onces; eau simple*, 3 *livres*, *réduites à* 2 *par l'ébullition; c'est la dose d'un jour.*)

Les bains aromatiques, astringens et ferrugineux, sont d'une
incontestable utilité; j'en dirai autant des frictions sèches ou
humides pratiquées avec une flanelle chaude, imprégnée des
vapeurs aromatiques qui s'élèvent de l'encens, de la myrrhe
ou du genièvre, au moment de leur combustion. J'ai pour
habitude, dans les circonstances de ce genre, de recommander
l'usage des brosses à peau. On retire des frictions des avantages
beaucoup plus grands encore, en les faisant après l'immersion
du corps entier dans l'eau de mer ; mais il faut que la saison
permette l'emploi de ce moyen, et que l'état des organes respiratoires ne le contre-indique pas ; on frotte alors la colonne vertébrale et les membres avec une brosse et des eaux spiritueuses.

Croirait-on que des médecins d'un grand mérite, ont donné
le conseil d'employer le phosphate calcaire à l'intérieur, pour
remédier ainsi à sa trop faible proportion dans le système osseux. L'expérience a fait prompte justice d'un tel moyen;
est-il dans la destinée de l'homme, dit à ce propos BOYER,
d'épuiser tous les genres d'erreurs avant d'arriver à la vérité?

« Le temps et la manière de faire usage de ces divers
moyens, ne sont pas indifférens, et c'est peut-être en cela
que consiste ce que l'observation a appris de plus certain et
de plus utile touchant le traitement de cette maladie. On peut
distinguer dans sa durée totale, trois états bien différens, et
qu'il est très essentiel de ne pas confondre. L'un est un état

d'irritation générale, caractérisé par des douleurs violentes, quelquefois intolérables, par l'insomnie et par une fièvre assez vive. Cet état s'observe surtout dans le commencement de la maladie, quelquefois aussi dans son cours et à plusieurs reprises, il semble indiquer alors une sorte de recrudescence. Tout moyen excitant est dangereux dans ce cas, et d'autant plus dangereux, que quelquefois ces espèces d'exacerbations conduisent à des résultats heureux et inattendus. Les calmans et les ipnotiques conviennent seuls dans cette circonstance, et s'il ne survient point de changement favorable, au moins le calme succède à l'orage, et l'on arrive ainsi à un temps plus convenable pour l'administration des médicamens. »

« Le second état est celui de ce calme, au moins passager, qui succède toujours aux crises de souffrance et d'irritation, et durant lequel la maladie semble avoir suspendu sa marche. C'est toujours dans ces intervalles que l'on observe les efforts médicatifs de la nature et les guérisons spontanées, dont on connaît un assez grand nombre d'exemples ; et s'il est vrai que nos moyens puissent avoir d'heureux effets, c'est, sans contredit, dans cette circonstance que ces effets sont les plus probables. »

« Enfin, le troisième état est celui où le marasme et la colliquation se déclarent, ou sont imminens. Dans cet état avancé de la maladie, il est rare que les remèdes aient aucun résultat avantageux ; ils peuvent même devenir dangereux par suite de la chute des forces, de l'extrême excitabilité qui l'accompagne toujours, et de la tendance aux évacuations colliquatives. Dans ces cas, tous les excitans purgent avec une facilité remarquable ; en sorte qu'on ne peut guère en user qu'à très petites doses, et que leur combinaison avec l'opium devient souvent nécessaire, autant que la prudence et l'état des forces peuvent le permettre (BOYER). »

Les lits dans lesquels on couche les jeunes filles rachitiques, doivent être construits avec des matelas de crin, qui ne cèdent point au poids du corps, et ne favorisent point les courbures des os.

L'espèce de maladie des os décrite par les auteurs sous la dénomination de *noueure* ou chartre incomplète, dont l'origine peut être scrophuleuse ou rachitique, réclame encore toute l'attention du médecin. Il est rare qu'on parvienne à arrêter les progrès de cette maladie lorsqu'elle est déclarée; il est du plus haut intérêt par conséquent de s'opposer à son développement. Les phénomènes qui doivent le faire craindre sont les suivans : perte des forces et de la vivacité, fatigue en marchant ou par la station debout, chatouillement dans la colonne vertébrale ou dans d'autres articulations, de marche incertaine et chancelante, frissons, mouvemens fébriles passagers, douleur sourde augmentée par la pression. Les écrivains qui pensent qu'une irritation inflammatoire préside à l'expansion de ces symptômes, recommandent un traitement antiphlogistique modéré, les applications de sangsues et de ventouses scarifiées sur les parties douloureuses; on doit toujours y joindre le coucher horizontal et le repos. Les révulsifs sont de tous les moyens ceux sur lesquels on doit fonder le plus d'espoir. Les vésicatoires, les cautères et les sétons ont été employés avec succès; toutefois, on n'aura garde que ces apostêmes factices ne fournissent une suppuration trop abondante, car l'état général ne tarderait pas à en ressentir la plus fâcheuse influence. Si l'on a recours au cautère objectif, l'application doit en être superficielle; une cautérisation profonde a le désavantage de hâter le ramollissement des os.

Il est indispensable de mettre la vie de *consersation de soi-même* en équilibre avec le développement des facultés sexuelles. Les efforts du praticien tendront toujours à empêcher que ces dernières ne se montrent prématurément ; aussi conviendra-t-il alors d'éviter toutes les influences capables d'éveiller l'existence sexuelle, en procurant des occupations agréables aux jeunes personnes, et en détournant leur imagination des tableaux, des livres et de tous les objets qui excitent les *sens*. Qu'on se reporte au surplus, pour plus amples détails, au chapitre où il a été question de l'apparition prématurée des règles.

Supposons maintenant une circonstance tout opposée ; que le développement des facultés sexuelles soit tardif ou incomplet par rapport à l'âge et à l'organisation de la jeune fille : le seconder devient nécessaire; mais ici s'élèvent encore quelques difficultés : on peut ranger en deux classes les jeunes filles chez lesquelles le développement de la sexualité est nul ou seulement incomplet. Dans la première, figurent toutes celles d'une taille élevée et élancée, dont les membres sont vigoureux, les fibres musculaires tendues, les cheveux bruns, la peau médiocrement douce et blanche; elles préfèrent les jeux des garçons à ceux qui sont propres à leur sexe. Combien elles diffèrent des jeunes filles de la seconde classe dont les forces musculaires sont peu développées, les chairs flasques, la figure bouffie, les cheveux clairs, la peau blanche et douce ! Leur préférence pour les occupations sédentaires, la tranquillité de leur caractère, le peu de part qu'elles prennent aux amusemens bruyans de leurs compagnes, tout indique leur défaut d'énergie.

Dans l'organisation des premières, on remarque certains traits de la conformation masculine ; ici sont nécessaires une diète moins substantielle, un sommeil prolongé, des occupations féminines, et la non-fréquentation des enfans de l'autre sexe. Chez les secondes, le développement tardif de la sexualité est dû à une atonie qu'il faut chercher à combattre par une nourriture plus irritante et par des occupations corporelles amusantes.

Pour que le perfectionnement des os s'accomplisse régulièrement, il ne suffit pas de mettre la *conservation de soi—même* en harmonie avec la sexualité ; il faut encore écarter toutes les causes capables d'exercer une influence nuisible sur l'accroissement des os. De ce nombre sont : l'exercice inégal des muscles, le port des fardeaux trop lourds, la pesanteur du corps, l'attitude assise ou couchée gardée trop longtemps, la pression exercée par des vêtemens mal confectionnés, etc., etc.

Tel est à-peu-près le traitement prophylactique des maladies du système osseux considérées dans leur liaison avec la sexualité.

Les maladies et les difformités des os une fois déclarées, rien d'aussi difficile que d'en obtenir la cure. Dans tous les cas il faut avoir égard au degré de la défectuosité, à son étendue, à la nature des causes avec lesquelles elle est en rapport, et aux accidens qu'elle peut déterminer.

Toutes les causes capables d'entretenir ou d'aggraver la maladie, seront scrupuleusement éloignées. Cela fait, on s'efforcera d'arrêter les dispositions morbifiques et les maladies qu'elles peuvent avoir développées. Il suffit d'avoir fait disparaître ces causes, pour dissiper aussi quelques défectuosités, ou pour en paralyser la marche.

L'écartement des os du bassin, résultat du relâchement des ligamens articulaires de cette partie, réclame le même traitement général que la scrophule. Les révulsifs, vésicatoires, cautères transcurrens, moxas, etc., etc., trouvent encore en ce cas leur application. Mon homonyme LHÉRITIER, a proposé la compression ; il fit usage d'un appareil de courroies à l'aide duquel se soutenait le poids du membre inférieur, en prenant un point d'appui sur l'épaule correspondante, en même temps qu'il exerçait une compression circulaire et permanente sur le bassin.

En général, l'ortomorphie est appliquée avec d'autant plus d'utilité aux difformités des os, que ces dernières sont dues au simple retard de leur perfectionnement, sans la coopération de maladies particulières.

Au reste, plusieurs conditions décident du choix des moyens applicables aux difformités. M. GUÉRIN les réduit à six. Je le cite textuellement. Ces conditions sont : 1° la cause essentielle ; 2° le degré ; 3° l'ancienneté ; 4° le siége ; 5° la direction de la difformité ; 6° les conditions individuelles de l'âge, du sexe, de la constitution.

1° *Sous le rapport de la cause.*

Les déviations *musculaires passives* (par faiblesse musculaire maladive, relâchement des ligamens de l'épine, croissance exagérée ou élongation disproportionnée de la colonne) excluent l'extension parallèle, ne permettent, au plus que l'extension sigmoïde, et réclament toujours les appareils à flexion latérale ; elles réclament surtout les exercices gymnastiques généraux et spéciaux et les douches froides sur la colonne. Elles guérissent assez vite et complètement.

2° Les déviations musculaires *actives* (prédominance d'action d'un ordre de muscles, par rétraction musculaire convulsive par contracture, etc.), réclament l'emploi des moyens mécaniques de différens ordres, extension et flexion ; des douches locales de vapeurs émollientes ou narcotiques ; de la gymnastique spéciale. Elles guérissent plus difficilement, mais peuvent guérir complètement.

3° Les déviations, par prédominance native d'un côté du squelette sur l'autre, exigent l'emploi de moyens mécaniques divers, longtemps continués ; des douches de vapeurs émollientes : elles ne réclament les exercices gymnastiques qu'à une époque avancée de leur traitement. Elles ne cèdent qu'avec lenteur et difficulté, et ne guérissent complètement que dans un petit nombre de cas.

4° Les déviations rachitiques exigent, lorsqu'elles sont dans la période de déformation, l'extension sigmoïde et les appareils à flexion latérale, une gymnastique rigoureusement spéciale, une médication et un régime appropriés à la nature du rachitisme. Elles guérissent assez facilement pendant la première et la deuxième période du rachitisme ; elles sont incurables dans la période de consolidation.

5° Les déviations scrophuleuses ou tuberculeuses rejettent complètement, sous peine d'accidens graves, l'emploi des moyens mécaniques, permettent dans certains cas les exercices gymnastiques modérés, exigent une médication externe révulsive et une médication interne spéciale. Elles ne guérissent presque jamais sans difformité consécutive, qu'il est dangereux de chercher à faire disparaître.

6° Les déviations par causes combinées offrent dans leur traitement un phénomène important, savoir : que la portion de déviation, qui est due à l'influence de la cause musculaire, se guérit avec facilité et promptitude, tandis que la portion de la déviation due à la cause osseuse offre une résistance relative à la nature de son origine : en sorte que la curabilité des déviations composées est relative à la somme particulière d'influence de chacune des causes qui y ont concouru.

2° *Sous le rapport du degré.*

1° Les déviations au premier degré réclament rarement l'extension parallèle, elles appellent de préférence l'extension sigmoïde et les appareils à flexion latérale. Elles guérissent presque toujours complètement.

2° Au deuxième degré, les déviations dont la nature de la cause permet l'emploi des moyens mécaniques, réclament en premier lieu l'extension parallèle, puis l'extension sigmoïde, puis la simple flexion. Presque toutes les déviations du deuxième degré sont complètement curables.

3° Au troisième degré, les déviations dont la cause n'exclut pas les agens mécaniques, réclament l'extension parallèle très modérée, jamais primitivement l'extension sigmoïde ni les flexions alternes; gymnastique générale et spéciale. Aucune déviation du troisième degré n'est complètement curable.

3° *Sous le rapport de l'ancienneté.*

1° Toute déviation récente commande la plus grande réserve dans l'emploi des moyens mécaniques; presque toujours le changement d'attitudes, la disparition de la condition mécanique ou morbide qui a provoqué la difformité, suffisent pour la faire cesser en entier.

2° Toute déviation ancienne (hors les déviations tuberculeuses) exige l'emploi des moyens mécaniques variés, en commençant par l'extension parallèle. Toute déviation très ancienne, quels qu'en soient la cause et le degré, disparaît avec lenteur, et très rarement d'une manière complète.

4° *Sous le rapport du siége.*

1° Les déviations cervicales qui permettent l'emploi des agens mécaniques (considération de la cause à part), appellent d'autres appareils que les déviations dorsales; celles-ci, d'autres appareils que les déviations lombaires. Toutes peuvent, jus—

qu'à un certain point, être combattues par l'extension parallèle, mais à chacune d'elles s'approprient plus spécialement les différentes méthodes et procédés de redressement. Les déviations cervicales et lombaires, toutes choses égales d'ailleurs, guérissent plus vite et plus complètement que les déviations dorsales. Les déviations dorsales supérieures, celles qui correspondent aux quatre premières dorsales, ne sont accessibles qu'à l'extension parallèle, et ne sont jamais entièrement curables.

5° *Sous le rapport de la direction.*

1° Les déviations en arrière ou excurvations (celles dont la nature de la cause permet l'emploi des moyens mécaniques) réclament immédiatement les appareils à flexion antéro-postérieure, opposée à la flexion pathologique. Toutes les déviations postérieures, excepté les musculaires passives, sont difficiles à guérir, et guérissent rarement en entier.

2° Les déviations latérales à gauche (considération de la nature de la déviation à part) réclament de suite l'emploi du traitement mécanique, à cause de l'influence de la difformité sur le cœur.

Chez les jeunes filles exposées aux maladies que je viens de passer en revue, il se fait souvent un écoulement séreux et rougeâtre par les parties génitales. Il les débilite, et nuit fréquemment au succès du traitement. Il est urgent de le modérer, s'il est abondant, à l'aide de moyens locaux et particuliers, lorsqu'on n'y parvient point par le seul traitement général auquel les malades sont soumises. L'apparition des règles même, n'est pas toujours favorable dans les cas de ce genre; les accidens augmentent pendant leur durée; aussi, faut-il chercher à contenir cette évacuation dans de justes limites. Je ne saurais terminer sans insister avec force sur la nécessité de s'opposer au mariage prématuré, même après une entière guérison ; car presque toujours le rachitisme reparaît lorsque la femme a fait un ou deux enfans.

CHAPITRE XIV.

Historique. — La chlorose est une affection assez souvent observée de nos jours, dans toutes les parties de l'Europe. Les circonstances générales au sein desquelles elle se développe avec plus ou moins de lenteur, les influences dont l'action la provoque sous nos yeux, ont dû se manifester autrefois comme aujourd'hui; elles ont pu s'exercer à toutes les époques, dans tous les climats, dans toutes les latitudes, et l'on ne peut par conséquent supposer à cette maladie, ni une contrée d'élection, ni une récente origine. Il est donc rationnel de penser qu'aux temps d'HIPPOCRATE et de GALIEN, elle n'était pas rare dans la Grèce et dans l'Italie; cependant, les écrits de ces premiers observateurs sont à cet égard d'une obscurité tellement embarrassante, qu'il s'est élevé de nombreuses discussions sur la question de savoir s'ils l'avaient entièrement méconnue ou seulement négligée.

Varandé *, Sennert **, Rivière ***, prétendent, il est vrai, qu'Hippocrate a traité de la chlorose sous le nom de Κλωροσισ ou Κλωρσμα ; mais Astruc **** soutient, contrairement à leur opinion, que ces mots ne se rencontrent nulle part dans les ouvrages du père de la médecine. La vérité se trouve entre ces deux assertions opposées. Hippocrate et Galien n'ont pas étudié la chlorose comme une affection indépendante, idiopathique ; ils ne l'ont point décrite avec des caractères propres à la distinguer et à la séparer des autres maladies ; ils ne lui ont donné aucune appellation particulière ; on la trouve seulement indiquée dans leurs écrits, d'une manière vague et indéterminée, comme un simple symptôme de la non-apparition, de la suppression ou du dérangement des menstrues. Il est vraisemblable que des indications si peu précises passèrent inaperçues, ou que les auteurs qui suivirent adoptèrent l'opinion des Anciens, et ne regardèrent la chlorose que comme un symptôme de désordres plus graves ; car on ne la voit, pendant longtemps ne fixer que légèrement et de loin en loin l'attention des médecins.

Jean Langius ***** est un des premiers qui ait décrit cette maladie avec exactitude vers l'an 1550, et depuis lors, il est peu de traités de médecine dans lesquels elle n'occupe une place plus ou moins étendue. Il s'était déjà manifesté sur la spécialité de la chlorose, une divergence d'opinions qui règne encore parmi les médecins modernes, les uns la regardaient comme une maladie propre aux femmes, les autres en trouvaient les

* *Lib. I. De morb. mulierum, cap. I*
** *De morbis mulierum, pars II, sect. 3.*
*** *Praxeos medic., lib. XV, cap. I.*
**** *Traité des maladies des femmes, 2ᵉ vol.*
***** *Epistol. medic., lib. I.*

caractères principaux, les symptômes essentiels, chez les deux sexes et dans tous les âges de la vie. Chacun se créait une théorie, un système à part, et cette confusion d'idées et de principes, tout en épaississant le voile d'obscurités qui cachent encore aujourd'hui la nature intime de cette affection, apporta une diversité prodigieuse dans les noms qui lui furent imposés.

Synonimie. — Divisions. — ETMULLER considérant qu'elle se déclare souvent chez les jeunes filles, lors de la première éruption des règles l'appela *morbus virgineus;* elle fut nommée par MERCATUS, *obstructio virginis;* par BAILLOU, couleurs honteuses, *fœdi colores.* RODERIC, à Castro, lui donna le nom d'ictère blanc, *icteritia alba;* c'est *l'ilicis* d'AVICENNE ; la *fièvre blanche,* de SENNERT. Quelques-uns imaginant que les jeunes personnes qui en sont atteintes, ont une complexion plus ardente, lui ont assigné la dénomination de *febris amatoria.*

Tous ces noms rappellent ou indiquent les opinions des auteurs auxquels ils sont dus, et comme leur signification porte sur des appréciations incomplètes ou fausses, sur des théories plus ou moins erronées, chacun d'eux a dû tomber avec le système qui lui avait donné naissance, et dont il était pour ainsi dire l'abrégé.

Quoiqu'il en soit, l'affection qui nous occupe a reçu vulgairement la dénomination de pâles couleurs, dont la traduction scientifique chlorose, Κλώρωσις, est admise par tous les auteurs modernes. C'est en effet l'appellation la plus sage ; elle est l'expression du symptôme le plus essentiel de la maladie. D'ailleurs, elle ne préjuge en rien la question, elle laisse le champ libre aux hypothèses hasardeuses comme aux sages investigations, et en supposant que cette matière aujourd'hui si débattue, devienne par la suite un point de doctrine lumineusement établi, le mot *chlorose* n'en restera pas moins comme une description vive, courte et fidèle de la maladie.

Après avoir été longtemps méconnue, négligée ou seulement énumérée comme symptôme, la chlorose prit enfin rang dans les cadres nosologiques. On sembla passer d'un extrême à l'autre, et le champ parut bientôt si vaste, que des divisions innombrables furent jetées comme à l'aventure dans l'étude d'une affection qui d'abord avait eu peine à trouver un nom dans la science.

Deux premières et grandes familles furent établies sur des considérations de symptômes : on appela *chloroses vraies* tous les cas dans lesquels se manifeste, outre la langueur des organes digestifs, cette dépravation d'appétit connue sous le nom de *pica;* les autres prirent le nom de *fausses chloroses.*

On ne recula pas devant la nécessité de créer de nouveaux genres et même de nombreuses espèces. Chacune des deux grandes familles, *chloroses vraies, chloroses fausses,* furent subdivisées, suivant le caprice des auteurs, ou d'après les circonstances les plus frappantes observées dans l'apparition de la maladie.

La chlorose était dite hémorragique ou ménorrhagique, suivant qu'elle était due à une perte de sang en général, ou à une ménorrhagie. Il y eut aussi la chlorose des femmes enceintes, celle des femmes à l'âge de retour*, celle des enfans, etc. ; la dernière eut pour variété la chlorose vermineuse.

Pierre FABER a parlé d'une *chlorose verte,* mais avec si peu de détails et de précision, qu'il est impossible de savoir quelle était exactement la teinte de la peau, et de quelle affection elle était un symptôme.

L'*eléphantiasis alba,* de PLINE, se transforma en *chlorose maculeuse,* la couleur pâle et livide des habitans de Carthagène en Amérique, qui est due à la pernicieuse influence du climat,

---

* ASTRUC, ouvrage cité.

reçut le nom de chlorose de Carthagène *. Le Bengale eut aussi sa chlorose, et peu s'en fallut que, pour les mêmes raisons, chaque climat insalubre, chaque pays malsain n'eût aussi la sienne.

La couleur blafarde produite par un défaut d'insolation chez les ouvriers mineurs, le teint plombé des doreurs, de ceux qui emploient le mercure, etc., etc. Tous ces états furent connus sous le nom de *chlorose rachialgique*.

Enfin, cette affection reçut des qualifications particulières, suivant les âges, les sexes, les tempéramens, la nature des fonctions qu'elle troublait, les causes qui pouvaient lui donner naissance, et nous pourrions citer des chloroses nymphomanes, fluoriques, hystéralgiques, épidémiques, endémiques, métalliques, herniaires, des chloroses de libertin, de vieillard, de clôture de matrice, etc., etc.

Ce qui surprend, au milieu de cet inconcevable pêle-mêle, c'est de trouver confondus sous la même dénomination générale, des états pathologiques entièrement différens, et dont l'histoire particulière était beaucoup plus complète que celle de la maladie dont on voulait les considérer comme espèces.

Pour quelle raison et dans quel but, rapprochait-on ainsi toutes les affections dans lesquelles on remarquait un changement de coloration de la peau? Attribuait-on cette teinte aux mêmes causes, ou pensait-on trouver dans ce symptôme l'indication d'un traitement identique pour tous les cas de cette nature? La réponse est difficile; toutefois, rappelons-nous que dans tous les cas de pâleur du tissu cutané, on retrouve l'influence de quelques-unes des causes auxquelles les patholo-

* Ulloa, *Histoire d'un voyage en Amérique.*

** Merolla, *Voyage à Angola.*

gistes de tous les temps ont attribué la chlorose ; ainsi dans la phthisie, l'ascite, l'anasarque, le scorbut, l'œdème, le flux de sang, on ne peut se refuser à admettre un affaiblissement de la constitution, des désordres plus ou moins graves dans quelques points de l'organisme, un état de langueur des organes digestifs, et, par suite, un appauvrissement du fluide sanguin ; toutes causes qui concourent puissamment à la production de la chlorose. S'agit-il de cette pâleur maladive qu'on observe chez la plupart des individus de certains climats peu salubres, comme Carthagène, le Bengale, le littoral des mers, etc. ; on retrouve évidemment ici toutes les causes débilitantes dépendant de la température et des habitations, dont l'influence prolongée suffit pour produire la chlorose. Quoi qu'il en soit, les Anciens ont confondu sous cette dénomination une foule d'affections qui ne sont pas la chlorose, et particulièrement l'anémie ; aussi, les classifications qu'ils ont établies ne peuvent servir à rendre l'histoire de la maladie plus facile.

De nos jours, on a voulu établir les divisions de la chlorose, en prenant pour base les tempéramens des personnes qui en sont atteintes. N'est-il pas évident qu'il n'est aucun guide sûr dans une semblable marche ; et, d'abord, qui ne sait combien il est difficile d'apprécier la nature des tempéramens, de bien les distinguer les uns des autres, d'assigner les lois de leurs combinaisons diverses, les proportions pour lesquelles chacun d'eux entre dans une constitution donnée? Comment donc établir sur un terrain si mobile, avec des élémens si insaisissables, une division de quelque utilité et de quelque durée.

Nature.—Hoffmann s'est efforcé de prouver que, dans toutes les circonstances, le dérangement des digestions est la vraie cause qui donne lieu à la décoloration de la peau particulière à la chlorose. Il l'a rangée dans les *cachexies*, et cette place fait assez connaître son opinion sur la nature intime de cette maladie. Nous la trouvons dans les *ictérities* de Sauvages, dans les *adynamies* de Cullen ; Sydenham la regarde comme une sorte de vapeur, ayant pour causes des matières corrompues, accumulées dans le sang et déposées ensuite sur les différens organes ; pour lui, c'est une affection hystérique. Les uns y voient un état de spasme de l'utérus, les autres un état d'atonie du même organe ; M. Roche * est porté à croire qu'elle consiste dans une *asthénie de l'utérus.*

Ballard ** pense que la chlorose résulte, tout à-la-fois, d'un embarras idiopathique ou consécutif des organes de la digestion et d'une atonie successive des vaisseaux capillaires et du système perspiratoire extérieur ; atonie qui peut se propager et aller jusqu'à la cessation de l'hématose. M. le docteur Boisseau attribue cette maladie à un état d'asthénie du système sanguin, consistant principalement dans l'affaiblissement des qualités stimulantes du sang. Gardien la considère comme une fièvre hectique-gastrique ; c'est-à-dire, que le mouvement fébrile est produit par la débilité qu'occasionne le dérangement des digestions.

J'aurais trop à dire, s'il me fallait reproduire le sentiment de tous les auteurs qui se sont occupés du sujet que je traite ici. Au milieu de ce conflit d'opinions, l'esprit ne rencontre que doute et incertitude sur la nature de la chlorose ; je ne crois même pas, que l'anatomie pathologique, puisse un jour résoudre tous les problèmes qui s'y rattachent ; il y a dans cette maladie, quelque chose d'insaisissable, d'essentiellement vital, que le flambeau des anatomo-pathologistes ne saurait éclairer ; ce qu'il y a de moins incontestable dans la chlorose, c'est l'altération du sang, sa fluidité, la diminution d'hématosine, etc. Cette altération est-elle essentielle, indépendante de toutes

* *Dict. de médec. et de chirurg. prat.*

** *De la chlorose,* in-8. Paris, 1805.

lésions d'organes , ou bien trouve-t-on dans les chlorotiques
des lésions d'organes, des troubles fonctionnels qui puissent
influer médiatement ou immédiatement sur la composition du
fluide sanguin ? Nous ne nous dissimulons pas toutes les difficultés qu'on éprouve à répondre à ces questions, et c'est moins
dans la prétention de les résoudre que d'attirer l'attention des
patologistes sur des considérations, jusqu'alors négligées , que
nous nous hasarderons à exprimer à cet égard, les idées qui nous
sont propres ; mais avant, laissons parler M. TROUSSEAU, * car,
la théorie que cet auteur a émise sur la chlorose, se rapproche
de la nôtre sous plusieurs points.

« Dans cette maladie, à l'époque de la puberté, le plus ordinairement, sans qu'aucune évacuation de sang, accidentelle
ou artificielle, ait eu lieu, sans que l'alimentation ait été insuffisante par qualité ou par quantité , sans qu'aucune circonstance hygiénique défavorable ait pu nuire à une bonne assimilation , les forces qui président à cette fonction languissent,
les principaux viscères tombent dans l'inertie, le sang s'appauvrit , perd sa plasticité et sa rutilance par la diminution
considérable de sa fibrine et de son cruor. Alors, la débilité
et l'éréthisme des plus effrayans se répandent sur tous les appareils , et les malades présentent souvent le tableau synoptique
ou successif de toutes les affections nerveuses et névralgiques
réelles et possibles.

» Quelle est donc la puissance altérante qui a pu réduire le
sang à n'être plus qu'une abondante sérosité servant de véhicule à quelques globules flasques, pâles et sans affinité vitale?
Quelle cause , quel bouleversement ont ainsi suspendu le mouvement de composition et de décomposition organique? car
dans la chlorose, ces mouvemens sont suspendus. Un sang

* Traité de thérapeutique et de matière médicale, t. 2, p. 353.

abondant circule envain dans toute l'économie ; ce sang ne
fertilise rien, il ne donne rien, il n'enlève rien. Les actes vé-
gétatifs sont enrayés. La chimie vivante est frappée d'inertie.
Il n'y a plus dans l'organisme que des phénomènes nerveux et
encore des phénomènes nerveux pervertis.

» Cette question n'est pas de pure curiosité. Sa solution doit
avoir une grande influence sur la manière de diriger le traitement prophylactique de la chlorose ; et surtout le traitement
des premiers dérangemens qui ouvrent la marche de cette
affection.

» Un appareil qui pendant 15 ans n'avait donné aucun signe
de vie, parce que jusque-là, il avait été inutile à l'existence
et au rôle physiologique de la femme ; cet appareil s'éveille
tout-à-coup pour devenir bientôt le centre de nouvelles fonctions, qui exigent une somme de vitalité telle et tellement spéciale, qu'il semble qu'un *être* nouveau soit désormais ajouté au
premier *être* (*uterus animal in animale*), le dirige et le maî-
trise au point de caractériser la femme, de la faire ce qu'elle
est, suivant l'expression si bien sentie de VAN-HELMONT, qui
disait aussi que l'utérus était comme un étranger dans l'économie, et qu'il ne dépendait d'elle que par la nutrition : *pere-
grini hospitis instar, à corpore non nisi alimentaliter dependens ;*
tandis qu'elle, au contraire, obéissait à sa domination : *mero
regiminis imperio, totam regit mulierem ;* qu'il entraînait la
femme comme la lune conduit les eaux de la mer : *perindè atque
luna solo adspectu aquis præsidet, eò quod uteri vita atque
potestas toti imperet mulieri.*

» Or, il est des femmes chez lesquelles cet empire des organes
reproducteurs s'établit facilement, sans résistance, sans lutte,
sans trouble. Chez elles, cette époque s'est depuis longtemps
graduellement préparée; la puberté, la menstruation, l'aptitude
à la fécondation, le nouvel être, enfin, se développent à leur

insu, et continuent dans la suite à régir doucement l'organisme. Celles-là ne sont guère ni chlorotiques, ni hystériques, à moins que plus tard des causes éventuelles ne déterminent ces deux états. Chez d'autres, au contraire, l'époque de la puberté est le signal des plus violentes perturbations ; l'établissement des fonctions utérines rencontre les obstacles les plus extrêmes. C'est alors surtout que ce système commande à tout l'organisme, car la vitalité abandonne les autres appareils ; les systèmes digestifs, respiratoires, circulatoires, sécréteurs, sont privés d'une grande partie de leur influx nerveux au profit des organes de la génération ; et, tandis que chez la jeune fille qu'épargnent les pâles couleurs, cette concentration première et momentanée du système entier des forces vers l'utérus est bientôt suivie d'une surabondance et d'une expansion rayonnante de la vie générale, chez celle qu'atteint la chlorose, cette compensation ne se fait pas, et l'utérus, centre de tant d'efforts, languit lui-même, et ne peut entrer en possession de ses importantes attributions; il ne rend pas l'influence dont il dépouille les autres organes.

» On enseigne que la chlorose consiste *essentiellement* dans la diminution considérable des élémens fibrineux et cruoriques du sang et dans l'augmentation disproportionnée de la partie séreuse de ce fluide ; toute bonne médication devant avoir pour objet d'en réhabiliter la composition physiologique. Ce n'est là qu'une moitié de vérité, car avec cette opinion, il n'y a chlorose que lorsque l'hydrohémie (sérosité du sang) est bien caractérisée : il semble que la maladie ne commence qu'à dater de cette période, de ce moment, qui n'est pourtant qu'un effet qu'on aurait pu prévenir avec d'autres idées.

» Nous considérons, continue M. Trousseau, trois époques se succèdant nécessairement par des rapports de causes à effets.

Première époque, ou époque d'altération.

L'action des appareils viscéraux se ralentit et s'éteint presque; la force d'assimilation est comme suspendue; le cœur et l'estomac, par les sensations et les mouvemens anormaux dont ils sont le siége, témoignent déjà leur éréthisme et leur faiblesse; la pauvreté et la liquidité du sang ne peuvent pas encore être accusés de cet état de langueur et de ces accidens nerveux, qui, au contraire, précèdent et produisent l'anémie et l'hydrohémie. Cette première époque, pendant laquelle le sang s'altère, nous voulons dire s'appauvrit, peut durer très longtemps, sans que la décoloration des tégumens révèle la chlorose aux yeux de tout le monde.

» Cependant, l'inertie des forces assimilatrices, l'éréthisme et la perversion de l'innervation viscérale, qui en sont la conséquence nécessaire, n'ont pas été sans influence sur la composition du sang; lui aussi a fini par perdre de sa vitalité, par se dépouiller insensiblement de ses élémens organisables, et, dès ce moment, la jeune fille a eu les pâles couleurs.

Deuxième époque, ou chlorose confirmée.

» C'est alors seulement qu'en général on reconnaît la maladie. L'hydrohémie, qui est le résultat de la période précédente, devient cause à son tour, et produit sur tout l'organisme les effets que nous avons vu dépendre des pertes lentes de sang ou de l'appauvrissement graduel de ce liquide; et cette indéfinie aggravation de la cause par l'effet amène tôt ou tard la troisième époque, si les fonctions utérines ne parviennent pas à s'établir parfaitement, et à replacer les facultés vitales dans leur équilibre et leur puissance.

Troisième époque ou Cachexie chlorotique.

« Un éréthisme excessif du système circulatoire, produit une fièvre nerveuse rémittente ou continue, qui consume l'organisme, et c'est alors qu'on peut dire que cet organisme ne consiste plus véritablement qu'en un système nerveux horriblement exaspéré. La vie ne s'entretient que par une suite d'impressions qui toutes sont des spasmes ou des douleurs. Les agens naturels de l'hygiène n'exercent leur influence la plus douce qu'en provoquant des désordres incessans de la contractilité et de la sensibilité. L'économie tout entière n'est plus qu'un sens pour la souffrance, l'anxiété ou le malaise général. Cet être, auquel a comme survécu un système nerveux inutile, peut s'éteindre ou par épuisement, ou au milieu de flux colliquatifs et de phlegmasies des principaux organes ; telles que celles qu'on voit survenir chez les individus qui se laissent mourir de faim, et qui succombent aux diverses espèces de fièvres hectiques nerveuses. »

Tel est à-peu-près le fond des idées de M. Trousseau sur la chlorose, il la considère, avec Sydenham, comme une espèce d'affection hystérique, et répète le passage de ce dernier..... *Chlorosin sivè febrim albam quam quidem speciem esse affectionis hystericæ nullus dubito*..... La source première de la chlorose serait, suivant lui, dans une perversion de l'innervation ; l'appauvrissement du sang ne serait que secondaire.

Il est avéré que l'innervation joue le rôle le plus important dans tous les actes vitaux, et nous ne saurions nous refuser à reconnaître l'influence du système nerveux dans la production du très grand nombre des accidens qui caractérisent la chlorose.

Pour nous, la chlorose est une affection chronique en rapport avec le développement et l'exercice des facultés sexuelles de la femme.

Son caractère pathognomonique est la couleur pâle de la peau, en liaison avec la diminution du *cruor* et de l'hémathosine du liquide sanguin ; elle me paraît dépendre de la direction vicieuse des forces vitales ou de leur inertie. L'organisme entier est compromis ; assimilation, innervation, circulation, composition du sang, etc., etc. ; tout est modifié.

Dans l'apparition de ces nombreux accidens, il y a une simultanéité si marquée, qu'on ne sait vraiment quels systèmes organiques ou quelles fonctions il faut accuser des premiers désordres qui surviennent. Sans doute, le sang n'est pas d'abord privé de sa vitalité, et l'on n'observe pas au commencement de la maladie les caractères de l'hydrohémie. Cependant, en y faisant attention, il est presque toujours possible de constater, dès le début, la pâleur des muqueuses, et particulièrement des gencives.

Quel a été le premier appareil affecté ? Tous l'ont-ils été en même temps et à des degrés différens ? Le sang était-il constitutionnellement appauvri ? Ce sont là autant de questions qui ne me paraissent point résolues, et que je ne me sens pas la force de résoudre.

Lorsque les facultés sexuelles se réveillent trop tôt chez la jeune fille, et à une époque où l'organisme n'a pas encore acquis tout le développement nécessaire à l'établissement des fonctions sexuelles, la *vie de conservation de soi-même* est mise en danger, à cause de la soustraction d'activité vitale opérée par les organes de la génération, aux dépens des autres appareils organiques. On comprend alors que la sexualité ne puisse se réaliser sans préjudicier à tous les actes vitaux ; la force d'assimilation est ralentie, le sang est appauvri, et l'état général désigné sous le nom de *chlorose* se manifeste. La même chose peut arriver dans une circonstance tout opposée : *la sexualité ne se prononce pas, à une époque où elle devrait se réaliser ;* soit qu'il existe quelques obstacles du côté de la *vie de conservation*, comme une débilité générale, provoquée par des maladies de longue durée, tels que la scrophule, le scorbut, le rachitisme, etc., ou par d'autres causes, au nombre desquelles nous devons faire figurer une mauvaise habitation, une nourriture insuffisante, etc., etc. Soit, au contraire, que ces obstacles aient leur siége dans la sphère de la vie sexuelle. Que se fait-il alors? les périodes des développemens sont interrompues, la *vie de conservation* en souffre, et l'on voit surgir encore la maladie *chlorose*.

Je laisse de côté les cas de chlorose rapportés par les auteurs à des pertes abondantes de sang ou d'humeurs ; ce sont de véritables *anémies* qui ne peuvent trouver place ici. J'admets deux espèces de chlorose.

1° Celle qui procède de *la vie de conservation de soi-même.*

2° Celle qui procède de *la vie sexuelle*. Cette division nous permettra de concilier les opinions des auteurs qui pensent que la chlorose *est la cause première ou l'effet immédiat des obstacles qui s'opposent à l'établissement de cette fonction naturelle de l'utérus* (les règles), avec le sentiment contraire de ceux qui tendent à la faire regarder comme la conséquence « d'un état d'atonie ou de faiblesse générale, d'où dépendent » la lenteur et le retard que la nature met à compléter l'or- » ganisme de la femme. » (CAPURON.)

A *Chlorose qui procède de la* vie de conservation de soi-même.

Étiologie. — Les causes prochaines de cet état sont : le retard ou le développement prématuré des facultés sexuelles.

Parmi les causes éloignées, nous comprendrons toutes les influences qui, en détériorant la santé, placent l'organisme dans un tel état qu'il ne puisse suffire à l'établissement de ces facultés. Outre la scrophule, le scorbut, une mauvaise habitation, causes dont j'ai déjà fait mention, je dois énumérer ici le défaut d'exercice, les habitudes sédentaires, la privation des amusemens de la jeunesse, le climat, l'éducation, les lectures lascives, l'onanisme, etc., etc.

Il n'est pas exact de dire de la chlorose, *qu'elle n'est propre, en général, qu'aux personnes du sexe éminemment lymphatiques.* Sur 26 jeunes filles atteintes de chlorose, 14 avaient les cheveux et les yeux bruns ; aucune d'elles, dans le bas-âge, n'avait eu d'engorgement des *glandes* ; il n'est guère possible de croire que le tempérament lymphatique y dispose plus qu'un autre.

Symptômes, marche. — Dès le commencement de la chlorose, après cette lenteur de toute l'économie, les premiers symptômes saisissables partent des organes digestifs. L'appétit se perd ou se déprave, les jeunes filles rejettent les meilleurs alimens pour leur préférer les substances les plus malsaines et qu'on ne mange jamais, comme le plâtre, les cendres, la terre, etc. Toutes les réactions de la chimie vivantes sont enrayées, la chaleur animale diminue ; les sécrétions languissent. La défécation surtout devient rare et fort irrégulière. La bile est sécrétée avec peine, ou du moins elle ne présente pas les qualités requises, le ventre se tympanise ; en un mot, la lenteur de toutes les fonctions de l'appareil intestinal atteste l'inertie dont il est frappé. La surface du corps ne tarde pas à pâlir, les nuances qu'elle présente, bien qu'assez variées, ne sauraient faire commettre des erreurs de diagnostic. La peau du visage offre une teinte blanche si caractéristique, si facile à rapporter à sa cause qu'on en a fait le caractère pathognomonique de la maladie. Les capillaires des lèvres, de la langue et dé la cavité buccale sont remarquables par leur décoloration.

La participation des centres circulatoires, à la maladie générale se révèle par la petitesse et l'irrégularité du pouls; quelquefois il est intermittent, le cœur est agité de palpitations, les malades accusent de l'oppression précordiale, des pulsations dans la poitrine et l'abdomen.

Un des symptômes qui fatiguent le plus les chlorotiques, ce sont les douleurs de tête. Elles ont un caractère particulier, et consistent en des battemens violens dans la région des tempes. Il est assez constant de les voir se manifester dès le réveil; elles augmentent dans la matinée, diminuent, si les malades prennent quelques alimens toniques, et se dissipent entièrement pendant et après le dîner. Je crois qu'on pourrait regarder ces douleurs comme franchement nerveuses; elles tiennent sans doute à ce que le cerveau et les nerfs ne sont pas suffisamment incités par le sang trop appauvri. Ce qui le ferait croire, c'est leur disparution, lorsque les malades prennent quelques alimens toniques.

Avec ces douleurs de tête, on observe très fréquemment des *maux de cœur*, des tiraillemens, de l'oppression d'estomac, des borborygmes, etc., etc. Ces souffrances ont-elles aussi leur origine dans la manière dont le système nerveux ganglionnaire abdominal est affecté par un sang de mauvaise qualité?

A mesure que la maladie fait des progrès, on voit augmenter la paresse et l'inaptitude aux mouvemens. Il survient un sentiment très prononcé de faiblesse et de lassitude, des douleurs gravatives dans le cou, sur les deux épaules, dans le dos, dans les lombes et les articulations. La respiration se ralentit, les malades perdent facilement haleine. C'est ordinairement à cette époque qu'il se développe des spasmes et une susceptibilité

nerveuse excessive, ou une sorte de torpeur, dont on a peine à
faire sortir les malades. Tous les symptômes disparaissent parfois subitement sous l'influence de quelques causes qui agissent spécialement sur le système nerveux, et se montrent de
nouveau, si l'action de ces causes vient à cesser.

Que nous nous arrêtions, un instant, sur les fonctions
sexuelles, nous ne tarderons pas à comprendre qu'elles ne
s'accomplissent pas parfaitement, en effet, quelquefois les
règles n'ont jamais paru ; lorsqu'elles se montrent, elles sont
précédées d'avant-coureurs longs et incommodes, coulent à
peine, sont irrégulières, et se suppriment même. Le sang
menstruel est *séreux* ; son écoulement ne reparaît qu'à de longs
intervalles. Lorsque l'évacuation de sang des parties génitales
est ou trop fréquente ou trop abondante, ce qui a rarement
lieu, cela tient ordinairement à des causes particulières qu'il
faut s'empresser de rechercher.

Les chlorotiques sont sujettes, non-seulement à ces écoulemens séreux du vagin, mais il semble encore qu'il existe
chez elles cette *diathèse séreuse* dont j'ai déjà fait mention.
Lorsque la maladie n'a pas été arrêtée, tous les symptômes
précédens augmentent, la faiblesse devient excessive, la pâleur
est cadavéreuse, les yeux sont cernés par un cercle livide ou
bleuâtre, il se manifeste des syncopes au moindre mouvement;
mais un des signes les plus certains de la débilité des malades
et de la date déjà ancienne de la maladie, ce sont les collections séreuses qui se forment dans le tissu cellulaire sous-
cutané. Trois causes principales ont de l'influence sur la production de ce symptôme : l'atonie de la peau; la composition
du liquide sanguin; l'inertie du système vasculaire. Là où il
s'établit la collection séreuse, existe un gonflement *pâteux*; les
malades éprouvent une pesanteur inaccoutumée sur tous les
points où siégent ces hydropisies partielles. Les pieds sont les

premières parties sur lesquelles elles se manifestent, puis les mains et le visage. Dans les cas les plus graves, l'hydropisie devient générale ; elle s'étend des pieds au-dessus des genoux, delà aux parties génitales, au bas-ventre et au tronc ; il y a anasarque, à proprement parler. Il est à craindre qu'il ne se forme alors des collections dans les cavités thoracique, abdominale, cranienne ou rachidienne.

Complications.—Une grande partie des maladies auxquelles les jeunes filles sont sujettes peuvent venir compliquer la chlorose ; il faut cependant en excepter les maladies aiguës, inflammatoires qu'on n'observe chez elles que bien rarement ; les affections chroniques, au contraire, sont assez fréquentes.

On voit souvent, sous l'influence de la chlorose, se déclarer des maladies organiques des viscères abdominaux et du cœur, des névroses, la fièvre hectique, etc., etc.

La scrophule complique souvent la chlorose ; on reconnaît cette complication à la tuméfaction du ventre, aux dispositions catarrhales des sujets, aux inflammations blépharophtalmiques, en un mot, aux signes particuliers à cette maladie étudiée isolément.

Avec la chlorose, on rencontre quelquefois le scorbut ; cette complication est plus fréquente sur les côtes de la mer du Nord que partout ailleurs. La surface du corps prend une couleur gris-blanchâtre ; celle du visage tire sur le vert ; des taches brunes, bleuâtres, tantôt grandes, tantôt petites, apparaissent çà-et-là ; les lèvres et les gencives sont tuméfiées, elles saignent au moindre contact, le sang qui s'écoule est noirâtre ; il s'exhale de la cavité buccale une odeur insupportable ; des accès de toux suivis d'expectoration et même de vomissement de matière séro-sanguinolente, affaiblissent les malades. Si la menstruation s'accomplit, le produit de cette fonction a une couleur de *lavures de chair*. La faiblesse devient si grande que

les malades peuvent à peine se livrer à quelques mouvemens.

Une des complications assez fréquentes de la chlorose, complication sur laquelle on ne paraît pas avoir porté une assez
grande attention , c'est l'existence du *tœnia*. Sur les 26 jeunes
filles chlorotiques dont j'ai parlé, 7 avaient le ver solitaire; les
maux de cœur presque continuels , surtout lorsque l'estomac
est vide; les inégalités , les caprices de l'appétit; l'abondante
sécrétion de salive, d'*eaux* dans la bouche; un sentiment de
tortillement du tube digestif; le gonflement et la tension du
ventre , sont autant de signes qui doivent faire soupçonner la
présence du *tœnia*. On peut y joindre encore l'irrégularité des
déjections alvines, le ténesme , la dysurie, etc. Le doute cesse,
enfin , aussitôt qu'on a reconnu dans les matières fécales des
portions de ver solitaire. Il est d'autant plus difficile de reconnaître l'existence du tœnia , qu'on sait fort bien que la chlorose
et le ver solitaire donnent lieu à un grand nombre de symptômes nerveux et de désordres communs.

Si la chlorose, lorsqu'elle a duré longtemps , peut provoquer
des altérations organiques de certaines parties , il est tout aussi
vrai que certaines altérations produisent aussi la chlorose. Les
symptômes varient alors, en raison du genre d'altération et de
l'espèce d'organe affecté. Dans beaucoup de circonstances,
c'est aux vices organiques qui compliquent et entretiennent la
chlorose qu'il convient de rapporter la plupart des accidens
graves qui se font remarquer dans le cours de la maladie; telles
sont la fiièvre hectique, l'hydropisie, l'apoplexie etc., maladies
qui s'opposent déjà à la guérison de la chlorose, lorsqu'elles
n'ont pas d'inconvéniens plus fâcheux.

Diagnostic. Il est facile de reconnaître la chlorose à l'ensemble
des symptômes qui la caractérisent. La couleur de la peau,
l'âge de la malade, la circonstance d'une puberté indécise, la

tristesse de la malade, l'aspect du sang des règles, celui du sang qu'on peut se procurer par une légère piqûre, le soufle du cœur, les bruits de ronflement de cet organe, du diable, du siflement des artères, perçus par l'auscultation sont autant de signes qu'on pourrait appeler à son aide, si l'on éprouvait quelqu'embarras de diagnostic. On a cru qu'on pourrait confondre la chlorose avec l'ictère; mais, déjà la couleur de la peau n'est pas la même, ici elle est blanche, là elle est jaune; dans la chlorose la sclérotique est bleuâtre, dans l'ictère elle est jaune; enfin, si l'on traite l'urine des ictériques par l'acide nitrique, on obtient une couleur verte très prononcée (voir notre article ICTÈRE, *Traité de Médecine Pratique*, 1er vol). Nous le répétons, la chlorose est, dans son ensemble, d'un diagnostic facile; mais il n'est pas toujours aisé de rapporter à leur véritable source la plupart des symptômes qui l'accompagnent, lorsqu'il existe quelque complication, des vices organiques du cœur ou des gros vaisseaux, etc., etc.

Les signes qui doivent faire craindre que des vices organiques ne servent de base aux principaux accidens, se tirent :

1° De la disposition à des maladies communiquées par la naissance;

2° de l'existence de certaines causes capables de les provoquer et à l'influence desquelles les malades se sont trouvées soumises;

3° De l'apparition des accidens en liaison avec ces changemens organiques, à une époque antérieure au développement de la chlorose et des facultés sexuelles.

4° De la permanence de ces accidens (quoiqu'à des degrés divers d'intensité), et des sensations pénibles qu'ils déterminent;

5° De leur défaut d'harmonie avec la chlorose, défaut d'harmonie démontrée, soit par une sorte d'indépendance dans leur marche et leur accroissement, soit par l'intensité avec laquelle ils se montrent, intensité qui n'est pas en rapport avec le degré de la maladie générale, soit, enfin, par leur persistance et leur survivance, lors même que la chlorose diminue ou guérit.

Des circonstances opposées aux précédentes, doivent, au contraire, nous porter à penser que les accidens qu'on observe sont le résultat de la chlorose et des perversions nerveuses qui y sont liées. C'est ainsi, par exemple, que la violence des symptômes se règle sur le cours de la maladie générale. Cependant l'approche des règles, il ne faut pas l'oublier, leur communique plus de gravité. Pendant tout le temps qu'elles coulent, et quelques jours encore, après qu'elles sont passées, ces symptômes se développent avec plus d'intensité. Dans l'intervalle des époques menstruelles, ils sont quelquefois si légers, qu'ils ne se montrent qu'à l'occasion de mouvemens corporels un peu violens, comme la course, la marche ascendante, le saut, etc., etc. Il faut ajouter enfin qu'ils diminuent et disparaissent entièrement en même temps que la maladie générale.

Pronostic. — Le pronostic de la chlorose simple ne comporte pas une haute gravité ; cependant, il est à craindre, même dans les cas les plus favorables, qu'elle ne laisse après elle des désordres dans la menstruation, et qu'elle ne soit cause d'infécondité.

Si la maladie se complique de quelques lésions graves des organes essentiels à la vie, lésions auxquelles il n'est pas possible de remédier, elle est presque toujours incurable. On voit naître alors tous les accidens malheureux dont nous avons tracé le tableau. Les malades sont entraînées au tombeau par les hydropisies et par la fièvre *hectique*. Quelquefois elles meurent subitement, comme on l'a vu dans les cas de non oblitération du trou de *Botal*, etc., etc.

En général, le pronostic se règle sur une série de circonstances, parmi lesquelles nous noterons particulièrement les suivantes :

L'âge des malades, la manifestation plus ou moins tardive des facultés sexuelles, le degré de force auquel la *vie de conservation de soi-même* est déjà parvenue, l'existence antérieure de dispositions morbifiques ou de maladies confirmées, les complications, la durée et les progrès de la maladie.

Plus les perversions nerveuses sont prononcées, plus la maladie est grave ; plus les forces assimilatrices sont anéanties, plus le danger est imminent.

Le pronostic devient plus fâcheux encore, lorsque les malades n'évitent pas les influences générales qui placent la *vie de conservation de soi-même* dans de mauvaises conditions ; lorsqu'elles se livrent, par exemple, à l'onanisme, et qu'elles ne changent pas les mauvaises conditions d'habitation et d'alimentation.

L'amélioration dans la santé de la malade s'annonce par la diminution des maux de tête, par l'accroissement progressif des forces, par la disparution des lassitudes et des pesanteurs dans les membres. En même temps, les facultés digestives reprennent leur activité ; l'appétit devient plus régulier, la défécation se rétablit ; les règles reparaissent ou ne reparaissent pas, il n'en résulte aucune incommodité. Dans le premier cas elles sont peu abondantes, et ne sont point préjudiciables aux autres fonctions ; le corps entier prend de l'accroissement et de la force, la bouffissure et la couleur pâle de la peau font place à une coloration naturelle, et les malades finissent par présenter tous les attributs de la santé.

Anatomie pathologique. — Chez la plupart des jeunes filles qui ont succombé à la chlorose, on trouve le cœur augmenté de volume, son tissu est pâle, mou et flétri, ses parois sont amincies et ses cavités plus spacieuses que de coutume. Chez quelques-unes qui sont mortes subitement, le trou de Botal n'était point oblitéré, mais il présentait une dimension plus qu'ordinaire. Les vaisseaux sanguins, et particulièrement les gros troncs veineux, sont élargis; leurs parois sont amincies et décolorées; les capillaires présentent, à un degré encore plus marqué, la pâleur que nous avons déjà constatée dans les vaisseaux de plus gros volume. On trouve du sang en assez grande quantité dans les organes, à moins qu'il n'y ait eu en même temps *anémie*; car il ne faut pas oublier que dans la chlorose, la vie s'éteint plutôt parce que le sang est trop aqueux (hydroémie), que parce qu'il est en trop petite quantité. S'il y a du sang, il faut en convenir, ce liquide est loin d'offrir les qualités requises; il est peu coloré, très fluide, et non coagulé; il tache le linge en rose clair. Le sang des chlorotiques est facilement reconnaissable; si ses propriétés physiques n'avaient pas suffi pour le faire distinguer du sang ordinaire, l'analyse chimique nous l'aurait assurément appris. En effet, nous y découvrons une grande proportion d'eau, peu de fibrine, encore moins de fer et d'hématosine.

Voici l'analyse du sang dans la chlorose, par M. Lecanu [*].

« Depuis la découverte du fer, qu'y firent presque en même temps Lemery et Menghini, l'on attribua pendant longtemps à la présence de ce métal la couleur du sang; l'idée s'était naturellement présentée à l'esprit des médecins d'attribuer aussi à sa diminution proportionnelle le peu de coloration des chlorotiques : delà, dans le traitement de la chlorose, l'usage des préparations ferrugineuses sous toutes les formes; l'opinion plus récente et plus exacte qui donne pour cause à la couleur du sang, la présence dans ce fluide d'un principe colorant particulier, de nature organique, mais à l'existence duquel le

---

[*] *Thèse de la Faculté*, 1838.

fer serait indispensable, n'a nécessairement pas modifié cette idée première. Toutefois, comme aucune expérience n'avait, à ma connaissance, été tentée à l'appui d'une semblable hypothèse, j'ai saisi avec empressement l'occasion que m'offrit, dans le courant de janvier, un très habile praticien de la capitale, M. le docteur JOLY, d'analyser le sang d'une chlorotique. Ce sang m'a donné les résultats suivans :

Eau,	862, 40
Globules.,	55, 15
Albumine, matières fixes, grasses, extractives,	82, 45
	1,000, 00

Par conséquent, il contenait une quantité proportionnelle de globules de beaucoup inférieure à celle que contient, terme moyen, le sang de femmes en santé, puisque chez elles, nous avons trouvé cette moyenne égale à 115/1,000. Une seconde analyse, faite quelques mois plus tard, m'a fourni des résultats pour ainsi dire identiques :

Eau,	864, 97
Globules,	51, 29
Albumine, matières fixes, extractives, grasses,	86, 76
	1,000, 00

Or, puisque la quantité de fer contenue dans le sang suit constamment dans sa proportion celle des globules, ainsi qu'il était tout-à-fait rationnel de le supposer, et que M. DENIS l'a prouvé par l'expérience (p. 272 et 278, *Recherches chimiques et physiologiques sur le sang humain*), il résulte des deux analyses ci-dessus, que, dans la cholorose, la proportion des globules, et avec elle, la proportion du fer, diminuent d'une manière extrêmement prononcée.

Depuis mes analyses, M. ALLIÉ DE NANCY, dans une thèse soutenue en juin 1837, nous a fait savoir, d'après les journaux allemands, que M. FŒDISCH, ayant analysé comparativement le sang de deux femmes en santé et le sang de deux chlorotiques, en a extrait sur 1,000 parties :

	Cruor*.	Sérum.	Fibrine.	Eau.	Fer.
Sang de femme saine.	124,00	86,01	25'11	756,87	8,01
Idem.	144,00	89,20	25,01	732,73	9,01
Sang de chlorotique	91;41	93,61	6,40	826,28	3,30
Idem.	85,90	92,21	6,31	830,75	5,01

Ces résultats analytiques conduisent, on le voit, aux mêmes conséquences que les miens, à faire admettre la diminution proportionnelle des globules et du fer dans le sang des chlorotiques.

Mais je ferai remarquer combien la proportion de fer, et surtout celle de fibrine; que l'auteur admet exister dans le sang normal, se trouvent en dehors de toutes les évaluations jusqu'alors connues.

Les poumons, bien que non dépourvus de sang, sont remarquables par la pâleur et la flaccidité de leur tissu. Les bronches sont également décolorées; il n'est pas rare d'y

---

* Il est évident que l'auteur désigne ici sous le nom de cruor les globules, moins la fibrine et le fer, et sous le nom de sérum l'ensemble de ces matières fixes.

trouver de l'écume, sa formation est due au passage de l'air dans les derniers momens de la vie au milieu des petites quantités de liquides séreux qui se déposent dans les bronches.

Tous les viscères sont pâles ; les membranes séreuses et le tissu cellulaire contiennent quelquefois de notables quantités de sérosité. L'appareil musculaire n'offre pas moins de modifications en rapport avec l'état général. Les muscles sont minces, flasques et décolorés.

Enfin, on rencontre encore un assez grand nombre de lésions avec lesquelles les symptômes observés pendant la vie, sont presque toujours en rapport.

B. *Chlorose qui procède de la* vie sexuelle.

Dans cette espèce de chlorose, il faut considérer surtout, le développement et l'exercice des facultés sexuelles dans ses rapports avec la conformation des organes génitaux. Car, si ces organes n'ont pas atteint le degré de perfection nécessaire pour l'accomplissement des fonctions sexuelles, ces dernières languissent, la constitution s'altère, et la chlorose se déclare, pour peu que les malades se trouvent dans des circonstances défavorables.

Etiologie. — Plusieurs circonstances contribuent à troubler l'harmonie qui doit nécessairement exister entre l'exercice des facultés sexuelles et la *vie de conservation*, et par conséquent à favoriser la chlorose.

Chez telle jeune fille, il y a absence de développement des facultés sexuelles ; chez telle autre, ce développement est imparfait, insuffisant, l'expression sexuelle est indécise ; chez une troisième, l'expression de la sexualité est prédominante ; mais les fonctions sexuelles ne peuvent se manifester, des causes diverses s'y opposent. — Quant aux vices de conformation de l'appareil génital, capables de contribuer au développement de la maladie, ce sont principalement, l'absence de la matrice ou des ovaires ; les changemens de position de ces parties, le resserrement ou l'oblitération du vagin et de l'orifice du col utérin. Ce ne sont pas là les seules défectuosités que nous voulons signaler. Il faut encore noter l'imperforation de la membrane hymen, les transformations de tissu des diverses parties génitales, les adhérences, etc., etc. Nous pouvons dire en outre que toutes les causes qui empêchent les règles de paraître, ou les suppriment subitement, lorsqu'elles se sont montrées, ont une influence incontestable sur la production de cette espèce de chlorose.

Symptômes. —Ce qui caractérise cette maladie, c'est la non-apparition des règles à l'époque où elles auraient dû couler, ou bien encore, leur éruption trop faible, leur retour tardif, leur irrégularité. On constate quelquefois tous les avant-coureurs des menstrues, les épistaxis, les congestions vers la tête, la poitrine, etc. Si la sécrétion du sang menstruel s'accomplit, mais que la voie par laquelle il doit s'écouler au dehors soit fermée, on voit, après ces avant-coureurs, les malades accuser de la pression dans les mamelles et sur les parties externes de la génération. Leur ventre est plus volumineux que de coutume ; le besoin d'uriner se fait sentir à chaque instant. Si l'on procède à l'exploration des parties génitales, on trouve ordinairement l'obstacle qui s'oppose à l'issue du sang.

Il est des cas, lorsque les voies d'excrétion sont libres, où il s'écoule de la matrice et du vagin, à des époques irrégulières, quelquefois périodiques, une matière blanche, couleur de café au lait, tantôt séreuse, tantôt plus épaisse, et qui constitue de véritables *flueurs blanches.*

Rien n'est plus commun que de rencontrer chez les chlorotiques de cette espèce, une absence totale, ou une exaltation extrême de l'instinct sexuel. Ces phénomènes tout-à-fait opposés s'observent, il est vrai, la plupart du temps, sur des sujets différens. Néanmoins, il n'est pas impossible de les voir sur la même personne; mais alors, l'un a paru au commencement, et l'autre dans le cours de la maladie.

Enfin, nous observons encore, chez quelques jeunes filles, tous les caractères du retard de développement des facultés sexuelles.

Pronostic. — Le pronostic se déduit non-seulement de la nature des accidens qui s'élèvent de la sphère sexuelle; mais aussi de l'état général de l'organisme en rapport avec eux.

Si les désordres des fonctions sexuelles suivis de chlorose, ne sont dus qu'à des causes légères, et qu'il soit facile de faire disparaître ces causes et les effets qu'elles ont produits, le pronostic ne saurait être défavorable. Il n'en est plus de même dans les circonstances contraires.

On voit, très fréquemment, des altérations profondes des parties génitales, ou des vices de conformation très notables du côté de ces parties, sans que cependant la vie générale paraisse en souffrir beaucoup. Tandis que les plus petits dérangemens, la suppression des règles, par exemple, compromettent violemment la santé, c'est que communément les causes qui dérangent ou suppriment l'écoulement des règles agissent en même temps sur l'instinct sexuel. Elles l'affaiblissent ou l'élèvent; ce qui fait qu'elles sont généralement nuisibles. Ces causes méritent donc toute l'attention du thérapeutiste, puisque c'est de leur incessance ou de leur disparition qu'il pourra déduire son pronostic.

On ne saurait trop prendre en considération l'état général de l'organisme. S'il n'existe du côté de la *conservation de soi-même* aucune disposition morbifique ou aucune maladie; si jusque-là tous les développemens se sont accomplis dans l'ordre qui leur est imposé ; le pronostic est presque toujours favorable.

Si les vices de conformation ou les maladies des organes génitaux qui ont donné lieu à la chlorose, sont insaisissables, et par conséquent inattaquables, il est certain qu'on ne saurait avoir bon augure de la maladie. Cependant, la chlorose n'est point nécessairement incurable, parce que les défectuosités des parties sexuelles qui lui ont donné naissance, ne peuvent pas être guéries. Il est des exemples du contraire. Quelques raisons physiologiques sur lesquelles je ne puis insister ici, rendent compte de la possibilité de la guérison de la chlorose, même dans les cas de ce genre.

Traitement de la Chlorose (première espèce).

Le traitement de cette première espèce de chlorose se compose des moyens prophylactifs et des moyens curatifs.

Traitement prophylactique. — C'est ici surtout qu'il faut déployer toutes les ressources de l'hygiène. Les jeunes filles ont besoin de beaucoup d'exercice en plein air ; on recommande l'usage d'alimens de bonne qualité ; en un mot, il faut mettre l'économie animale dans toutes les circonstances favorables au parfait développement du corps et à l'équilibration des fonctions. Le mode d'habillement des jeunes personnes n'est pas indifférent ; il y a de l'avantage à leur donner des vêtemens légers, qui les tiennent cependant assez chaudement. Elles doivent coucher sur des lits un peu fermes, et toujours seules. S'il existe des dispositions morbides, des maladies, même des causes de quelque nature que ce soit, capables d'irriter ses parties sexuelles, le médecin doit employer tous ses soins à les faire disparaître ; car n'oublions pas qu'elles peuvent devenir très nuisibles, en activant l'apparition des menstrues.

Parmi les causes capables de développer l'irritation des organes sexuels, notons principalement l'onanisme , les vers dans le rectum ou dans le vagin , les exanthèmes des parties génitales , et les flux de diverses sortes qui s'en écoulent. Si les règles sont imminentes, et qu'on soupçonne que leur apparition sera préjudiciable à la santé , il ne faut cependant pas les empêcher de paraître ; on se borne seulement à les modérer et à les tenir dans de justes limites , à l'aide du repos ; comme il est fort rare qu'elles se régularisent , et qu'au contraire elles ne se montrent qu'à des intervalles assez éloignés , la *vie de conservation de soi-même* acquiert pendant ce temps la force nécessaire à l'accomplissement des fonctions sexuelles.

Il n'est pas moins important de tenir l'imagination des jeunes filles à l'abri de toutes les impressions qui pourraient exciter chez elles un instinct sexuel trop actif. On évite de laisser à leur disposition des livres et des gravures obscènes ; les jeux récréatifs et les affections agréables leur sont toujours utiles.

Traitement curatif. — Placer la *vie de conservation de soi-même* dans de telles circonstances , qu'elle puisse suffire au développement des facultés sexuelles ; tel est le problème thérapeutique qu'il faut chercher à résoudre. Il est plusieurs moyens d'y parvenir.

1° S'il existe quelques dispositions innées ou acquises , qui puissent inspirer des craintes sous le rapport de la santé générale , il faut éviter toutes les influences capables de mettre ces dispositions en activité. S'il y a plus que des dispositions à des maladies , et que déjà ces dernières soient confirmées , on s'empressera de les combattre. La scrophule , le scorbut , les perversions de secrétion du tube digestif, la présence des vers réclament des soins particuliers , sur lesquels nous avons assez souvent insisté , pour que nous n'y revenions pas ici.

MERCATUS le premier, et depuis lui, quelques praticiens ,

frappés de ce que dans la chlorose il se présente toujours des signes d'embarras saburral des voies digestives, ont donné le conseil de recourir, dans ce cas, aux vomitifs. D'autres ont blâmé cette méthode, se fondant sur la difficulté avec laquelle les chlorotiques vomissent, et sur la possibilité de déterminer des vomissemens de sang et des aberrations des menstrues. Ces craintes ne m'ont jamais paru sérieuses ; j'ai été à même, dans trois cas différens, d'administrer l'ipécacuanha ; j'ai provoqué des vomissemens bilieux et albumineux, non suivis d'accidens. L'appétit et les digestions s'amélioraient toujours au contraire sous l'influence de ce traitement.

2° On prépare l'économie à suffire au développement des facultés sexuelles, en l'élevant à un type d'activité nécessaire. On a bien proposé de restreindre le développement des facultés sexuelles, par une diète débilitante, des bains de pieds froids, etc., etc. ; mais je ne saurais trop m'élever contre un conseil aussi téméraire. Toutes les fois que le mouvement sexuel a commencé, même avant que l'organisme y soit préparé, il y a du danger à vouloir entraver ce mouvement.

Toute notre attention doit être dirigée sur la *vie de conservation de soi-même*, qu'il faut seconder par les moyens généraux énumérés dans le chapitre de l'apparition prématurée des menstrues. Le fer, le quinquina et la rhubarbe, sont les médicamens les plus précieux que nous possédions pour atteindre ce but. Nous avons obtenu d'assez bons effets d'une préparation ferrugineuse, autrefois très connue, la teinture de BESTUCHEFF ou de KLAPROTH. (*Hydrochlorate de fer sublimé, un ½ gros ; liqueur d'*HOFMANN *(éther et alcool), une ¼ once.*) Cette teinture de fer éthéro-alcoolisée, ne se donne pas indifféremment dans tous les cas de chlorose ; la quantité de fer qu'elle contient est par trop minime ; on en donne de 30 à 50 gouttes dans de l'eau sucrée. Elle est utile dans les cas où des phénomènes nerveux prédominans exigent l'emploi des antispasmodiques volatils. La teinture de mars apéritive, unie à celle de rhubarbe, est avantageusement prescrite, s'il existe une grande atonie des voies digestives ; celle de malate de fer a été préconisée dans le même cas. (*Pharm.* VINDOBON.)

On peut avancer que toutes les préparations ferrugineuses sont d'un incontestable secours dans le traitement de la chlorose ; à vrai dire, c'est souvent à elles seules qu'il faut rapporter tous les honneurs de la guérison. On a expliqué les bons effets du fer de différentes manières ; les uns n'ont voulu voir en lui qu'un tonique simple, comme le quinquina, la gentiane, le colombo, etc. Les autres l'ont regardé avec raison comme un spécifique, qui ne saurait être remplacé avec le même avantage par les toniques dont je viens de parler. Sa manière d'agir a été le sujet d'un assez grand nombre de controverses ; un homme qui fait autorité dans la science, et contre lequel se heurtent aujourd'hui tant d'opinions médicales, M. BROUSSAIS, sur les doctrines duquel un certain respect scientifique m'impose le silence, ne voit dans l'action du fer qu'une influence tonique de ce médicament sur l'estomac, d'où elle s'irradierait ensuite à toute l'économie par la voie des sympathies, ou par la réhabilitation des fonctions digestives ; il en résulterait la préparation d'un chyle de meilleure nature, et par conséquent, d'un sang plus riche en élémens nutritifs.

« Cette opinion est spécieuse, et d'autant plus vraisemblable, dit M. TROUSSEAU [*], que dans les vertus anti-chlorotiques du fer, il n'est pas impossible, il est même probable que quelque chose de pareille a lieu ; mais nous sommes justement portés à penser que ce mode d'influence n'est que secondaire, et que

* Ouvrage cité, t. 2, p. 375.

L. 1   14.

les effets les plus puissans, les plus spécifiques, se font directement sentir sur la *crase* du sang, comme nous l'avons déjà plusieurs fois professé. Bien des preuves en faveur de cette opinion, peuvent être fournies, et entre autres celle-ci : que la guérison de la chlorose est très bien obtenue par l'usage, en lavemens et en bains, de préparations martiales solubles, et puis, ce tonique, quoi qu'en dise M. Broussais, ne saurait être remplacé par un autre dans les cas en question. »

Je partage l'opinion de M. Trousseau, le fer possède des propriétés spéciales ; on l'associe avec avantage aux toniques d'une autre nature, aux amers, etc. En un mot, c'est un spécifique ; mais M. Trousseau ne me paraît pas avoir été heureux dans le choix des argumens qu'il oppose au professeur du Val-de-Grâce. De ce qu'on peut guérir des chlorotiques sans donner le fer par l'estomac, et en l'appliquant simplement à la surface de la peau et sur la partie inférieure du tube digestif ; cela prouve-t-il que le fer agit directement sur le sang ? pas le moindrement. Pourquoi donc l'influence tonique du fer, porté sur la peau ou sur la muqueuse du rectum, ne s'irradierait-elle pas aussi à toute l'économie ? Est-ce que la voie des sympathies n'existe pas entre l'appareil cutané et les autres appareils organiques ? Je le répète, je reconnais au fer une action spécifique ; mais les objections de M. Trousseau à M. Broussais, ne renversent point l'opinion de ce dernier.

Quelques praticiens ont rejeté l'emploi du fer, en raison de l'intolérance de l'estomac pour ce médicament. Il en est d'autres qui n'ont osé l'administrer dans la chlorose, retenus par la crainte d'exaspérer certains symptômes gastriques, considérés par eux comme des preuves d'irritation, d'inflammation, même, des voies digestives.

Aux premiers nous répondrons : qu'il est rare que l'estomac

ne se prête pas rapidement à l'usage des préparations ferrugineuses; on peut, au reste, les varier, les modifier à l'infini; on parvient toujours, en commençant par de petites doses, à en donner avec beaucoup de succès des quantités fort élevées.

Nous devons rassurer ceux qui craignent l'irritation viscérale; l'expérience a démontré que les remèdes martiaux, au lieu d'augmenter les symptômes qu'ils regardent à tort comme des signes d'irritation et d'inflammation, les font disparaître en même temps que l'inertie des fonctions digestives, hématosiques, etc., etc.

M. Pezzonni, médecin à Constantinople, a consigné dans les *Annales de médecine pratique de Montpellier*, des observations qui prouvent que le tannin peut-être prescrit avec avantage contre la chlorose. A l'époque où M. Pezzonni publia ses observations, il ne pouvait avoir employé que le tannin impur puisque le procédé de M. Pelouze n'était pas connu. Il serait curieux d'expérimenter de nouveau, mais je doute que ce médicament soit jamais comparable au fer; les essais que j'en ai faits dans d'autres circonstances, ne prouvent pas qu'il ait une bien grande vertu. M. Ballard * a proposé d'employer le tan de l'écorce du maronnier d'Inde, dont il dit avoir obtenu des effets avantageux.

3° En même temps qu'on répare ainsi toute la machine organique, il faut surveiller les malades avec la plus grande attention, et les soustraire aux influences capables d'exciter directement les parties génitales et le mouvement sexuel. Quant aux accidens liés à l'existence de la chlorose, il est fort difficile de les combattre isolément avec avantage; soit en raison de ce qu'ils sont souvent en rapport avec des vices organiques au-dessus des ressources de notre art; soit que l'état général de la

---

* *Considérations physiologiques et médicales sur la chlorose.*

chlorose, avec lequel ils sont liés, demande à être détruit pour qu'ils se dissipent. Aussi, dans beaucoup de cas, sommes-nous contraints de nous borner à l'emploi des palliatifs, pour ne pas rester spectateurs indifférens de ces incommodités.

Les accidens qui réclament particulièrement nos soins, sont les douleurs et les battemens dans la tête, les maux de cœur, l'oppression, la constipation, les spasmes, les palpitations, les lassitudes, les irrégularités des menstrues, l'écoulement séro-muqueux par le vagin, les démangeaisons des parties de la géné-ration, les collections séreuses, l'amaigrissement et la fièvre.

J'ai déjà parlé de la nature des douleurs de tête ; elles dispa-raissent très souvent, lorsque les malades ont pris quelques alimens, tels que des bouillons, du chocolat à l'eau, etc., etc. Si les douleurs sont trop violentes, et que les malades se refu-sent à prendre toute espèce d'alimens, on leur donne quelques cuillerées d'une infusion de valériane ou de menthe poivrée, à laquelle on ajoute deux ou trois gouttes de liqueur de HOFFMANN.

Les maux de cœur cèdent également au même mode de trai-tement ; on peut dissoudre quelques extraits amers dans l'infu-sion de valériane ; on recommande ceux de gentiane et de quassia, en les donnant à la dose de 2 à 3 grains par once d'infusion. Si l'on soupçonne que les maux de cœur soient dus à un embarras gastrique, on les fait souvent disparaître en administrant un vomitif.

La constipation, accident qui coïncide avec l'inertie des viscères abdominaux, mérite toute l'attention du praticien, parce qu'elle entretient sur les parties génitales une sorte d'excitation nuisible qui porte les jeunes filles à l'onanisme, et qu'on ne peut la faire cesser ni par les lavemens ni par les purgatifs toniques, à cause de leur action sur les organes sexuels, ni par les évacuans rafraîchissans, qui ne conviennent pas à l'état général. Si l'on emploie les lavemens, il faut qu'ils soient presque froids ; l'exercice en plein air est un des meilleurs moyens de faire cesser la constipation ; les pilules savonneuses, auxquelles on ajoute de l'extrait de fiel de bœuf, procurent facilement une selle sans fatiguer les malades (Recipe : *extrait de fiel de bœuf, 3 grains ; savon amygdalin, 3 grains, pour un bol.* Le nombre de bols, à donner chaque jour, varie en raison de l'opiniâtreté de la constipation.

On oppose aux accidens nerveux de la chlorose, tels que les spasmes, les lassitudes, les palpitations, etc., etc., les teintures ferrugineuses éthérées. La teinture acéteuse de digitale réussit assez souvent à faire cesser les palpitations ; mais, je le répète, ce sont surtout les accidens de cette nature qui, pour disparaître, exigent la guérison de la maladie générale qui les a fait naître et qui les entretient.

Les troubles survenus sous la médiation de la chlorose, dans les fonctions respiratoires et circulatoires, doivent nous arrêter un instant. Je ne veux pas parler ici du désordre de ces fonctions occasionné par des vices organiques. Sans doute, ces perturbations fonctionnelles qui ont leur siége dans les appareils de la circulation et de la respiration se dissipent, comme tous les autres symptômes, en même temps que l'état général, nous pourrions, conséquemment, n'en pas parler ; cependant, il se rattache à leur existence quelques considérations qui trouvent ici leur place.

Les efforts musculaires trop violens et les émotions vives seront ici évités avec soin ; il est fort important de rechercher si ces perturbations sont simplemeut nerveuses, ou si plutôt elles sont produites par une excitation vasculaire. On s'étonnera peut-être de nous voir rapporter la cause de ces désordres fonctionnels à une excitation vasculaire qu'il est difficile de supposer dans la chlorose. Nous ne sortons pourtant pas de la vérité ; mais je ferai remarquer que ce n'est qu'à l'époque où les règles menacent de paraître , que cette excitation vasculaire existe réellement. La digitale pourprée, préparée comme je l'ai indiqué , et l'eau de laurier-cerise seront utilement employées.

Si les accidens dont nous parlons sont spasmodiques, nerveux, on le reconnaît à ce que dans les symptômes il y a quelque chose d'hystérique qui fixe l'attention. Au reste, les phénomènes nerveux et ceux qui prennent naissance dans l'irritation vasculaire marchent presque toujours ensemble.

La complication scrophuleuse, ainsi que je l'ai vue très développée, il y a fort peu de temps chez une jeune fille de la rue du Faubourg-Saint-Antoine, exige, outre les toniques généraux, l'usage des anti-scorbutiques, du muriate de baryte et de l'extrait de ciguë; l'usage interne de l'iode, dont M. Lugol a préconisé l'*incomparable* efficacité ne me paraît nullement indiqué; deux raisons me font repousser l'usage interne de ce médicament, pour lequel M. Lugol professe une admiration trop paternelle : d'abord, c'est un des plus puissans excitans emménagogues du système vasculaire, capable de provoquer l'éruption prématurée des règles. En second lieu, comme il existe presque toujours des tubercules dans les poumons des scrophuleux, il en favoriserait la *fonte* (car c'est là sa propriété reconnue, à ce qu'on dit) et pourrait, conséquemment hâter les progrès d'une maladie incurable. Je préfère le muriate de baryte, parce que j'ai vu M. Chaponier guérir avec ce sel des malades qui avaient vécu longtemps et sans amélioration au milieu de l'*atmosphère iodurée* des salles de M. Lugol.

Lorsqu'il y a scorbut et chlorose simultanément, on modifie le traitement de cette dernière, de façon à donner aux malades les remèdes nécessités par cette complication. Les ablutions du corps avec le rhum et l'eau de Cologne rendent ici de grands services. Ces ablutions doivent, d'abord, être tièdes ; on arrive progressivement à les faire tout-à-fait froides.

Le tœnia, dont il a été fait mention précédemment, réclame un traitement d'autant plus actif, qu'il peut être cause de la chlorose. Il faut seulement faire attention que les chlorotiques ont de la peine à supporter l'action des drastiques employés ordinairement pour expulser le ver solitaire. On a conseillé d'avoir recours à l'essence de térébenthine à la dose de ½ once. Le mauvais goût de ce médicament se prête si peu à son administration, que je crois qu'il vaut mieux lui préférer l'écorce fraîche de racine de grenadier, comme on le fait depuis plusieurs années. Quelques heures après avoir donné le décoctum d'écorce de racine de grenadier, on fait frotter l'abdomen avec 8, 12 et même jusqu'à 20 gouttes d'huile de croton tiglium.

Si dans le cours de la chlorose, il survient des évacuations de sang trop fréquentes et trop abondantes par les parties génitales, ou bien encore, s'il existe des flueurs blanches habituelles, il faut au moins les modérer. Ces sécrétions, en débilitant l'économie, s'opposent à ce qu'elle reprenne le degré d'activité nécessaire dont elle a besoin pour que la santé se rétablisse. Les causes des pertes de sang seront donc immédiatement recherchées et éloignées. Des lotions fréquentes des parties seront faites dans l'intention de diminuer l'écoulement séro-muqueux, et de s'opposer à ce que son contact avec les grandes lèvres, les cuisses, etc., etc., ne produise des ulcérations. Cet écoulement a encore l'inconvénient d'irriter le clitoris, d'exciter les jeunes filles à porter la main sur cet organe, et de provoquer l'onanisme, la nymphomanie, etc., etc. Voilà assez de raisons pour engager les malades à tenir le vagin et les parties génitales externes dans la plus grande propreté.

Les collections séreuses qui se forment sur divers points du corps, exigent que les malades habitent un lieu sec. Si les bras et les jambes sont devenus, comme cela se voit presque toujours, le siége de ces collections séreuses, on les tient élevés à l'aide d'oreillers un peu durs. On frictionne ces parties avec des flanelles imprégnées de vapeurs d'encens, de benjoin, d'ambre jaune, placés sur une pelle rouge. On surveille en même temps les fonctions urinaires ; la sécrétion de l'urine est souvent diminuée dans ces circonstances. On peut l'exciter par de légères doses de nitrate de potasse (5 à 6 *grains dans une pinte d'infusion de pariétaire.)*

S'il se forme des épanchemens séreux dans quelques cavités, la gravité du mal augmente encore. Néanmoins, il ne faut pas abandonner les malades ; les vésicatoires et l'abstinence des boissons trouvent ici leur application.

On s'étonnera peut-être, qu'à l'exemple de tous les auteurs, nous n'ayons pas donné le conseil, avant toutes choses, de provoquer l'éruption des règles. Cette réserve est tout-à-fait en rapport avec notre manière d'envisager la chlorose (Première espèce). Ici l'aménorrhée et la dysménorrhée ne sont que les symptômes de la maladie vue dans son ensemble. Provoquer les règles, c'est vouloir augmenter les accidens généraux qui la constituent. Il ne faut pas oublier que dans le cas présent, la chlorose est survenue, parce que *la vie de conservation de soi-même* n'a pu servir de base solide au développement des facultés sexuelles. Nous allons voir bientôt à quelle occasion il est permis dans la chlorose de provoquer l'éruption menstruelle.

Traitement de la Chlorose qui procède de la vie sexuelle.
(Deuxième espèce.)

Dans cette espèce de chlorose, le traitement général est le

même que celui qui vient d'être exposé ; il faut, en outre, porter sur les organes génitaux et sur les fonctions sexuelles, une attention toute particulière, puisque, en eux, reposent la plupart des causes de la maladie. Le praticien ne saurait surveiller trop scrupuleusement la menstruation, fonction d'autant plus importante, qu'elle est l'expression la plus frappante de la sexualité.

Généralement, aussitôt que les règles sont diminuées ou supprimées, on s'empresse de les rappeler ; et cette manière de faire est regardée comme la plus naturelle pour guérir la chlorose. C'est, en effet, ce que l'on doit tenter, si l'organisme est préparé à cette évacuation périodique ; en la régularisant, on parvient souvent à guérir la maladie générale, mais encore faut-il à ce propos observer la plus grande réserve ; car pour peu que l'état morbide général ait déjà une certaine durée, les forces vitales sont tellement affaiblies, qu'il faut avant tout les réparer.

« Lorsque les femmes sont épuisées, délicates, on les tue en voulant forcer l'éruption des règles : pour les rétablir, il faudrait plutôt leur donner du sang que de leur en ôter. » (GARDIEN, TISSOT.)

L'aménie, l'aménorrhée et la dysménorrhée, lorsqu'elles persistent, imposent au médecin l'obligation d'explorer les parties génitales. On épuiserait envain tous les emménagogues, s'il existait quelques obstacles mécaniques à l'apparition et à l'écoulement régulier des menstrues ; l'état du col de la matrice, celui de son orifice, les maladies, la position, les rapports de cet organe avec les viscères du voisinage, seront notés avec soin. Les annexes de l'utérus, la vulve et le vagin surtout, réclament un examen non moins sérieux. J'ai traité des moyens qu'il convient alors d'employer, chap. 8, *Aménie*.

Lorsque l'explorateur a constaté l'absence de tout obstacle

physique à l'éruption des règles, quelle est la conduite qu'il doit tenir?

Excitera-t-il l'instinct sexuel, s'il manque? Cherchera-t-il à le modérer, s'il est trop vif? Convient-il enfin de le satisfaire? C'est là, sans contredit, un des points les plus embarrassans du traitement. Encore ici, comme dans toutes les questions de thérapeutique, oui et non.

Si le développement de l'instinct sexuel se montre en harmonie avec l'état organique et les fonctions des parties génitales, ainsi qu'avec la *vie de conservation de soi-même*, il n'est jamais nuisible. Il n'en est plus de même, si cette harmonie n'existe point ou si elle demeure imparfaite. Il suffit, dans la plupart des cas, de mettre la *vie de conservation* et la *vie sexuelle* en équilibre, pour voir l'instinct sexuel se développer spontanément et sans qu'il soit nécessaire de l'éveiller par des moyens qui agissent directement ou indirectement sur les organes génitaux. L'exercice au grand air, l'insolation, la fréquentation des jeunes gens, la danse, etc., ont été conseillés, lorsqu'on ne savait à quelles causes rapporter le retard de l'instinct sexuel. On parvient assez fréquemment à régulariser les fonctions du système utérin et à faire naître l'instinct sexuel, en forçant la matrice à sortir de l'asthénie, qui lui est quelquefois particulière. (Voir *Aménie.*)

Il n'est pas rare que dans la chlorose, l'instinct sexuel soit excité à un tel dégré, qu'il faille nécessairement le modérer. La chose est difficile, sans doute; mais encore faut-il tenter tous les moyens connus pour arriver à ce but. L'indication est d'autant plus pressante que presque toujours cette *hypersthénie instinctive* sexuelle expose les malades aux accidens les plus variés, aux convulsions, à l'hystérie, à la mélancolie, à la nymphomanie, à l'épilepsie, à la folie, et à l'idiotisme, etc., etc.

Nous n'avons pas d'autres moyens de modérer l'instinct sexuel, que de faire disparaître les causes qui l'ont morbidement accru. On donne en même temps une autre direction à l'imagination des jeunes personnes ; on leur impose des travaux corporels un peu fatigans, et on leur crée des occupations intellectuelles particulières.

Convient-il de satisfaire l'instinct sexuel?

Après la lecture de tous les ouvrages, ou au moins de la plupart de ceux que j'ai étudiés, je devrais répondre sans hésitation à cette question par l'affirmative. Le mariage, disent communément les auteurs, guérit la chlorose. Je suis loin de partager, sans restriction, cette opinion. Il y a de grands inconvéniens à satisfaire l'instinct sexuel, qui s'est éveillé prématurément et à une époque où la *vie de conservation* et la *vie sexuelle*, ainsi que les fonctions qui s'exercent dans la sphère de ces deux vies, ne sont point parfaitement harmonisées. Dans toutes les circonstances opposées, dans tous les cas où la constitution générale est assez affermie, le mariage seul réussira souvent à rétablir la santé.

« On croit généralement que le mariage peut remédier à toutes les incommodités des jeunes filles, s'il est quelquefois utile, on observe, au contraire, qu'il ne fait le plus souvent qu'aggraver ou changer toutes leurs dispositions. » (GARDIEN.).

CHAPITRE XV.

DE L'INFLUENCE DU DÉVELOPPEMENT DES FACULTÉS SEXUELLES SUR LES ACTES SENSORIAUX, INTELLECTUELS ET MORAUX.

J'ABORDE une des questions les plus épineuses de la science de l'homme; qu'on n'attende de moi aucune discussion métaphysique, qu'on ne me demande pas si les actes intellectuels et nerveux sont dépendans d'un organe ou sont dus, au contraire, exclusivement, à l'ame. Je ne quitterai pas le terrain de la pathologie, pour tenter une excursion aventureuse dans le domaine de la psychologie. Je ne veux voir que les faits, et les approprier à mon sujet.

« Les facultés intellectuelles et affectives diffèrent toujours dans chaque individu; chacun a des qualités particulières d'esprit et de cœur; l'un est musicien, l'autre est poète; tels sont compatissans, tels autres sont cruels.

» Certainement les dispositions intellectuelles et affectives de la femme diffèrent un peu de celles de l'homme.

» Dans un même individu, la psychologie varie selon les âges, l'état de santé et de maladie, l'état de veille et de sommeil. On sait que l'enfant qui vient de naître est inapte à penser comme à marcher; que ce n'est que graduellement qu'il acquiert toutes ses facultés morales, que bientôt après l'époque où ces facultés sont dans toute leur plénitude,

elles décroissent; et qu'enfin, elles s'affaiblissent, à mesure'
qu'on avance dans la vieillesse. Les moralistes ont toujours
remarqué que chaque âge a sa psychologie propre. D'autre
part, qui n'a observé sur soi-même que les actes intellectuels
et moraux sont tour-à-tour plus faciles ou moins libres? qu'il
est des momens où l'esprit est plein de sagacité, le cœur de
bienveillance; qu'il en est d'autres où cet esprit se refuse au
travail, et où notre humeur est disposée à s'irriter de tout ;
qu'ainsi, le moral offre les mêmes alternatives d'activité et de
langueur que les autres fonctions du corps telles que la digestion et la locomotion.

» La pratique de la médecine fait voir que dans les maladies
le moral est souvent activé soit d'une manière momentanée,
ce qui constitue le délire, soit d'une manière plus durable, ce
qui constitue la folie, la manie.

» Il est modifié (le moral) par toutes les modifications organiques qu'éprouve l'homme, même par celles qui sont les
plus légères, comme les hémorroïdes, les menstrues, la grossesse, etc., etc. (ADELON).

» Oui, tout cela est plein de vérité, les âges modifient l'exercice des actes sensitifs intellectuels et moraux. Le *sensorium*
prend une grande part aux développemens, en général. Les
développemens irréguliers doivent par conséquent avoir sur
lui une grande influence. C'est ce qui a souvent lieu, à propos
de l'apparition morbifique des facultés sexuelles.

» Des faits multipliés prouvent que l'utérus a beaucoup
d'influence sur le moral de la femme; par exemple, l'époque
du développement de cet organe est celle à laquelle éclatent
de nouveaux sentimens, celle où tout l'esprit prend plus d'activité ; il y a généralement un rapport entre l'activité de l'utérus
et celle de l'esprit. Que l'utérus soit modifié, comme cela est lors
de sa fonction menstruelle, ou lors de la grossesse, de l'accou-

chement, le moral l'est aussitôt ; qui ne sait que le caractère moral de la femme n'est pas le même en ces deux états ? Or, tous ces faits ne sont-ils pas encore propres à faire croire que de cet organe émanent continuellement des impressions qui, par leurs variétés, déterminent celles que le moral présente en ces divers cas (ADELON). »

La cause la plus fréquente de ces désordres sensitifs intellectuels et moraux, réside dans le développement irrégulier des facultés sexuelles. Leur apparition est, ou trop précoce, ou trop tardive. Toute irritation des parties génitales, avant le développement des facultés sexuelles, surtout, si cette irritation a suscité des phénomènes précurseurs des règles, me paraît être une cause efficace de ces perturbations. Ce n'est pas sans raison qu'on a fait figurer au nombre des causes capables de déterminer les accidens dont nous parlons, la vue de quelques malades, comme les épileptiques et les hystériques. N'a t-on pas consigné dans les fastes de la science, l'histoire de ces jeunes pensionnaires atteintes les unes après les autres, d'épilepsie, par imitation, si je puis ainsi m'exprimer. Chez des jeunes filles à peine sorties de l'enfance, un amour passionné ou contrarié, donne souvent lieu à tous ces troubles

Symptômes, marche. — Le mouvement sexuel commence à peine, qu'on remarque déjà, dans le caractère des jeunes filles, des particularités qui n'échappent point à l'observateur attentif. Assez fréquemment, à cette époque, les jeunes personnes montrent de l'indifférence pour tout ce qui leur plaisait le plus, peu de temps auparavant ; elles deviennent capricieuses, manifestent du mécontentement et de l'ennui. Ces troubles ne tardent pas à devenir plus palpables, si le mouvement sexuel s'opère avec quelque vivacité. Les mamelles sont traversées par des élancemens, les parties sexuelles deviennent le siége d'une chaleur, d'une plénitude et d'une tension inaccoutumée.

Le désordre des facultés intellectuelles et morales se fait remarquer par une grande inégalité d'humeur, par de l'inquiétude et de l'inconstance. La jeune fille, enfant, il n'y a qu'un instant, éprouve du vide ; elle désire avec ardeur quelque chose d'inconnu ; elle est entraînée à des actes inconsidérés, déploie parfois, dans leur exécution, la plus grande énergie, la plus grande violence, et retombe après dans une sorte de torpeur et de mélancolie qu'il lui est impossible de surmonter. Il n'est pas jusqu'aux instans de sommeil qu'elle goutte, qui ne soient troublés par des rêves fatigans ; il lui semble souvent qu'un poids énorme presse sa poitrine ; elle éprouve les angoisses du cauchemar.

Il n'est pas rare qu'au milieu de ce sommeil agité, les malades fonctionnent, exécutent des mouvemens, marchent, parlent, écrivent, pleurent, rient, comme si elles étaient éveillées. On donne à cet état le nom de somnambulisme.

Ce ne sont pas là les seuls désordres sensitifs intellectuels et moraux qui peuvent se développer à l'occasion de l'accroissement des facultés et de l'instinct sexuels ; on voit encore des maladies plus terribles frapper la jeune fille ; telles sont : la catalepsie, la danse de Saint-Guy, l'épilepsie, la lubricité furieuse, l'imbécillité et la folie, affections, pour la plupart, au-dessus des ressources de notre art.

Si nous nous rappelons la marche que suivent dans leur développement certaines parties du système nerveux, un fait nous frappe immédiatement : c'est l'accroissement du cervelet et des nerfs affectés aux parties génitales, à l'époque de la puberté ; accroissement réellement prépondérant momentanément sur celui du cerveau et des autres nerfs qui ne sont pas en liaison directe avec les organes génitaux. Que ce fait soit de quelque importance dans l'explication des phénomènes morbides qui se manifestent, qu'il n'ait, au contraire, aucune valeur, peu nous importe, mais, ce qu'on ne saurait nier, ce sont toutes les anomalies que je viens de signaler, ces antipathies dont les jeunes filles ne peuvent se rendre compte, ces jeux singuliers de l'imagination, ces illusions des sens, etc., etc., qu'on voit, sous l'influence de causes diverses, prendre des formes si multipliées.

En général, les symptômes morbides qui naissent de cet état particulier de la jeune fille sont en rapport avec la constitution des malades, la durée de la maladie et les causes occasionelles qui ont contribué à la déterminer.

Dès le commencement de ces désordres, on remarque chez les jeunes filles à tempérament sanguin, une excitation nerveuse et vasculaire qu'il est facile de reconnaître.

La face est rouge, ou du moins, si elle est pâle, elle se colore à la moindre occasion ; les malades se plaignent d'oppression, de douleur sourde et de chaleur dans la tête ; les conjonctives sont injectées, le pouls est serré, dur ; les malades restent assises pendant des heures entières, sans rien dire ; puis elles se lèvent brusquement, et mettent la plus grande activité dans les travaux qu'elles entreprennent.

Presque toutes les jeunes filles qu'on observe dans cet état accusent des douleurs vagues et une sensation de froid sur les membres et dans l'abdomen ; chez elles, la constipation est opiniâtre ; on les voit, sans motif réel, avoir peur, éxécuter de profondes inspirations, se parler bref, d'une voix entrecoupée, regretter le lieu où elles ont passé leur enfance, se représenter tous les objets qu'elles y ont vus, parler à elle-même, se taire avec les personnes qui les entourent.

Leur tristesse alterne quelquefois d'une manière surprenante avec une gaîté folle ; mais, si les élans en sont vifs, ils ne sont pas durables, car bientôt elles retombent dans la mélancolie ; elles sont remarquables encore par la crainte exagérée qu'elles ont des punitions, par la curiosité, et quelquefois par la pénétration avec laquelle elles observent ce qui se passe autour d'elles.

On voit de ces jeunes personnes, sous l'influence de ces perturbations, prédire quelque grand événement qu'elles attendent avec crainte. Toutes les facultés morales et intellectuelles sont dans une indécision si profonde, que quelques-unes d'entre elles, se croyant sous la domination d'une puissance occulte, irrésistible, accomplissent les actes les plus répréhensibles; on en a vu saisir des tisons ardens, les jeter dans la propriété d'autrui ou de leurs parens, et réaliser ainsi ce grand événement qu'elles attendaient.

Il existe dans la conduite de ces malheureuses une contradiction qui plus d'une fois a entraîné les tribunaux à des erreurs funestes; cette contradiction ressort des précautions qu'elles apportent à préserver leur petite propriété, lorsqu'elles veulent mettre le feu à leur propre maison, puis de la préférence qu'elles montrent à incendier les propriétés de ceux qui, selon elles, les ont offensées. Faut-il croire à une vengeance de leur part et à la préméditation? Non, sans doute, cela prouve seulement qu'à côté d'une impulsion irrésistible, il existe encore une sorte de jugement perverti qui les dirige dans la manière dont elles obéissent à cette impulsion; cette manière d'agir, qu'elles ne peuvent s'expliquer à elles-mêmes, répond à leurs vœux, à leurs sensations, en un mot, à leur état de maladie.

OSIANDER, dans son remarquable *Traité des maladies de développement*[*], a longuement insisté sur les désordres que la puberté pouvait faire naître dans les actes sensitifs, intellectuels et moraux. Outre la mauvaise humeur de ces malades et leur penchant à la mélancolie, dit cet auteur, il naît encore en elles un désir de douleurs et de souffrances réelles; on les voit se porter

[*] Gœttingue, 1807.

des coups violens, se faire des blessures graves, se priver d'alimens solides et liquides, etc., etc.; il en est d'autres qui s'introduisent des pierres, des corps de nature diverse dans le vagin et l'urètre.

A tous ces dérangemens viennent bientôt s'ajouter des spasmes passagers, sans caractère arrêté, la fixité dans le regard, les mouvemens convulsifs des muscles du visage, la roideur des muscles du col et des membres supérieurs, des larmes et des ris involontaires, un tremblement général, des hoquets, un sentiment de constriction au larynx et à l'œsophage, le globe hystérique, quelquefois même l'hydrophobie. C'est encore à cette époque que se manifestent les névroses des nerfs brachio-thorachiques, l'angine de poitrine, les *crampes* d'estomac, le gonflement du ventre, les borborygmes, le ténesme, la rétention ou l'émission involontaire de l'urine, les crampes des mollets et des cuisses. Quelques jeunes filles sont sujettes à des syncopes qui se représentent à la moindre occasion, et qui peuvent durer pendant un fort long temps.

Pronostic. — Si l'on n'envisage que les effets et les suites des désordres nerveux, intellectuels et moraux, qui naissent chez la jeune fille, sous la médiation du développement des facultés sexuelles, sans doute le pronostic présente une haute gravité. Les accidens fâcheux, les incendies, les vols, etc., etc., dont certaines jeunes filles ont été les auteurs, sont trop fréquens pour qu'il soit possible de ne pas déplorer la position dans laquelle elles se trouvent. Cependant, ces désordres cessent si ordinairement après le développement accompli de la sexualité, qu'on ne peut avoir, quant à la maladie considérée en elle-même, de craintes bien sérieuses. Dans tous les cas, le pronostic doit reposer sur la nature des causes de la maladie, sur l'intensité, la forme de cette dernière, et sur l'ensemble des circonstances qui l'entretiennent; car il est inutile de dire que le pronostic varie en raison de l'opiniâtreté des causes et de la maladie. Les accidens sont-ils passagers, vagues et in-déterminés? on en triomphe plus aisément. Existe-t-il, au contraire, des obstacles insurmontables au développement des facultés sexuelles ; les fonctions génitales sont-elles désordonnées à tel point qu'on ne puisse les régulariser? la maladie est beaucoup plus difficile à guérir.

Traitement. — Il est bien rare qu'on ait recours au médecin dès le début de la maladie. La plupart du temps, les parens ou les personnes qui entourent la malade, sont loin de penser que la mauvaise humeur, les caprices et la paresse qu'isl remarquent en elle, sont le résultat d'une maladie; aussi ne réclament-ils nos secours que s'il se déclare des acci-dens qui les surprennent et les effraient. Notre premier soin consiste donc à prévenir les parens que tous les petits change-mens qu'ils ont observés dans le caractère de la jeune fille, tiennent à l'état pathologique dans lequel elle se trouve; et à leur faire sentir qu'elle mérite toute leur indulgence et leur sollicitude.

On ne saurait trop éviter ici toutes les occasions qui pour-raient accroître les désordres nerveux. Les émotions vives, la crainte, la peur, surtout, des espérances qui ne se réalisent pas, contribuent souvent à les soulever. On ne doit jamais permettre la fréquentation de personnes atteintes de maladies nerveuses et sujettes à des *attaques*.

M. Esquirol a remarqué que la seule vue du feu suffit pour ex-citer l'impulsion à l'incendie; c'est donc dire qu'il est urgent de ne pas laisser les malades séjourner auprès de foyers embrasés.

Certaines jeunes filles, chez lesquelles se font remarquer des symptômes de nostalgie, se trouvent fort bien du retour à leur pays natal; elles doivent y rester jusqu'à ce que le développe-ment des facultés sexuelles se soit perfectionné.

On ne peut trop recommander aux parens de créer aux jeunes personnes des occupations spirituelles et corporelles, en rapport avec leur état; on s'accocie au caractère des malades, on fait en sorte qu'elles trouvent du plaisir dans la société de personnes plus âgées qu'elles; car il est remarquable qu'à cette époque la fréquentation des jeunes filles du même âge, provoque facilement des habitudes répréhensibles.

Quelques symptômes réclament un traitement approprié : la douleur et la pesanteur de la tête, la rougeur des yeux, se dissipent presque toujours lorsqu'on fait prendre un peu d'exercice aux malades. L'habitation d'une chambre spacieuse est indispensable pour elles. On tient les pieds chaudement, et s'il existe quelques phénomènes, précurseurs des règles, si le molimen menstruel paraît actif en ce moment, on prescrit des bains de pieds, des cataplasmes sinapisés sur le haut des cuisses, et l'application de quelques sangsues au même lieu. On joint à cela, avec beaucoup d'avantages, l'usage des antispasmodiques, s'il se montre des frissons, de la douleur dans les membres, des bâillemens, de légers spasmes, etc.

Une des conditions les plus indispensables pour le succès du traitement, c'est de tenir le ventre libre, on y satisfait à l'aide des injectious d'eau dans le rectum.

Les parens ne devraient jamais laisser arriver l'époque de la puberté chez les jeunes filles, sans les prévenir des petits accidens auxquels elles sont exposées. J'en ai rencontré qui avaient été réellement épouvantées à la vue de quelques gouttes de sang, produit de la menstruation. En prévenant ainsi les jeunes filles, on fait souvent cesser la mauvaise humeur et le caprice, symptômes légers auxquels on ne doit faire attention, au reste, qu'autant qu'ils deviennent par trop forts.

Convient-il de faire cesser l'état de somnambulisme dans lequel se trouvent souvent les malades? Cette question a été agitée par les médecins autant que par les gens du monde. En général, il ne faut y faire nulle attention, s'il n'est pas porté très loin; on se borne à les surveiller, à les préserver du mal quelles pourraient se faire, ou à éviter qu'elles n'en fassent à d'autres. En même temps, il est à propos de rechercher si le somnambulisme n'est pas entretenu par quelques causes particulières. On a vu une fièvre intermittente et des vers intestinaux, le déterminer; le sulfate de quinine, dans le premier cas, les anthelmintiques, dans le second, suffisent pour le faire disparaître.

Lorsque les jeunes filles ont du penchant au suicide, à l'incendie, à des actes violens, en un mot, il devient fort nécessaire de s'emparer de leur confiance. On les engage à communiquer toutes les sensations qu'elles éprouvent, afin de les modérer. Si, malgré les avances qu'on fait auprès d'elles, malgré l'intérêt qu'on leur exprime, elles restent taciturnes et dissimulent encore leurs penchans, il ne reste plus qu'à les surveiller avec la plus grande attention. La crainte d'un châtiment rigoureux a quelquefois réussi à corriger les malades; nous en consignons un exemple à la fin du chapitre suivant.

Les spasmes et les accidens nerveux exigent un traitement en rapport avec leur caractère. Dans la syncope, on a recours à tous les moyens indiqués, pour faire sortir les malades de cet état.

Il ne suffit pas de traiter les accidens qui se présentent ici, il faut encore remonter aux causes qui les ont fait naître, et chercher à les dissiper. On ne doit pas oublier que le développement régulier des facultés sexuelles, est la condition

la plus essentielle à la cessation de tous les troubles sensoriaux, intellectuels et moraux, dont l'apparition est en relation
avec la puberté. Il devient, conséquemment, indispensable
d'accélérer et de régulariser le développement de ces facultés.

CHAPITRE XVI.

—

LE mot *folie* est employé par les pathologistes, pour désigner
le dérangement des facultés intellectuelles, affectives et morales,
compliqué, ou non, du trouble des sensations et des mouvemens.
On se sert également de l'expression *aliénation mentale* pour
exprimer ce désordre, nous préférons celle d'altération mentale adoptée par M. le professeur ADELON.

« L'enfance est à l'abri de la folie, à moins qu'en naissant
l'enfant n'apporte quelque vice de conformation, ou que des
convulsions ne le jettent dans l'imbécillité ou l'idiotisme »
(ESQUIROL), rien n'est plus vrai. Cependant, on connaît des exceptions à cette règle, et M. ESQUIROL, lui-même, cite quelques exemples de folie survenue chez de jeunes enfans ; il
ajoute que chez eux, la jalousie et la masturbation engendrent
quelquefois cette maladie désolante.

» Ce n'est qu'à la puberté, pendant les efforts de la première menstruation, ou pendant et après une croissance trop
rapide qu'on observe quelques aliénés.

» Cette prérogative fâcheuse trouve son explication dans

l'étude des phénomènes remarquables qui s'accomplissent à l'époque où l'être commence à revêtir les attributs du sexe auquel il appartient. L'enfance est exempte de passions et étrangère à la folie; à l'âge de puberté, des sentimens inconnus font naître des besoins nouveaux; la folie vient troubler les premiers momens de l'existence morale de l'homme.

» Si nous tenons compte des observations recueillies par une foule d'écrivains dignes de foi, si nous consultons les relevés numériques de M. Esquirol, nous sommes, de prime-abord, frappés d'un fait dont nous devons nécessairement tirer parti pour notre spécialité.

» Parmi les femmes, dit le savant observateur, dont le nom figure toujours à côté de la vérité, il y en a plus d'un sixième qui deviennent folles avant l'âge de 20 ans. Les vices de l'éducation adoptée pour les jeunes filles, la lecture des romans, la fréquentation des spectacles, l'abus de la musique, l'oisiveté, la préférence accordée aux arts d'agrémens, voilà autant de causes qui servent à expliquer pourquoi le nombre des folles est plus considérable que celui des fous. Ajoutons à cela que leur constitution semble les prédisposer à la folie.

Le développement anormal des facultés sexuelles chez la femme, l'exercice irrégulier des fonctions départies à leur sexe, prennent la plus grande part à la production de la folie. Ceci est mis hors de doute par les chiffres; déjà, nous avons vu qu'un sixième des femmes folles le devient avant l'âge de 20 ans; n'est-ce pas à cette époque que la vie sexuelle joue le plus grand rôle dans l'existence de la femme? Il n'est donc pas hors de propos de soutenir que l'aliénation mentale est fréquemment en rapport avec le développement des facultés et l'exercice des fonctions sexuelles. Que nous calculions d'un autre côté le nombre des femmes atteintes de folie dans un âge plus avancé, nous verrons encore que la proportion est considérable après l'âge de 50 ans, époque climatérique, où de nouveaux rapports s'établissent entre la vie sexuelle et la vie de *conservation de soi-même*.

La menstruation, qui joue un si grand rôle dans les maladies des femmes, ne peut être étrangère à la production de l'aliénation mentale; aussi entre-t-elle pour un sixième parmi les causes physiques de cette affection. Les efforts de la première menstruation déterminent la folie; les désordres, la cessation des menstrues provoqués par des accidens physiques ou moraux, ou par les progrès de l'âge, multiplient les conditions favorables de l'aliénation mentale. Tantôt les menstrues se suppriment et cessent tout-à-coup, et la folie éclate aussitôt; tantôt elles offrent de grandes anomalies, soit pour l'époque de leur retour, soit pour la quantité et la qualité de l'écoulement avant que la folie se déclare. Quelquefois même elles sont très abondantes, elles coulent à des époques très rapprochées, peu de temps avant l'invasion de la maladie. Enfin, il est des cas où cette dernière se manifeste sans le moindre désordre menstruel; elle éclate pendant que les menstrues coulent. C'est alors que les femmes se suicident ordinairement. L'époque des retours menstruels est toujours un temps orageux pour les aliénées, même pour celles dont les menstrues ne sont pas dérangées.

« La leucorrhée qui est souvent supplémentaire des menstrues, et à laquelle sont si sujettes les femmes des villes et celles qui mènent une vie trop sédentaire, en se supprimant, peut aussi causer la folie. J'ajoute que cette cause est plus fréquente qu'on ne le pense communément. » (ESQUIROL.)

Sur 360 cas de folie, le désordre menstruel figure 55 fois comme cause de la maladie (Salpêtrière). D'après M. ESQUIROL, 19 fois sur 116 cas.

Qui de nous, dans sa pratique, n'a pas observé des femmes

chez lesquelles les facultés intellectuelles, sensitives et morales
sont manifestement modifiées à l'approche des règles?

« M. AMARD fait mention d'une demoiselle âgée de 36 ans,
» d'un tempérament bilieux, très irritable, sujette à des
» frayeurs, fatiguée par de mauvaises digestions, des douleurs
» de tête et de l'hypochondrie, avec gonflement de la rate; hi-
» larité insolite avant l'époque des règles, bien-être extraor-
» dinaire; ensuite air sombre, rêveur, agitation dans tout le
» corps, chaleur remontant du ventre à la tête. Alors imagi-
» nation pervertie, penchant à des actes de fureur, envie pro-
» noncée de se détruire. Pour éviter le penchant, elle prend,
» par anticipation, toutes les précautions que la crainte d'un
» pareil crime peut lui suggérer *.

» Une jeune dame âgée de 19 ans, d'un tempérament san-
» guin, d'une constitution nerveuse, ayant été élevée sans
» éprouver les moindres contrariétés, était très colère et d'une
» susceptibilité extrême; quoique d'un extérieur très fort, elle
» était mal réglée; à l'approche des menstrues, ou lorsqu'elle
» éprouvait quelque contrariété dans ses désirs qui étaient
» toujours impérieux, elle devenait rouge, bourrue, difficile,
» contrariante; elle se plaignait de céphalgie, de lassitude dans
» les membres, à la moindre occasion, elle se fâchait, s'irritait,
» se livrait aux actes de la colère la plus aveugle; injuriant
» sa mère, ses amis; menaçant leurs jours et les siens : après
» un acte de colère furieuse, elle tombait dans l'abattement,
» entrait dans son état calme, et était très bonne et bien por-
» tante; si elle cherchait à se vaincre, à contenir l'explosion
» de sa colère, alors elle souffrait horriblement dans tous les
» membres, et ses douleurs ne se dissipaient qu'après que
» l'accès avait éclaté. » (ESQUIROL).

* *Journ. gén. de méd.*,août 1837, p. 432. FODÉRÉ, *Médecine légale*, t. 1, p. 213.

Une malade de la Salpétrière présenta un cas remarquable
de folie incontestablement en rapport avec la menstruation.
A la première apparitition des règles, cette femme fut atteinte
d'altération mentale, elle guérit à 42 ans, époque à laquelle
les menstrues disparaissent. M. Esquirol rapporte encore
qu'une jeune fille qui, depuis 10 ans, était en démence, avec
suppression des règles, courut un jour au sortir du lit, embrasser sa mère, en lui criant : *Ah! maman, je suis guérie!*
Les règles avaient paru spontanément et sa raison s'était réta-
tablie aussitôt. Une jeune personne est effrayée par un coup
de tonnerre, ses règles qui coulaient alors, se suppriment,
la tête se dérange, la raison ne se rétablit qu'après quelques
mois, et par le retour des menstrues.

Bien que la masturbation soit plus funeste aux hommes
qu'aux femmes, ce défaut n'en est pas moins, même pour elles,
une cause fréquente de folie. Le libertinage, l'abus du coït
est très souvent suivi des mêmes effets. Les femmes qui s'y
livrent avec excès tombent dans la mélancolie, et sont conduites
au suicide. Un vingtième des aliénées, admises à la Salpétrière,
ont été filles publiques.

Les femmes sont exposées à une multitude d'affections nerveuses, qui dégénèrent fréquemment en altérations mentales ;
de ce nombre sont la nymphomanie, l'hystérie, les spasmes,
les convulsions, la danse de Saint-Guy, la catalepsie, l'épilepsie, etc. etc. Certains états propres à la femme, bien que rentrant dans l'ordre physiologique, peuvent encore être cause
de folie ; nous citerons entre autres, la grossesse.

La plupart des jeunes filles menacées de folie deviennent
dissimulées, elles se cachent et fuient la société ; elles aiment
à se tenir auprès du feu. Les unes offrent les phénomènes de
la pléthore, les autres ceux de l'adynamie ; rien n'est variable
comme les symptômes qui se présentent : c'est à tel point,

qu'il est difficile de donner le tableau complet de la folie, non-
seulement en général, mais encore chez un seul individu. Les
propriétés vitales sont altérées de mille façons : la faculté de
sentir, de comparer et de juger, la volonté, la mémoire, les
fonctions de la vie organique, etc., tout est plus ou moins lésé.
Une multitude d'irrégularités, de bizarreries, d'anomalies,
qui se révèlent chez la jeune fille, doivent nous mettre en
garde contre la folie. En général, les femmes sont sujettes à
des variétés, à des nuances d'altération mentale, en relation
avec les causes qui agissent le plus efficacement sur leur sexe ;
presque toujours il y a complication d'hystérie ; elles sont plus
exposées que les hommes à la folie érotique ou religieuse. Dans
quelques cas, l'intelligence pervertie est tout appliquée à un
seul objet ; telle jeune fille est tourmentée par le besoin de se
noyer, telle autre par un penchant au vol, une troisième, poussée
par une puissance occulte, devient incendiaire. Ces nuances de
folie constituent la variété désignée par SPURZHEIM sous le nom
d'irrésistibilité.

*Monomanie du vol développée à l'époque de la menstruation (ir-
résistibilité au vol, de* SPURZHEIM*), communiquée par M. le
docteur* ROUSSEL.

« Cœlina, âgée de 12 ans et 3 mois, était en pension, sur
la fin de 1835, chez mesdames Melleville, à Chaillot. Depuis
plusieurs années, elle faisait partie des élèves de cet établissement, et s'y était attirée, par son travail et par la manière dont
elle répondait aux soins de ses maîtresses, l'affection de toute la
maison. Les jeunes élèves de ce pensionnat mettaient chacune à
leur tour le couvert général. Un jour, c'est une fourchette
d'argent qui disparaît, huit jours après, c'est une cuillère, et
ainsi tous les huit jours, tantôt une cuillère, tantôt une fourchette ; cela se renouvela jusqu'à sept fois, et le jour où

une pièce d'argenterie disparaissait était celui où la jeune
Cœlina mettait le couvert pour ses compagnes. Au premier vol,
on soupçonna les domestiques; au second, les soupçons prirent
quelque apparence de certitude; on demanda à l'élève si elle
avait mis tous les couverts; elle affirma le fait avec assurance.
Un domestique fut renvoyé, et comme de nouveaux vols appa-
rurent, de nouveaux soupçons s'élevèrent, et deux domestiques
furent encore éconduits de la maison sans scandale. L'enfant
fut interrogé, et nia positivement qu'elle eût connaissance de
quelque chose. Le mal continuait malgré le renvoi des domestiques; on vint à craindre que quelqu'une des jeunes filles n'en
fût l'auteur; on consulta le chapelain de la maison pour savoir
ce qu'il y aurait à faire. Il conseilla de ne rien brusquer, de
promettre le secret absolu, et, pour ménager l'amour-propre
de la jeune fille et la mettre à même d'avouer sa faute sans
rougir, il ouvrit l'avis d'un petit stratagème que voici :

» Une chambre fut tenue obscure, un lit s'y trouvait; dans
la ruelle du lit, cachée par des rideaux, une femme de
confiance était en sentinelle. Les jeunes filles furent rassem-
blées dans une chambre voisine fort éclairée; on leur fit un
petit discours pour leur faire comprendre que, si la personne
qui avait fait les vols était parmi elles, il était nécessaire de
le savoir, que l'on avait renvoyé des domestiques, probablement soupçonnés avec injustice; que ce qu'on demandait en
cet instant, ce n'était pas ses noms, que ce nom on ne le chercherait jamais, mais que l'on voulait ne plus soupçonner à
tort; les sentimens religieux furent invoqués; on termina en
leur disant qu'elles allaient entrer dans la chambre voisine, et
que celle qui était l'auteur du mal devrait planter une épingle
sur le lit. Ignorante de la ruse, la jeune Cœlina passa comme les
autres, et fut surprise plantant son épingle dans le lit.

On la prit à part, et on commença de suite par l'épouvanter, la frapper par de graves reproches, des mots de *voleuse, mauvais sujet*, menaces de prison, etc. — L'enfant tomba dans des convulsions terribles...

Le lendemain, le médecin de l'établissement fut appelé, conseilla des procédés plus doux; la jeune fille raconta alors qu'elle avait été poussée à ces différens vols par une envie, un désir irrésistible, que cela l'occupait toute la journée, qu'elle en rêvait la nuit, qu'elle avait du bonheur à prendre ces objets et puis à les porter dans les lieux d'aisance, où elle jetait et remarquait le brillant du corps qui tombait.

» La mère fut appelée et ne sut que répondre aux graves reproches qui tombaient sur sa fille. Elle en appela à sa conduite antérieure, à la satisfaction qu'elle en avait toujours éprouvée depuis quatre ans qu'elle était dans la pension de ces dames, ses goûts de sobriété et de simplicité bien reconnus. Toute troublée, toute égarée du présent et de l'avenir de sa fille, elle vint de Chaillot chez moi, et me raconta les faits qne je viens d'écrire; je la rassurai, je lui fis entrevoir que cela pouvait tenir au développement menstruel de sa fille, qu'il devait y avoir nécessairement une cause organique, attendu que cette petite passion s'était développée instantanément; sur mes questions, elle me dit que sa fille se plaignait depuis quelque temps de maux de tête, de pesanteur, de douleurs de reins, de coliques; mon diagnostic reçut de ces réponses quelques lumières. Je conseillai qu'on retirât l'élève de pension sur-le-champ, pour l'enlever aux tourmens qu'elle devait éprouver parmi ses compagnes et à la honte que leur vue devait lui causer, cela fut exécuté sur-le-champ. Le lendemain des sangsues furent appliquées aux cuisses de la jeune fille, et je conseillai qu'on lui fît prendre quelques bains entiers et des pédiluves, que l'on donnât des distractions où elle put se mouvoir, sauter, danser.

» On fouilla les lieux d'aisance et toutes les pièces d'argenterie furent retrouvées. La jeune fille resta deux mois près de sa mère, sans trace aucune de ce qui s'était passé. Elle passa ensuite quatre mois dans un pensionnat aux Batignolles, là des maux de tête reparurent ; je la fis sortir, on recommença à l'agiter par quelques exercices du corps et enfin la menstruation apparut. Cela eut lieu 8 mois après les désordres cérébraux monomaniques dont j'ai parlé. Depuis ce jour, plus de maux de tête, plus de symptômes de cette monomanie du vol. Les règles viennent régulièrement, la jeune fille est douce, sage comme avant ; seulement ce souvenir l'affecte, et en parler devant elle lui fait monter le rouge au visage. »

Observation tirée de l'ouvrage de MENDÉ *: penchant irrésistible à se noyer.*

» Une dame distinguée, de vues profondes, et fort aimable, me raconta qu'à l'époque où elle était entrée dans la période de développement des facultés sexuelles, à l'âge de 14 ans, elle avait été, sans la moindre raison, poussée par une impulsion irrésistible à se noyer dans un ruisseau limpide, qui coulait derrière le jardin attenant à la maison de son père. Après avoir longtemps combattu cette idée, elle avait enfin fixé l'heure de sa destruction ; mais avant de finir ses jours elle voulait d'abord dire adieu à ses parens et à ses frères et sœurs, pour cela elle écrivit et laissa, par mégarde, sa lettre décachetée, de sorte que sa mère conduite par le hasard dans la chambre de la jeune personne, trouva et lut cette lettre. Je passai la nuit, dit la jeune dame, dans les prières et les larmes, je me rendis le lendemain matin dans le jardin, je m'approchai du ruisseau, portant un livre religieux sous le bras. Là, j'entonnai un chant funèbre et je voulus me précipiter dans l'endroit le plus profond du ruisseau. Me sentant saisir par des bras vigoureux, j'éprouvai une extrême frayeur ; on me transporta dans un pavillon voisin. Revenue de cette frayeur, je me vis dans les bras de ma mère et d'une femme de chambre. Toutes les deux me fouettèrent, avec tant de force qu'en ce moment j'y pense encore en frissonnant. Un tel châtiment et la menace de le renouveler en présence de tous les gens de la maison, à chaque tentation de suicide, diminuèrent cette impulsion ; mais elle ne disparut entièrement qu'après que mes parens eurent changé de demeure. Je ne me sentis jamais poussée, ajoute cette dame, à me noyer ailleurs que dans le ruisseau limpide que je voyais tous les jours.

On voit par là quelle direction fixe peut prendre quelquefois une impulsion irrésistible, et quelles circonstances légères, comme ici celle du ruisseau qui se trouvait à proximité, peuvent souvent coopérer à la faire naître.

Les écrivains ont admis plusieurs nuances de folie, savoir : l'idiotie, l'imbécillité, la démence, la monomanie ; nous emprunterons à M. DEVERGIE, le résumé des caractères propres à chacune d'elles.

1° *Idiotie.* L'idiotie étant toujours un état congénial, l'idiot présente, dans la conformation de ses organes, et dans son habitude extérieure, des caractères particuliers. Les idiots sont tous scrophuleux, rachitiques, épileptiques, paralysés. Le volume de la tête est disproportionné avec celui du corps ; ou bien il y a excès, et alors le crâne est très volumineux, le front saillant et paraissant dépasser en avant les orbites, offrant en général une grande proéminence des bosses frontales ; ou, au contraire, il est très petit, la face est démesurée en plus ou en moins, les yeux sans expression ou très vifs, mais hagards ; les lèvres plus ou moins volumineuses, et pendantes, les traits hideux et insignifians, le sourire stupide. — Le corps offre des formes anguleuses peu agréables ; il y a maigreur extrême ou obésité très grande. Sous le rapport des facultés,

de l'entendement, l'idiot offre la nullité la plus complète ; il
ne comprend rien, ne parle pas ; sa langue natale lui est même
inconnue, il profère à peine quelques paroles ; tout ce qui
ressort de la volonté, est au même degré d'imperfections ;
désirs, passions, besoins, tout lui est étranger ; il n'a aucune
idée des liaisons de famille, de parenté ; le sentiment de la
maternité est même nul ; la douleur exerce de l'influence sur
lui ; aussi tous ses sens sont-ils dans l'état d'imperfection la
plus grande. Cet état est inné, il est une conséquence de l'organisation.

2° *Caractères propres aux imbéciles.* — Dans l'imbécillité,
les facultés intellectuelles et affectives se sont développées
jusqu'à un certain point, variable suivant les sujets ; aussi,
les individus qui en sont atteints ne sont-ils pas dépourvus de
toute intelligence. Quelques-uns travaillent, d'autres appren-
nent à lire, à écrire et à faire de la musique ; mais, tout ce
qu'ils font, ils l'exécutent d'une manière imparfaite.

Ils manquent tous de force et d'attention, ils ne peuvent
comparer ni combiner leurs idées. Chez les uns, les sensations
sont obtuses ; chez les autres elles sont très multipliées ; ceux-ci
ont beaucoup de mémoire ; ceux-là l'ont tout-à-fait nulle ; quelques-uns paraissent même avoir un goût prononcé pour certaines choses qu'ils font très bien, tandis qu'ils sont inhabiles
à toutes les autres. Du reste, il y a sous ces divers rapports des
nuances infinies. HOFFBAUER les a rangées en cinq catégories
caractérisées ainsi qu'il suit : 1° impuissance de juger des
objets nouveaux, possibilité de juger ceux avec lesquels ils sont
en contact journalier, mémoire bornée ; 2° confusion du présent avec le passé ; prenant un étranger pour une personne qu'ils
connaissent ; oubli des temps, des lieux et des circonstances ;
3° impropres aux actions qui exigent plus qu'une attention ma-
chinale, sentiment de la supériorité des autres ; penchant à la

L. 1.   16.

dévotion, pas de mémoire; 4° oppression complète de l'entendement, insensibilité profonde; 5° intelligence nulle, facultés
de l'ame éteintes, aucune passion, aucun désir, ils mangent
comme une brute.

3° *Caractères de la démence.* — Faciès exprimant toute la faiblesse des facultés intellectuelles; figure pâle; yeux ternes,
mouillés de larmes; pupilles dilatées, regard incertain, physionomie immobile et sans expression; souvent les muscles
d'un côté sont relâchés et font paraître le visage de travers;
corps chargé d'embonpoint. Tous les objets extérieurs font peu
d'impression sur eux; aussi, les sensations sont-elles faibles et
obscures; ils ont peu d'attention, pas de comparaison, la mémoire souvent confuse du passé, la mémoire nulle du présent;
leurs idées, toutes disparates, se succèdent sans liaison et sans
motif, il semble qu'ils aient toujours des contes faits dans la
tête, qu'ils répètent en obéissant à une impression involontaire;
ils ne peuvent lier entre elles plusieurs idées; les passions
sont éteintes; désirs, aversion, haine, tendresse, tout est
étranger pour eux; aucune affection pour des parens ou des
amis; seulement, tandis que les imbéciles se font remarquer
par des propos qui tiennent de l'enfance, les propos et manières des insensés tiennent de l'homme fait. Enfin, leur conformation et leur organisation sont celles de tout autre homme,
tandis que dans l'idiotie et l'imbécilité, elle est souvent altérée
ou se rattache plus particulièrement à l'enfance.

4° *Caractères propres à la manie.* — Erreur des sens : ainsi,
beaucoup de maniaques ne peuvent ni lire ni coordonner les
syllabes pour en faire des mots; ils méconnaissent leurs parens
et leurs amis, et les prennent souvent pour des étrangers
ou des ennemis; ils prendront une fenêtre pour une porte,
et se jetteront ainsi dans la rue; il voient une foule d'objets
qui n'existent pas; ils entendent des voix qui leur parlent et

leur conseillent souvent de commettre des actions qui, en général, ont pour but de nuire à autrui, ou qui sont contraires à
l'honneur, à leur propre intérêt et au sentiment de la conservation. Le goût est perverti le plus souvent; les malades
refusent les alimens sains qu'on leur offre, et préfèrent quelquefois des ordures ou des rebuts de cuisine. Ils sont impropres
à toute espèce de travail manuel, parce qu'ils jugent mal les
objets qui les environnent, et que le toucher est nul ou presque nul. Cependant, ces erreurs des sens ne sont pas toujours
communes au cinq sens à-la-fois, tantôt il y en a un, tantôt
deux, trois ou quatre, et plus rarement cinq d'affectés. L'attention et la mémoire sont donc presque toujours nulles chez
les maniaques; il en est de même de la comparaison; il y a
néanmoins chez eux exubérance d'idées, delà une foule de
propos interrompus, n'ayant aucune suite, mais se multipliant à
l'infini; il en résulte, pour le plus grand nombre, une volubilité
extraordinaire de paroles; pour d'autres, qui conservent la
faculté d'écrire, la confection d'une masse de lettres dans un
espace de temps fort court; j'ai vu un de ces aliénés qui écrivait
plus de quarante lettres tous les jours, et il existait dans ces lettres
le même décousu des idées que dans les paroles. Cette exaltation
des idées peut aller jusqu'à la mise en jeu de toutes les passions
des hommes, la haine, la colère, la vengeance, l'amour avec fureur; d'où le désir furieux de certains maniaques. Ces nuances
dans l'exaltation des idées et dans la perversion des sensations ont
fait admettre trois degrés dans la manie : 1° Degré, ou folie rai-
sonnante de PINEL ; l'individu raisonne bien, converse et juge,
il écrit; mais, par contraste singulier, il déchire ses vêtemens,
ses couvertures, et trouve toujours une raison pour justifier
ses écarts. J'ai vu une jeune fille qui, lorsqu'on la déshabil-
lait, trouvait moyen de déchirer son jupon, quelque précaution
que l'on prît pour l'en empêcher, et lorsqu'elle était mise dans

l'impossibilité de le faire par la présence de plusieurs personnes, elle entrait en fureur; du reste, elle s'en excusait constamment après l'action commise, et promettait toujours de ne pas recommencer. 2° Degré, agitation, mais pas assez grande pour qu'on ne puisse fixer l'attention de la malade; réponses justes, raisonnement sensé, mais court. Vient-on à prolonger les raisonnemens, c'est alors une divagation sans fin de propos incohérens, des ris, des chants, des emportemens, de la fureur. 3° Degré, excitations très vives des facultés intellectuelles, idées rapides, fausses, incohérentes, illusion des sens, hallucinations, dispositions à crier, à s'emporter, à se mettre en fureur; le malade est étranger à tout ce qui l'entoure, il crie, il chante, il saute, marche rapidement, etc., etc.; il oublie ses premiers besoins, et n'a aucune sensation du froid, du chaud et de la douleur.

A. *Caractères de la monomanie, avec lypemanie ou mélancolie.* — Teint très rouge, traits de la face immobiles, crispés et concentrés; yeux fixes, regard inquiet, teint jaune ou pâle, idées tristes et douloureuses, craintifs, défians, soupçonneux, les lypemaniaques recherchent la solitude; ils se refusent à tout exercice, parlent peu; toutes leurs fonctions se font lentement, leur délire roule toujours dans le cercle des idées tristes.

B. *Caractères de la monomanie avec chœromanie.* — La physionomie de ces monomaniaques est animée, expansive et très mobile; les yeux sont vifs, quelquefois injectés et brillans; le teint est coloré; ils sont gais, vifs, pétulans, audacieux, téméraires, d'une grande mobilité, faisant beaucoup d'exercice, bruyans, bavards, rien ne peut mettre obstacle à l'excercice de leurs fonctions. Ils ont sans cesse des idées de grandeur, de richesses, de félicité; ils se croient grands seigneurs, princes, rois, dieux; d'autres, savans, poètes, orateurs, auteurs de grandes découvertes; quelques-uns puissans et comblés de fortune, répandent avec largesse leurs bienfaits. Il en est enfin qui, placés sous l'influence d'un amour passionné, se bercent sans cesse de douces illusions. Ils ont, pour la plupart, des hallucinations.

Pronostic. L'idiotisme et l'imbécillité ne guérissent jamais [*] (ESQUIROL). L'idiotisme, en effet, n'est pas susceptible de guérison, cela se conçoit puisqu'il constitue un état congénial au-dessus des ressources de l'art. Quant à l'imbécillité, on aurait tort de la juger d'une manière aussi fâcheuse; si, comme l'idiotisme, elle résulte d'un vice de conformation primitif, ou bien encore si elle s'est montrée longtemps avant le développement des facultés sexuelles, le pronostic porté par M. ESQUIROL est tout-à-fait fondé. Il n'en est plus de même dans le cas ou l'imbécillité et toutes les nuances de la folie se montrent comme effets du développement irrégulier des facultés et de l'instinct sexuels, ou comme conséquence de l'onanisme. La science possède dans ces cas d'assez nombreux exemples de guérison.

Au reste, M. ESQUIROL lui-même a modifié ce pronostic par le théorème suivant :

Quelqu'ancienne que soit l'aliénation mentale, on peut espérer la guérison, tant qu'il existe des *dérangemens physiques notables.*

En général, il faut reconnaître que les altérations mentales qui surviennent à toutes les époques de la vie, offrent beaucoup de gravité, lors même que la cure a été parfaite, une nouvelle invasion de la maladie est toujours à redouter.

Traitement. La première chose à faire dans le traitement de la folie, consiste à régulariser le développement sexuel et à détruire l'habitude de l'onanisme. Presque toutes les jeunes

---

[*] *Dict. des sciences médicales, art.* Folie.

filles atteintes de folie se livrent à cette funeste passion. S'il existe quelque irritation du côté des parties génitales, on doit s'empresser de la faire disparaître; si l'instinct sexuel est trop élevé, on cherche à le modérer. Le traitement tout entier se règle d'après l'état particulier des malades et d'après les accidens qui les affligent.

L'éducation des jeunes personnes chez lesquelles la folie s'est développée, demande des soins particuliers. Si la malade est en état de recevoir quelque instruction, il faut s'empresser de lui en donner; mais il importe beaucoup de proportionner cet e instruction à la puissance de ses capacités intellectuelles, et de ne pas la faire passer d'une étude à une autre; il est nécessaire qu'elle sache parfaitement ce qu'on lui fait apprendre. S'il devient quelquefois indispensable d'apporter une certaine rigueur pour leur faire remplir les devoirs qui leur sont assignés, il est également fort utile de se montrer moins sévère à mesure que les facultés de l'esprit prennent un peu plus d'étendue. Les jeux auxquels se livrent les malades doivent tendre tous au développement des forces physiques et intellectuelles. Il est très important d'exiger des jeunes filles atteintes de folie qu'elles mettent beaucoup d'ordre dans tout ce qu'elles font, afin de leur donner une habitude opposée à l'un des symptômes les plus remarquables de la folie.

Le mariage ne sera jamais permis que dans un âge déjà avancé, on l'a vu fréquemment réveiller tous les désordres intellectuels dont on n'avait triomphé autrefois qu'avec beaucoup de peine.

Si la folie a pris naissance dans une idée fixe, dans une passion non satisfaite, il n'y a rien de mieux à faire que de procurer des distractions, afin d'occuper l'esprit à des objets étrangers à celui sur lequel il tend toujours à se fixer. L'exercice et les voyages suffisent souvent.

Cependant on peut encore détourner l'attention de la malade par quelques douleurs physiques, par l'application d'un vésicatoire, par les frictions avec la pommade stibiée entre les deux épaules.

Je ne dois pas faire l'histoire du traitement de la folie, sans cela, il me resterait a énumérer une foule de moyens qui ne peuvent trouver place ici, et dont le détail appartient aux ouvrages spéciaux auxquels on devra se reporter [*].

---

[*] PINEL, *Recherches sur le traitement moral des aliénés.* HILL, *Essay of the prevention and cure of insanity.* ESQUIROL, *Des passions, comme causes, symptômes et moyens de traitement de ta folie.*

CHAPITRE XVII.

DU CAUCHEMAR.

Historique, synonimie, nature, définition. — L'histoire du cauchemar ne doit nous occuper, ici, que sous le rapport de ses liaisons avec le développement des facultés sexuelles. Cette affection commune aux deux sexes, mais plus fréquente chez les femmes et les enfans qu'elle ne l'est chez l'homme, a été observée par les auteurs anciens; on ne retrouve, il faut l'avouer, dans leurs écrits rien qui soit capable de nous éclairer sur la nature du cauchemar. Hippocrate, Galien, et Cœlius Aurelianus en ont fait mention; si nous ajoutons foi à la parole de ce dernier, Silimaque avait même vu cette maladie régner épidémiqnement à Rome.

Le cauchemar a reçu différens noms : Pline en parle sous celui de *Ludibria fauni*, il est désigné tour-à-tour par les dénominations suivantes : *éphialtes, pingalion, pnigmon, épilobe, incubus, succubus*, asthme nocturne, épilepsie nocturne, *oneirodynia gravans*. En se rappelant que les faunes étaient les génies malfaisans des Romains, on concevra fort aisément l'expression de *ludibria fauni* employée par Pline; le mots incubes et succubes s'expliquent d'eux-mêmes ; le premier est en usage pour désigner le cauchemar de la femme, le second celui de l'homme. L'appellation d'asthme nocturne exprime la difficulté de respirer qu'éprouvent les personnes sujettes au cauchemar.

Hippocrate s'est livré à de longues divagations sur la nature de cette maladie, divagations qui ne nous ont appris que fort peu de choses ; Chirac, le premier, paraît être celui des médecins qui en a parlé avec précision. Il la définit : une difficulté de respirer qui attaque pendant le sommeil, surtout durant la nuit, accompagnée d'un rêve fatigant, qui peint à l'ame quelque chose qui comprime la poitrine.

Le cauchemar, dit Sauvages, est une forte anhélation accompagnée de la sensation d'un certain corps qui comprime la poitrine, pendant laquelle la respiration est tremblante, plaintive ; le malade sanglotte, sue, s'agite ; il s'éveille bientôt, la douleur s'évanouit ; il frissonne, demeure pendant quelques instans dans un état de frayeur, d'anxiété, de convulsion même; sa tête est pesante, il éprouve des palpitations et une fatigue générale.

Le cauchemar a été classé par Cullen, dans les vésanies ; Pinel le regarde comme une névrose des fonctions cérébrales ; M. Roche dit : névrose de l'intelligence.

Cette manière d'envisager le cauchemar, sous le rapport de la place qu'il doit occuper dans les cadres nosologiques, a détourné d'en chercher le siége, dit M. Boisseau, ailleurs que dans le cerveau. Quelques physiologistes modernes ne manqueront pas de prétendre qu'il est toujours dû à une lésion primitive de ce viscère. Ils apporteront en preuve de leur opinion, le trouble de la digestion par une nouvelle affligeante annoncée subitement, par un travail intellectuel fatigant ; la difficulté de respirer que produit une vive attention accordée à quelqu'un qui s'explique avec difficulté et peu clairement ; l'influence du coucher horizontal, du renversement de la tête, de la pléthore,; dans la production du cauchemar : tout cela ne prouve cependant pas qu'il soit dû primitivement au cerveau, mais que toutes les causes qui font affluer le sang vers ce viscère, peuvent favoriser le développement de cette affection.

L'ignorance dans laquelle nous sommes encore sur la nature et le siége du cauchemar, tient sans doute au petit nombre des observations bien circonstanciées que nous possédons sur cette maladie. Nous verrons même que l'anatomie pathologique n'a jeté aucune lumière sur le siége qu'elle occupe. Quelques auteurs ont divisé le cauchemar en *vigil* et *nocturne*. La première espèce, dit M. BOISSEAU, paraît être la seule que l'on puisse rapporter à l'action primitive du cerveau, c'est comme le souvenir subit et non cherché d'un événement fâcheux, dont l'impression se produit tout-à-coup, même au milieu des idées les plus riantes ; mais il a toujours été précédé d'un cauchemar fréquent pendant le sommeil. C'est le souvenir importun d'un songe pénible.

*Causes.—Étiologie.—*Les causes de l'incubes ont excessivement variées ; je suis porté à croire que chez les filles pubères, la prédominance momentanée de l'appareil nerveux ganglionnaire sur le système nerveux centro-spinal, est pour quelque chose dans la production du cauchemar. La pléthore locale qui accompagne les premiers mouvemens du molimen menstruel, mérite d'autant mieux de figurer parmi les causes de cette maladie, qu'elle est étroitement liée aux troubles nerveux dont je viens de parler. Certaines causes, entièrement occasionelles, ont une action déterminante incontestable. De ce nombre sont, l'usage d'alimens indigestes avant le coucher, un intervalle trop court entre ce dernier et le souper, une boisson excitante prise le soir contre l'habitude ; un lit trop chaud, des couvertures trop pesantes, la suppression des menstrues ; une émotion vive, une frayeur éprouvée avant de se mettre au lit. Je connais une dame qui éprouve toutes les angoisses du cauchemar, chaque fois qu'elle assiste à la représentation d'un mélodrame qui l'impressionne.

La crainte même du cauchemar fait que souvent on l'éprouve ; les personnes qui se couchent habituellement sur le dos, celles qui sont douées d'une grande mobilité nerveuse, et se laissent aller, au moment de s'endormir, à des rêveries voluptueuses, celles qui excitent les parties génitales, y sont plus exposées que les autres.

J'ai été assez souvent atteint de cauchemar, pour savoir que le coucher sur le dos, ou même quelque position que ce soit, à laquelle on est peu habitué, l'occasionent facilement. Il se montre d'autant mieux, que la tête et la poitrine sont dans la déclivité, par rapport au bassin. Certaines conversations, la lecture de certains livres, produisent fréquemment le cauchemar ; l'usage des narcotiques, l'abus des plaisirs sexuels, les études sérieuses et trop prolongées, ont été comptées parmi les causes de cette affection. Les chagrins profonds, les terreurs que jettent dans l'esprit des jeunes filles les apôtres de la superstition, la déterminent souvent. On rapporte qu'elle est plus fréquente dans les saisons où le temps est chaud et très humide, où le vent du midi souffle avec force.

Ettmuller pense avec raison que cette maladie peut être due à la présence des vers dans le tube digestif. A toutes ces causes, Sauvages ajoute encore l'hydrocéphale. L'observation m'a démontré que l'embarras gastrique, saburral, des voies digestives, est très fréquemment la cause du cauchemar.

Symptômes, marche, etc. — L'incube se montre à l'ordinaire d'une manière subite et par accès ; les personnes qui en sont atteintes éprouvent un sentiment d'oppression dans la région épigastrique, une compression de la poitrine et du larynx. En général, les malades s'imaginent que cette sensation est produite par un corps quelconque, mais le plus souvent par un être vivant placé sur la poitrine. Cet être vivant se présente à l'imagination sous les formes les plus bizarres : tantôt c'est un démon, un singe, un chat ou un chien ; tantôt une femme hideuse, un homme difforme, bossu, etc.

Le cauchemar commence presque toujours peu de temps après qu'on s'est endormi. Les malades ont quelquefois la conscience de leur mal, et sentent qu'ils pourraient le faire cesser par un changement de position ; mais, malgré les efforts qu'ils font pour cela, ils ne peuvent ni remuer, ni crier. Durant le cauchemar, nous nous croyons parfois sur le bord d'un précipice que nous cherchons envain à éviter, il nous semble qu'une main ennemie nous retient vers l'abîme ; le sommeil est agité, lourd ; les artères carotides et temporales battent avec force. En s'éveillant, le malade est couvert de sueur ; il pousse des cris, il est fatigué et s'efforce de chasser les images effrayantes qui le tourmentaient. Au rapport de CŒLIUS AURÉLIANUS, chez l'individu qui sort du cauchemar, les oreilles, les yeux et le nez sont humides, et le col présente une sorte de rigidité.

Les jeunes filles pubères s'imaginent, durant le cauchemar, qu'elles sont poursuivies par des nains, des géans, des singes qui sollicitent leurs embrassemens ; il y a ceci de remarquable chez elles, c'est que presque constamment elles éprouvent un spasme, une constriction douloureuse, un sentiment de compression des parties génitales. Il s'y joint quelquefois une sensation voluptueuse dont elles ignorent la cause. On les a vues dans cette circonstance, exécuter les mouvemens du coït.

Rien n'est plus varié, après tout, que la sensation qu'on éprouve pendant le cauchemar. M. Boisseau rapporte que dans son enfance, il en eut plusieurs accès, dans lesquels, au sentiment de suffocation imminente se joignait la vue d'un immense filet lumineux qui l'enveloppait de toute part, et s'opposait à tous ses mouvemens, en même temps qu'il éprouvait un violent désir de franchir cet obstacle.

La forme de cauchemar qui me tourmente n'est pas celle-ci. Il me semble toujours que je suis forcé de passer entre des rochers, et ma poitrine reste enclavée de telle façon que je ne puis ni avancer, ni reculer. Je me réveille avec une sueur abondante, une forte constriction au larynx, un peu de pesanteur de tête, et un léger trémoussement des membres.

Le cauchemar n'est jamais continu, il revient, comme je l'ai dit, par accès plus ou moins fréquens. Leur durée n'a rien de fixe, la plupart du temps elle est très courte. Forest rapporte l'histoire d'une jeune fille chez laquelle il observa un cauchemar à type tierce régulier; j'ai vérifié le passage de cet auteur où il est question de ce cas, et je dois dire que j'ai plutôt reconnu les traits de l'hystérie que du cauchemar. Laurent a rapporté un exemple de cauchemar épidémique qui rappelle à notre esprit l'opinion de *Silimaque*. Cette maladie attaqua pendant deux nuits de suite tous les soldats d'un bataillon français logé à *Tropéa*, dans une vieille abbaye.

M. Dubosquet *, d'accord avec M. Esquirol, pense que le cauchemar est dans beaucoup de cas le symptôme précurseur de la manie et des autres affections mentales. Il dit, même, avoir eu l'occasion de vérifier plusieurs fois cette observation sur les aliénés de la Salpétrière. Enfin, on a vu le cauchemar produit par une gêne de la respiration, en rapport avec une

---

* *Thèse de la Faculté*, 1818, juin.

maladie du cœur [*], l'hydrothorax, l'hydropéricarde , etc.

Il a déjà été question du cauchemar vigil, maladie assez rare dont on possède peu d'exemples. M. Boisseau en parle de la manière suivante : « Le sujet qui en est affecté éprouve d'abord, pendant la nuit, tous les symptômes que nous avons décrits (il est question des symptômes du cauchemar nocturne) , ils cessent ; mais pendant 1, 2 ou 3 des jours suivans, à l'instant où il fixe une personne, où il mange, il *voit*, au lieu de cette personne, l'être fantastique dont l'image l'a tourmenté pendant la nuit ; il éprouve un sentiment de malaise qui se peint sur ses traits profondément décomposés ; sa respiration s'accélère et devient gênée ; il exécute des mouvements de déglutition, comme lorsqu'on éprouve un sentiment de strangulation par la présence d'un corps étanger dans l'œsophage. S'il parlait au moment où la vision lui apparaît, il se tait ou parle avec difficulté, avec disttraction, comme un homme frappé subitement par un souvenir effrayant ou par la vue d'un objet qui inspire la crainte.

Anatomie pathologique. — Quelques écrivains rapportent des faits d'anatomie pathologique qui ne me paraissent pas avoir une grande valeur, si on les considère, comme ils l'ont fait, dans leur correlation avec le cauchemar. Bonet cite l'exemple d'un jeune homme sujet à des terreurs nocturnes, à des accès de cauchemar, et qui portait habituellement la tête penchée du côté gauche. On trouva à sa mort le cerveau *inondé de pus*, le sinus gauche gonflé de pourriture et de mucus, et les veines cérébrales noires. Certains auteurs ont placé le siége du cauchemar dans le quatrième ventricule ; ils ont basé leur opinion sur ce que l'on a vu, chez quelques sujets atteints de cauchemar, les sinus ou plutôt les ventricules, dilatés par de la sérosité. Ces mêmes auteurs expliquèrent alors

---

[*] Morcagny, lettre 13, chap. 6.

le cauchemar d'une façon fort originale. Suivant eux, la sérosité coulerait dans les ventricules quand la tête est renversée
et produirait l'incube. LOWER a même soupçonné l'existence
de l'hydrocéphale chez tous les maladesaffectés de cauchemar.

Nous croyons rester dans le vrai, en écrivant que l'incube
est très souvent lié à une gêne de la respiration, telle qu'elle
soit. L'accumulation de sérosité dans la plèvre ou le péricarde,
la névralgie brachio-thorachique, la pleurodynie, etc., etc.,
me semblent, dans beaucoup de cas, donner lieu à cette espèce
de sommeil douloureux.

Pronostic. — En général, le pronostic du cauchemar comporte peu de gravité, surtout s'il ne se renouvelle que deux ou
trois fois dans le cours de la vie. On ne pourrait en dire autant
lorsque la maladie est liée à l'existence de quelques lésions
organiques ou de maladies dont la cure est entourée de difficultés. Si les accès sont fréquens et rapprochés, il faut redouter
la suffocation, l'épilepsie et l'apoplexie. On doit avoir mauvais
augure du cauchemar qui se manifeste à l'occasion du développement des facultés sexuelles, soit que ces dernières se
montrent trop tôt ou trop tard, soit qu'elles apparaissent d'une
manière irrégulière. Dans ces cas, le cauchemar complique
fréquemment la chlorose, la danse de *Saint-Guy,* le somnambulisme, etc., etc. Cette complication est fâcheuse, à cause
de la durée de la maladie, toujours en rapport avec le développement accompli des facultés sexuelles et la régularisation
du flux cataménial.

Traitement. — Dans le traitement du cauchemar nous devons
nous proposer de secourir les malades durant, l'attaque et après
qu'elle est passée ; il est, en outre indispensable de chercher à
prévenir de nouveaux accès et les conséquences graves auxquelles ils pourraient entraîner. Si la maladie est simple et peu

avancée, il suffit d'éveiller les malades aussitôt que le cauchemar menace de les atteindre, ce qu'on reconnaît à la respiration pénible et haletante.

RIVIÈRE, ETTMULLER, RHODIUS, CHIRAC, ont recommandé
les saignées, l'émétique, les purgatifs, le quinquina, la pi-
voine, l'oxide de fer, etc. Il est fort inutile de dire que chacun
de ces remèdes ne doit et ne peut être employé indistinctement.
Il est des indications qu'il faut saisir avant tout : supposons que
le cauchemar soit produit par un embarras gastrique, nous
retirerons de grands avantages des vomitifs et des purgatifs.
Admettons, au contraire, qu'il soit le résultat de vices organiques du cœur, des poumons, et qu'il se soit fait une congestion vive de ces organes, la saignée sera recommandée.
Sont-ce des vers dans le tube digestif qui auront donné lieu à
la maladie? l'usage des anthelmintiques devient indispensable.

Le cauchemar essentiel, nerveux, sera avantageusement
combattu par les antispasmodiques. Celui qui se montre en
même temps que la chlorose, celui qui parait lié au développement imparfait des facultés sexuelles, pourra céder, comme les
maladies avec lesquels il coïncide, à l'action des toniques, du
fer, des emménagogues, etc., etc.

Voici comme il faut comprendre la matière médicale et la
thérapeutique; employer sans motif un médicament de préférence à un autre, et parce qu'on lui attribue des propriétés
spécifiques, c'est réduire notre art aux seules ressources d'un
empirisme aveugle.

Dans l'intervalle des accès ; le médecin doit mettre tous ses
soins à éviter les causes occasionelles du cauchemar. Cette
maladie, envisagée sous le rapport de ses liaisons avec le développement des facultés sexuelles, nous impose la nécessité de
seconder ces dernières et de les régulariser.

On ne saurait se dispenser d'étudier avec soin le caractère

des symptômes qui se présentent ; s'ils paraissent durs à la pléthore, le traitement n'est plus le même que si les phéno-mènes nerveux prédominent.

Dans tous les cas, il faut avoir égard à la nature des maladies dont le cauchemar n'est souvent que le symptôme, afin de leur appliquer les moyens thérapeutiques qui leur conviennent.

CHAPITRE XVIII.

—

DU SOMNAMBULISME.

Historique, synonimie, définition. — « Quelquefois, pendant le sommeil, se produisent de véritables travaux intellectuels, et que la volonté semble diriger. Il n'est personne qui, en dormant, n'ait travaillé les divers objets de ses études : CONDILLAC dit qu'il a souvent mûri ainsi les diverses questions de sa métaphysique. Souvent pendant le sommeil, on résout tout-à-coup, avec promptitude, des difficultés de mémoire, de jugement, d'imagination qu'on n'avait pu vaincre pendant la veille ; et on est souvent étonné de la lucidité de ses idées et de la facilité avec laquelle on les exprime alors.

» Dans plusieurs cas, le sommeil offre une persistance dans l'action de quelques facultés intellectuelles, mais persistance telle que les facultés semblent agir rationnellement, et commander régulièrement le jeu des sens et des mouvemens qui, dans l'état normal, sont à leur disposition ; c'est ce qui constitue le *somnambulisme*, état susceptible de mille degrés et dans lequel sont exécutés des mouvemens assez complexes et assez délicats. » (ADELON.)

On s'est demandé si le somnambulisme était une maladie,

où simplement un état physiologique ; je conçois que ce phénomène surprenant, fasse l'objet des études du physiologiste
aussi bien que du pathologiste ; mais je suis tout-à-fait disposé à le regarder comme une maladie de l'innervation , une
névrose, parce qu'il constitue une véritable infraction aux lois
physiologiques.

L'étymologie du mot somnambulisme est facile à saisir,
somnambulismus, somnambulatio de *ambulare per somnum*. Cette
affection a reçu une foule de dénominations qui ne valent
pas mieux que la précédente, *somnambulisme* ne dépeint qu'un
des actes de la maladie ; la marche pendant le sommeil. Les
mots *noctambulisme, hypnobatasis* , υπνοβατεια des Grecs, *somnus vigilans, oneirodynia activa*, employés par JUNKER, VOGEL,
LINNÉ , CULLEN , etc., sont tous abandonnés aujourd'hui.
M. VILLERMÉ leur préfère la dénomination de *somno-vigil* , je
ne sens , pour l'un ou l'autre de ces mots , aucune préférence
qu'il me soit possible de justifier ; je conserverai pour lors le
plus ancien, celui de *somnambulisme*.

Le somnambulisme a été observé depuis bien longtemps ,
M. L. VILLERMÉ pense qu'HIPPOCRATE a connu cette maladie
d'après le passage suivant : « *quosdam in somno lugentes et*
» *vociferantes vidi, quosdam exsilientes et fugientes ac diri*
» *pientes quoad excitarentur.* » ARISTOTE ** a dit aussi, « *sunt*
enim qui dormientes resurgunt et ambulant, videntes eo modo
quo qui vigilant. On retrouve un assez grand nombre d'observations de somnambulisme dans FRASCATOR , LANGIUS ,
SKENCKIUS, HORSTIUS, DE HALLER , BONN , KRUGER , WILLIS, PI
GATTI , etc. etc.

» Le phénomène du somnambulisme est sans doute surpre

* HIPPOC. *De morbo sacro.*

** *De generat. anim.* cap. I, lib. 5.

nant ; mais il n'a rien en soi de plus incompréhensible que celui des monomanies, seulement dans celles-ci, la spontanéité coïncide avec la dominance absolue d'une faculté, tandis que dans le somnambulisme, la persistance complète de quelques facultés coïncide avec l'absence de la spontaniété. Probablement c'est de ce genre qu'est le somnambulique sommeil provoqué par les magnétiscurs. (Adelon.)

» On nomme somnambulisme un état intermédiaire au sommeil et à la veillée, dans lequel l'individu exécute, en dormant, une partie des actes, et perçoit une partie des sensations que, dans l'état naturel, l'homme éveillé peut seul exécuter et percevoir, et ne conserve ordinairement à son réveil aucun souvenir de ce qu'il a fait et senti (Roche.) »

« Le *somno-vigil* ou somnambulisme est un état intermédiaire entre la veille et le sommeil dans lequel la mémoire, l'imagination et les sens sont dans une sorte d'exercice imparfait ou d'activité partielle (L. Villermé). »

On distingue deux espèces de somnambulisme : le somnambulisme *naturel*, le somnambulisme *artificiel*. Il ne doit pas être question ici de cette dernière espèce.

J'ai placé le somnambulisme à côté du cauchemar, à cause de l'opposition de ces deux états. Dans le cauchemar, tous les actes soumis à la volonté, sont paralysés à tel point que celui qui en est atteint, malgré tous ses efforts, ne peut changer la position qu'il occupe. Dans le somnambulisme, les mouvemens persistent à un très haut degré, l'axe cérébro-spinal et les nerfs semblent jetés dans un tel état d'irritation que les malades ne pouvant rester couchés, se lèvent, vont et viennent, se livrent à des actes en apparence soumis à la volonté ; mais cette volonté n'est plus régie par la raison ; l'homme entre en rapport avec les objets extérieurs, mais d'une manière toute spéciale.

Le somnambulisme a été placé à côté du cauchemar par les

nosologistes ; M. Roche le range parmi les *névroses de l'intelli-gence ;* Cullen l'avait fait figurer parmi les *vésanies.*

Le somnambulisme, dit M. le professeur Rostan, n'est qu'un degré de plus des songes ordinaires. Cela me paraît vrai; mais il existe entre le rêve et le somnambulisme une particularité qui distingue ces deux états l'un de l'autre ; c'est que le som-nambule ne conserve aucun souvenir de ce qu'il a senti et fait pendant son sommeil. Dans le rêve, il n'y a qu'une idée, qu'une image, qu'une sensation intérieure; chez le somnambule, cette sensation intérieure est suivie d'actes extérieurs ; pour cela , il est nécessaire qu'il se développe une activité surnaturelle, non pas de tous les sens , mais toujours de quelques-uns. Plusieurs physiologistes ont voulu attribuer au réveil partiel les actes exécutés par les somnambules; mais c'est à tort assurément. Les phénomènes qu'on observe chez eux sont le résultat d'une action anormale du cerveau; les actes qu'ils accomplissent ne sortent pas du cercle imaginaire dans lequel se trouvent placés ces malades. C'est ce qui fait qu'au moyen d'un ou de plusieurs, ou même de tous les sens, ils n'aperçoivent que les objets qui rentrent dans ce cercle imaginaire; aussi ne faut-il pas s'étonner qu'un somnambule vous regarde les yeux *tout grands* ouverts, et fixement sans vous voir ; en revanche , les somnambules sont doués d'une pénétralion prodigieuse pour tout ce qui tombe dans la sphère de leurs idées pendant le sommeil.

Étiologie.—La cause première, intime, du somnambulisme nous est tout aussi inconnue que la nature du sommeil et des songes. L'observation nous a mieux éclairés sur le genre de causes prédisposantes et occasionelles de cette singulière maladie.

Les hommes sont plus exposés que les femmes au somnam-bulisme. C'est à tort que M. Rostan a écrit le contraire. On a eu raison de placer au nombre des causes prédisposantes, une disposition héréditaire; j'ai vu dans le département de l'*Indre,* une famille entière de somnambules, les remarques que je fis et les renseignemens que me fournit à cette époque un des enfans de cette famille, somnambule lui-même, me mettent à même d'apprécier exactement ce que les auteurs ont dit de l'état pathologique dont nous traitons. WILLIS cite l'exemple d'une famille dont le père et les enfans furent somnambules. HORSTIUS nous a transmis l'histoire de trois frères, tous jeunes qui furent somnambules à la même époque; la constitution individuelle, le degré d'exaltation du système nerveux, ont une grande influence sur la production du somnambulisme. C'est surtout à l'époque du développement des facultés sexuelles que cette maladie se montre avec le plus d'intensité. Je ne doute pas que l'impulsion que reçoivent le cerveau, la moelle et les nerfs, ne dérive, la plupart du temps, de l'état des organes génitaux; peut-être de la matrice et de ses annexes chez la jeune fille, de la réplétion des vésicales séminales chez le jeune homme.

Il y a, au reste, la plus grande analogie entre les causes du somnambulisme et celles du cauchemar. Les habitudes sédentaires, l'influence de la *veille,* les travaux intellectuels méritent une attention particulière. L'habitude joue un très grand rôle dans la récidive des accès de somnambulisme.

La faculté intellectuelle ou affective, qui dans la veille est la plus exercée, est aussi celle qui a le plus de tendance à se mettre en jeu. Ceci est vrai pour le rêve, et ne l'est pas moins pour le somnambulisme. L'amant a sa maîtresse, l'ambitieux les honneurs. Un jeune homme, dont je consignerai l'histoire à la fin de ce chapitre, ne parlait que de combats, prenait des villes d'assaut, commandait des troupes, leur adressait des encouragemens, faisait des retranchemens, montait la garde, etc., etc., tous ses actes étaient renfermés dans le cercle des idées belliqueuses qui l'occupaient durant la veille; ce jeune homme attendait avec impatience l'âge de 18 ans, pour prendre du service.

La méditation, la contemplation principalement, l'exercice prématuré du coït, l'onanisme, la continence forcée, l'abus des liqueurs, favorisent aussi cette maladie; nous pourrions en dire autant, en un mot, de tout ce qui peut disposer à l'exaltation cérébrale ou la produire.

Les âges ont-ils quelque influence sur la détermination du somnambulisme? On a vu fort peu de somnambules avant la septième année et après la seizième. Le nombre d'observations assez considérable que j'ai compulsées, m'ont démontré que cette maladie était plus fréquente à l'époque où le développement des facultés sexuelles s'effectue, qu'à tout autre.

On n'a pas manqué de rechercher si les saisons étaient pour quelque chose dans la production du somnambulisme; je ne sache pas qu'on soit arrivé à des données un peu positives sur ce point. Toutefois, dit M. VILLERMÉ, le printemps et l'automne seraient peut-être plus favorables à l'invasion de cette maladie que les autres saisons.

Il est fort ordinaire que pour expliquer des phénomènes au-dessus de sa portée, l'homme ait recours à des raisons dénuées de tout sens. On a cru que la lune avait une influence marquée sur la naissance du somnambulisme, et cela parce que les accès se manifestaient pendant la nuit. C'est d'après cette manière de voir que les somnambules furent appelés *lunatiques*.

Symptômes, marche, terminaisons, etc. — La personne atteinte de somnambulisme, se couche pour l'ordinaire fort tranquillement et s'endort. Peu de temps après elle est tourmentée par des rêves, se tourne, s'agite dans son lit, parle d'abord confusément d'une manière entrecoupée, puis très distinctement. Elle se lève sur son séant, sort du lit, s'habille, tantôt complètement, tantôt en partie; ce dernier cas est le plus fréquent; quelquefois enfin elle ne prend aucun vêtement. Les premiers accès ont peu d'intensité et de durée; les malades se contentent ordinairement de faire quelques tours dans leur chambre; il en est qui satisfont quelques besoins, cachent leur pot de chambre, leur bonnet ou une des pièces de leur habillement, et rentrent dans leur lit. Je me rappelle que le somnambule avec lequel j'ai vécu nous fit chercher son pot de chambre et son caleçon pendant plusieurs jours; ce ne fut qu'à la découverte du premier dans l'armoire, et du second dans la botte de paille qui servait à boucher la cheminée, que nous soupçonnâmes que notre camarade était somnambule comme ses frères.

Pendant quelque temps, avons-nous dit, le somnambule ne sort pas de sa chambre; bientôt il la quitte, parcourt toute la maison; plus tard encore, il sort, crie, marche, court, grimpe, gravit sur les toits, s'y tient debout avec facilité, se met à califourchon sur le pignon, et exécute une multitude d'actes tous plus bizarres et plus surprenans les uns que les autres.

Il est de ces malades qui déploient pendant leurs accès une force musculaire, une agilité et une adresse remarquables : celui que j'ai connu portait au bras, en guise de fusil, un tronc d'arbre de 15 à 20 pieds de haut et de 18 pouces de circonférence environ. Il opérait avec ce corps le maniement des armes aussi facilement que s'il eût eu dans les mains un simple mousquet (*Voir l'observation*). Lorsqu'il marchait, ce même malade frappait du pied la terre avec tant de force, que ses pas retentissaient comme le galop d'un cheval.

On voit les somnambules éviter et surmonter avec adresse une foule d'obstacles, ils saisissent les plus petits objets, dénouent les fils les plus inextricables (*Voir l'histoire de notre somnam-*

bule), rient, pleurent, toussent, crachent comme à l'état de veille.

« Les sens extérieurs sont dans un état singulier, ils jouent un rôle fort important, mais ils ne sont jamais tous accessibles aux impressions, sans quoi il y aurait état de veille et non sommeil ou somnambulisme. Cette participation des sens varie suivant les individus. Chez les somnambules, la vue ne s'exerce jamais ou presque jamais, c'est le sens qui paraît le plus souvent et le plus complètement endormi; si ces malades voyaient, ils se réveilleraient sans doute aussitôt, ou plutôt, ils ne seraient pas somnambules. Ce sens rectifierait l'erreur de l'imagination de la mémoire et des autres sens; je n'hésite pas à croire que ces malades sont privés de la vue, soit que les paupières soient abaissées, soit que les yeux restent ouverts; pour preuve, je citerai l'exemple de ce somnambule qui ne témoignait aucune émotion, quoiqu'on lui plaçât sous le nez une bougie allumée. J'ai moi-même, étant très jeune, éprouvé quelques légers accès de somnambulisme, et il me semble que je voyais en dedans de ma tête ce que je voulais écrire sans le secours des yeux (Villermé.) »

Si les phénomènes fournis par la vision offrent un grand intérêt, ceux que présente l'audition ne sont pas moins intéressans.

« Il est des somnambules complètement sourds : le bruit du tambour ne les éveille pas; ce sont même les plus ordinaires; mais il en est qui entendent facilement et qui s'éveillent; il en est d'un troisième ordre plus curieux encore que les précédens; ceux-là entendent et répondent sans s'éveiller (Rostan). »

« Les aberrations du goût sont également notables dans le *somno-vigil*. Un malade mangeait indistinctement les alimens qu'on lui présentait, et buvait de l'eau sans se plaindre pour du vin qu'il avait demandé. Un autre s'emportait parce qu'on lui donnait un verre d'eau pour un verre d'eau-de-vie qu'il désirait. Le même témoignait du plaisir, quand on lui offrait un verre de liqueur. Il savourait une dragée lorsqu'il l'avait demandée ; dans le cas contraire, il la rejetait.

Le toucher est le meilleur guide des somnambules, celui des sens dont l'activité est la plus prononcée pendant l'accès.

» L'odorat, au contraire, paraît le plus souvent très engourdi ; les somnambules ne peuvent ou ne savent en général odorer. Un somnambule auquel on fit respirer de l'ammoniaque, se plaignit d'une odeur de soufre que, disait-il, on faisait brûler pour l'empoisonner ; mais ce fait ne tend-il pas à prouver la perception d'une impression vive, d'une irritation plutôt que d'une sensation véritable? Toutefois, DARWIN parle d'un cataleptique qui flairait une tubéreuse ; mais le somnambulisme et la catalepsie, malgré leur analogie, ne sont pas deux affections identiques.

» Au reste, la sensibilité ou l'assoupissement des organes sensoriaux sont relatifs au plus ou moins d'intensité du sommeil dans le somno-vigil. Tantôt les paupières sont abaissées, tantôt les yeux sont ouverts, fixes, et ne perçoivent point les rayons lumineux ; d'autres fois, on peut voir l'orbite agité par un mouvement convulsif d'un angle à l'autre. La chaleur de la peau est modérée, et souvent les mains sont froides ; le pouls est petit, lent, faible, quelquefois dur ; les fonctions de la vie nutritive sont cependant peu lésées ; la digestion et la nutrition s'opèrent ou peuvent s'opérer ; la respiration n'est pas interrompue, et l'absorption a sans doute lieu comme dans la veille (VILLERMÉ). »

Les facultés intellectuelles s'exercent dans l'état de somnambulisme. Elles sont même souvent plus développées que dans l'état de veille ; certains somnambules ont composé des vers, résolu des problèmes mathématiques, fait des discours qu'ils n'avaient pu faire pendant la veille.

Plus la maladie se prolonge, plus les accès ont de durée; notre somnambule restait levé pendant plusieurs heures.

Dans ce cas, la fatigue qu'éprouvent les malades en s'éveillant est si grande qu'ils ont peine à se lever; il faut même presque toujours les éveiller. Leur sommeil est si profond qu'on ne parvient souvent à les en tirer qu'en les secouant assez fort. Il est excessivement rare qu'un somnambule s'éveille pendant un accès, s'il n'est point troublé par le bruit. Il est fort peu d'exemples de somnambules qui se soient trouvés hors de leur chambre et même hors de leur lit; cependant il en existe : M. ROSTAN rapporte un fait qui le démontre. « Une jeune dame somnambule, se lève, ouvre la fenêtre, s'y appuie comme pour voir les passans, circule dans son appartement, va consulter sa montre sur la cheminée, et s'éveille ordinairement au milieu d'une de ces scènes, par l'impression du froid qu'elle éprouve aux pieds, car elle néglige de se chausser. »

Il existe une autre espèce de somnambulisme qui a beaucoup de ressemblance avec celui dont nous venons de parler. Les uns ont donné à cet état particulier le nom d'extase, d'autres lui conservent le nom de somnambulisme, et désignent sous celui de noctambulisme les phénomènes précédemment énumérés.

M. ORFILA a parlé de cet état dans son deuxième volume de *Médecine légale*, pag. 167.

Il existe un singulier état de l'entendement, dit ce professeur, qui a quelque rapport avec le somnambulisme.

« Nous avons déjà parlé, d'après HOFF-BARRES, d'une femme qui, à chaque époque menstruelle, oubliait tout ce qui lui était arrivé, pendant la période précédente. M. ESQUIROL fut consulté il y a quelques années par une dame qui, à la suite d'attaques convulsives hystériques, paraissait être dans son état naturel, remplissait tous les devoirs sociaux, mais qui, au bout de 8 ou 10 jours, perdait complètement le souvenir de ce qu'elle avait pensé ou fait pendant ce temps, et se croyait au moment où l'attaque avait commencé. J'ai également observé un fait de ce genre chez une jeune fille hystérique; on l'aurait crue complètement revenue à elle-même, elle faisait usage de ses sens, elle causait, mangeait, travaillait; personne ne soupçonnait un état anormal; il y avait seulement un peu d'exaltation; on ne s'apercevait point du retour à la conscience ordinaire; il y avait alors oubli entier du passé. » (ORFILA.)

J'emprunte à MENDE la description de cette espèce de somnambulisme.

« Cet état diffère du précédent en ce que, là, nous avons vu le rêve prendre l'apparence de l'état de veille; ici, c'est le contraire, l'état de veille prend celle du rêve.

» Les formes sous lesquelles se manifestent cet état sont différentes suivant le degré de la maladie.

» La forme la plus simple sous laquelle on l'observe est celle où les malades, abstraction faite d'une certaine exaltation, remplacée quelquefois par une espèce d'affaissement, se comportent comme dans l'état naturel. Ils vaquent à leurs occupations ordinaires, et de telle façon que les personnes, qui ne les connaissent pas particulièrement, ne savent pas distinguer les légers changemens qui existent dans leur action et la manière dont ils parlent, les croient en parfaite santé. Ils n'ont, du reste, aucun sentiment ou seulement qu'un sentiment fort imparfait de ce qu'ils font ou de ce qui leur arrive pendant la durée de l'attaque. Celle-ci est-elle terminée, ils n'ont pas la moindre conscience de ce qui s'est passé[*].

» J'ai observé tous ces phénomènes chez une jeune fille de 15 ans, précisément à l'époque où parut le retour périodique

---

[*] Ici MENDÉ rapporte l'observation d'ORFILA, observation que nous venons de citer.

des règles, dont l'écoulement venait à peine de se régulariser.
L'attaque durait communément 7 à 8 jours, et la malade ne se
rappelait pas même que pendant les accès elle avait eu ses règles.

» Il se joint souvent aux symptômes dont je viens de parler
des spasmes hystériformes, des bâillemens, des larmes, la danse
de Saint-Guy, etc., ces spasmes commencent et finissent presque
toujours les accès. Dans les intervalles qui les séparent les malades conservent toute leur lucidité.

» Cet état particulier et les actes inaccoutumés auxquels se
livrent les malades, se montrent périodiquement. Ils résultent
de perceptions intérieures qui n'ont qu'une liaison éloignée, et
même aucune liaison avec les objets qui agissent sur les sens ;
de visions qui ont leur origine dans l'imagination ; d'idées incohérentes et de jugemens qui en découlent et déterminent la
volonté et l'action.

» Un degré plus prononcé de cette maladie, est la *clairvoyance*, état qui se présente sous trois formes remarquables. »

» 1° Les malades parlent tout éveillés, sans qu'on remarque
en eux le moindre changement physique. Ils causent de choses
qui leur étaient jusque-là inconnues ; ils décèlent comme dans
le noctambulisme (c'est notre somnambulisme) des connaissances qu'ils n'avaient jamais eues ; ils donnent sur des événemens inconnus déjà éloignés et même futurs des éclaircisse-
mens qu'ils ont puisés on ne sait à quelle source. Dans cet état
il n'est pas rare de voir aussi reparaître le penchant à se faire
du mal à soi-même.

» 2° De temps en temps, quelquefois à des époques déterminées, les malades tombent dans un demi-sommeil. Tant qu'il
dure, ils aperçoivent les objets extérieurs, semblent même reconnaître les choses cachées , passées et futures , sans que cependant leurs sens paraissent entrer en action. Dans cet état
les malades ressemblent aux personnes chez lesquelles on a dé-

veloppé artificiellement le magnétisme animal; ils entrent souvent en relation avec le monde extérieur, par l'intermédiaire de quelques individus qui ont su se mettre en rapport avec eux. Leurs prophéties sont le plus souvent relatives à leur propre maladie contre laquelle ils indiquent des remèdes la plupart du temps diététiques ou médicamenteux généralement connus, même du peuple.

» Par un abus blâmable on les consulte sur les maladies qu'éprouvent d'autres personnes, on leur demande des remèdes; mais en cela, ils font preuve de peu de connaissances et même d'une ignorance complète, et prescrivent à eux et aux autres des remèdes très inefficaces, et souvent nuisibles. Toutes les fois que j'ai eu l'occasion d'observer des malades dans un semblable état, je n'ai jamais rien entendu d'eux qui ne pût s'expliquer par la subtilité de quelque sens, subtilité secondée par l'inaction des autres, par une grande mémoire, par une imagination élevée, une forte combinaison, un certain pressentiment qui s'empare si facilement des malades, et coïncide si entièrement avec une forte sensibilité nerveuse; par un penchant à dire et faire ce qu'on désire qu'ils disent ou qu'ils fassent. Ce qui est inexplicable c'est l'imagination des spectateurs qui aiment plutôt à voir des prodiges qu'à saisir les phénomènes dont ils sont témoins dans leur ensemble et leurs causes naturelles.

» 3° Le malade est subitement privé de connaissance et de sentiment; il se manifeste en même temps des borborygmes, du gargouillement, des tremblemens de tout le corps et des convulsions des membres. Bientôt le malade tombe à terre comme frappé d'éclampsie ou d'épilepsie. Il se relève soudainement, et prophétise à haute voix des choses sublimes, merveilleuses et futures. C'est dans cet état que, dans la guerre des Cévennes, les filles des Camisards expliquaient l'Écriture-Sainte; elles exhortaient, encourageaient, prophétisaient et tombaient ensuite, après de légères convulsions, dans un sommeil léthargique d'où elles sortaient, sans avoir le moindre souvenir de ce qui s'était passé.

On a vu très souvent de pareils phénomènes dans des circonstances semblables. En songeant que ces circonstances étaient toutes de la nature de celles qui excitent et exaltent l'ame, que les jeunes filles des Cévennes n'entendaient rien autre chose que des prières, des interprétations étranges de l'Ecriture-Sainte; qu'elles étaient habituées à voir les personnes avec lesquelles elles vivaient prophétiser, et que peu importait que les prophéties se réalisassent ou non, pourvu que les croyans fussent satisfaits, on ne trouvera pas ces événemens aussi surprenans qu'ils paraissent l'être au premier coup-d'œil.

» 4° Le degré le plus élevé de cette espèce de clairvoyance, est un mélange incessant de l'état de veille et de somnambulisme. Cet état est une sorte de folie qu'on pourrait appeler, pour mieux la désigner, folie des prophètes. L'infortunée prophétesse de Prévorst, que M. le docteur KERNER a rendue si célèbre, nous donne un exemple frappant de cette folie *. »

Pronostic. — Il est en rapport avec la nature des causes de la maladie, et la possibilité de les faire disparaître; plus l'état de somnambulisme se prolonge, plus le pronostic devient défavorable. Il est à craindre que cette affection ne dégénère en maladies nerveuses, difficilement curables, comme l'épilepsie, les spasmes, l'hystérie, etc.; qu'elle ne modifie l'exercice des facultés intellectuelles et ne soit l'occasion de la folie, de l'imbécillité, etc.; qu'elle ne jette l'organisme tout entier dans une atonie profonde, et qu'il n'en résulte l'amaigrissement, etc. Si la maladie est due à l'interruption du développement des

---

* *Illumination de la prophétesse de Prérorst de Kermès, etc.* LEPRIE, 1850.

facultés sexuelles, ou simplement à cet état de vacillation dans lequel se trouvent tous les systèmes organiques à l'époque de ce développement, le pronostic est presque toujours rassurant ; c'est le cas qui doit principalement nous intéresser ici. Cependant, on ne saurait en dire autant, lorsque les causes, qui ont interrompu ou arrêté le développement sexuel , et changé la direction fondamentale des forces vitales , ne peuvent être éloignées.

Les dangers auxquels les somnambules sont exposés, ne sont pas de l'essence de la maladie , et ne doivent être considérés que fort secondairement à l'égard du pronostic. En surveillant activement les malades, on évite qu'il ne leur arrive des accidens funestes , et qu'ils ne nuisent aux personnes qui sont dans leur voisinage. Quant aux maladies, conséquences du somnambulisme, chacune d'elles comporte un pronostic particulier ; les spasmes hystériformes, par exemple, sont moins graves que l'épilepsie et la folie.

Diagnostic. — Le diagnostic du somnambulisme est facile à établir, malgré ses rapports avec certains rêves et le cauchemar, dont il n'est en quelque sorte qu'un degré plus prononcé ou l'apogée ; mais il faut cependant le bien observer avant d'attester son existence (VILLERMÉ). Sans doute, on peut le plus souvent arriver à établir le diagnostic différentiel du somnambulisme ; mais il est des circonstances sur lesquelles nous ne pouvons nous arrêter, où le médecin ne laisse pas que de rencontrer de grandes difficultés. Le somnambulisme , dit M. ORFILA[*], n'est point assez bien connu pour qu'on établisse ses caractères distinctifs. Suivant FODÉRÉ , « les somnambules » seraient susceptibles de l'éveil, les uns par un bruit extraor- » dinaire, comme des trompettes et des cymbales ; les autres

---

[*] *Médecine légale*, p. 167, t. 2.

» par le tact. » Jamais d'ailleurs, ils ne font des choses et ne vont en des lieux dont ils n'avaient aucune connaissance, et lorsqu'ils rencontrent des obstacles extraordinaires, comme leurs sens ne recoivent aucune impression, ils heurtent de la tête ou d'une autre partie du corps, ce qui les réveille. On fera donc l'essai d'opposer un obstacle à la marche du somnambule; et si, au lieu d'aller se heurter contre, il se détourne pour l'éviter; on peut dire que ses sens sont éveillés, et que le somnambulisme est supposé. Nous savons trop que penser de ces moyens de diagnostic, pour nous appliquer à en faire ressortir l'insuffisance et la fausseté. Je serais porté à croire que FODÉRÉ n'avait jamais vu un somnambule.

Traitement. — Pendant longtemps il fut en usage de réveiller brusquement les somnambules et de les effrayer. Pour cela, on les frappait avec des verges, on leur jetait de l'eau froide sur le corps, on plaçait des bassins d'eau glacée au bord de leur lit, de telle façon qu'ils ne pouvaient en sortir sans se mouiller les pieds. Quelques personnes eurent recours à des moyens encore plus violens; elles laissaient tomber les somnambules d'un lieu élevé sur des matelas; comptant sur les effets d'une forte secousse pour guérir les malades. Ces procédés ont été quelquefois suivis de succès; mais à vrai dire, on ne doit les mettre en pratique qu'avec la plus grande réserve. On les a vu produire des maladies nerveuses extrêmement graves; on leur attribue même quelques cas de mort subite. CONRADI* conseille les menaces, les remontrances avant le coucher et les corrections pendant les attaques, lorsque la maladie résulte essentiellement de désordres nerveux, intellectuels et moraux. Il y a lieu de croire, dit-il, que les malades, pendant leur accès, peuvent conserver le souvenir des choses qui se sont passées du-

---

* *Manuel de thérapeutique spéciale,* t. 2.

rant la veille. Il n'est pas irrationnel de croire que ce souvenir soit capable d'exercer quelque influence sur la volonté des malades pendant les accès, et que, par conséquent, les réprimandes et les corrections puissent avoir de l'efficacité. Dans tous les cas, on doit éveiller le malade avant de le frapper, si l'on ne veut courir le risque de lui causer une trop grande frayeur.

Avant d'en arriver à ces moyens rigoureux, il est indispensable de mettre en application toutes les règles de l'hygiène ; elles seules fournissent, par fois, d'immenses ressources. On placera les malades dans une chambre bien aérée ; on leur recommandera de se coucher la tête élevée, de se couvrir peu, et de tenir les pieds chaudement. Les sommiers de crin seront substitués aux lits de plumes et aux matelas. Une précaution importante consiste à priver les malades du repas du soir, ou du moins à ne les laisser manger que des alimens de facile digestion et en petite quantité. Le vin et les liqueurs alcooliques leur seront interdites dans tous les cas. L'exercice musculaire immodéré, le changement de climat, le séjour à la campagne et les voyages, semblent encore favoriser la guérison.

On a conseillé avec raison, de surveiller les malades et de les réveiller dès l'instant qu'on commence à s'apercevoir qu'ils s'agitent et qu'ils veulent quitter leur lit. Cette manière de faire a le double avantage d'empêcher qu'ils ne nuisent à leurs voisins ou à eux-mêmes, et d'opérer souvent à elle seule la guérison de la maladie. On est parvenu ainsi à faire perdre à quelques somnambules l'habitude de se lever.

Il est facile de comprendre, qu'en étudiant le somnambulisme dans ses rapports avec le développement des facultés sexuelles, nous sommes contraints d'avoir égard à toutes les causes qui peuvent avoir de l'influence sur le développement de ces facultés. Se montrent-elles irrégulières, on les régularise ; paraissent-elles prématurément, on les modère ; ne paraissent-elles pas en temps voulu, on les active; font-elles naître un défaut d'harmonie entre la *vie de conservation de soi-même et la vie sexuelle*, on a recours aux moyens que nous avons conseillés pour rétablir l'équilibre.

Outre cela, l'attention du praticien s'arrêtera sur quelques circonstances principales qui ont une influence marquée sur le développement de la maladie. Je veux parler de la constipation opiniâtre, de l'état *saburral* ou inflammatoire des voies digestives, des congestions des organes thoraciques et de l'encéphale; les délayans ou les antiphlogistiques seront recommandés, suivant l'indication. La présence des vers n'exige pas moins de soins; il est inutile de dire qu'elle réclame l'administration des anthelmintiques.

Enfin, la plupart des somnambules sont doués d'une sensibilité, d'une mobilité nerveuse excessives, innées ou acquises fort difficiles à modérer. L'âge seul et le développement progressif du corps réussissent mieux dans ce cas, qu'aucun des moyens connus sous le nom d'antiphlogistiques. En même temps qu'on a la précaution de soustraire les malades à l'action des causes qui peuvent exalter l'imagination, on s'attache à éloigner toutes celles qui agissent médiatement ou immédiatement sur les parties génitales.

Cette recommandation n'est pas seulement utile à l'époque où le somnambulisme existe déjà, elle fait encore partie du traitement prophylactique de cette affection. Les impressions vives et désagréables produites dès l'enfance, persistent souvent dans un âge plus avancé. On évitera donc de rapporter aux enfans des contes effrayans, on les garantira de la superstition, du fanatisme, de la croyance des miracles, etc., etc. Jamais on ne leur permettra la vue des malades atteints d'épilepsie, d'hystérie ou de chorée.

M. FOSSONE me racontait il y a quelques jours, l'histoire d'un jeune enfant de très bonne famille, chez lequel la monomanie *infanticide* s'était développée au plus haut degré. On avait eu l'imprudence de mener cet enfant au supplice d'un homme condamné à avoir la tête tranchée par la guillotine. La vue du sang avait produit un tel dérangement dans les facultés intellectuelles et morales de ce pauvre enfant, qu'il était tourmenté du besoin irrésistible d'assassiner les enfans de son âge. Conçoit-on de quelle importance peuvent-être nos recommandations ?

Lorsque les premières attaques de somnambulisme ont été produites par un événement horrible, etc., etc., il est urgent d'éloigner les jeunes malades du lieu où cet événement s'est passé, jusqu'à ce que le développement des facultés sexuelles se soit accompli et régularisé. Il faut dissiper les impressions pénibles par la récréation, les lectures agréables et les exercices corporels.

Une des causes les plus efficaces sans contredit de la maladie dont nous nous occupons, c'est une passion amoureuse non satisfaite. La plupart du temps, il existe en même temps un instinct sexuel très prononcé.

Ici revient encore une question que nous avons agitée à propos de la chlorose ; savoir : s'il faut satisfaire ou non cet instinct sexuel , l'âge et le degré de développement des facultés sexuelles de la jeune personne règlent à eux seuls la conduite du médecin.

Un somnambulisme très élevé se déclare quelquefois, lorsqu'on veut marier de force des jeunes filles qui ont de l'éloignement pour les hommes. Il est bien rare qu'alors on ne découvre pas une grande propension à l'onanisme, ou un développement imparfait des facultés sexuelles ; je ne reviendrai pas sur ce qu'il y a à faire dans ces cas particuliers. Toutes les fois que la jeune fille n'éprouve pas d'éloignement pour tous les hommes en général, mais seulement pour celui avec lequel on veut l'unir contre son gré, il est du devoir des médecins d'engager les parens à cesser toute contrainte, afin de ne pas déterminer des affections nerveuses extrêmement graves, et principalement la folie.

Le somnambulisme, qui se montre chez les jeunes personnes adonnées à l'onanisme, etc., etc., est quelquefois accompagné de phénomènes remarquables. Pendant les accès, elles exécutent les mêmes mouvemens que pendant le coït, elles portent souvent leurs mains vers les organes sexuels, et l'expression de la volupté se peint sur leur visage. En même temps il se fait un écoulement séro-muqueux par le vagin. Après cet acte, la jeune fille tombe dans la mollesse et l'abattement; elle ressent des douleurs dans les cuisses et de la courbature générale. Il devient ici d'autant plus urgent de surveiller les malades et de les tirer de cet état, qu'il est rare que cet accident ne porte pas une vive atteinte à la constitution encore chancelante des jeunes filles.

Après être parvenu à préserver les malades des attaques de somnambulisme, il reste encore quelques indications indispensables à remplir. On combat, par exemple, les accidens nerveux et spasmodiques qui ont été soulevés par la maladie, à l'aide d'un traitement approprié. La sensibilité nerveuse reste presque toujours très prononcée chez ces malades; on la fait disparaître fort souvent par le seul usage des bains de mer.

A une époque où l'électricité, étudiée comme agent thérapeutique, faisait l'objet des expériences les plus variées, on la proposa, c'était de rigueur, comme une panacée. Les faits ne se prêtèrent pas aux spéculations des prôneurs, et bientôt, il en fut de l'électricité comme de tant de remèdes, qu'on voit naître et passer si rapidement.

Ce n'est pas que je doute de l'efficacité de l'électricité dans certains cas ; je crois seulement que les mystères de la vie, et le système nerveux en particulier, ne nous sont pas assez connus. Soit, par exemple, le somnambulisme, soit aussi supposée vraie l'hypothèse, entre autres du fluide nerveux : eh bien ! y a-t-il accumulation de fluides sur quelques parties aux dépens de certaines autres ? y a-t-il perversion des courans ? y a-t-il tout cela ? n'y a-t-il rien de cela ? C'est ce que nous ne savons pas. Or, comment avoir recours au fluide électrique, regardé comme identique au fluide nerveux, comment l'appliquer ou le diriger ? Je le demande, qui pourrait résoudre ces questions ?

Histoire remarquable de somnambulisme.

« Beaufumé, jeune homme de 17 ans, fort bien constitué, d'une force de corps prodigieuse, habitait Argenton, petite ville du département de l'Indre ; il était employé au collége de cet établissement en qualité de maître d'études. Il avait trois frères et une sœur ; il était le cadet de la famille. Ce jeune homme, chez lequel le désir d'entrer au service militaire était devenu très prononcé, fut pris de somnambulisme à l'époque de la guerre d'Espagne.

» Nous nous aperçûmes pour la première fois que Beaufumé était somnambule à la disparition de son vase de nuit et de son caleçon, que nous retrouvâmes, le premier, dans une armoire, le second dans la cheminée. Au commencement de sa maladie, notre jeune homme ne se levait que toutes les deux ou trois nuits ; amateur de la chasse, il avait dans sa chambre un fusil, dont il se servit pendant la moitié de la nuit pour monter une faction à la porte de sa chambre, ouverte sur un corridor, dans lequel il se promenait comme un factionnaire. Jusque-là, rien de fort surprenant; nous fîmes disparaître le fusil, et l'on en comprend le motif. Bientôt, Beaufumé sortit, non-seulement de sa chambre, mais aussi du corridor, courut dans les salles d'études et les cours, grimpant sur les toits, sapant les murs avec le tronc d'arbre dont j'ai déjà parlé, vociférant; etc., etc.

Premier fait. — Un jour, pendant l'étude du matin, un élève aperçut un morceau de papier introduit dans la fissure d'une poutre; on l'arrache, on le lit : c'était une exhortation militaire écrite durant la nuit par notre somnambule, mais écrite avec verve et enthousiasme, en un style bref, concis et tout-à-fait de circonstance. Les lignes étaient parfaitement tracées, il existait seulement deux ou trois *pâtés*. Nous avions retrouvé, en nous mettant à l'étude, la plume, l'encre et le papier qui avaient servi à écrire ce discours, mais sans avoir pu nous expliquer comment ces objets ne se trouvaient point à leur place ordinaire.

Deuxième fait. — Plus tard, Beaufumé passe une partie de la nuit à transporter de la terre, d'une cour dans l'autre, avec une brouette; il avait su trouver tous les ustensiles de jardinage nécessaires pour son travail. Il faisait, disait-il, des retranchemens; il se donnait une peine et un mouvement incompréhensibles, en encourageant à l'imiter ses compagnons d'armes supposés.

Troisième fait. — Une autre nuit, et c'était toujours dans le premier sommeil que Beaufumé se levait, il monta sur le toit, attacha sur l'un des pignons de la maison un drapeau blanc qu'il avait improvisé avec une serviette et un manche à balai; peu de temps après, ce fut sa chemise qui servit à cela.

Quatrième fait. — Beaufumé entendait pendant ses accès. Mon père voulut un jour parler le langage qui convenait à l'imagination égarée de ce jeune homme : Beaufumé, toujours soldat, devait avoir des chefs et leur être soumis. Or, dans un instant où notre malade était en activité de service, ce qui se reconnaissait aux *qui vive?* répétés, mon père, de sa fenêtre, au premier, s'avisa de lui commander les arrêts. Le stratagème ne réussit pas; le somnambule entra en fureur, criant à chaque instant : aux arrêts! moi, aux arrêts! et faisant guise de se venger de l'injustice à l'aide de pierres.

Cinquième fait. On changea Beaufumé de chambre, il habitait le premier, on lui donna une espèce de chambre-prison attenante à la chapelle de l'établissement. La fenêtre de cette chambre était fermée par des barreaux de bois de chêne, neufs et de la grosseur du bras d'un homme vigoureux. Nous espérions que Beaufumé ne sortirait pas; nous nous étions trompés; trois barreaux avaient été brisés et le somnambule avait pris l'air. Nous imaginâmes de lier l'espagnolette de la fenêtre avec une ficelle très fine, mais en même temps très solide; nous étions cinq pour placer la ficelle; nous perdîmes tous patience à multiplier les nœuds inextricables et de toute espèce. En outre, nous voulûmes éprouver la force de notre malade; pour cela nous chargeâmes les volets de sa chambre d'énormes bois de construction placés en arc-boutant, et si bien assolidés que les efforts que nous fîmes tous les cinq, pour renverser notre édifice, ne purent pas même lui imprimer la moindre secousse. Nous espérions bien empêcher Beaufumé de sortir; quel ne fut pas notre étonnement lorsque, forcés d'aller l'éveiller (ce que ne faisait jamais le son de la cloche), nous vîmes que notre malade s'était levé pendant la nuit; nous trouvâmes notre ficelle dénouée, les volets ouverts et notre édifice renversé.

Jamais Beaufumé n'est sorti de cette chambre par la porte.

J'ai vu le malade prendre une ville d'assaut, défoncer une porte d'un coup de pied, commander la charge, crier victoire, etc., etc.

Une nuit nous résolûmes de l'attendre et de l'éveiller en lui infligeant une forte correction; chacun de nous s'était muni de cravaches, de verges, de cordes, etc.; il me souvient même que je tremblais. Nous attendîmes Beaufumé pendant plus de 2 heures, cherchant à le découvrir, et nous promenant avec des lumières. Nous l'aperçûmes sur le toit, à cheval, immobile, crachant, toussant, fort à son aise. Il voulut descendre; mais aussitôt nous entendîmes rouler notre malade et nous le crûmes à terre; il se serait tué probablement, car il fut tombé de plus de 30 pieds de haut, si protégé par le hasard, il ne s'était trouvé arrêté dans sa chute par une cheminée. A ce moment, Beaufumé cria très fort *Galard! Galard!* (c'était le nom d'un élève de la maison); nous plaçâmes aussitôt une échelle et nous descendîmes ce pauvre jeune homme qui nous dit avoir cru, lorsqu'il avait prononcé le mot *Galard*, qu'un de ses bras était hors de son lit.

Depuis lors, je ne sache pas que ce malade ait été pris de nouveaux accès; je l'ai revu à Paris, il y a plusieurs années, il servait dans la garde royale à cheval, il m'assura ne s'être pas levé depuis. J'ai appris il y a quelques mois qu'il avait été tué en duel.

Beaufumé ne s'habillait jamais complètement, jamais non plus je ne l'ai vu nu ou simplement vêtu d'une chemise. Il avait un frère aîné qui avait été somnambule au même âge que lui, et qu'on avait pour cela renvoyé du service. Ce frère fut un matin trouvé assis sur le bord d'une fosse à tanneur, les pieds dans l'eau. Il avait gelé, on fut obligé de l'éveiller et de briser la glace pour le tirer de là.

Ce même jeune homme, pendant une attaque, plaça une solive en équilibre entre deux branches d'arbres, puis à chaque extrémité de cette espèce de fléaux il ajusta deux dévidoirs; on n'a jamais su où ces dévidoirs avaient été pris.

Une autre fois, ce somnambule roula devant lui un tonneau vide pendant une demi-heure, l'injuriant, en le nommant Louis XVIII.

Il faut attribuer à ce même individu, un des faits les plus remarquables de somnambulisme que je connaisse.

Le pot à l'eau de la chambre de ce jeune homme avait disparu ; on l'avait cherché partout, on désespérait de le trouver, lorsqu'on l'aperçut au sommet de la maison, sur l'aiguille ; de l'autre côté, et comme pendant, était le bonnet du malade. On monta chercher ces deux objets, le pot à l'eau était entièrement plein d'eau, bien qu'il n'eût pas plu depuis qu'il était là.

Je n'en finirais pas si je voulais rapporter tous les faits curieux de somnambulisme qui se sont passés dans la famille de ces jeunes gens. Un frère plus jeune eut des accès de somnambulisme pendant son séjour au séminaire, il cachait son argent sous les carreaux de sa chambre.

La sœur, elle-même, également à l'âge de puberté, avait été somnambule. Cette jeune personne faillit être tuée par son frère aîné, qui pendant un accès perçait de coups d'épée le lit dans lequel elle était couchée. Il y a ceci de fort remarquable chez ce jeune homme, c'est qu'il se rappelait régulièrement tout ce qu'il avait fait pendant ses attaques, trois jours après chacune d'elles. Celui qui habita le collége d'*Argenton* ne fut jamais dans le même cas.

CHAPITRE XIX.

—

DE LA CHORÉE, DE LA CATALEPSIE, DES SPASMES, DES CONVUL-
SIONS, DANS LEUR RAPPORT AVEC LE DÉVELOPPEMENT DES
FACULTÉS SEXUELLES.

L'observation journalière nous a démontré la fréquence des affections spasmodiques et convulsives chez les jeunes filles qui touchent à l'âge de la puberté, soit que ces maladies, déjà existantes ne fassent que devenir plus actives à cette époque, soit qu'au contraire elles prennent leur origine dans le développement des facutés sexuelles; soit, enfin, qu'il n'y ait qu'une simple coïncidence de temps et non de causalité dans l'apparition de ces états morbides et dans les phénomènes physiologiques qu'on observe chez la fille pubère.

La chorée est si fréquente chez les jeunes personnes qu'elle doit nécessairement trouver sa place ici. Nous la considérerons surtout dans ses rapports avec le développement des facultés sexuelles, sans en donner la description complète.

Le mot chorée a été tiré du grec χορεια, qui signifie danse; il est l'expression du symptôme le plus saillant de cette affection. Félix Plater l'a étudiée sous la dénomination de *witi saltus*, Horstius, sous celle de *saltatio Sancti-Witi*; c'est la chorée de Saint-Wit de Sydenham, la *scelotyrbe* de Sauvages, le *ballismus* de PLOUCQUET ; chez nous, les mots chorée ou danse de *Saint-Guy* sont généralement adoptés.

Cette maladie a été définie : « Faiblesse et traction de l'une des jambes, avec léger idiotisme et mouvemens désordonnés et convulsifs, qui affectent les muscles d'un seul côté (GEOFFROY). »

« Maladie qui a pour caractère distinctif certains mouvemens désordonnés partiels ou généraux du système musculaire, avec légère altération de l'exercice des facultés intellectuelles, sans fièvre (GEORGET). »

« Une névrose dont la nature est inconnue, et dont les symptômes consistent en des mouvemens continuels, désordonnés, involontaires, d'une partie ou de la totalité des muscles soumis à l'empire de la volonté (ROCHE). »

Cette maladie a été rangée par PINEL dans les névroses de la locomotion, CULLEN la fait figurer aussi parmi les névroses, genre convulsif ; SAUVAGES, parmi les *spasmes*.

Ce fut en Allemagne qu'on observa la chorée pour la première fois ; ceux qui en étaient atteints allaient en pélerinage a la chapelle de Saint-Wit, danser nuit et jour pour s'en guérir. Quelques auteurs ont jugé, sur certains passages des écrits de GALIEN, qu'elle fut connue des Grecs ; mais ces passages sont si peu explicites, qu'il est impossible d'en rien conclure ; c'est à tort que SAUVAGES a cru voir dans la chorée la *scelotyrbe* dont PLINE le naturaliste a fait mention, maladie qui paraît avoir été de nature scorbutique.

» Ce n'est que vers la fin du seizième siècle que cette maladie commença à être connue. FÉLIX PLATER, GRÉGOIRE, HORSTIUS l'ancien et DANIEL SENNERT, sont les premiers qui en ont fait mention. L'histoire de cette femme, dont parle FÉLIX PLATER, qu'il vit à Bâle, lorsqu'il était encore jeune, danser nuit et jour pendant l'espace d'un mois entier, pour se guérir de la danse de Saint-Guy, celles dont parle Horstius, et qui, au rapport de plusieurs femmes allaient tous les ans, au printemps, à la chapelle de Saint-Wit, près la ville d'Ulm, danser nuit et jour pour se guérir de la chorée, et d'autres faits de ce genre, ne sont que des jongleries ridicules. L'on peut croire que si quelques malades, attaqués réellement de la chorée, imaginaient trouver dans la danse un remède à leurs maux, la plupart des autres, sans être vraiment malades, ne faisaient le voyage que guidés par la superstition. Horstius donne cependant une observation d'une jeune fille qui paraît avoir été affectée de la danse de Saint-Guy. Bairo, médecin du duc de Savoie, fait mention de cette maladie dans un ouvrage imprimé en 1560; mais celui qui, le premier, l'a décrite avec soin, est Sydenham; Cullen, Wytt, Cheyne, Dorrer et Mead, ont donné sur elle de nouveaux renseignemens. Tandis que les Anglais cherchaient à la faire connaître, les autres médecins de l'Europe s'en étaient si peu occupés jusque vers le milieu du siècle dernier, que plus tard encore, Lieutaud, premier médecin de Louis XV, en avait nié l'existence. Cependant, bientôt après, en Allemagne et même en France, plusieurs bonnes dissertations parurent sur cette maladie. Depuis 20 ans les recherches se sont accumulées, et en 1810, a été publié le traité du docteur Bouteille qui laisse peu à désirer sur cet objet. » (Geoffroy.)

MM. Bouteille et Geoffroy, ont admis plusieurs espèces de chorée; la première essentielle qui n'est ni le symptôme ni l'effet d'aucune autre maladie; la deuxième ou secondaire, est celle qui succède à une maladie et dont elle est l'effet.

Les symptômes les plus apparens de la danse de Saint-Guy sont ceux qui résultent des désordres musculaires. Ils sont partiels ou généraux, attaquent quelquefois l'œil, la joue, le col, le bras ou la jambe du même côté. Si le désordre musculaire est général, les malades font des grimaces continuels ; ils gesticulent d'une manière insolite, les muscles se contractent et se relâchent avec rapidité, ce qui produit des contorsions singulières, des sauts involontaires. Il est des jeunes personnes affectées de cette maladie qui essaient de grimper perpendiculairement le long des murs, qui battent la cadence, tambourinent avec les mains, rient et chantent.

Lorsqu'on saisit un des membres avec la main, l'on sent très bien, dit Georget, les contractions musculaires, et l'on peut les empêcher par une compression modérée. Les malades éprouvent beaucoup de difficultés à parler, elles ne le font qu'en bégayant beaucoup ; on les voit très souvent porter leur main au larynx où elles éprouvent un sentiment de constriction. A ces symptômes il faut ajouter encore des picottemens, des fourmillemens et des engourdissemens dans les muscles affectés.

Les facultés intellectuelles ne restent pas toujours intactes au milieu de ces désordres. La mémoire s'affaiblit, les malades ne peuvent plus se livrer à l'étude, et bientôt on voit se développer le premier degré de l'imbécillité.

L'invasion de la chorée est subite ou lente ; dans ce dernier cas, le désordre musculaire survient peu-à-peu, et il est précédé de maux de tête, d'agitation et quelquefois d'étourdissemens. Les attaques sont beaucoup plus violentes vers l'époque de l'apparition des règles. Lorsque la menstruation se régularise, et que, malgré cela la maladie persiste, elle se montre à un degré moins intense dans l'intervalle des règles ; mais elle devient plus violente durant les quelques jours qui précèdent leur éruption.

Il est impossible de confondre la chorée avec une autre maladie. Les mouvemens désordonnés ont quelque chose de si remarquable qu'ils suffisent seuls pour fixer le diagnostic, on ne doit pas oublier que dans cette affection il y a absence de fièvre et de coma, et que, par conséquent, on ne peut la con-

fondre avec les affections cérébrales accompagnées de soubresauts des tendons , de carphologie , etc.

M. le docteur PLATH a publié une observation fort remarquable snr la danse de Saint-Guy, et que nous empruntons à
la *Gazette médicale*. L'observation de M. PLATH me semble devoir figurer ici , à côté de celles que MM. MARC et ALLIOT ont
publiées. On a dû voir par ce que nous avons dit sur les névroses générales, qui se manifestent à l'âge de la puberté, que
nous les considérions comme des *maladies d'évolution;* nous
sommes complètement d'accord avec M. PLATH, qui range le cas
qu'il a rapporté dans les maladies de ce genre; elles sont caractérisées, dit-il, par une prédominance momentanée du système nerveux ganglionnaire sur le système nerveux centro-
spinal, d'où coule la série des accidens spasmodiques qui se
manifestent [1]. M. Plath cite aussi l'exemple d'une catalepsie
qui survint à l'époque de la puberté et qui guérit, dès que
cette époque fut passée, sans l'application d'aucun remède. Au
reste, les rapports de causalité, qui peuvent exister entre ces
névroses et le développement des facultés sexuelles, avaient déjà
été signalés par OSIANDER dans son traité des *Maladies de Développement* et par le professeur MENDE.

« Fanny Christens, âgée de 14 ans, née de parens sains,
l'aînée de trois enfans, jouissant tous d'une bonne santé, commença à éprouver les premières atteintes de son mal vers le
milieu de l'année 1830 ; ces premiers symptômes paraissent
avoir été ceux d'une inflammation cérébrale ; plus tard , il se
manifesta des mouvemens involontaires , d'abord à l'une ou à
l'autre des extrémités ; ils se remarquaient surtout vers le soir,
à-peu-près à la même heure ; on ne les observa, dans le
principe qu'à une main , puis ils se propagèrent aux autres

---

[1] Extrait de la *Gazette médicale.*

parties du corps, et augmentèrent de force et de durée. Il se
passa ainsi 18 mois; en décembre 1831, le mal avait atteint
son plus haut degré d'intensité; les accès se prolongeaient
presque constamment pendant près de seize heures; les
spasmes, en partie cloniques et en partie toniques, occupaient
tout le corps, mais principalement l'appareil locomoteur; les
bras et les mains étaient continuellement agités par de petites
contractions très courtes, mais violentes; les doigts se resser-
raient fortement sur les pouces, qui étaient rentrés dans la main;
une roideur presque tétanique occupait la colonne vertébrale
et les extrémités inférieures; la tête et le cou se tournaient en
tous sens et par un mouvement continuel, tandis que les paupières restaient ouvertes, les yeux hagards, les pupilles presque immobiles et insensibles à la lumière; la bouche légèrement
fermée, et les traits de la face entièrement tranquilles; mouvemens d'élévation et d'abaissement du thorax, irréguliers; respiration inégale, brève, entrecoupée de soupirs, de gémisse-
mens, et s'accompagnant d'une toux sèche et spasmodique;
pouls radial, égal des deux côtés, mais petit, tendu, subfréquent,
isochrone aux battemens du cœur, qui étaient parfaitement
réguliers. Cependant, la plus légère pression sur la région qui
s'étend depuis cet organe jusqu'à la rate faisait tressaillir
la malade, et lui occasionait une douleur qu'elle exprimait
par la contorsion des traits de la face; une semblable douleur se faisait sentir au bord interne de l'omoplate, dans
l'étendue d'une pièce de vingt sous. L'accès commençait ordinairement vers sept heures du matin, par quelques mouvemens convulsifs de la tête et des extrémités; les yeux deve-
naient immobiles et hagards, et les traits de la face étaient
comme frappés de stupeur, puis les convulsions et les spasmes
s'emparaient de tout le corps, et la petite malade perdait entièrement connaissance; le paroxisme se prolongeait ainsi

jusqu'à onze heures du soir ; alors, il survenait quelques heures d'un sommeil assez tranquille, mais qui ne délassait nullement.

» Cet état dura jusqu'à la mi-janvier 1832, époque à laquelle il s'y joignit deux phénomènes très remarquables dont nous allons parler avec quelque détail, à cause de leur extrême rareté.

» On entendait à diverses reprises, comme frapper et gratter dans la proximité de la petite malade ; ces bruits étaient de force et de durée variables : le premier résonnait comme si quelqu'un frappait contre le bois, le second, comme si l'on grattait contre les planchettes du lit ; on était tenté de croire que c'était l'enfant lui-même qui produisait ces sons extraordinaires avec ses doigts et avec ses ongles. Y avait-il là quelque supercherie ? comment se rendre compte de ces singuliers phénomènes ? Le lit fut changé de place, examiné et exploré pièce par pièce ; les bruits, qui avaient cessé pendant cette opération, recommencèrent dès que l'enfant eut été couché ; plus tard, on l'assit sur une chaise placée dans un endroit de la chambre éloigné du lit ; les bruits le suivirent, et on entendit distinctement frapper et gratter contre le bois de la chaise. Il est à remarquer que la nature de ces sons s'était modifiée en raison de la différence de densité des deux espèces de bois, et du lit et de la chaise. Une autre fois, la malade fut transportée, sans qu'on l'eût prévenue, dans une autre chambre et dans un autre lit, mais à peine s'y trouvait-elle quelques instans, que là aussi on entendit frapper et gratter.

» Le docteur PLATH était désormais convaincu de la réalité de ces phénomènes ; il avait également acquis la persuasion que ces bruits tenaient au voisinage de l'enfant, qu'ils n'étaient produits ni par les mains, ni par les ongles, ni par la bouche, ni par aucune partie extérieure du corps, et qu'enfin ils n'étaient rendus par aucune autre personne. Cependant, pour s'assurer s'il n'était point le jouet d'une illusion, M. PLATH conduisit auprès de la malade un grand nombre de ses confrères, dont il cite les noms, qui purent, tous, constater la réalité du fait.

« Ces bruits, qui avaient commencé à se faire entendre du 12 au 13 janvier, allèrent quelque temps en augmentant, puis ils diminuèrent jusqu'à la fin de mars ; ils pouvaient être observés, non-seulement pendant les paroxysmes, mais encore dans les intervalles lucides, jamais quand l'enfant dormait ».

» Une autre circonstance digne d'attention, c'est que ces bruits pouvaient être provoqués : ainsi, lorsqu'on grattait ou qu'on frappait contre le bois du lit, on entendait gratter ou frapper avec une intensité et une durée égales, et l'on entendait aussi le même nombre de coups ; plus tard, il suffisait, pour les faire naître, d'en parler et de fixer le nombre de coups que l'on désirait.

» On put observer encore que ces mêmes sons marquaient la mesure, quand un chant ou des instrumens de musique se faisait entendre dans la chambre ou dans le voisinage ; par la suite, ils étaient parvenus à imiter toutes espèces de bruits ; ainsi, pendant deux jours, ils imitèrent parfaitement les coups de scie d'un menuisier, qui travaillait dans une maison voisine ; le point de départ de ces bruits variait encore pour les différentes personnes assises autour du lit, suivant la place qu'elles occupaient.

» Vers la fin de février, tandis que les mouvemens convulsifs et les spasmes étaient encore dans toute leur force, le frappement cessa subitement, et le grattement diminua d'une manière sensible ; il n'était plus, à cette époque, provoqué comme précédemment ; il obéissait plutôt à certaines influences, qui sont plus du ressort du magnétisme animal. C'est ainsi que ce bruit était très intense à l'approche de personnes du sexe masculin, tandis que la présence du sexe féminin ne pouvait rien pour le reproduire. Ce bruit se faisait encore entendre avec beaucoup de force, quand on dirigeait, même à distance, la pointe des doigts vers le creux de l'estomac de la malade. Isolait-on cette partie du corps au moyen d'un morceau d'étoffe de soie, le bruit cessait entièrement.

» A l'époque de la disparition complète de ce dernier son, la petite malade commença à reprendre de plus en plus connaissance, en même temps qu'il survint, pendant les convulsions, une inquiétude et une activité extrêmes, qui contrastaient d'une manière frappante avec l'excessive faiblesse que l'on remarquait dans les intervalles lucides. Son état se rapproche de plus en plus du somnambulisme; ses parens racontent même qu'un jour, elle s'écria, en parlant de l'un de ses frères : « Bernard, prends garde de tomber! » et aussitôt ce dernier entra dans la chambre, la figure tout ensanglantée ; une autre fois, elle saisit un tricot, montra du doigt, sans y regarder, un endroit du tricot, où l'on découvrit en effet un défaut qui avait échappé à tout le monde. Le docteur PLATH n'est ici que narrateur, et ne garantit pas l'authenticité de ces derniers faits.

» Le traitement de cette singulière et inexplicable affection fut tout d'expectation. On avait, depuis l'apparition des bruits que nous avons décrits, abandonné toute espèce de médication interne. »

» Il est bon cependant de rapporter une circonstance qui parut avoir quelque influence sur la diminution des accidens convulsifs. La mère de l'enfant qui était une femme de moyen âge, et d'une constitution robuste, s'étant un jour couchée avec lui, remarqua que les spasmes avaient été moins forts et de moindre durée, elle continua donc pendant tout l'été de l'année 1832 l'usage d'un remède si simple ; et, en effet, les phénomènes nerveux allèrent de plus en plus en diminuant ».

« Plus tard, on fit coucher avec la petite malade un jeune chien qu'on plaça à ses pieds ; cet animal ne tarda pas à devenir maigre et à être pris de convulsions , et il finit par mourir , tandis que l'état de la jeune fille s'améliora d'une manière très sensible. Il survint vers la fin une salivation spontanée qui fut remplacée par une diarrhée abondante et de longue durée ; peu-à-peu les convulsions diminuèrent, les accès devinrent plus courts, la petite fille put se livrer à des travaux légers, enfin, dans le courant de l'année 1833 , sa santé se rétablit entièrement. (*Gazette Médicale.*)

» Depuis la consignation de ce fait dans la *Gazette Médicale*, MM. ALLIOT et MARC ont publié dans le même recueil deux observations du même genre.

Observation de M. Alliot, médecin à Montagny.

» M. le curé de Flavigny (Meurthe), avait une cousine extatique nommée, Jeanne, qui tombait en catalepsie presque tous les jours. Alors se produisait en elle une voix que la foule toujours nombreuse appelait l'esprit, et qui répondait à toutes les questions. On entendait aussi durant l'accès des coups très bruyans qui semblaient donnés à la porte de sa chambre. J'ai traité la malade pendant une année entière, sans obtenir d'amélioration bien marquée dans son état; depuis je l'ai perdue de vue, et j'ignore si elle s'est rétablie ou non ».

Observation de M. Marc.

« Il s'agissait d'une fille de 11 ans , d'une constitution lâche , sujette à des affections vermineuses et muqueuses , qu'on avait combattues par une médication conforme à ces circonstances.

Vers la fin de février de 1791 , elle fut prise , après un écart de régime, d'un vomissement muqueux et sanguinolent qui fut calmé par l'huile de momordica. A ce vomissement succéda l'excrétion menstruelle ; car , malgré le jeune âge de l'enfant , elle était déjà réglée depuis quelque temps.

Huit jours après cet accident, on commença à observer chez elle , presque toujours vers 11 heures de la nuit , de l'anxiété précordiale , de l'étouffement et des symptômes convulsifs , qui souvent changeaient de forme et offraient un assemblage insolite de spasmes, accompagné d'un état de somnambulisme. Ce somnambulisme , qui précédait ou suivait les accès , se manifestait assez souvent aussi pendant le jour , et lors de sa durée, la malade se livrait , sans pourtant en avoir la conscience, à divers actes qu'elle avait l'habitude d'exécuter lorsqu'elle était dans l'état de veille.

La marche des accès était à-peu-près la suivante :

Immédiatement avant chaque accès, augmentation prodigieuse des forces musculaires ; pouls accéléré , presque fébrile ; hiralité accompagnée d'éclats d'un rire convulsif ; bientôt rire sardonique ; mouvemens spasmodiques des yeux , suivis de l'immobilité du globe de chaque œil ; refroidissement des extrémités inférieures ; pâleur de la face , pouls petit , serré , tantôt intermittent, tantôt plus ou moins accéléré. Le sang paraît quitter la périphérie ; il se concentre vers l'intérieur. Respiration faible et pénible ; bas-ventre dur , tendu , bouffi. Surviennent ensuite des mouvemens convulsifs des membres. Ces mouvemens sont tantôt toniques, tantôt cloniques , parmi eux le trismus prédomine. Ils durent avec plus ou moins de violence pendant un quart-d'heure , même une demi-heure , et se terminent presque toujours par quelques sauts précipités ou ou par plusieurs culbutes. Ces culbutes se répétaient quelquefois d'une manière étonnante. Un jour que la malade fut surprise à la promenade par son accès , je lui en vis faire une cinquantaine. Pendant que tout ceci se passait, elle conservait quelquefois sa connaissance ; d'autres fois elle la perdait ; sur-

venaient alors l'opisthotonos, le pleurotonos, l'angine spasmodique, rarement le tétanos universel, qui ne durait que
très peu de temps. Peu-à-peu ces mouvemens violens deve-
naient plus doux; les membres se contractaient alternativement,
c'est-à-dire, que le membre supérieur droit était convulsionné
en même temps que le membre inférieur gauche, et le
membre supérieur gauche en même temps que le membre
inférieur droit. Il survenait une sueur copieuse suivie quelquefois de sommeil. Après l'accès, la malade disait souvent
avoir bien dormi, ne ressentant même quelquefois aucune
fatigue, embrassait ses compagnes, et se livrait avec elles à
des jeux enfantins.

Ces accès arrivaient le soir, après 10 heures. On les faisait
cesser quelquefois par des frictions aux pieds; mais presque
toujours, ils reparaissaient bientôt avec plus de violence.

Ils se comportèrent de la manière qui vient d'être dite depuis
la fin de février jusqu'au 14 avril. A cette époque se manifesta un phénomène des plus extraordinaires. Je le rapporterai
tel que je l'ai consigné dans ma thèse, afin qu'on puisse mieux
juger sa similitude avec celui que le docteur PLATH a fait connaître.

« *Sic se habebat insultuum decursus, indè à fine februarii
usque ad diem 14 aprilis. Nunc verò novo quodam augebantur
phœnomeno, difficillimè explicando! Strepitu scilicet in articu-
lationibus illi simili, quem mures rodendo in parietibus exci-
tare solent, vel qui auditur, dùm unguibus asseres transversè
radimus. Hic strepitus in quamcumque supellectilem, ab ægrota
tactam, transire videbatur, ac si ex illâ proveniret, non ex hujus
corpore; et supellectilis ingenio respondebat et indole, et vi; ita
ut, exempli causa, ægra sella imposita, strepitus in sellæ ligno
quasi perciperetur.* »

Le 16 et le 17 avril, le même bruit fut observé, quoiqu'à

un degré moindre. Le 17 , on fit faire à la malade une promenade en voiture , et depuis ce moment, elle n'éprouva aucun accès pendant 8 jours ; mais le 21, après s'être bien portée pendant toute la journée, elle éprouva un accès vers les 10 heures du soir, et le somnambulisme se prolongea jusqu'à 3 heures. Je ne suivrai pas plus loin le journal de la maladie. Il suffira de dire qu'une saignée fut pratiquée le 2 mai après un accès des plus violens; qu'à dater de cette époque, les paroxysmes devinrent de plus en plus faibles , et qu'ils cessèrent complètement vers la fin du mois. »

Pour faire sentir le rapport de coïncidence qui existe entre l'âge de la puberté et l'apparition de ces maladies nerveuses , nous nous contenterons de rappeler que l'une des trois malades était âgée de 14 ans , et une autre de 11. M. MARC ajoute une simple réflexion à son observation. « Je n'entrerai dans aucune explication sur cette singulière maladie , bien que dans ma thèse j'ai cherché à en donner une. Toutefois je ne suis pas éloigné de lui assigner une origine semblable à celle du cas dont parle le docteur PLATH. (MARC.) »

Catalepsie. — De καταλαμβανω ; je retiens; maladie qui , confondue par un grand nombre d'auteurs avec le tétanos, l'hystérie, etc., a été décrite sous les noms de *catoche* , *contemplation* , *dépréhension*.

Cette affection peu commune se montre rarement intense à l'époque de la vie où la jeune fille revêt les attributs de la puberté. Nous la voyons, au contraire, sous d'autres circonstances, se déclarer au plus haut degré. Les jeunes personnes, atteintes de cette maladie, dont la nature est tout-à-fait ignorée, accusent avant les accès de la pesanteur et de la chaleur de la tête ; elles sont capricieuses et de mauvaise humeur, elles ont la respiration faible et le pouls rare. Il se manifeste un peu de trouble et d'exaltation dans les idées , des douleurs dans les membres, des bâillemens, des palpitations, des crampes, des secousses convulsives, un sentiment de froid sur diverses parties du corps, la rougeur ou la pâleur du visage, etc., etc. Tout-à-coup, elles restent immobiles et dans la position qu'elles avaient au moment de l'attaque. Leurs paupières sont largement ouvertes, les globes oculaires sont fixes, dirigés en haut et en avant ; la perte de connaissance est plus ou moins complète, le col et les membres se roidissent. Le signe pathognomonique de la véritable catalepsie n'existe pas toujours, je veux dire la roideur qui fait que les membres conservent pendant l'accès la position qu'on leur donne. BEREND dit même, n'avoir jamais rencontré ce signe dans les cas de catalepsie qu'il a observés chez les jeunes filles, à l'époque de la puberté ; il ajoute aussi, que l'insensibilité n'est jamais aussi prononcée chez elle que chez les cataleptiques plus âgés.

La catalepsie est, comme la chorée, ou partielle, ou générale, et sujette à des retours irréguliers. La durée des accès est aussi variable que leur nombre, on a vu des attaques durer seulement quelques minutes, d'autres se sont prolongées pendant plusieurs heures ; que dis-je ? M. SARLANDIÈRE a observé une attaque de catalepsie, qui dura sans interruption pendant six mois.

Après les accès, les malades conservent de la céphalalgie, de l'exaltation cérébrale et de la fatigue musculaire ; il en est qui racontent avoir vu, pendant l'attaque, les choses les plus merveilleuses.

Il est bien rare que les deux maladies dont je viens d'esquisser les caractères ne soient pas accompagnées d'accidens nerveux, généralement connus et confondus sous les dénominations peu satisfaisantes de *spasmes et de convulsions*. Ces troubles existent même, fort souvent seuls, à l'époque de la puberté. La forme sous laquelle ils se présentent est variable et indéterminée ; ils augmentent à l'approche de la menstruation, enrayent quelquefois le développement des facultés sexuelles, et, dans ce cas, sont fort difficiles à faire disparaître. Si, malgré ces accidens nerveux, le développement sexuel s'accomplit, bientôt ils disparaissent et ne se montrent plus qu'accidentellement, à l'occasion, par exemple, d'un trouble survenu dans la menstruation.

Le mot *spasme*, pour parler le langage classique, désigne toute perversion des mouvemens involontaires, ou qui appartiennent à la contractilité organique, qu'ils soient appréciables ou non. Celui de *convulsion* a été réservé à la perversion des mouvemens, qui ont pour agens les muscles soumis à l'influence de la volonté. Je ne dois pas m'arrêter à ces définitions qu'on a si souvent attaquées, et auxquelles on en a substitué qui ne sont peut-être pas moins attaquables.

Les spasmes et les convulsions, qui apparaissent à l'époque du développement des facultés sexuelles, ont quelque chose d'hystériforme. Pendant les accès, les pieds et les mains sont froids, le ventre se rétracte, on entend du gargouillement intestinal ; les malades se plaignent de suffocation produite, comme ils le disent, par une boule qui semble monter du bas-ventre à 'estomac, à l'œsophage et à la gorge.

Étiologie — Si nous voulons remonter aux causes des maladies nerveuses dont il a été question dans ce chapitre, nous ne tarderons pas à nous apercevoir qu'elles peuvent offrir des variétés sans nombre. Outre les lésions organiques de l'axe cérébro-spinal, les vices de conformation de cet appareil, la collection de liquides sur quelques-uns des points de son étendue, l'irritation de ses membranes d'enveloppe, etc., etc., qui déterminent des accidens nerveux *sympathiques*, nous devons encore signaler une sensibilité innée ou acquise, propre à certains individus, une constitution nerveuse, source de phénomènes spasmodiques, convulsifs, qu'on pourrait peut-être dire , *essentiels*. Lorsque cette disposition existe , la cause occasionelle la plus insignifiante peut provoquer des accidens nerveux. La frayeur, la joie , les accès violens de colère , la jalousie, la disparition subite de maladies de peau , déjà anciennes, la répercussion d'un exanthème , les irritations gastriques , produites par les vers, la masturbation , la vue de personnes attaquées d'affections convulsives ; peuvent devenir la cause excitante, déterminante de ces maladies. BEREND croit avoir remarqué que les spasmes et les convulsions coïncident, le plus ordinairement, avec un excès de la sensibilité, la chorée avec un état saburral des voies digestives , la présence des vers et surtout le tœnia , la catalepsie avec les passions et les émotions vives.

Pronostic. — Le pronostic des maladies nerveuses dont j'ai fait mention, est en rapport avec la nature des causes agissantes et avec le degré de développement des facultés sexuelles. Plus les causes sont légères , plus aussi il est permis de les éloigner ; plus il est facile de placer le malade dans les conditions favorables au développement régulier des facultés sexuelles , plus on doit compter sur une heureuse issue de la maladie. Des circonstances opposées comportent un pronostic fâcheux. On peut établir d'une manière générale, que la chorée , la catalepsie , les convulsions et les spasmes, qui se montrent chez la jeune fille à l'âge de la puberté , ne sont jamais des maladies dangereuses, si elles existent sans complication, si, en un mot, elles sont essentielles ; car presque toujours, la solution de ces affections est amenée par l'apparition régulière de la menstruation.

Les spasmes et les convulsions, dont le siége et la forme sont indéterminés , sont les plus faciles à guérir ; mais le plus ordinairement ces accidens reparaissent pendant la durée de la vie , sous la forme de *maladie hystérique*. Le pronostic de la chorée n'est jamais très grave , cette affection guérit assez aisément et ne reparaît guère, si ce n'est à l'époque d'une grossesse. Quant à la catalepsie, il faut toujours craindre qu'elle ne se convertisse en folie.

Traitement. — Le traitement de ces désordres nerveux, envisagés dans leur relation avec le développement des facultés sexuelles, repose sur quelques données principales.

Il faut d'abord chercher à faire disparaître les causes qui ont pu leur donner naissance, et qui pourraient encore les entretenir. En second lieu, on s'applique à diriger convenablement le développement des facultés sexuelles.

Nous devons donc avoir égard à l'état général des malades, et agir différemment suivant telles ou telles circonstances.

1° Les accidens nerveux sont-ils si fréquens et si violens qu'ils aient affaibli la *vie de conservation de soi-même*, à tel point que celle-ci ne puisse servir de base au développement des facultés sexuelles? L'indication est précise; nous devons rechercher le principe des accidens nerveux, le faire disparaître et seconder la *vie de conservation de soi-même.*

Il est souvent même indispensable de commencer par réparer toute l'économie, c'est lorsque les accidens nerveux sont dus à la débilité générale. J'ai longuement énuméré, ailleurs, les moyens auxquels il faut avoir recours pour arriver à ce but.

2° Les accidens nerveux continuent-ils, sans porter atteinte à la *vie de conservation de soi-même* et sans entraver le développement des facultés sexuelles? Nous n'avons rien à faire qu'à combattre les accidens par des anti-spasmodiques; l'apparition et l'exercice régulier des fonctions particulières à la femme, ne tarderont pas à les faire cesser complètement.

3° Dans une autre circonstance, il peut arriver que les accidens coïncident avec une certaine prépondérance dans la sphère de la *vie de conservation.* Cette prépondérance, souvent nuisible, comme nous l'avons démontré dans les chapitres précédens, peut s'opposer au développement des facultés sexuelles ; les accidens nerveux prennent alors un caractère inflammatoire prononcé.

Que convient-il de faire dans un cas de cette espèce? diminuer, faire cesser même, s'il se peut, l'état pléthorique qui existe ; éviter l'usage des médicamens stimulans ; diriger l'activité vitale vers la sphère des organes sexuels. (*Voir* au chapitre 6.)

On a vu, plus d'une fois, l'éclampsie se montrer à l'occasion d'une menstruation difficile ; nous nous contenterons de rapporter une observation consignée dans le tome 2 de la *Gazette médicale*, Paris, 1834. L'éclampsie se manifestant ordinairement à l'époque de l'accouchement, nous nous réservons de tracer son histoire en traitant des maladies qu'on observe plus particulièrement pendant les couches.

Éclampsie aux approches de la première menstruation.

« Louise Tinel, âgée de 13 ans, d'une constitution grêle, d'une stature élevée, entre à l'hôpital des Enfans, le 19 janvier. On nous raconte que cette jeune fille éprouve depuis trois mois un malaise presque continuel ; elle se plaint de douleurs qui ont tantôt leur siége à la tête, et tantôt aux lombes ou à l'épigastre. Elle a parfois l'air hébété, éprouve des troubles passagers de la vue, et quelquefois de véritables attaques d'éclampsie, auxquelles elle n'était point sujette auparavant. Enfin, depuis huit jours, les douleurs de ventre sont continuelles et s'accompagnent de fièvre et de constipation. Depuis deux jours, il est survenu de la diarrhée, et un délire violent qui a persisté jusqu'au moment de l'entrée.

Le 20 janvier, face rouge, animée, yeux brillans, agitation, délire loquace, sans surdité, sans trouble apparent de la vue ;

la langue est rouge à la pointe et sur les bords ; les lèvres sont également rouges, sèches et fendillées ; l'haleine fétide, la déglutition facile, soif vive, inappétence, ventre douloureux à la pression dans toute son étendue ; évacuations liquides jaunâtres, multipliées et rendues quelquefois, sans que le malade en ait la conscience. Le pouls est petit, accéléré ; il donne 116 pulsations par minute. La température de la peau est élevée ; toux sèche, purement sympathique de l'affection abdominale, sans diminution de la sonoréité du thorax, sans râle. On n'observe ni taches typhoïdes, ni météorisme du ventre. (Eau de gomme, 2 pots ; lavement émollient, cataplasme sur le ventre, diète.)

Le délire persiste tout le reste de la journée ; la malade croit voir sans cesse des cadavres autour d'elle ; elle repousse la main de l'infirmier qui lui donne à boire, en lui disant que son vase contient des lambeaux de cadavre.

Le 21, la malade est plus calme ; elle répond à quelques-unes des questions qu'on lui adresse ; elle indique l'abdomen comme le siége de son mal. La pression y fait naître une vive douleur. Elle se plaint aussi de la bouche, dont la muqueuse est rouge et tuméfiée, et conserve au niveau des arcades dentaires, l'impression des dents. (12 sangsues sur l'abdomen, cataplasme émollient, diète.)

Dans la soirée, retour du délire. (Vésicatoire à chaque cuisse.)

Le 22, l'anxiété est moins grande que les jours précédens ; l'agitation a cessé ; on ôte la camisole à la malade, qui reste tranquille dans son lit.

Le ventre est moins douloureux, les selles moins nombreuses, la malade demande le bassin. Le pouls est descendu à 100 pulsations.

Du reste, pas de météorisme, pas de taches lenticulaires.

Le 23, le délire cesse complètement ainsi que la diarrhée ; le pouls est à 96 pulsations ; l'abdomen supporte une assez vive pression.

Le 25, le délire n'a plus reparu ; la malade accuse de la céphalalgie et une douleur qui se fait sentir autour de l'ombilic ; le ventre est rétracté ; il n'offre pas de météorisme, et supporte une assez vive pression. On continue les cataplasmes sur l'abdomen.

Le 27, l'intelligence est toujours nette ; la langue est large et humide ; pas de nausées, de vomissemens ni de diarrhée ; quelques douleurs vagues vers l'hypogastre. Pouls à 90 ; chaleur de la peau naturelle ; deux potages. Cette malade quitte l'hôpital, entièrement guérie, le 8 février.

Les accidens nerveux qui ont, dans ce cas, précédé l'invasion de l'affection aiguë qui a amené la malade à l'hôpital, nous ont paru se rattacher au travail de la première menstruation. Il n'est pas rare de voir un dérangement de l'innervation avoir son point de départ dans l'utérus. C'est à cet âge qu'on observe surtout la chorée, l'éclampsie, l'hystérie et diverses affections spasmodiques.

Lorsque nous examinâmes la malade pour la première fois, le diagnostic offrit quelques difficultés. Existait-il chez cette jeune fille une fièvre grave ou bien une simple entérite ? On se borna à l'expectation pendant vingt-quatre heures ; mais la vive douleur du ventre, accusée par la malade le lendemain, au moment où le délire s'était calmé, parut réclamer l'emploi des antiphlogistiques. Sous l'influence d'une application de sangsues auxquelles on joignit deux vésicatoires aux cuisses, la diarrhée et les douleurs de ventre diminuèrent, et avec elles le délire, preuve bien manifeste que le trouble des facultés intellectuelles était purement sympathique de l'affection abdominale ». (*Réflexions du rédacteur.*)

CHAPITRE XX.

—

Les troubles nerveux qui se déclarent chez les jeunes filles, à
l'époque du développement des facultés sexuelles, peuvent
encore se montrer sous la forme d'épilepsie. On donne ce nom
à une névrose chronique intermittente du cerveau, caractérisée
par des attaques convulsives, ordinairement de courte durée,
avec perte subite et complète de connaissance, insensibilité,
turgescence rouge ou violacée de la face, distorsion de la
bouche, immobilité des pupilles, écume à la bouche (Georget).

Je ne serai pas le premier à considérer l'épilepsie dans ses
rapports avec la puberté ; déjà, les médecins de l'antiquité
avaient remarqué que cette maladie se développe fréquemment
à cette époque, et que l'apparition des premières règles, leur
retard ou leur irrégularité, contribuent manifestement à sa
production.

Sennert et Jonston entre autres, ont traité de l'épilepsie
sympathique des organes de la reproduction, *Epilepsia genita-
lis*, du premier ; *Epilepsia ab utero*, du second. Talck publia à

Gœttingue, en 1753, un écrit intitulé : *De Epilepsiâ, seu convulsivis motibus virginum.*

Les organes de la reproduction, dit M. Esquirol, sont aussi le siége sur lequel s'exerce la cause épileptique, et d'où, comme par irradiation, partent les premiers phénomènes de l'accès. Cette espèce d'épilepsie, qu'on peut appeler génitale, est plus fréquente chez les jeunes filles. Il y a tant d'analogie, ajoute le même écrivain, entre un léger accès épileptique et l'orgasme spasmodique qui accompagne l'acte de la reproduction, que les Anciens ont défini le coït *epilepsia brevis.*

» L'utérus est souvent l'organe d'où partent les premiers phénomènes épileptiques : le retard, la suppression, le dérangement des menstrues, ont causé l'épilepsie *. M. Maisonneuve parle d'une fille de 22 ans, qui devint épileptique par suite d'un dérangement des règles, et qui fut guérie par leur rétablissement. Une autre fille, de 23 ans, avait des accès à chaque époque menstruelle, à moins que l'écoulement ne fût abondant. Le même auteur cite l'exemple d'une veuve, âgée de 31 ans, dont les règles furent supprimées par une impression vive, et qui devint épileptique. Un accident semblable arriva, suivant Horstius, à une femme de 32 ans, dont les menstrues étaient peu abondantes.

Étiologie. — Les causes générales de cette maladie sont les mêmes que celles dont nous avons parlé dans les chapitres de cette section. Pourquoi les accidens nerveux prennent-ils la forme épileptique plutôt que toute autre? Quelles sont les influences particulières qui la déterminent? Nous l'ignorons. L'expérience nous apprend seulement qu'une disposition innée, héréditaire paraît ici jouer un grand rôle. Lorsque cette disposition est très prononcée, la cause la plus légère suffit sou-

---

* Esquirol, *Dict. des sc. médic.*

vent pour la développer, et un premier accès une fois produit, les accès suivans peuvent se montrer sous l'influence de causes plus légères encore. Chez telle jeune fille, l'épilepsie résulte d'un grand bruit; chez telle autre, d'un petit accès de colère. Une petite fille de 10 ans joue avec ses compagnes, qui lui chatouillent les pieds, elle devient épileptique; l'accès éclate, chaque fois qu'on la menace de la chatouiller encore. On a vu certaines odeurs, quelques couleurs, ramener les accès. »

» Tissot avait nommé proégumène cette disposition épileptique. »

» Les individus du sexe féminin, dont la constitution est faible, impressionnable, sont plus exposés à cette maladie. »

» Cette différence n'est point percevable depuis la naissance jusqu'à l'âge de 7 ans; mais alors que les caractères de chaque sexe se prononcent, se différencient, alors seulement, le nombre des femmes épileptiques prédomine (Esquirol). »

Parmi les causes occasionelles qui déterminent l'épilepsie, l'irritation prématurée des organes de la génération, me semble d'une activité remarquable. L'onanisme, l'abus des plaisirs vénériens, paraissent avoir une influence incontestable. A côté de ces causes, on en compte une tout opposée, la continence; mais ici, l'excès est moins à redouter que l'abus contraire.

Une jeune personne forte, bien constituée, adonnée à la masturbation, dès l'âge de 7 ans, fut prise d'épilepsie, à l'époque où le développement des facultés sexuelles se préparait. La mère de la malade la surveilla attentivement, et les accès, qui s'étaient montrés six fois, ne reparurent plus.

Si j'avais à parler de l'épilepsie, autrement que dans ses rapports avec le développement des facultés sexuelles, j'appuierais sur une foule de causes anatomiques, dans le détail desquelles je ne puis entrer ici. Je serais obligé de présenter le tableau

L. 1   20.

de toutes les lésions organiques qu'on a rencontrées chez les épileptiques, ce serait sortir du cadre que je me auis tracé; on suppléera à cette lacune par la lecture des traités de pathologie générale.

Symptômes.—La plupart des jeunes personnes menacées d'épilepsie sont tristes et mélancoliques; elles éprouvent le besoin de verser des larmes pour se soulager de souffrances qu'elles ne comprennent pas. Elles accusent quelquefois de la douleur dans la tête, et des crampes dans les membres. Dans quelques circonstances, une seule partie du corps est saisie par une sensation inaccoutumée de froid ou de chaleur.

» Dans tous les cas, précédée ou non de ces phénomènes, l'attaque est toujours subite. Le malade pousse un cri et tombe comme frappé de la foudre; sa figure s'injecte, se tuméfie et devient rouge, violette et même noirâtre; sa bouche se couvre, d'écume, tout son corps est convulsé, d'une roideur presque tétanique; les membres sont quelquefois contournés et comme tordus; enfin, il est d'une insensibilité complète aux épreuves les plus douloureuses. Outre ces symptômes caractéristiques, on remarque, en examinant de plus près les malades, que les veines du cou sont gonflées, la tête inclinée sur un des côtés en arrière, ou sur la poitrine; les paupières fermées ou entre-ouvertes, ou largement écartées; le globe de l'œil fixe ou roulant dans l'orbite; les pupilles dilatées ou contractées, mais toujours immobiles; la bouche distordue; les mâchoires serrées; le thorax fixe et presque immobile; les inspirations courtes et difficiles; les battemens du cœur forts, accélérés, et quelquefois irréguliers; l'état convulsif plus fortement prononcé d'un côté du corps que de l'autre (GEORGET), et les pouces fortement fléchis dans la paume de la main. Chez la plupart des malades, les mâchoires sont fortement frottées l'une contre l'autre, la langue est presque toujours un peu entamée par les dents,

et alors l'écume de la bouche est sanguinolente, quelquefois,
elle est profondément coupée ; dans quelques cas, les dents sont
brisées par la violence des frottemens ; souvent, il y a sortie
involontaire des matières fécales et des urines. »

« Il est rare que l'attaque dure plus de cinq à six minutes ;
on l'a vue cependant se prolonger pendant une demi-heure,
une heure, un jour, et plus ; mais alors, il y a des instans de
relâche, et l'attaque entière se compose d'une série de petites
attaques successives, quelquefois jusqu'au nombre de plus de
soixante. Aussitôt qu'elles cessent, les membres reprennent leur
souplesse et leur direction naturelles ; le visage pâlit, les malades tombent ordinairement dans un assoupissement profond,
qu'accompagne un fort ronflement ; quelquefois, ils sont pris
d'un tremblement général ; d'autres fois, la peau se couvre
d'une sueur abondante ; quelques-uns éprouvent des nausées
et des vomissemens ; enfin, tous recouvrent peu-à-peu l'usage
de leurs sens, mais ils ne se rappellent rien de ce qui s'est
passé, et leur figure exprime la honte et l'étonnement. La mort
subite peut avoir lieu dans les longues attaques de plusieurs
heures. Le retour des attaques est plus ou moins éloigné ;
quelques épileptiques en ont plusieurs par jour ; d'autres ne
les éprouvent qu'une fois tous les jours, toutes les semaines,
tous les mois, ou même toutes les années seulement (ROCHE). »

Tels sont les symptômes, telle est aussi la marche de l'épilepsie ; mais il s'en faut de beaucoup que tous les accès épileptiques soient toujours aussi intenses, au même degré. Les malades ne sont pas constamment renversés ; les convulsions
peuvent ne pas être générales ; quelquefois, il ne se manifeste
qu'une espèce de vertige épileptique, un frissonnement suivi
de roideur, ou un simple mouvement convulsif de la tête ou
d'un membre, ou privation instantanée de sentiment (ESQUI-
ROL).

Le tableau de l'épilepsie des jeunes filles à l'âge de la puberté diffère un peu de celui que nous venons de présenter : rarement la maladie arrive à son plus haut degré ; les attaques se montrent le plus souvent le soir ; elles sont précédées d'abattement, de mal de tête, et de froid dans la région abdominale. Il se manifeste alors des mouvemens convulsifs, la respiration s'embarrasse, et la perte de connaissance arrive. Tous ces symptômes apparaissent simultanément ; cependant, les pouces ne sont pas toujours pliés dans la main, et l'écume à la bouche n'est pas un phénomène constant ; l'attaque est suivie d'un sommeil profond pendant lequel il s'établit une forte transpiration.

Chez ces jeunes filles, si le développement sexuel ne les guérit pas, il se joint très fréquemment à l'épilepsie un désir de se nuire à *soi-même* ; elles cherchent à mettre fin à leur existence ; il se déclare une sorte de folie, qui les entraîne à voir dans leur maladie la punition d'un péché qu'elles croient avoir commis ; cette idée est en rapport avec l'opinion des anciens médecins, qui regardaient l'épilepsie comme une punition du ciel, et la nommaient *mal sacré*. Au nombre de ces jeunes malades, il en est qui cherchent à flatter leur amour-propre, leur orgueil, à se faire passer pour des saintes et des martyrs ; en un mot, une véritable folie vient compliquer l'épilepsie.

Diagnostic. — On a quelquefois confondu l'épilepsie avec l'hystérie. Il existe cependant de part et d'autre des phénomènes suffisans pour différencier ces deux maladies. Dans l'hystérie, les accès n'éclatent pas subitement ; les malades éprouvent, quelque temps auparavant, la sensation du *globe hystérique*. Ici, les mouvemens convulsifs sont pour ainsi dire expansifs (ESQUIROL), les membres s'étendent, se développent davantage et les convulsions sont moins uniformes ; la face est moins hideuse et moins injectée ; l'abdomen est volumineux et tympanisé. Les malades conservent le souvenir de ce qui leur est arrivé. Dans l'épilepsie, il y a perte de connaissance, la figure est distordue, les convulsions sont plus désordonnées ; elles se concentrent sur un des côtés du corps ou sur un seul membre.

Pronostic. — A part même les blessures qui peuvent arriver aux malades, lorsqu'ils tombent au moment d'une attaque, l'épilepsie comporte toujours un pronostic fâcheux. Si elle ne met pas immédiatement la vie des malades en danger, il est à craindre, qu'en se prolongeant, elle ne nuise au développement du corps entier, et qu'elle ne suscite des désordres dans l'exercice de l'intelligence et des mouvemens volontaires. L'épilepsie, qui débute peu de temps avant l'époque de la puberté, guérit lorsque cette crise est finie (ESQUIROL). Elle ne guérit jamais si elle est compliquée d'aliénation mentale. En général, le pronostic de l'épilepsie dépend de la nature des causes qui l'ont produite ; ici nous devons surtout avoir égard à l'état de développement des facultés sexuelles. Si, malgré l'épilepsie, la puberté s'accomplit, on voit bientôt disparaître tous les accidens. En cas contraire, il faut indispensablement rechercher s'il n'existe pas quelques obstacles particuliers, comme des vices de conformation qui s'opposent à la manifestation des facultés génitales ; si cela est, le pronostic devient d'autant plus fâcheux qu'il est moins facile de lever ces obstacles.

La facilité avec laquelle reparaissent les accès épileptiques sous l'influence de causes même légères, contribue encore à faire porter un pronostic peu rassurant sur cette maladie. C'est ainsi qu'une jeune personne exposée à cette affection, à l'âge de puberté, court grand risque d'être de nouveau atteinte à l'occasion de la grossesse ou de l'accouchement.

Traitement. — « L'épilepsie, qui a son point de départ dans les organes de la reproduction, offre des considérations nombreuses qui doivent modifier le traitement. Si elle est causée par le travail de la puberté, c'est un bon régime qui convient aux

malades ; si c'est la non-apparition, la suppression des menstrues ou le désordre menstruel qui ont produit le mal, il faut
seconder, rétablir ou régulariser cette évacuation, et, dans ce
cas, si la constitution du malade est forte, si l'on peut supposer
une atonie des organes de la reproduction, le mariage peut
être conseillé ; en rétablissant l'équilibre dans la distribution
des forces, il fera cesser l'épilepsie. Mais il ne faut pas perdre
de vue que souvent la non-apparition ou la suppression des
règles, sont l'effet et non la cause de l'épilepsie, que la vraie
cause agit quelquefois dès la première enfance, surtout dans
l'épilepsie héréditaire. Si l'onanisme a jeté les jeunes filles dans
cette funeste maladie, il faut recourir à tous les moyens qui
peuvent, pour ainsi dire, refaire le tempérament, tels que le
quinquina, la valériane, les martiaux, le lait d'anesse, etc., etc.
(ESQUIROL).

Nous avons déjà tracé les bases du traitement dans le chapitre précédent ; ajoutons que, si l'épilepsie apparaît pendant
les avant-coureurs des règles, et si elle résulte d'une trop forte
affluence de sang vers le cerveau et la moelle épinière, les
saignées deviennent indispensables. Cependant les émissions
sanguines doivent être modérées, révulsives plutôt que déplé-
tives, et toujours le plus souvent, on tâchera de les faire le plus
près possible des parties génitales.

DEUXIÈME PARTIE.

CHAPITRE XXI.

—

DE L'EXPLORATION DES ORGANES GÉNITAUX ET DE SON APPLICATION
AU DIAGNOSTIC DES MALADIES DES FEMMES.

S'il est quelque partie de la Médecine qui puisse seconder la thérapeutique, et lui imprimer une marche progressive, assurément, c'est le diagnostic. Pour l'éclairer, l'art met à la disposition des praticiens plusieurs moyens d'exploration applicables à tels ou tels appareils organiques.

Il règne quelquefois une incertitude si grande sur le genre de lésions du système utérin, qu'on ne saurait souvent établir le diagnostic différentiel de ces lésions, si l'on n'appelait à son aide ces moyens d'exploration. Il est donc du plus haut intérêt

pour la pratique, d'exposer chacun d'eux, et d'insister sur les règles qui peuvent nous diriger dans leur choix et dans leur application. L'examen des parties génitales devient fréquemment une
nécessité, car les affections de l'utérus, par exemple, de quelque
nature qu'elles puissent être, donnent lieu à un ensemble de
symptômes communs qui mettent le médecin dans un embarras
réel. Quand chacun s'accorde à dire que les signes rationnels
sont presque toujours insuffisans pour diagnostiquer une maladie avec précision, n'a-t-on pas lieu de s'étonner de la négligence apportée par certains médecins dans l'exploration des
parties sexuelles de la femme, et beaucoup plus encore, de
l'incapacité où se trouvent quelques-uns d'entre eux, de tirer
de cet examen tout le fruit qu'on doit en attendre?

Sans doute il ne faut pas, à tout propos, alarmer la pudeur
des malades; si elles vous tiennent compte de l'empressement
avec lequel vous cherchez à vous assurer de la nature des affections qu'elles portent, souvent aussi, elles vous savent gré
des soins que vous mettez à leur épargner le tourment moral
qui préside au sacrifice qu'elles font. Dans les circonstances où
tel moyen d'exploration moins désagréable que tel autre sera
suffisant pour éclairer le médecin, c'est toujours à celui-là
qu'il devra donner la préférence. Lorsque le toucher suffit,
l'emploi du spéculum devient inutile.

M. Piorry, dans son traité de *Diagnostic et de Séméiologie*
(tome second, page 155), a parlé avec tant de développement
de l'exploration des organes génitaux, que je regrette vivement
de ne pouvoir citer textuellement le chapitre qu'il a consacré
à cette partie de son ouvrage. Je suivrai toutefois, l'ordre
adopté par ce praticien, et je lui emprunterai un assez grand
nombre de passages.

M. Lisfranc a posé, à l'égard de l'exploration des organes
sexuels de la femme, quelques préceptes que je crois utile de

faire connaître [*]. On doit s'abstenir du toucher, dit le professeur de la Pitié :

« Si la femme a fait beaucoup d'exercice ;

» A la suite de fréquentes relations sexuelles ;

» Quelques jours avant et après l'époque menstruelle et *a fortiori* pendant cette évacuation. »

Ces conseils reposent sur ce que dans les circonstances énoncées ici, les organes ont subi des modifications plus ou moins notables, et que le toucher, ne pouvant fournir alors que de fausses sensations, exposerait à l'erreur.

Les malades qui ressentent de vives douleurs ne doivent être explorées à l'aide du toucher, qu'après qu'on a calmé leurs souffrances par des bains, par des lavemens émolliens, narcotiques et des cataplasmes, etc. Sans ces précautions le toucher augmente les douleurs, les malades s'agitent, et l'on n'acquiert qu'avec beaucoup de peine quelque certitude sur le genre de lésion qu'on rencontre. L'emploi des antispasmodiques et des narcotiques est également recommandé chez les femmes dont la sensibilité des organes génitaux, bien que sains d'ailleurs, est telle que le toucher, détermine des phénomènes nerveux hystériformes. Tout récemment, j'ai constaté ce fait sur une dame des environs de Paris.

Dans les cas, assez rares, où le médecin a été obligé d'inciser la membrane-hymen, pour pratiquer le toucher, on doit attendre d'abord la cicatrisation.

« Enfin, il est des circonstances, ajoute M. LISFRANC, où le toucher pratiqué une fois ne doit plus être renouvelé. Ainsi, si l'on reconnaît une matrice énorme, occupant tout le bassin, offrant des végétations, des déchirures, des cavernes pleines de matières putrides, saignant au moindre contact, en un mot,

---

[*] PAULY : *Maladies de l'utérus, d'après les leçons cliniques de* M. LISFRANC.

si l'on trouve tous les signes de l'incurabilité, toutes recherches ultérieures sont proscrites, d'abord comme inutiles, ensuite comme dangereuses ; une exploration peut alors occa-
sionerdes déchirures, des hémorragies, ou une inflammation
qui souvent ont été suivies de la mort.

A. 1° *Exploration de la vulve, du vagin et de l'utérus.*

Avant de procéder à l'exploration de l'utérus et du vagin à
l'aide du toucher ou du spéculum , il est bon de jeter un coup-
d'œil sur la région abdominale, afin d'en apprécier la forme et
le volume. Sans doute il ne s'agit que d'une simple recommandation et non d'une règle ; on ne doit cependant pas la négliger
puisque déjà on peut acquérir par là une donnée de plus, et qui
n'est pas toujours inutile. Il est vrai, comme le dit M. PIORRY,
que l'inspection seule n'apprend pas si la distension du ventre
est le résultat de la réplétion de la vessie, une hypertrophie
utérine ou d'une accumulation de gaz ; mais, alors on pratique
la percussion, et bientôt il est permis de déduire quelques conséquences diagnostiques. Il devient indispensable de procéder à l'examen des parties sexuelles, lorsque la femme est sujette à des écoulemens que les soins de la propreté n'ont pu
faire disparaître , lorsque les organes génitaux deviennent le
siége de maladies exanthématiques , de *boutons*, d'ulcérations,
ou de tumeurs.

L'exploration de la vulve et du vagin exige qu'on donne à la
femme une attitude convenable ; on la place en face du jour,
sur le bord de son lit, de telle façon que les parties sexuelles le
dépassent un peu ; on se sert aussi , mais avec moins d'avantages d'une chaise ou d'un fauteuil. La tête et les épaules portent sur des oreillers, les genoux sont écartés et les talons appuyés sur des chaises , ou sur les bras de deux fauteuils entre

lesquels se tient l'explorateur. Il est rare dans la pratique civile, qu'on ait des aides à sa disposition, les malades ne le permettent pas; en cas contraire, on les emploie à fixer légèrement les jambes et principalement les mains, toujours prêtes à déranger les manœuvres du chirurgien.

On examine alors la face externe, puis la face interne des grandes lèvres, en les écartant avec précaution, on passe ensuite aux petites lèvres, à la membrane-hymen ou aux coroncules myrtiformes, qu'on se gardera bien de confondre avec des végétations, au méat rétrhal, à la fourchette. En écartant les lèvres vulvaires avec le doigt, on peut encore apercevoir l'entrée du vagin.

On conseille, avant d'inspecter les parties génitales, de les nettoyer par des lotions et même des injections. Dans quelques cas, cela ne doit se faire qu'après avoir tenu compte de la nature, de l'aspect et de l'odeur des mucosités ou des produits divers qui recouvrent les surfaces qu'on veut examiner.

Il suffit souvent de l'exploration des parties génitales, *à simple vue*, pour reconnaître des végétations, des ulcérations simples, scrophuleuses ou syphilitiques, pour distinguer les inflammations variées de la membrane vaginale, les déchirures, les abcès, les tumeurs fongueuses, rouges, saignantes et érectiles, ou encore, dures, rosées ou à surface grisâtre, de nature cancéreuse, les polypes de différentes espèces, les orifices fistuleux, et, quelquefois, le prolapsus de la matrice.

L'œil de l'explorateur peut encore pénétrer beaucoup plus loin, jusqu'au col utérin; mais alors il faut se servir d'un instrument avec lequel on tient les parois vaginales écartées. Cet instrument a été connu et décrit, depuis longtemps, sous le nom de *speculum uteri*, dans un assez grand nombre d'auteurs et en particulier dans AMBROISE PARÉ (page M. xii de ses œuvres, in-folio). On avait négligé pendant si longtemps l'emploi de cet instrument qu'on a pu le regarder comme une découverte moderne due à M. le professeur RÉCAMIER. Depuis quelques années, la forme du spéculum a été tellement modifiée qu'il serait difficile et fastidieux d'entreprendre la description de tous ceux qu'on a imaginés. J'avais cru, moi-même, retirer quelque avantage d'un spéculum à deux branches valvulaires articulées comme un forceps; j'introduisais ces deux branches, l'une après l'autre, en glissant la première, la branche mâle, sur le doigt indicateur placé dans le vagin; celle-ci me servait de conducteur pour introduire la seconde que j'articulais alors avec facilité, mais il m'arrivait quelquefois de pincer la membrane vaginale; j'ai dû renoncer à mon instrument, pour lui préférer celui de madame BOIVIN, armé d'un embout.

Presque toujours, on se sert de la lumière d'une bougie pour l'exploration à vue du col utérin; M. COLOMBAT a proposé d'ajouter un miroir au spéculum, afin de concentrer les rayons lumineux dans son intérieur. Je ne sais si tous les praticiens penseront de même, mais quant à moi, je regarde cette addition comme inutile.

Pour l'introduction du spéculum, il faut placer la femme comme je viens de le dire, en parlant de l'examen de la vulve; seulement, il est convenable ici d'élever le bassin. L'instrument dont on se sert doit être trempé dans l'eau tiède ou tenu pendant quelques instans dans les mains.

« Le froid métallique agirait d'une manière fâcheuse sur les parties génitales, ferait contracter le vagin et pourrait, enfin, donner lieu à des accidens. Nous avons vu cette seule action du froid dans des cas où l'emploi du spéculum n'avait offert, d'ailleurs, ni contre-indication, ni difficulté, déterminer des coliques très douloureuses et presque tous les prodrômes d'une péritonite. » (LISFRANC.)

Le spéculum doit être graissé avec des corps gras liquides ; l'axonge et le cérat ont l'inconvénient d'enduire les parties d'un corps opaque qui gêne l'exploration. Cela fait, on présente l'instrument de la main droite, le pouce placé dans l'intérieur du spéculum.

Il est ici trois choses dont il faut surtout tenir compte :

« 1° La résistance de l'anneau vulvaire (JOBERT, RICORD) : » si celui-ci n'est pas dilaté par l'instrument, il se peut faire » qu'il soit poussé au-devant du spéculum, jusqu'à une certaine profondeur, d'où résultent des tiraillemens douloureux. » Pour éviter cet inconvénient, pour ne pas blesser le canal » de l'urètre, et pour ne pas trouver des obstacles dans les » plis du vagin, on écartera les grandes et les petites lèvres » avec les doigts indicateur et annulaire de la main gauche. » Le médius introduit dans le vagin abaissera la fourchette et » lui servira de plancher protecteur (RICORD, LEMARCHAND). » Le spéculum, muni de son embout, sera conduit alors, avec » lenteur et précaution, dans la direction de l'axe de l'anneau » vulvaire (PIORRY). Il faut laisser aller les grandes lèvres » aussitôt que l'introduction est commencée, sans cela il y » aurait des tiraillemens ; car les grandes lèvres contribuent » spécialement, en s'effaçant, à l'ampliation du vagin (LIS- » FRANC).

» 2° L'axe du détroit inférieur et la direction du petit » bassin ; le spéculum doit, en effet, parcourir, pour son introduction, une route semblable, mais en sens inverse, à » celle que suit le fœtus dans son expulsion, c'est-à-dire, qu'il » doit être dirigé dans le sens de la courbure du sacrum.

» 3° Les différences que le col peut présenter sous le rap- » port de sa profondeur, de son volume et de sa direction. » (PIORRY). »

Il serait fort difficile d'établir rigoureusement à quel degré de profondeur se trouve le col de la matrice. L'âge et la taille de la femme sont, à cet égard, la source d'un grand nombre de variétés ; on en peut dire autant de la position de la matrice et des dimensions du bassin. Il n'est pas fort rare de rencontrer, sur une même femme, à de courts intervalles de temps, l'utérus plus ou moins abaissé. La replétion du rectum par les matières fécales, celle de la vessie par l'urine, sont autant de circonstances capables d'exercer en cela quelque influence.

Si nous cherchons à déterminer quel est le volume du col utérin, nous dirons encore qu'il n'y a rien de bien constant à ce sujet. Cependant, en prenant un terme moyen dans les variations individuelles qu'il présente (le col) (Dugès), même sans altération morbide, voici les dimensions que nous croyons pouvoir lui assigner : 13 à 15 lignes de longueur, 18 de largeur, 8 à 10 d'épaisseur.

Nous demande-t-on maintenant quelle est la direction du col de l'utérus ? Nous répondrons qu'elle devrait toujours répondre à une ligne parrallèle à l'axe du vagin, mais qu'il s'en faut de beaucoup qu'il en soit constamment ainsi. Tantôt il est incliné à droite ou à gauche, tantôt il est dirigé en avant ou en arrière, dispositions qui font sentir la nécessité de pratiquer le toucher avant d'appliquer le spéculum.

Lorsqu'on pousse le spéculum, on aperçoit au-devant de son extrémité utérine, si l'on n'y a pas adapté d'embout, une *rosace à ouverture centrale et formée, à la circonférence, par les parois contractées du vagin ;* on se gardera bien de prendre cette rosace pour le col, avec lequel elle n'a pas tant de ressemblance qu'on ne puisse bien l'en distinguer. La couleur n'est pas la même que celle du col, et ce dernier n'offre pas de rides comme le vagin. Au reste, on pourrait lever son incertitude, s'il en existait, en poussant légèrement la partie qui se présente avec un batonnet arrondi à son extrémité ; si c'est le vagin , il suffit du moindre effort pour le repousser. Dans tous les cas, on cherche à enclaver le col, lorsque son volume le permet, dans l'ouverture du spéculum. Si l'inclinaison en arrière est très prononcée, et qu'il soit, à cause de cela, impossible d'engager le col dans l'extrémité de l'instrument, on se sert d'un instrument imaginé par madame BOIVIN, à l'aide duquel on parvient sans peine à ramener le col en avant, s'il n'existe pas d'adhérences anormales qui le fixent en arrière ; cet instrument consiste en une tige métallique , recourbée en S , dont les extrémités portent une sorte d'anneau destiné à saisir le museau de tanche et à le ramener en avant. Il suffit souvent pour enclaver le col, de retirer un peu le spéculum et de le diriger en arrière, à droite, ou quelquefois à gauche.

Le col une fois enclavé, l'explorateur, qui s'est muni d'une seringue d'eau tiède, de pinceaux de charpie montés sur des tiges plus longues que le spéculum , de linge, d'un bassin (du caustique dont il a fait choix s'il s'agit d'une cautérisation), fait des injections afin de nettoyer le col des impuretés qui masquent sa surface ; en mettant ainsi la lésion existante à découvert , on ne court plus de risque de commettre quelque erreur dans le diagnostic. En même temps qu'on introduit le spéculum, il ne faut pas omettre de constater l'état du vagin et la nature des produits dont il est quelquefois recouvert ; on note la coloration de la membrane muqueuse ainsi que celle du col.

La coloration du col dans l'état normal est plus pâle que celle du vagin.

« Au centre et vers l'orifice , se trouve cependant une rou-
» geur un peu plus vermeille, et qu'il faut bien se garder de
» prendre pour un état maladif. Dans certains cas pathologi-
» ques, le col offre une teinte uniformément rouge, et cet

» aspect lui est quelquefois commun avec le vagin, j'ai re-
» marqué ce fait dans quelques vaginites présumées siphyli-
» tiques. (PIORRY.) »

Il est fort rare que dans les cas, même, de vaginite siphyli-
tique, cités par M. PIORRY, le col, s'il participe à l'inflammation, ne soit pas d'un rouge-brun plus foncé que le vagin.

« Il présente (le col) aussi une apparence rouge, lorsque
» du sang forme à sa surface une couche peu épaisse, et c'est
» surtout alors que, pour éviter des méprises, il est utile d'a-
» voir recours à des injections et au nettoiement avec le pinceau.
» Des rougeurs sont parfois très limitées, très circonscrites, et
» ce sont des cas auxquels il faut porter beaucoup d'attention.
» Les anciennes cicatrices du col sont longtemps rougeâtres.
» Il ne faudrait pas les prendre pour des ulcérations ou pour
» des érosions; elles diffèrent surtout de celles-ci, en ce que
» leur apparence n'est pas grenue, mais bien lisse et unie. C'est
» le plus souvent au voisinage de l'orifice utérin que les rou-
» geurs morbides sont plus vives. » (PIORRY.)

L'exploration du col utérin à l'aide du spéculum permet,
en outre, de constater les érosions, les inégalités et les déchirures dont il est le siége; on apprécie facilement la nature des
tumeurs qu'il présente, ses varicosités, ses végétations, l'hypertrophie de l'une ou de ses deux lèvres, leurs cissures, leurs
rides, etc., etc.

2° *Palpation sus-pubienne.* — La malade sera couchée sur
le dos, la tête et les épaules soutenues par des oreillers, les
jambes dans une demi-flexion et les talons appuyés; on lui recommande de ne faire aucun effort et même quelquefois d'ouvrir la bouche pour relâcher les muscles abdominaux. On porte,
alors, l'une des mains quelquefois les deux, et toujours à plat,
sur les parois du bas-ventre qu'on déprime afin de déplacer
par quelques mouvemens latéraux, les viscères les plus mo-

biles. Il vaut toujours mieux palper l'abdomen à nu, la chemise interposée aux tégumens du bas-ventre et la pulpe des doigts fait glisser ces derniers. L'exploration doit commencer par les fosses iliaques, et, lorsqu'on sent quelques tumeurs dans les régions où se trouvent par fois les trompes et les ovaires, on ramène les doigts sur elles en les pressant en plusieurs sens, afin d'en apprécier le volume, la mobilité et la consistance. Dans l'hypogastre, on trouve le fond de l'utérus, si déjà cet organe ne faitp as saillie au-dessus des pubis. La profondeur à laquelle il est souvent placé demande que l'explorateur plonge ses doigts assez profondément dans l'excavation pelvienne. Il est, au contraire des circonstances où rien n'est facile comme de rencontrer l'utérus ; c'est lorsqu'il a acquis un certain développement, et qu'il s'élève vers l'ombilic. Dans tous les cas, il sera nécessaire de faire uriner la malade avant de l'explorer, comme nous venons de le dire ; un lavement sera prescrit pour entraîner les matières qui, en séjournant dans le colon iliaque, ont souvent trompé des observateurs peu expérimentés, et ont été prises pour des tumeurs. Il faut procéder avec lenteur à la palpation sus-pubienne, et ne l'exécuter qu'après s'être réchauffé les mains ; elle est d'autant plus facile que les parois abdominales sont moins tendues, et que le tissu adipeux est moins abondant sur cette région.

« La palpation sus-pubienne apprend à reconnaître, au moins dans beaucoup de circonstances, quel est le volume de l'utérus. Les accoucheurs s'en servent pour déterminer l'époque de la grossesse à laquelle la femme est parvenue. Les mesures qu'ils donnent sont, en général, les suivantes : c'est à trois mois seulement, que la matrice s'élève au-dessus du bassin, elle atteint vers quatre mois et quatre mois et demi, deux pouces au-dessus de la symphyse ; à cinq mois elle se rapproche de l'ombilic où elle parvient à six mois, à sept elle est à quelques pouces au-dessus, et plus tard, elle envahit la région épigastrique (PIORRY).»

La palpation, continue le même auteur, en faisant reconnaître vers six mois et plus tard les mouvemens de l'enfant, donne ainsi l'un des signes sensibles les plus positifs de la grossesse. En permettant de découvrir les irrégularités sur une tumeur utérine, elle en fait préjuger la nature.

On est quelquefois trompé par la contraction des muscles droits abdominaux; on les prendrait presque pour le globe utérin, si l'on n'était prévenu de l'erreur qu'il est possible de commettre.

3° *Du toucher vaginal.* — Le toucher vaginal se pratique de plusieurs manières : la femme est debout ou couchée sur le dos, inclinée vers l'un des flancs, en arrière, en avant, ou accroupie, on se sert d'un seul ou de plusieurs doigts. Lorsque la malade est couchée sur le dos, on a l'avantage, il est vrai, d'éviter la contraction des muscles abdominaux, et de rendre plus facile l'exploration sus-pubienne, lorsqu'on juge à propos de la réunir au toucher vaginal ; mais, d'un autre côté, le coucher s'oppose à l'action des viscères sur la matrice, celle-ci n'est pas poussée par en bas, et le doigt veut être porté beaucoup plus haut pour aller la chercher. Cependant, cette position étant la moins fatiguante pour la femme, il faut lui donner la préférence, toutes les fois qu'on peut se passer d'avoir recours à une autre. On peut, à l'aide d'oreillers, former un plan incliné sur lequel repose le bassin, et favoriser ainsi la descente de l'utérus dans la position couchée.

Le toucher, dans la position debout, devient indispensable, lorsqu'on cherche à reconnaître certains états de l'utérus, les prolapsus ou les déviations de cet organe, par exemple.

« La position accroupie ne convient guère, qu'autant qu'on désire faire rapprocher de beaucoup le col utérin de l'orifice de la vulve. Sur quelques femmes, cette attitude permet, dit-on, d'apercevoir le col, en écartant les grandes et les petites lèvres; Ce serait un immense avantage, si l'on voulait procéder à l'inspection du museau de tanche. » (PIORRY.)

Il est rare qu'on donne la position de côté à la femme que l'on veut toucher, à moins qu'il n'existe des déviations que cette attitude puisse corriger.

En général, la position à donner aux malades se règle sur les avantages qu'on espère en retirer; il en est de même de l'emploi d'un seul doigt ou de plusieurs, et de la main entière.

L'explorateur doit se placer le plus commodément possible. S'il touche la femme dans la station debout, il se place devant elle, assis ou un genou en terre; s'il touche de la main droite, c'est le genou gauche qui doit porter à terre, et *vice versa*. Le genou qu'il n'a point abaissé sert de soutien au coude qui répond à la main exploratrice.

Pour toucher la femme couchée, on se place à droite ou à gauche de son lit, suivant que tel ou tel de ces côtés est libre. Si c'est le côté droit, on touche de la main droite; si c'est le gauche, c'est la main gauche qui doit explorer. La femme doit être rapprochée du bord de son lit. On fait fléchir les jambes et l'on passe le bras sous la cuisse. Il y a plus d'avantage à procéder ainsi, qu'à porter le bras au-devant de la cuisse.

Lorsqu'on en est là, il ne s'agit plus que d'introduire le doigt; l'indicateur est préférable à tous autres, on lui adjoint le médius, pour pouvoir le porter plus avant. Je ne parle pas des cas où il faut introduire la main tout entière, c'est l'objet de l'obstétrique proprement dite.

» Le doigt à introduire sera préalablement couvert d'huile, d'axonge, de cérat ou de blanc-d'œuf, beaucoup plus encore pour en faciliter le passage que pour le préserver du contact de liquides qui pourraient être absorbés. Son bord radial ou pollicien est appuyé d'abord de toute sa longueur sur l'intervalle qui sépare les cuisses à leur réunion avec le tronc ; il écarte ainsi facilement les grandes lèvres sans recherches prolongées, et ramenant son extrémité du coccix au pubis, il la fait, avec certitude et sans violence, pénétrer dans la partie postérieure de la vulve où se trouve l'orifice du vagin ; alors, il l'enfonce sans toucher au clitoris, dans la direction connue de ce canal, en parcourt lentement les parois, en perçoit les inégalités, arrive au col de l'utérus, se glisse sous lui, derrière lui, toujours avec lenteur et sans effort, en explore au moyen de sa pulpe toute la superficie, en reconnaît l'orifice, puis pèse avec circonspection sur les diverses régions de sa surface, pour en apprécier la sensibilité ; soulève la matrice en totalité, pour prendre connaissance de son poids, de sa mobilité, la fixe et la mesure approximativement, conjointement avec l'autre main appuyée sur l'hypogastre, et peut enfin s'assurer aussi jusqu'à un certain point, de l'état du corps utérin, de son développement, de sa consistance, etc., etc., en repoussant profondément la rainure en cul-de-sac qui entoure le museau de tanche. » (Dugès.)

On trouve quelquefois de l'avantage à toucher la femme debout, en se plaçant derrière elle ; c'est lorsqu'il importe de juger avec exactitude de l'état de la paroi postérieure du vagin.

Si le praticien a introduit deux doigts, l'index et le médius, il peut, en les écartant, embrasser le col et juger approximativement de son volume.

On sentira toute l'importance de l'exploration de l'utérus par le vagin, à l'aide du toucher, en réfléchissant aux notions qu'elle nous donne, sur la position du corps et du col de l'utérus, sur leur forme et leur volume, sur les inégalités, la consistance, les végétations, les tumeurs qu'elles présentent, et sur les dimensions de l'orifice utérin.

Par elle, on juge encore de l'étendue des lésions, du degré de participation du rectum et de la vessie à la maladie existante, des rapports de position de l'utérus avec ces deux organes (la vessie et le rectum), des changemens survenus dans le col, au commencement de la grossesse et pendant tout le cours de la gestation. Le toucher nous donne aussi des renseignemens sous le rapport de la forme, de la profondeur, de la largeur du vagin; il nous éclaire sur les saillies, les rides que ce conduit présente, nous fait apprécier la quantité de liquides qui le recouvre, et nous fait reconnaître la présence des corps étrangers qui s'y sont développés, ou qu'on y a placés volontairement.

Dans l'état normal, la sensibilité du col utérin est presque nulle; si le toucher cause de vives douleurs à la femme, il faut toujours soupçonner quelqu'altération de cette partie, et rechercher s'il n'existe pas des ulcérations vers les points où la douleur est exagérée. Enfin, le toucher fait apprécier le degré de température des parties, approximativement toutefois, et peut encore mener à la découverte de calculs dans la vessie.

4° *Toucher par le rectum.* — Il est des cas où le toucher par le vagin est impossible (étroitesse excessive du vagin, imperforation), il en est d'autres où il est insuffisant pour compléter le diagnostic; c'est alors au toucher rectal qu'il faut avoir recours. On trouve à le pratiquer plus de difficultés encore que n'en offre le toucher par le vagin, cela s'explique par la répugnance des femmes à se prêter à ce procédé. Comme il est des circonstances, où l'on ne saurait se dispenser de le mettre en application, nous sommes obligés d'en faire mention ici.

Pour cette espèce de toucher, la femme est placée comme dans le cas précédent; un seul doigt plus rarement deux sont introduits dans le rectum; il faut pousser le doigt avec plus de précaution encore que si l'on voulait l'insinuer dans le vagin, surtout s'il existe des hémorroïdes.

» On arrive par le rectum jusqu'à la moitié de la hauteur de la face postérieure du corps de la matrice qu'on explore ainsi avec assez de facilité. Ce genre de toucher demande beaucoup d'habitude, la matrice qu'on ne perçoit à sa partie inférieure qu'à travers les parois recto-vaginales, et supérieurement à travers le rectum seul, paraît d'un volume énorme, au point qu'on la croirait dans un état pathologique, si des essais sur le cadavre n'avaient prémuni contre cette erreur. » (LISFRANC.)

Le toucher rectal est d'une importante pratique extrêmement grande. Il nous fournit des notions sur les tumeurs siégeant entre la matrice et l'intestin, ou vers les parois latérales et postérieures du bassin ; il n'est pas moins utile, lorsqu'il s'agit d'apprécier l'état des ligamens larges ; car on les sent beaucoup plus facilement par le rectum que par le vagin. Il est encore possible de reconnaître par cette voie des vices de conformation du bassin, l'engorgement du corps et du col de la matrice, et même celui des ovaires, lorsqu'il est déjà prononcé.

Le toucher rectal est quelquefois combiné avec le toucher vaginal, pour reconnaître plus exactement les tumeurs des parois vaginales et pour juger de l'antéversion ou de la rétroversion et de l'absence de la matrice, cas, du reste, qui ne se présente que rarement à notre observation.

Je ne parle pas du toucher vaginal combiné avec le cathétérisme de la vessie, les documens qu'il fournit se rattachent aux considérations que je viens d'exposer.

5° *La fluctuation* est quelquefois applicable dans les maladies de l'utérus ou du vagin, alors que les liquides se trouvent renfermés dans des cavités. Par exemple, lorsque l'utérus est, pendant la grossesse, distendu par une très grande quantité de liquide amniotique, il peut arriver que par la méthode *périphérique*, ou encore à l'aide d'un doigt porté dans le vagin, tandis que l'autre main frappe légèrement sur le corps de l'utérus, on éprouve la sensation du flot. Les abcès du vagin, des grandes et des petites lèvres sont aussi reconnaissables à la fluctuation qu'ils présentent. » (PIORRY.).

6° *Percussion plessimétrique.* — Un des travers de l'esprit humain, consiste à déprécier les travaux modernes en revandiquant toute la gloire qui y est attachée en faveur d'auteurs plus anciens. S'il est vrai qu'AUENBRUGGER le premier, imagina la percussion, il y aurait injustice à ne pas reconnaître que M. PIORRY en a fait les plus heureuses applications au diagnostic. C'est rendre un véritable service à mes lecteurs, que de reproduire ici les termes de l'auteur fécond, dont je viens de parler.

« Avant de procéder à l'exploration de l'utérus par la percussion, il faut avoir le soin de *faire uriner la femme, de vider le rectum par un lavement ou au besoin, par des purgatifs.* Il est parfois utile de faire comprimer les intestins par les mains de quelques aides, pour faire descendre dans le bassin ces viscères remplis de fluides élastiques. C'est un moyen de rendre plus manifestes les résultats que la percussion de l'utérus peut fournir. Dans l'état normal, et lorsque la vessie, la matrice et le rectum sont vides, pour peu aussi qu'il y ait des gaz dans les intestins, la percussion de l'hypogastre, donne lieu à une sonoréité assez marquée. Celle-ci est due à la proximité des fluides élastiques contenus dans les portions du tube digestif correspondantes au point où l'on percute. Lorsque l'utérus est distendu, la plessimétrie de la région occupée par cet organe, fournit une matité plus ou moins marquée, et nous allons voir bientôt que l'on peut tirer quelque parti de ce fait. Ainsi, lorsqu'on veut acquérir par la percussion des notions sur l'état de l'utérus, il est bon non-seulement de percuter l'hypogastre, mais encore le pubis, les portions du bassin situées latéralement et inférieurement à lui, et celles qui correspondent postérieurement à l'os des îles et au sacrum. »

« Pour bien percuter la matrice, il faut explorer attentivement et successivement, avec la percussion superficielle et profonde, tous les points de l'organe qui peuvent faire saillie au-dessus du pubis. Il faut chercher à apprécier, en y apportant un soin extrême, les différences de dureté ou de mollesse, de résistance ou d'élasticité qu'offrent les différens point de l'organe distendu, bien entendu que si la matrice est sensible, on y mettra une prudence infinie, on percutera avec légèreté, tout en employant la force nécessaire, soit pour obtenir du son, soit pour reconnaître le degré de densité de la tumeur. Dans quelques cas il faut, à l'aide de la plessimétrie aller chercher l'utérus jusque dans la profondeur du bassin. Pour cela, on déprime les parois du bas-ventre avec le plessimètre, lentement et doucement, et sans percuter jusqu'à ce que l'instrument soit porté le plus bas possible. De cette manière, on peut quelquefois arriver à plus d'un pouce au-dessous du rebord supérieur du petit bassin. C'est après avoir pénétré aussi profondément qu'on l'a jugé convenable que l'on commence à percuter, et il suffit le plus souvent d'un seul coup de doigt pour apprendre si les intestins remplis de gaz ou un corps solide, tel que l'utérus, sont situés sur le point qu'on explore. Les résultats de la percussion plessimétrique de la matrice sont les suivans :

A. Lorsque l'utérus est vide, peu volumineux, profondément plongé dans l'excavation du bassin, lorsque la cavité de celui-ci est spacieuse, la percussion sur le plessimètre, à quelque profondeur que celui-ci soit porté, ne trouve pas la matité en rapport avec la présence de la matrice, à moins que la vessie ne soit pleine d'urine, que les intestins contiennent des matières, à moins encore qu'il n'existe des tumeurs dans le bassin, etc. , on trouve alors dans celui-ci un son en rapport avec la présence des corps contenus dans le tube digestif. »

B. Si, dans les circonstances précédentes , on introduit un doigt dans le vagin , si l'on relève le col utérin et par conséquent le corps , tandis qu'on fait percuter le plessimètre que l'on tient profondément appliqué avec l'autre main dans le bassin , on peut rapprocher l'organe de l'instrument, et obtenir alors de la matité. Par ce moyen, on juge assez bien de la distance qui sépare, d'une part , le doigt introduit dans les parties génitales , et de l'autre le plessimètre. On a aussi une mesure approximative du volume du corps de l'utérus.

C. Lorsque l'organe est augmenté de volume, même à un faible degré, surtout lorsque le bassin est petit, peu profond, on trouve par la percussion sur le plessimètre, profondément porté dans le bassin , un son obscur en rapport avec la matrice. Ceci a lieu dans les cas de grossesse commençante , de tumeurs utérines produites par une cause quelconque , etc.

« Quelque volume que prenne l'utérus dilaté, il y a toujours une portion de son étendue située vers la circonférence qui est recouverte par les anses intestinales, par l'estomac, etc. Cela vient de la forme sphérique que présente la matrice, qui permet aux viscères de se placer entre ses parties latérales ou supérieures et les parois de l'abdomen. Cette disposition fait que, sur la circonférence de la tumeur, on trouve de la sonoréité par la percussion superficielle, tandis que vers les parties centrales le son est très mat. D'après l'étendue où cette obscurité du son est trouvée, on juge très bien de celle que la matrice occupe dans l'abdomen, et par conséquent du développement de celle-ci.

» Voici quelques résultats de la percussion de l'utérus dans les affections de cet organe. » Dans un cas de perte utérine interne après l'accouchement , M. Hureau trouva que la matrice donnait lieu à un son mat et cela dans une grande étendue de l'abdomen. Quand il s'écoulait du sang (et alors la matrice se contractait), la matité prenait une sécheresse marquée. Elle participait, en un mot, du caractère ostéal : quand la perte externe cessait (et dans ce cas l'utérus était dans le relâchement) le son jécoral se faisait entendre.

» Dans un très grand nombre de carcinomes utérins, observés à la Salpétrière, où j'ai été, à mon très grand regret, chargé, pendant plusieurs années, du service des malheureuses cancérées, j'ai trouvé pendant la vie, et à l'aide de la percussion, la matrice notablement augmentée de volume. Tantôt le corps semblait avoir acquis un développement comme à deux mois et demi, quelquefois comme à trois ou quatre mois de grossesse. Souvent, ce grand accroissement de dimension précédait des hémorragies abondantes, et alors le sang qui s'écoulait était foncé en couleur et en partie coagulé. Évidemment, il avait séjourné dans la matrice d'où il venait de sortir; car la percussion utérine, pratiquée ensuite, ne trouvait plus cette même matité qui, précédemment, avait été observée. D'autres fois, au contraire, la tumeur ne variait en rien de volume. Les pertes étaient alors peu abondantes; la matrice donnait à la percussion une dureté marquée, et il semblait évident, comme le prouvait ensuite la nécroscopie, que le corps de l'utérus était induré, hypertrophié, et que ce n'était point des liquides qui donnaient lieu à l'obscurité de son observée dans le petit bassin. Du reste, il faut le dire, il était souvent fort difficile de distinguer par les caractères plessimétriques, si la tumeur observée dépendait de l'utérus, de ses annexes, ou des parties qui leur étaient contiguës.

S'il existe une véritable aérométrectasie (tympanite de la matrice, *Physométrie* de M. Dugès), il est certain qu'un son clair et une élasticité très masquée au doigt seront obtenus sur les points de l'abdomen et du bassin, où correspondra l'utérus dilaté. (PIORRY.)

7º *Auscultation*. — M. NAUCHE a fait fabriquer une sorte de stéthoscope destiné à être appliqué sur l'orifice vaginal de l'utérus ; il a donné à cet instrument le nom de *métroscope*. Son usage est complètement abandonné, ou, pour mieux dire, on en a jamais fait une application générale, parce que les notions qu'on pourrait obtenir avec lui sont loin de répondre à celles que fournit le stéthoscope ordinaire. Nous devons à M. DE KERGORADEC l'heureuse idée de l'emploi du stéthoscope ; c'est pour constater l'état de grossesse qu'on s'est surtout servi de cet instrument. On perçoit, à son aide, deux sortes de bruits : 1º le bruit double dû aux battemens du cœur du fœtus ; 2º le bruit simple, ou avec souffle, rapporté par M. DE KERGARADEC à la circulation placentale. M. le professeur PAUL DUBOIS pense, contrairement à l'opinion de M. DE KERGARADEC, que le placenta n'est pour rien dans les battemens avec souffle, et que le cours du sang, dans les vaisseaux dilatés de l'utérus, en est la seule source. Dans ces derniers temps, M. BOUILLAUD * a cru devoir attribuer le bruit de souffle aux battemens artériels ; il résulterait suivant lui de la compression des gros troncs de ce nom par l'utérus distendu. Il ressort de ces opinions divergentes que le bruit de souffle ne servirait pas à prouver que la matrice renferme un enfant vivant, mais bien, comme le dit M. DUGÈS, que son volume est augmenté par quelque cause que ce soit.

8º *Mensuration de l'utérus*. — La palpation hypogastrique ou sus-pubienne, réunie au toucher vaginal ou rectal, est utile pour reconnaître les dimensions du corps de la matrice. La percussion sert aussi à donner la mesure de l'étendue de cet

---

* *Traité des maladies du cœur*.

organe en hauteur et en largeur ; il en est de même du cathétérisme de la vessie, combiné avec le toucher du rectum ou du vagin. Ces données ne sont toutefois qu'approximatives, car on comprend bien qu'on ne peut juger ici du volume de la matrice qu'en appréciant, approximativement la distance qui sépare la sonde introduite dans la vessie du doigt placé dans le rectum ou dans le vagin.

Les dimensions du col peuvent être reconnues beaucoup plus facilement, soit avec le spéculum, soit avec un compas d'épaisseur disposé à cet effet.

B. *Exploration des ovaires.*

1° *Inspection.* — Toutes les fois que les maladies des ovaires ne déterminent pas une tumeur déjà considérable, la simple inspection de l'abdomen ne saurait rien nous apprendre. Dans le cas contraire, l'aspect du ventre varie en raison de l'étendue de la maladie et des parties de cette région qu'elle occupe. Supposons, par exemple, une tumeur ovarique d'un seul côté, le ventre s'arrondit, non pas à son milieu, comme dans la grossesse, mais par côté ; le gonflement de l'abdomen devient d'autant plus sensible que la tumeur s'élève davantage ; elle commence toujours par en bas et finit par s'étendre graduellement en haut. Si la tumeur offre un volume considérable, la femme se penche en arrière et quelquefois de côté. Il n'est pas rare de trouver alors le ventre arrondi, bosselé sur certains points, et la tumeur semble divisée en plusieurs lobes réunis ; cependant il n'en est pas toujours ainsi, et la surface de la tumeur peut présenter quelquefois une surface uniforme.

Lorsqu'on recommande aux malades de tousser ou de faire quelque effort, les mouvemens qu'elles font sont communiqués aux parois de la tumeur ; aussi voit-on ces parois se contracter sur certains points, tandis qu'elles restent immobiles sur d'autres.

2° *Palpation*. — Le volume des ovaires est si peu prononcé qu'on ne peut espérer de les rencontrer dans le bassin, lorsqu'ils ne sont pas à l'état pathologique ; la palpation qui nous sert à constater la position de la matrice, même quand elle est à l'état normal, n'est ici d'aucune utilité ; mais une fois qu'ils se sont tuméfiés, ce procédé est employé avec avantage ; nous nous sommes trop étendus sur lui pour y revenir en ce moment, tout ce que nous en avons dit est applicable au cas dont il s'agit ici.

3° *Fluctuation*. — Les ovaires contiennent si fréquemment des liquides, qu'il est indispensable de rechercher s'ils donnent de la fluctuation. M. ROSTAN a tracé à cet égard des règles qui nous paraissent justes ; on cherchera la fluctuation, non pas d'un côté à l'autre de l'abdomen, mais dans le sens de l'un des diamètres de la tumeur. L'évidence de la fluctuation dépend beaucoup de la viscosité des liquides contenus dans les kystes ovariques ; lorsque les tumeurs sont formées par la réunion de plusieurs kystes, on perçoit quelquefois la fluctuation sur un point et non dans un autre ; c'est ici, dit M. PIORRY, le cas d'employer le procédé de la fluctuation périphérique.

4° *Percussion, mensuration, auscultation*. — On peut appliquer ces trois moyens à l'exploration des ovaires. Je ne crois pas utile de revenir sur chacun d'eux, les détails dans lesquels je viens d'entrer me paraissent suffisans. Quant à l'auscultation employée à l'examen des ovaires, on ne devra pas oublier que certaines tumeurs ovariques, contenant de gros vaisseaux, pourraient bien donner le bruit de souffle et faire croire, à tort, à l'existence d'une grossesse extra-utérine ovarique.

C. *Examen des liquides vagino-utérins.*

La matrice et le vagin fournissent des liquides dont l'examen est quelquefois d'une grande utilité. Dans l'état de santé, il ne se fait à la surface de la muqueuse vaginale qu'une sécrétion peu abondante de mucosités destinées à lubrifier les parois du vagin. Il est même un grand nombre de femmes chez lesquelles cette sécrétion de mucosités est assez abondante, sans que pour cela il y ait maladie proprement dite. L'utérus, dans l'état normal, sécrète aussi des mucosités albumineuses, transparentes et épaisses ; ces mucosités forment une couche au pourtour de l'orifice utérin.

Les liquides qui s'écoulent par les parties génitales ne se forment pas toujours dans l'utérus ou dans le vagin. On les a souvent vus dépendre d'une altération des ovaires, des trompes, etc., etc. On comprend alors toutes les modifications qu'ils peuvent présenter sous le rapport de leur quantité, sous celui de leur densité et de leur odeur. Ces modifications sont parfois en rapport avec des altérations organiques du vagin, de l'utérus ou de ses annexes ; mais il faut le dire, nous sommes loin de savoir à quel genre de lésion de ces parties, correspond tel ou tel caractère des écoulemens vagino-utérins.

Les mucosités visqueuses et filantes viennent ordinairement de la matrice ; les liquides sécrétés par le vagin, sont moins épais, crémeux et blanchâtres.

« Les mucosités troubles, opaques, sont en rapport avec un état de rougeur plus ou moins prononcé des parties qui les forment, et il arrive quelquefois aussi que la sensibilité des parties est exagérée, et qu'il existe des phénomènes phlegmasiques.

Les propriétés physiques que la simple vue peut constater

ne permettent point de distinguer les écoulemens contagieux de ceux qui ne le sont pas (PIORRY). »

Lorsqu'il s'écoule des parties génitales du sang pur et en abondance, il est probable qu'il vient de l'ntérus ; la présence de caillots indique que le sang a séjourné dans la matrice ou dans le vagin ; la couleur de ces caillots n'est pas indifférente : plus ils sont noirs, plus il faut croire qu'ils ont demeuré longtemps dans la cavité de ces parties. En général, les caillots doivent être examinés avec la plus grande attention ; afin de ne pas les confondre avec un embryon nouvellement formé. — Toute perte abondante de sang doit faire craindre une fause couche; si ces pertes se montrent à l'âge de 40 ou 45 ans, elles annoncent les approches de l'âge critique ; arrivent-elles après cet âge, on est autorisé à soupçonner quil existe quelque carcinome utérin, ou d'autres lésions organiques de la matrice. Les métrorrhagies qui se font chez la femme, depuis l'âge de puberté jusqu'à l'involution, doivent également donner à penser qu'il peut exister des lésions graves de la matrice.

La couleur rousseâtre, trouble et sanguinolente des liquides sortis du vagin ou de l'utérus sont quelquefois en rapport avec des ulcérations de la matrice.

Quand l'écoulement fourni par le vagin a une couleur verte, CHAMBON le regarde comme produit par un vice dartreux ou érysipélateux. Aujourd'hui, nous savons que cette couleur est simplement l'indice d'un état inflammatoire; on la retrouve dans la seconde période des catarrhes utérins aigus, quelle que soit la cause qui les ait produits.

Un catarrhe vaginal chronique peut, à la longue, offrir toutes les nuances de couleur des liquides sécrétés par le vagin, depuis la limpidité jusqu'à la couleur citrine, jaune, verdâtre, etc., etc. « Ces nuances, extrêmement variées dans la couleur de la matière de l'écoulement, prouvent que la déno-

mination de *flueurs blanches*, de *leucorrhée* est vicieuse (GAR-
DIEN). »

« Si l'on s'en rapportait aux apparences seules de la matière,
on pourrait confondre les flueurs blanches avec la gonorrhée :
elles sont insuffisantes pour établir la distinction de deux affections dont le siége est le même. Dans les cas ordinaires, il est
faux de dire que dans la blennorragie, la matière s'écoule,
chez les femmes, par le canal de l'urètre ; le vagin est le plus
souvent seul affecté (GARDIEN). »

La fétidité de ces liquides indique qu'ils ont été retenus
pendant plus ou moins de temps à l'intérieur des parties génitales, et qu'ils ont été en contact avec l'air ; les matières qui
s'écoulent, chez les femmes atteintes de cancer, ont une odeur
caractéristique, il suffit de l'avoir sentie une fois pour ne
plus s'y méprendre. L'odeur ammoniacale et fétide des liquides
vagino-utérins indique le mélange de l'urine avec ces liquides,
ou une perforation de la vessie ; l'odeur stercorale devient souvent l'indice d'une perforation du rectum ; dans ces circonstances, on peut rencontrer des fécès dans les parties génitales.

Si les liquides qui sortent par la vulve ont l'aspect purulent,
on trouve presque constamment le vagin rouge, et il existe en
même temps des symptômes de vaginite ou de métrite. « Du pus
provenant d'abcès développés dans les ovaires, dans l'abdomen,
ou dans le tissu cellulaire du petit bassin, et s'écoulant par
les parties génitales, pourrait être confondu avec un écoulement
leucorrhoïque ; mais la matière purulente a une odeur et une
consistance qui lui est particulière ; on connaît l'extrême fétidité de celle qui se forme aux environs du rectum. » Dans le
cas où la collection siégeant dans les ovaires, le pus, au moyen
des trompes de fallope, coulerait par l'ouverture inférieure de
l'utérus, le diagnostic sera rendu plus ou moins facile par les

symptômes antécédens existant dans ce point de l'ovaire affecté.

Dans ces derniers temps, M. Donné * s'est livré à l'examen microscopique des liquides vagino-utérins. Quoique je n'ignore pas combien les études microscopiques sont délicates, minutieuses, mystiques, *mystifiantes* même; je crois indispensable de dire quelques mots des recherches de M. Donné, car elles me paraissent vraiment intéressantes. J'emprunterai à M. Piorry l'analyse qu'il a faite du travail de M. Donné.

« Le liquide muqueux fourni par le vagin, soumis à l'inspection microscopique, paraît, dans l'état normal, entièrement composé, non pas de globules muqueux, comme beaucoup d'autres produits des muqueuses, mais de petits corps ovalaires quatre à cinq fois plus gros que ceux-ci : ils ont de quatre à cinq centièmes de millimètre dans leur grand diamètre ; ils présentent l'aspect de pellicules, de petites écailles détachées de la membrane vaginale ; peut-être ne sont-ils en effet que les débris de la désorganisation normale et quotidienne de l'*épithélium*, comme le dit M. Raspail. Chaque petite écaille semble percée à son centre d'un trou qui paraît correspondre à l'orifice des follicules. Lewenhoeck parle de ce mucus dans l'une de ces lettres ; ce liquide, dans les circonstances physiologiques, ne contient jamais d'animalcules.

» Le mucus utérin, à l'état normal, soumis au microscope, ne présente absolument qu'une substance homogène, sans aucune apparence de globules dans son intérieur. » Cette différence entre l'apparence des liquides vaginal et utérin, porte M. Donné à admettre que les divers mucus sont loin d'être des substances identiques, dans les différentes parties de l'organisme.

* *Recherches microscopiques sur la nature du mucus*, Paris, 1837.

L. I.   22.

« Dans l'urétrite de la femme et de l'homme, les liquides formés, examinés au microscope, sont composés de globules de la même forme et de la même grosseur que ceux des autres espèces de pus (Page 3).

» Lorsque la matière des écoulemens vaginaux est mélangée de pus, celui-ci se reconnaît à ses globules particuliers, nageant dans le liquide, en même temps que les pellicules (page 20).

» Lorsque le mucus utérin est opaque, soit partiellement, soit en général; s'il arrive qu'on l'observe au microscope, on le trouve rempli d'une multitude de globules muqueux ordinaires, qui ont beaucoup de ressemblance avec ceux du pus; les globules correspondant toujours aux points opaques quel'on trouve dans le mucus. Le muco-pus du col utérin paraît composé de globules qu'il est impossible de distinguer de ceux du pus; ils sont seulement liés entre eux, et comme emprisonnés dans une matière visqueuse qui en fait une masse filante et tenace (page 44).

»Le pus fourni par les chancres, quel que soit leur siége, offre généralement des globules moins nets et moins réguliers dans leurs formes que ceux du pus phlegmoneux ordinaire. Le liquide dans lequel ils nagent contient des parcelles étrangères, comme si un certain nombre de globules s'étaient dissous, et que leurs débris se fussent répandus dans le liquide (page 4).

» Dans les chancres situés sur les parties génitales de l'homme, ou à la vulve, sur la femme, M. DONNÉ a trouvé un grand nombre d'animalcules ayant la forme des vibrions décrits par MULLER, sous le nom de *vibrio lineola*. Le pus de tout autre partie, et dans tout autre circonstance, n'a nullement offert de ces animalcules (page 5); M. DONNÉ n'en a pas trouvé non plus dans une ulcération du gland provoquée par un vésicatoire.

Un malade était porteur d'un chancre; on recueillit le pus formé à la surface de ce chancre, et l'on y constata la présence des vibrions, puis on l'inocula sur la cuisse de ce même malade; le surlendemain, il existait une pustule remplie d'un liquide séro-purulent, contenant une grande quantité des mêmes vibrions; à la pustule, il succéda une ulcération dont les progrès furent arrêtés par la cautérisation (page 10).

» Le mucus vaginal pur ne contient jamais de corps animés; son mélange avec du pus donne lieu au développement d'une autre espèce d'animalcule que M. DONNÉ a découvert, et qu'il appelle *trico-monas*, vaginal. La grosseur de cet animalcule varie de 1/20 à 1/50 de millimètre de diamètre; son corps est quelquefois rond, mais il prend souvent diverses formes, et le plus ordinairement, il est elliptique ; dans ce cas, il a l'aspect d'un ovale légèrement terminé en pointe à ses deux extrémités; à la première inspection microscopique, on ne le distingue des globules purulens sphériques, au milieu desquels il est plongé, qu'à cet allongement de son corps... Dans quelques circonstances, on est assez heureux pour voir ces animaux marcher, se porter d'un côté à l'autre, alors, il n'est pas possible que les yeux n'en soient pas frappés du premier coup, etc... Souvent on les voit seuls, mais plus souvent encore ils sont réunis en groupe, etc. Lorsqu'on examine avec un grossissement de 250 à 300 fois, en se servant d'une lampe, si le jour est sombre, on ne tarde pas à reconnaître que l'animal est muni, à son extrémité antérieure d'un long appendice filiforme, qu'il agite en tous sens, et qui paraît lui servir, tant à toucher les objets, qu'à chasser vers un point de son corps, où il existe probablement une cavité, les liquides et les parcelles servant à sa nourriture. Cet appendice est quelquefois bifurqué ; au-dessous de lui, et d'un seul côté, le corps de l'animal est légèrement tronqué et déprimé; en ce point, existent d'autres prolongemens beaucoup plus courts, moins visibles; ce sont des espèces de cils, au nombre de trois, quatre ou cinq, etc. (page 21 et suivantes).

« Sur 24 femmes affectées de vaginite blennorrhagique non douteuse, et dont près de la moitié portait même à-la-fois d'autres symptômes syphilitiques, tels que chancres, bubons, pustules muqueuses, végétations, etc., 19 présentaient un nombre considérable de *trico-monas*, dans la matière purulente de leur écoulement. M. Donné ne s'est pas assuré si les 5 autres sur lesquelles on n'avait pas rencontré des animalcules n'avaient pas fait des injections capables de les détruire. 11 de ces malades, indépendamment de la rougeur de la muqueuse vaginale et de l'écoulement purulent, avaient des altérations du col à divers degrés, depuis la tuméfaction, la rougeur et l'érosion, jusqu'à des ulcérations granulées; malheureusement, M. Donné n'a pas vérifié si des femmes atteintes d'écoulemens purulens non suspects, n'offraient pas de trico-monas, dans les liquides vaginaux, et il est même arrivé que dans les matières d'une vaginite chronique, considérée par M. Hervez de Chégoin, comme non syphilitique, des animalcules semblables se sont trouvés. »

» Les trico-monas se rencontrent surtout dans les écoulemens purulens acides, ils paraissent lorsqu'on a recours à des injections alcalines, etc., etc. (Piorry.)

On avait eu recours, il y a déjà longtemps à l'analyse chimique pour établir les caractères distinctifs de différens liquides qui s'écoulent des parties génitales. M. Donné s'est également livré à quelques études sur ce sujet. Il a reconnu que le mucus vaginal non altéré, était acide; il a constaté que cette acidité devenait plus prononcée dans la vaginité purulente. Suivant lui, le mucus utérin serait toujours alcalin, caractère qui le distingue du mucus vaginal. Le pus de la blen-

norrhagie, celui des chancres qui ont leur siége soit sur la
vulve, soit sur le gland, est également alcalin.

L'analyse chimique peut encore être mise à profit dans les
cas où il s'agirait de déterminer la présence de l'acide urique
de l'albumine, du mucus, de la fibrine, etc., etc., dans le sang
et dans les autres produits qui s'écoulent des parties génitales.

D. *Phénomènes pathologiques communs aux maladies des organes de la génération.*

A. *Douleurs.* — L'exercice de certaines fonctions naturelles,
propres au système des organes générateurs est accompagné
de douleurs qui présentent un caractère particulier. L'accouchement, par exemple, que je ne citerai qu'en passant, puisque
je ne puis le considérer comme un état pathologique, l'accouchement, dis-je, est accompagné de douleurs pathognomo-
niques. Elles commencent vers les lombes, s'irradient dans la
région hypogastrique, retentissent quelquefois vers les aines
et les nerfs sciatiques, et viennent se terminer au rectum, par
un sentiment de pesanteur. Ces douleurs vont toujours en augmentant, elles tendent à expulser le produit de la conception,
elles reviennent par accès plus ou moins prolongés, peu-à-peu
l'intervalle des accès diminue, et bientôt l'accouchement se termine au milieu des efforts continus que fait la femme, à ce
moment les douleurs semblent se concentrer vers le rectum,
la vulve et le vagin.

La menstruation, autre fonction principale de l'utérus, est
très fréquemment accompagnée de douleurs. Elles se renou-
vellent chaque fois que l'éruption des règles est sur le point

de se faire, et se dissipent presque aussitôt que quelques gouttes de sang sont écoulées. Cependant s'il s'accumule des caillots dans la matrice, leur excrétion nécessite des douleurs plus intenses qui ont leur siége dans les reins et le bas-ventre, et vont en se terminant sur le rectum.

Les douleurs, qui se manifestent à l'occasion d'un état pathologique des organes génitaux et de l'utérus en particulier, se rapprochent presque toutes des douleurs de la parturition. Elles occupent les reins, les nerfs lombaires, crevaux et sciatiques ; la cause la plus légère peut les susciter, et les nuances qu'elles présentent, sous le rapport de leur intensité sont excessivement variables. Le plus ordinairement les douleurs s'étendent le long des ligamens larges et des ligamens ronds ; les femmes, qui les éprouvent, les caractérisent alors, par l'expression de tiraillemens et de tensions.

» Dans certains cas, la femme ressent une constriction circulaire du bassin, comme si un anneau de fer la serrait étroitement. « Telle malade se plaint d'une sensation de brûlure, » telle autre d'un sentiment de froid et d'engourdissement très » pénible. »

» Quelquefois c'est au rectum, comme à un point fixe que la malade rapporte ses souffrances ; c'est que le col tuméfié ou sillonné d'ulcérations par suite d'une légère antéversion, appuie sur la paroi vaginale. Ces douleurs à caractères généralement nerveux, très souvent par leur siége et leur marche ont induit des praticiens en erreur. On les a prises tour-à-tour pour un lombago, une néphrite, une néphralgie sciatique ou curale. » (LISFRANC.)

Les douleurs utérines se propagent dans quelques circonstances à des parties fort éloignées de la matrice, elles constituent alors de véritables phénomènes nerveux, on les voit s'élever de la région utérine jusqu'à l'œsophage et au larynx, et produire sur cette partie une sensation d'étranglement de gêne désignée par les mots : *boule ou globe hystérique*. Il est des cas où ce n'est pas sur le larynx et l'œsophage que se fixent les douleurs, mais sur la tête dans la région occipitale (clou hystérique) ou sur les mamelles. Ces douleurs de tête se font très fréquemment remarquer chez les hystériques et les chlorotiques (*voir chapitre 14.*)

Chez les jeunes filles affectées de ces maladies, le ventre devient souvent le siége de douleurs fort intenses ; c'est à peine si l'on peut palper cette partie sans que les malades jettent des cris et s'agitent convulsivement. On remarque en généralque les femmes qui souffrent de l'utérus sont disposées aux bâillemens et aux mouvemens spasmodiques des membres. Quelques-unes sont tourmentées par un agacement si insupportable qu'elles en perdent le sommeil. Pendant un accès d'hystérie la douleur porte la malade à pousser un cri particulier qui se rapproche assez bien de ceux d'une femme en travail.

Les douleurs qui accompagnent l'abaissement de l'utérus donnent lieu à des tiraillemens d'estomac ; il semble, disent les femmes, que ce viscère s'abaisse aussi, ce symptôme augmente pendant la station debout, tandis que la position horizontale le fait disparaître ou le diminue considérablement.

Nous devons encore noter les douleurs que certaines femmes éprouvent en urinant, qui coïncident assez souvent avec l'antéversion et l'engorgement de l'utérus.

Le vagin et les parties génitales externes sont quelquefois le siége de cuissons, d'élancemens, de constrictions et de battemens. Le toucher du col utérin détermine fort peu de douleurs dans la plupart des cas, même, les malades n'en accusent aucune durant cette exploration.

Les douleurs utérines, prises isolément, n'indiquent point le genre d'altération avec lequel elles sont en rapport.

La douleur lancinante qu'on donne comme caractère du carcinome ne coïncide pas constamment avec lui , elle accompagne
aussi l'inflammation des glandes lymphatiques et du tissu cellulaire ; c'est donc à l'ensemble des douleurs seulement qu'il
importe de s'arrêter.

B. *Mouvemens.*— L'utérus, dans l'état normal, exécute certains mouvemens nécessaires à l'accomplissement des fonctions
qui lui sont assignées ; il se contracte pour expulser le fœtus et
ses annexes, à l'époque de l'accouchement ; pour chasser le sang
et les caillots qui s'accumulent dans sa cavité, lorsque surviennent les époques menstruelles. On conçoit que les mouvemens
n'ont pas la même énergie dans ces deux cas. Lorsqu'ils sont
violens, ils sollicitent la contraction des muscles abdominaux,
et sont secondés par les puissances de l'expiration. Dans
certains états morbides, les contractions utérines se font
aussi remarquer par leur énergie. Cela se voit déjà dans les
accès violens d'hystérie , mais encore lorsque quelques corps
étrangers comme une tumeur des débris de placentas sont
renfermés dans la matrice.

« Une irritation simple, une stimulation nerveuse, et à plus
forte raison des inflammations, des ulcérations peuvent occasioner des contractions et des douleurs utérines ; mais cela est
moins ordinaire que dans le cas précédent. De la même manière
qu'à la suite de l'accouchement, on n'est pas tenté de rapporter
à des douleurs nerveuses, les contractions utérines qui, sous
le nom de coliques, précèdent ou accompagnent la sortie des
caillots, ainsi , dans tout autre état de la matrice, il faut se
rappeler que les mouvemens de l'utérus occasionnent des
sensations pénibles, et sont souvent en rapport avec la présence
de corps étrangers ou d'une lésion matérielle. » (Piorry.)

C. Ménorrageis (*V.* chapitre 9). — *Hémorragies.* (*V.* tome II.)

C. *Réaction sur les glandes mammaires.*

« Au début de la maladie de l'utérus, alors que la femme
n'est pas encore épuisée par les souffrances, les seins se tu-
méfient légèrement, phénomène qu'elle regarde souvent
comme un signe de santé. Ce gonflement, du reste, a lieu
toutes les fois qu'une cause quelconque augmente le volume
et l'irritabilité de l'utérus ; c'est ainsi qu'on l'observe au début de la grossesse, dont il n'est pas, comme on voit, un signe
pathognomonique ; mais, dans la grossesse, leur tuméfaction
augmente de plus en plus, tandis, qu'en cas de maladie utérine, ils finissent par se flétrir et tomber.

» *La gastro-entérite* est souvent un effet sympathique d'une
affection utérine : comme le symptôme précédent, elle peut
dépendre de tous les genres d'altération de la matrice. Il y a
donc nécessité d'interroger les organes génitaux, quand elle
a lieu, et de voir s'il existe ou non des rapports de cause à
effet (LISFRANC). »

Je ne mets pas en doute la possibilité de l'existence d'une
gastro-entérite sympathique des altérations de l'utérus ; mais
je dois faire remarquer aussi que cette complication est beaucoup plus rare qu'on ne l'a pensé généralement, surtout au
début des affections utérines, époque à laquelle se manifestent cependant des troubles fort appréciables du côté des organes digestifs. Peut-on dire que les maux de cœur, les nausées, les vomissemens, les lypothymies qui surviennent à
l'occasion de la grossesse, sont des symptômes de gastro-
entérite? Pour mon compte je ne le crois pas, je ne vois dans
ces phénomènes qu'une influence nerveuse exercée par la
matrice sur l'estomac. Lorsqu'à la fin des affections de l'u-
térus, on voit encore surgir des symptômes gastro-intestinaux,

tels que des troubles dans les digestions, des vomissemens, de la douleur épigastrique ; de la diarrhée, faut-il dire que la gastro-entérite, qui existe alors réellement, est sympathique de la maladie utérine ? Je ne le crois pas davantage. Les symptômes gastro-intestinaux se montrent là, comme à la fin de toutes les maladies chroniques ; on peut dire qu'ils ne sont qu'un effet de l'état général, que la conséquence de la modification consécutive des liquides et des solides de l'économie.

Il n'est pas facile de tracer le tableau général des symptômes qui se montrent sur divers organes, sous la médiation des altérations variées dont les organes génitaux deviennent souvent le siége. L'accroissement de volume de l'utérus peut, à lui seul, soulever un grand nombre de symptômes dans les divers appareils organiques. Nous le voyons, pendant la grossesse, refouler le diaphragme et gêner ainsi l'acte de la respiration. Accru dans son poids, aussi bien que dans son volume, l'utérus hypertrophié comprime le rectum et la vessie, il en résulte de la constipation, des changemens dans l'émission des urines, et l'accumulation des gaz dans la cavité abdominale. Les vaisseaux artériels et veineux, les derniers surtout, n'échappent pas à la compression ; la circulation devient alors difficile, les veines des membres et du bassin se dilatent et forment des varices. L'utérus peut modifier les divers appareils organiques, par suite de l'influence que les pertes de sang dont il est le siége, ou l'absence de ces évacuations, peuvent avoir sur les quantités et les qualités des liquides circulans. Lorsque les règles diminuent par suite d'un état morbide, ou, lorsque la menstruation s'arrête à l'époque fixée par la nature, il survient souvent un état de pléthore générale. D'un autre côté, les pertes abondantes de sang conduisent la femme à un état d'anémie plus ou moins dangereux. Ceci se voit, surtout, à la suite des altérations profondes de texture que la matrice présente, et des tumeurs fongueuses qui s'y déclarent. Quelquefois on observe que les hémorragies excessives, tout en faisant perdre des proportions considérables de sang, ne sont pas la source d'une diminution réelle dans la masse totale de celui-ci, mais bien seulement dans la matière colorante, d'où suit un état d'hydrohémie (sang trop séreux), habituellement observé dans des cas pareils. Indépendamment de ces faits, dont les causes organiques sont facilement appréciables, il en est d'un autre genre : tel est un état particulier du sang, une diminution marquée de la matière colorante, qui ont lieu dans certains cancers utérins, alors même qu'on n'a observé encore ni métrorrhagies, ni déperdition de tout autre liquide. Faut-il admettre que la résorption des liquides secrétés par l'utérus carcinomateux produit sur les fluides en circulation une influence funeste? Ou bien le dérangement des forces nutritives, qui se montre toujours dans ces cas, suffit-il pour expliquer ces phénomènes de débilité?

« Les inflammations utérines spontanées, suites de congestions ou résultats de lésions mécaniques, peuvent se communiquer aux organes voisins, tels que le péritoine, la vessie et le rectum. Il peut se faire que, par la médiation des vaisseaux veineux et lymphatiques, des angiéites, dont la source est dans l'utérus, aillent se reproduire jusque dans les poumons, le foie, le cerveau, et donnent lieu à une série de lésions et de phénomènes. Ceux-ci sont dus, dans mon opinion, plutôt à la pyohémie consécutive de la métropathie (souffrance de la matrice) qu'à l'extension de la phlébite utérine. Beaucoup d'hommes recommandables professent l'opinion contraire (V. l'article *Pyohémie du traité de médecine pratique*) (PIORRY). »

Les maladies de l'utérus ont un grand retentissement sur l'appareil nerveux; qu'il nous suffise de rappeler tous les accidens de l'hystérie et de la nymphomanie. On voit même, comme nous l'avons dit dans le chapitre précédent , des désordres nerveux , intellectuels et moraux , survenir sous la médiation des maladies de la matrice.

CHAPITRE XXII.

—

VICES DE CONFORMATION DU BASSIN.

D'ans le chapitre, où j'ai traité de l'influence du développement des facultés sexuelles sur la production des maladies du
système osseux, j'ai dit un mot des vices de conformation du
bassin. La disposition de cette cavité a trop d'influence sur
l'arrangement des parties molles qu'elle renferme pour que
nous puissions nous dispenser d'entrer dans des détails plus
étendus que ceux que nous avons donnés. Quelle influence la
configuration du bassin, et son degré d'inclinaison, par exemple, n'ont-ils pas sur la terminaison de l'accouchement, sur le
prolapsus, l'antéversion et la rétroversion de l'utérus ?

Les accoucheurs ont adopté, d'après l'examen et la comparaison d'un grand nombre de bassins, des dimensions qui servent de types de bonne conformation. Tous les bassins de
femmes ne présentent pas, à beaucoup près, ces dimensions-
types ; aussi regarde-t-on encore comme bien conformés ceux
qui ne s'éloignent pas trop de ces dimensions.

Les vices de conformation du bassin sont congéniaux ou
accidentels.

C'est dans l'enfance que cette cavité s'écarte le plus de la forme régulière qu'elle doit avoir ; cependant, nous avons déjà fait remarquer que les maladies des os se déclaraient souvent sous la médiation du développement des facultés sexuelles. Le rachitis et la scrophule doivent être considérés comme les causes les plus communes des déformations du bassin. Les os du bassin, dit Désormeaux, ramollis par le rachitis, ne peuvent supporter le poids du corps ; pressés entre ce poids qui agit sur le sacrum, et, successivement, sur les os coxaux, et les résistances offertes par les plans sur lesquels posent les tubérosités de l'ischion, ou par les têtes des fémurs pendant la station, ils doivent obéir à ces deux forces opposées, se courber, se contourner en plusieurs sens. Les diverses combinaisons produites dans la direction des forces, selon les attitudes que l'habitude engage à garder le plus constamment, expliquent assez clairement toutes les variétés de déformation que présente le bassin. Le rachitis agit pendant l'enfance ; principalement sur les os des membres. Vers l'époque de la puberté, c'est la colonne vertébrale qui éprouve particulièrement les effets du rachitis, continue l'auteur que je viens de citer, ses courbures naturelles sont augmentées, il s'en forme de nouvelles dans d'autres sens, la direction suivant laquelle le poids du corps pèse sur le sacrum est changée, et cet os subit diverses déformations. Choulant remarque, avec justesse, que, lorsqu'une des courbures de la colonne vertébrale est devenue plus marquée, les autres courbures éprouvent successivement un changement analogue, et que le sacrum, qui forme la quatrième courbure du rachis, suit la même loi. Il en est de même par rapport au redressement de ces courbures. Il explique ce phénomène d'une manière fort plausible, par les efforts que font les muscles pour conserver la position du centre de gravité ; il rend compte aussi des exceptions que l'on rencontre quelquefois.

On voit évidemment que l'effet dont je viens de parler sera d'autant moins sensible que les os du bassin auront acquis plus de solidité. C'est par la même raison que le bassin des femmes, qui deviennent rachitiques à l'époque de la puberté, conserve souvent les dimensions convenables, quoique la colonne vertébrale soit horriblement déformée. Le rachitis se développe aussi, quelquefois, à un âge avancé; on a vu les os du bassin devenir difformes chez des femmes qui étaient déjà accouchées plusieurs fois, et les accouchemens subséquens être rendus extrêmement difficiles, ou même impossibles, sans le secours d'une opération (DÉSORMEAUX).

La scrophule et le rachitis ne sont pas les seules causes capables de déterminer des vices de conformation du bassin. La syphilis produit assez fréquemment des exostoses ou des périostoses qui peuvent avoir leur siége dans cette cavité. Quelques auteurs ont aussi admis que les convulsions, chez les enfans, agissant sur les os encore mous du bassin, pouvaient les déformer. Les fractures ont quelquefois les mêmes résultats, s'il y a eu déplacement des fragmens et qu'ils n'aient pas été réunis. La carie des vertèbres, les chutes, les coups, et en général toutes les causes qui agissent sur la colonne vertébrale, et qui déterminent son incurvation, donnent lieu, dans certains cas, et d'une manière indirecte, aux déformations du bassin, mais il faut pour cela, dit MECKEL, que ces incurvations proviennent de maladies générales, et en particulier du rachitisme.

Les vices de conformation du bassin consistent en une anomalie soit dans la forme, soit dans la situation, soit enfin dans la continuité des os (fractures) qui concourent à le former. Le bassin peut être vicié par excès ou par défaut dans toutes ses dimensions; il en résulte le trop d'ampleur dans le premier cas, et l'étroitesse dans le second. Ces deux anomalies existent quelquefois, sans que la configuration du bassin soit altérée;

dans cette circonstance, il y a eu régularité dans l'accroissement outre mesure, ou dans l'étroitesse excessive de toutes les pièces osseuses dont la réunion constitue le bassin. Il faut le dire, ces deux états sont rares, et les anomalies qu'on observe dans la configuration du bassin résultent plutôt d'une déformation partielle, et très ordinairement c'est une seule région de cette cavité, un seul de ses diamètres qui se trouvent agrandis ou rétrécis. Un bassin, dont les dimensions sont trop larges n'est pas sans inconvéniens pour la femme; elle est exposée aux déplacemens de la matrice pendant et hors le temps de la grossesse. A l'époque de l'accouchement l'utérus manquant de soutien vient faire saillie entre les lèvres de la vulve. « La sortie du » fœtus ayant eu lieu d'une manière trop brusque dans beau- » coup de ces cas, et avant que l'utérus ait eu le temps de se » contracter, cet organe est alors très exposé à se renverser » sur lui-même, et à devenir le siége d'une hémorragie grave. » (DÉSORMEAUX). »

Un bassin trop étroit exerce l'influence la plus fâcheuse sur l'accouchement; à part cela, il est d'une mince importance par rapport aux organes qu'il contient, à moins toutefois qu'il ne soit excessivement étroit.

Il est rare que les vices du bassin reposent simplement sur des anomalies par excès ou par défaut dans ses dimensions; presque toujours, en même temps, il y a altération de configuration, difformité proprement dite. Ces difformités doivent varier en raison du siége et du degré de l'anomalie qui les occasionne.

« Le diamètre transversal du grand bassin peut être diminué » à un degré assez considérable pour que le développement » de la matrice en éprouve quelque gêne dans les derniers » temps de la grossesse. Cela peut dépendre de ce que les deux » os des îles sont trop rapprochés de la ligne médiane, ou

» bien, ce qui est plus fréquent, de ce qu'un seul offre cette
» direction vicieuse. Dans ce cas, le côté correspondant du
» bassin est plus élevé que l'autre, et la matrice, en se dis-
» tendant, devient nécessairement oblique du côté opposé.
» Au détroit supérieur, le diamètre antéro-postérieur peut
» n'avoir que six à huit lignes d'étendue, comme on l'a vu
» quelquefois ; tous les degrés intermédiaires entre cette
» longueur et l'étendue ordinaire de ce détroit ont également
» été observés. Ce vice peut dépendre de ce que l'angle sacro-
» vertébral est trop saillant, de ce que le corps du pubis est
» porté trop en arrière, ou de ces deux causes réunies. Ce
» vice est celui qui se rencontre le plus fréquemment, et qui
» oppose à l'accouchement les obstacles les plus grands. Le
» diamètre transverse gagne ordinairement quelque longueur,
» lorsque l'antéro-postérieur est plus court qu'il ne doit être,
» et réciproquement ; quand il est lui même plus court, l'an-
» téro-postérieur se trouve plus long. Il est rare cependant de
» rencontrer cette conformation vicieuse portée au point de ren-
» dre l'accouchement difficile. Les diamètres obliques peuvent
» aussi être singulièrement raccourcis. Il y a dans la collection
» de la Facuté de Médecine de Paris, des bassins sur lesquels
» on ne trouve pas plus d'un pouce entre la partie postérieure
» d'une des cavités cotyloïdes et l'angle sacro-vertébral ; cette
» difformité dépend de la courbure de l'os coxal, à l'endroit
» de l'union de sa région iliaque avec la région pubienne, et
» cette courbure, qui offre des degrés fort divers, peut exister
» des deux côtés ou d'un seul. Dans le premier cas, le détroit
» supérieur présente la même figure que sur un bassin
» d'homme. Un bassin que possède M. JOFFRION, et dont le
» modèle en plâtre a été offert à la Faculté par M. MAYGRIER,
» est configuré de telle sorte que les deux os pubis sont placés
» parallèlement, ne laissant entre eux que cinq ou six lignes

L 1.   23.

» d'intervalle ; à la hauteur des cavités cotyloïdes, les deux os
» coxaux commencent à s'écarter pour former réellement le
» contour du détroit supérieur, dont cette partie antérieure
» forme comme un appendice. On voit assez que sur des bas-
» sins ainsi conformés, la distance qui se trouve entre la
» partie antérieure de la symphyse des pubis et le sommet du
» tubercule épineux supérieur du sacrum, est très grande,
» tandis que la partie supérieur du bassin perméable à la tête
» du fœtus, est en effet très rétrécie. Quand un seul des os
» coxaux est rentrant, celui du côté opposé présente ordinai-
» rement une concavité plus grande que dans l'état ordinaire,
» et la partie la plus large de la tête se place ordinairement de
» ce côté, disposition favorable pour l'accouchement. Le dia-
» mètre antéro-postérieur de l'excavation est trop court quel-
» quefois, parce que les pubis sont portés en arrière ; mais le
» plus fréquemment, cela a lieu, parce que la concavité du
» sacrum n'est pas assez prononcée. La face antérieure de cet
» os est quelquefois plane ; d'autres fois, le sacrum, au lieu
» d'être concave sur cette face est convexe, comme on le voit
» dans la collection de la Faculté. Il arrive souvent que le
» sacrum présente une disposition contraire : la face antérieure
» est trop concave, et, dans la plupart de ces cas, le diamètre
» antéro-postérieur des deux détroits ou d'un seul, est dimi-
» nué dans la même proportion. Le diamètre transversal n'est
» jamais vicié au point d'apporter de grandes difficultés à
» l'accouchement, à moins que les tubérosités de l'ischion
» ne soient singulièrement rapprochées (DÉSORMEAUX). »

DELPECH s'est appliqué à décrire les difformités du bassin
produites par le rachitis, et à faire ressortir les différences qui
existent entre chacune d'elles. L'espèce de déformation, dit cet
auteur, que le rachitis développera dans le bassin, sera en
raison du siége, de l'étendue, du degré du ramollissement,

de la direction, de l'intensité des efforts exercés sur l'extérieur
du bassin. Les effets de cette dernière cause sont ordinairement
déterminés par l'attitude que la malade garde le plus fréquemment ; ainsi, la station est propre à déterminer une inflexion
dans un point quelconque de la longueur des os innominés.

M. le professeur Nægèlé a rendu compte, dans la *Gazette
médicale* de 1835, d'une espèce de vice de conformation de
bassin de femme qu'il a observée. Nous citerons textuellement
l'article du journal où il en est fait mention. Ces bassins présentent les particularités suivantes :

« 1° La déviation des os a eu lieu dans un sens tel que la sym-
» phise des pubis poussée d'un côté, et la saillie du sacrum
» dirigée de l'autre, ne se correspondent plus en face, mais se
» trouvent dans une direction oblique, en sorte que, dans le
» sens des diamètres obliques, les détroits et les excavations du
» petit bassin sont rétrécis ; tandis que, dans le sens opposé, ils
» ont non-seulement leurs dimensions naturelles, mais sont
» encore agrandis, si la déviation est considérable. On peut
» dire que le détroit supérieur, ou plus particulièrement une
» surface plane, circonscrite par une ligne tirée le long de la
» crète des pubis et de la ligne innominée, des ilions jusqu'au
» sacrum, et une autre surface plane, tracée par la pensée au
» centre de l'excavation, au point où l'on a coutume de déter-
» miner l'ouverture moyenne, représentent, vues par devant,
» un véritable ovale couché obliquement, dont le diamètre
» oblique rétréci, serait le petit diamètre ou l'antéro-posté-
» rieur, et le diamètre oblique resté normal, ou agrandi, serait
» le grand diamètre ou le transversal.

» 2° La symphise sacro-iliaque, du côté où est tournée la
» petite extrémité de l'ovale est entièrement ossifiée, de ma-
» nière qu'on n'y remarque plus, ou à peine, des traces d'ar-
» ticulation.

» 3° Le sacrum, du même côté, paraît, ou arrêté dans son
» développement, ou vicieusement conformé.

» 4° La symphise des pubis est tournée du côté opposé à
» celui où l'on remarque l'ossification de la symphise sacro-
» iliaque, tandis que le sacrum regarde plus vers le même
» côté.

» 5° La cavité pelvienne est, en quelque sorte, dirigée obli-
» quement de haut en bas.

» 6° La paroi antérieure du bassin, du côté où existe l'ossi-
» fication sacro-iliaque, loin d'être voûtée en dehors, comme
» à l'état normal, est au contraire aplatie, en sorte que ca
» surface interne est presque plane, et qu'une ligne qui parti-
» rait du milieu, ou même de l'extrémité de la ligne innominée
» de l'ilion, dans le cas où la déviation du bassin serait forte et
» longerait le corps et la branche transversale du pubis, jus-
» qu'à la symphise, ferait une ligne à-peu-près droite.

» Jamais M. Nægèlé n'a observé, dans ces sortes de bassins,
» que la paroi antérieure du côté affecté fût courbée ou voûtée
» de dehors en dedans.

» Une conséquence naturelle de ce vice de conformation,
» c'est que la cavité cotyloïde du côté aplati est dirigée plus
» en avant, tandis que celle du côté opposé l'est entièrement
» en dehors ; aussi, en examinant de face un tel bassin, on
» voit en plein dans la première, tandis que l'autre ne s'aper-
» çoit qu'en partie et de côté.

» Une autre remarque à faire ; c'est que l'os ilion du côté
» ossifié est plus étroit, de l'épine antérieure et supérieure à
» l'épine postérieure et supérieure, que celui du côté opposé,
» qui, de même que tout l'os innominé en général, ne pré-
» sente aucune anomalie.

» En ce qui concerne les autres propriétés des os de ces
» bassins, leur force, leur solidité, leur structure, leur cou-

» leur, etc. , elles ne sont aucunement altérées ; quant à la-
» colonne vertébrale, sur les neuf observations citées par l'au
» teur, dans deux cas elle n'a présenté aucune déviation; dans
» deux autres les vertèbres lombaires étaient courbées à
» gauche, là où la soudure sacro-iliaque était faite à droite, et
» à droite, là où elle s'était faite à gauche. Dans quatre cas, la
» face antérieure des vertèbres était légèrement tournée du
» côté où existait l'ossification sacro-iliaque.

» L'état des vertèbres n'a point été constaté dans le neu-
» vième cas. Dans aucun, le vice de conformation qui nous
» occupe n'était la suite du rachitisme ou de l'ostéomalacie ;
» dans aucun il n'avait été déterminé par une cause ou vio-
» lence externe, comme chute, coup, contusion ; jamais aussi
» les personnes n'avaient éprouvé de douleurs ni dans le
» bassin, ni dans les extrémités inférieures.

M. Nægèlé connaît jusqu'à présent neuf exemples bien
» constatés de ces bassins ainsi vicieusement conformés ; ils
» ne diffèrent entre eux que par le degré de rétrécissement et
» le côté où existe l'ossification ; sous tous les autres rapports,
» ils sont d'une identité si parfaite, qu'on ne peut facilement
» prendre l'un pour l'autre. Cette ressemblance est importante
» à remarquer en ce qu'on peut en conclure une identité de
» cause et de mode de développement.

» Des neuf bassins dont l'auteur donne ici une description
» détaillée, il avait eu occasion d'observer les nos 1 et 2 dès
» 1803 ; ils avaient appartenu à deux jeunes femmes, toutes
» deux primipares ; l'une avait été accouchée au bout de 36
» heures de travail , par le forceps, d'un enfant mort, et avait
» succombé le quatrième jour à une métro-péritonite ; l'autre
» n'avait pu être délivrée qu'au moyen de la perforation, et
» était morte dans les 24 heures suivantes. Les nrs 4 et 5 lui
» furent communiqués par M. le professeur d'Outrepont de

» WURZBOURG, qui lui envoya les bassins. Les deux femmes
» étaient également primipares, comme toutes celles qui sont
» le sujet des exemples suivans ; chez la seconde, on avait tenté
» en vain l'application des forceps, puis la perforation ; elle
» avait succombé sans être délivrée ; la première était morte
» aussi des suites d'un accouchement laborieux.

» Les n°s 6, 7, 8 et 9 furent observés, les deux premiers à
» Milan, par M. le docteur MENCKE DE BRÊME, ami et élève de
» M. NÆGÈLÉ, dont il possède toute la confiance ; les deux
» autres, par le fils de M. NÆGÈLÉ ; savoir : l'un au Musée
» pathologique de Vienne, la mère était morte d'une rupture
» de l'utérus ; l'autre à Paris, dans la collection de l'hospice de la
» Maternité. L'accouchement avait eu lieu en 1822 ; la femme,
» apportée à l'hôpital après 4 jours de travail, y était morte
» sans être délivrée pendant l'opération de la perforation.

» Le n° 3 appartient à M. NÆGÈLÉ lui-même ; l'individu
» qui portait ce bassin était une jeune fille de 19 ans, forte,
» paraissant très bien conformée, régulièrement menstruée
» depuis l'âge de 16 ans. La mesure de BAUDELOCQUE indiquait
» largement 7 pouces ; à l'exploration interne, on ne trouva
» point, comme cela a lieu ordinairement chez les primipares,
» la tête située profondément en avant et d'un ballottement
» difficile ; mais elle était placée très haut et très mobile ; on
» ne pouvait atteindre l'angle sacro-vertébrale, ni avec un, ni
» avec deux doigts. Le travail durait depuis 3 jours, et la tête
» était tellement engagée à l'entrée de l'excavation que l'on
» crut en toute sûreté pouvoir appliquer le forceps ; mais on
» rencontra des difficultés auxquelles on ne s'était nullement
» attendu, et l'on fut obligé d'employer une telle force, que
» plus tard on regretta de n'avoir point eu recours à la perfora-
» tion. L'enfant fut retiré mort, et la mère succomba, au bout
» de 5 jours, à la fièvre puerpérale.

» La description que nous allons donner de ce bassin,
» d'après M. Nægèlé, suffira pour faire connaître tous les
» autres.

» Au premier coup-d'œil, on aperçoit toutes les défectuo-
» sités que nous avons énumérées au commencement de cet
» article ; mais, à part ces défauts, il pourrait passer pour un
» bassin spacieux, bien conformé, et normal sous le rapport
» de la force, de la solidité, de la structure et de la couleur :
» sec et dénudé de toutes les parties molles, il pèse, avec les
» trois vertèbres lombaires, 17 onces et 3 gros 1/2.

» L'os innominé gauche est comme tourné en haut et en
» dedans, de manière que la crète de l'os des îles, la cavité
» cotyloïde et la tubérosité sciatique de ce côté sont situées
» plus haut que du côté opposé : de même, l'épine sciatique
» gauche est dirigée plus haut et plus en arrière que l'épine
» sciatique droite ; l'écartement entre la première vertèbre
» du coccix n'est que de 9′′′, tandis que la distance entre l'a-
» pophyse transverse et l'épine sciatique du côté droit est
» de 1″ 9′′′.

» Une ligne tirée de la moitié de la ligne innominée de l'os
» des îles gauche, et prolongée derrière le corps et la branche
» horizontale du pubis gauche jusque près de la symphyse,
» s'écarte peu de la ligne droite.

» La largeur de l'os des îles gauche, depuis l'épine anté-
» rieure et supérieure jusqu'à l'épine postérieure et supé-
» rieure, est de   5″ 07′′′
» La même largeur de l'os des îles droit.   5   10
» Aux deux os, la crète est encore sous forme
» d'épiphyse.
» Le sacrum se compose de quatre, le coccix
» de six fausses vertèbres.
» La hauteur du sacrum est de   2   11

» La longueur du coccix, de .... 1″ 10‴

» Une ligne droite, tirée du milieu de l'angle
» sacro-vertébral, jusqu'au sommet du coccix, a   4   02

» La moitié gauche du sacrum est beaucoup
» plus étroite et moins bien développée et con-
» formée que la moitié droite.

» Une ligne tirée, depuis la symphise sacro-ilia-
» que droite, jusqu'à l'endroit où se trouve ordi-
» nairement la symphise sacro-iliaque gauche, a   3   04

» La distance de la symphise sacro-iliaque au
» centre de l'angle sacro-vertébral est, à droite,
» de 2   02

» A gauche, de 1   04

» Excavation de la face antérieure du sacrum
» régulière.

» L'écartement entre le milieu de l'angle sacro-
» vertébral et l'endroit où se réunissent le corps
» et la branche horizontale du pubis est, à gauche,
» de 1   10

» A droite, de 3   05

» L'éloignement de ces mêmes points, des pu-
» bis des épines antérieures et supérieures des
» os des îles est, à gauche, de 4   04

» A droite, de 5   02

» L'os innominé droit et la moitié du sacrum
» correspondante sont régulièrement conformés;
» seulement, comme ce dernier n'est composé que
» de quatre fausses vertèbres, il n'existe que trois
» paires de trous sacrés.

» La symphise sacro-iliaque gauche est entière-
» ment ossifiée, de sorte, qu'on n'y trouve plus
» aucune trace d'une articulation antérieure; les

» deux os paraissent ne plus en faire qu'un ; seu-
» lement, on remarque, à l'endroit où existe ordi-
» nairement la symphise, de petites aspérités très
» insignifiantes, qui ne peuvent être prises pour
» des vestiges d'une articulation que par ceux qui
» savent qu'il en existe ordinairement une à cet
» endroit.

» Le détroit supérieur, ou plutôt une surface
» plane circonscrite par la ligne tirée le long de la
» crête des deux os du pubis et de la ligne inno-
» minée des deux os des îles, prolongée jusqu'au
» sacrum, représente un ovale couché oblique-
» ment et dirigé d'arrière en avant et de gauche à
» droite, dont la petite extrémité est formée par
» la région où doit se trouver la symphise sacro-
» iliaque gauche, et la grosse par le corps et la
» branche horizontale du pubis droit.

» Le diamètre oblique gauche, qui peut pres-
» que être considéré comme le grand diamètre de
» cet ovale, mesure   4'' 07'''

   » Le droit mesure   3   05

   » Une ligne tirée du milieu de l'angle sacro-
» vertébral, au bord supérieur de la symphise pu-
» bienne, mesure   3   09

   » Au centre de l'excavation pelvienne, là où
» l'on a coutume de fixer l'ouverture pelvienne
» moyenne, on peut décrire dans la pensée une
» surface plane ovalaire qui sera égale à celle tra-
» cée au détroit supérieur.

   » L'éloignement du milieu de l'excavation du
» sacrum du milieu de la symphise pubienne est
» de   4   04

» Le diamètre antéro-postérieur de la cavité
» pelvienne, ou plutôt la distance entre les deux
» extrémités du diamètre antéro-postérieur établi
» dans l'excavation d'un bassin régulier, est de　　3″　11‴

　» L'éloignement des deux épines sciatiques est
» de　　　　　　　　　　　　　　　　　　　　3　00

　» La branche gauche de l'arcade pubienne se
» dirige en descendant plus en dehors et en ar-
» rière que la branche droite.

　» La distance entre les deux tubérosités sciati-
» ques est de　　　　　　　　　　　　　　　　3　00

　» Nous avons dit que ces différens bassins présentaient des dé-
» fectuosités à-peu-près uniformes, et qu'ils ne différaient entre
» eux que par le côté où se trouvaient l'ossification de la sym-
» phise sacro-iliaque et le plus haut degré du rétrécissement.
» Mais M. Nægèlé avait déjà observé en 1811 *, que la dé-
» formation dont il est question ici, c'est-à-dire le rétrécisse-
» ment d'un des côtés du bassin par le rapprochement mu·
» tuel de l'angle sacro-vertébral et du corps de l'un des pu-
» bis, se rencontrait plus fréquemment à gauche qu'à droite.
» Cette observation se trouve de nouveau constatée aujourd'hui;
» en effet, sur 9 bassins examinés dans ce travail, l'ossifica-
» tion de l'articulation sacro-iliaque et le rétrécissement du
» bassin se rencontrent sept fois à gauche et deux fois seule-
» ment à droite.

　» L'auteur parle encore, en passant, d'un bassin qui a avec
» ceux dont il vient de parler de la ressemblance, en ce qu'il
» présente également une déviation oblique; que la symphise
» pubienne est un peu dirigée à gauche, le sacrum à droite,
» et que les apophyses transverses des vertèbres qui composent

* *Erfahrungen*, und Abhandl.

» ce dernier os paraissent arrêtées dans leur développement ;
» mais tous ces défauts n'existent qu'à un degré très léger, et
» n'ont jamais mis obstacle au travail de l'enfantement. Une
» différence essentielle le sépare des autres bassins, c'est que
» la symphise sacro-iliaque du côté rétréci n'est point ossifiée.
» D'ailleurs, il est reconnu qu'il existe des bassins avec ossi-
» fication de l'une des symphises sacro-iliaque sans aucune
» déviation.

» Quelles sont maintenant les causes qui président au dé-
» veloppement de ce vice de conformation, et en particulier à
» l'ossification de l'une des symphises sacro-iliaques? Est-ce
» une inflammation ancienne qui a existé dans les premières
» années de la jeunesse? Et l'espèce et le degré de conforma-
» tion vicieuses que l'on observe à l'un des côtés du bassin,
» sont-ils la suite de l'ossification? ou bien une courbure de
» la colonne vertébrale, dans la jeunesse, a t-elle été cause
» de cette défectuosité? ou enfin, ce vice de conformation dé-
» pend-il d'un défaut d'organisation originaire, d'après le-
» quel les noyaux osseux destinés à la formation des parties du
» sacrum se trouvent arrêtés d'un côté dans leur développe-
» ment, la nature aurait effectué la réunion des vertèbres sa-
» crées supérieures avec l'un des os ilions au moyen de l'ossi-
» fication? M. NÆGÈLÉ, tout en paraissant pencher pour cette
» dernière explication, à l'appui de laquelle il cite l'exemple
» d'un bassin de femme d'ailleurs bien conformé, mais auquel
» il manquait la portion gauche de la première vertèbre sacrée,
» remplacée par un appendice transverse qui pouvait être re-
» gardé comme le rudiment de la portion de vertèbre man-
» quante, ne se prononce pour aucune d'une manière affir-
» mative. Il pense qu'on a besoin encore d'observations plus
» nombreuses et plus exactes ; il conseille donc fortement de
» pousser plus loin ces recherches, de remonter aussi haut que

» possible à l'état antécédent des malades, et d'examiner sur-
» tout, dans les autopsies, la conformation de la colonne
» vertébrale.

» L'auteur pense que cette sorte de vice de conformation
» n'est pas fort rare ; peut-être que DELPECH (*Mémorial des*
» *Hôpitaux du Midi*), en parlant des rétrécissemens obliques
» du bassin et de leur fréquence, a eu en vue ces espèces de
» bassins. Cependant, il ne voudrait pas l'affirmer ; mais il ne
» doute pas que ce soit de ces bassins dont M. DUBOIS a fait
» mention dans sa thèse pour le concours de la chaire de cli-
» nique d'accouchement (*Gazette médicale*, mai 1834). Si,
» outre cette fréquence on fait attention que ce vice de con-
» formation se développe chez des personnes d'ailleurs bien
» bâties, et qui n'ont jamais été atteintes de rachitis ou d'ostéo-
» malacie, et chez lesquelles aucune autre maladie ou circon-
» stance antécédentes ne peuvent faire soupçonner son existence ;
» si l'on se persuade avec raison combien il est difficile de re-
» connaitre cette difformité, soit par l'introduction des doigts
» dans l'intérieur, soit par l'application du compas d'épaisseur,
» soit par l'exploration extérieure, surtout des personnes grasses,
» et lorsqu'on est peu familiarisé avec la connaissance du dé-
» faut d'organisation que l'on recherche ; si enfin on se rap-
» pelle que, dans tous les cas de cette espèce connus jusqu'à
» présent, la mère et l'enfant ont toujours succombé, on ne
» pourra nier que l'étude de ce point de pathologie du système
» osseux ne soit de la plus haute importance pour la pratique
» des accouchemens, et que cette espèce de difformité ne
» doive, dans nos *Traités et Manuels d'obstétrie*, occuper une
» place dans le chapitre des vices de conformation du bassin,
» de même que les difformités dépendant du rachitis ou de
» l'ostéomalacie.

» Il est bien entendu que cette circonstance doit être prise

» en grande considération sous le rapport de la symphiséoto-
» mie, et particulièrement par ceux qui considèrent le ré-
» trécissement oblique comme une indication principale pour
» cette opération. » (*Gazette médicale*.)

Si je voulais décrire tous les vices de conformation du bassin,
je serais forcé de sortir des limites de mon travail et de faire
une excursion dans le domaine de l'obsétrique. J'aurais à
parler d'une foule de variétés dont les accoucheurs ont fait
mention. Je me bornerai à dire que la cavité du bassin peut
être rétrécie, déformée, par des exostoses développées sur la
face interne des os qui concourent à la former, par des *végétations osseuses, des saillies en forme d'apophyses styloïdes* (Sév.
Pineau), par des fractures avec déplacement des fragmens. Ce
déplacement, il est vrai, est fort rare; pour qu'il s'opère, il
faut que la fracture ait eu lieu dans plusieurs points, et qu'une
portion plus ou moins considérable du contour de cette cavité
osseuse, isolée pour ainsi dire, ait eu la liberté d'obéir
aux impulsions extérieures. De tous les os du bassin, l'ilion est
celui qui se fracture le plus souvent soit en long, soit en travers. (Delpech.)

Outre ces anomalies qu'on observe dans la configuration du
bassin, il en est d'autres qui portent simplement sur la situation.
Il en résulte un changement dans la direction et son degré d'inclinaison. « Cette cavité est d'autant plus inclinée en avant et
plus éloignée de la ligne horizontale, que son axe est plus perpendiculaire; elle est, au contraire, d'autant plus penchée en
arrière et d'autant plus oblique, que son axe se rapproche
davantage de la direction horizontale. » (Meckel.)

La trop grande inclinaison du bassin, peut avoir des
inconvéniens pour les femmes enceintes. Les vices de situation du bassin ont une influence marquée sur la direction de la matrice dans les derniers mois de la grossesse et

sur la marche et la terminaison de l'accouchement. Cette influence défavorable s'explique par le défaut de parallélisme entre la direction de l'axe du détroit supérieur et la direction de l'axe de la matrice. L'inclinaison trop peu prononcée du bassin expose la femme aux déplacemens verticaux de l'utérus.

Quelques anomalies dans les connexions des os du bassin peuvent amener aussi des modifications dans la disposition de cette cavité ; ces connexions sont tantôt trop faibles, tantôt trop fortes ; trop faibles, elles permettent l'écartement des surfaces articulaires et changent les rapports normaux qui doivent exister entre elles. Trop fortes, ces connexions amènent quelquefois la diminution de quelques-uns des diamètres du bassin. C'est ainsi, par exemple, que le diamètre droit du détroit inférieur se trouve rétréci par suite de l'ossification des ligamens du coccix.

Il faut quelquefois un examen fort essentiel, pour reconnaître les vices de conformation du bassin, encore ne parvient-on pas à diagnostiquer sûrement telle ou telle difformité. Toutes les recherches auxquelles peut se livrer l'accoucheur ne mènent presque toujours qu'à des probabilités. Les caractères extérieurs de la mauvaise conformation du bassin consistent dans le défaut d'ampleur et de saillie des hanches, dans l'inégalité de cette saillie et de la hauteur des crêtes iliaques, la trop petite distance des épines antérieures et supérieures, la saillie trop considérable du pénil, ou son aplatissement, la longueur trop grande de la symphise des pubis facile à reconnaître à l'extérieur, le resserrement de l'arcade des pubis, le rapprochement et l'inégalité d'élévation des tubérosités de l'ischion, qui deviennent saillantes, et se font aisément sentir, quand le sujet est assis sur le bord antérieur d'un siége, l'enfoncement trop ou trop peu considérable de l'angle que forme en arrière l'union de la dernière vertèbre lombaire avec le sacrum, la courbure trop grande, ou l'aplatissement de la face pos-

térieure de cet os, la direction du coccix et sa mobilité ;
enfin, l'aplatissement de l'une ou des deux fesses qui ne sont
plus convenablement soutenues par la convexité de l'os coxal.
(DÉSORMEAUX). L'examen de l'intérieur du bassin se fait à
l'aide du toucher et de plusieurs instrumens nombreux nom-
més *pelvimètres*, décrits dans tous les traités d'accouchemens.

CHAPITRE XXIII.

VICES DE CONFORMATION DES PARTIES GÉNITALES DE
LA FEMME.

A. *Vices de conformation congéniaux.*

Les vices de conformation sont plus communs chez la femme
que chez l'homme; cela doit être si, comme on le dit, l'organisation de la femme n'est en elle-même que le résultat d'une
évolution arrêtée à un degré inférieur.

Ces vices de conformation nous intéressent, non-seulement
comme faits anatomiques, mais encore sous le rapport de la
physiologie pathologique. Il y a des vices de conformation pri-
mitifs, d'autres sont acquis et constituent de véritables états
morbides. Nous devons d'abord parler des premiers; ils résultent :

1° Du non-développement ou du développement imparfait
des organes sexuels.

2° De la suspension de développement de ces organes à
l'un des degrés déterminés qu'ils doivent parcourir successivement dans leur évolution normale.

Nous avons, pour lors, à nous occuper :

A. De l'absence totale ou partielle des organes génitaux ;

B. De la petitesse congéniale de ces parties ;

C. Des atrésies ;

D. De la pluralité des parties génitales ;

Les causes primitives de ces vices de conformation nous sont fort peu connues. MECKEL, qui s'est appliqué à formuler un grand nombre de lois de développement, ne doute pas que ces vices ne puissent être quelquefois héréditaires.

Les symptômes qui caractérisent les vices de conformation des parties génitales ne se manifestent guère qu'à l'époque de la puberté. Ils ont leur source dans les défectuosités des parties sexuelles , et dans les réactions qui en résultent sur l'organisme entier.

Je ne crois pas qu'il soit nécessaire de parler de ces espèces de vices de conformation connus sous le nom d'*hermaphrodisme ;* qu'il me suffise de rappeler que les organes génitaux de la femme prennent le caractère du sexe masculin, comme on l'a dit * :

1° Par la hernie des ovaires à travers l'anneau inguinal ;

2° Peut-être par l'adhérence des trompes avec ces glandes ;

3° Par la petitesse et la situation déclive de la matrice ;

4° Par l'étroitesse et la brièveté du vagin ;

5° Par la grosseur du clitoris et le prolongement de l'urètre à sa surface ;

6° Par l'adhérence des grandes et des petites lèvres ;

7° Par le développement incomplet des mamelles.

Toutes ces anomalies réunies ou non sur un même sujet, fondent le caractère équivoque du sexe.

* MECKEL , *Anatomie générale,* t. III, p. 685.

L. 1   24.

Les aberrations de développement qu'on observe dans l'espèce humaine, ont presque toujours quelques traits de ressemblance avec l'organisation normale des animaux.

A. *Absence totale ou particlle des organes génitaux.*

A. Ovaires, trompes de FALLOPE, *vésicules de* GRAAF. — On a remarqué l'absence d'un ovaire, et plus rarement des deux, avec ou sans l'absence simultanée des trompes. PÉARS * a observé l'absence des ovaires des deux côtés ; BAILLIE a rapporté le fait d'une femme chez laquelle l'ovaire manquait d'un seul côté. L'absence des vésicules de GRAAF cause toujours la stérilité.

Lorsque l'ovaire ou la trompe manquent d'un seul côté, le développement des facultés sexuelles n'en a pas moins lieu, le corps prend tous les attributs de la puberté, la faculté de *concevoir* et l'instinct sexuel ne sont point abolis. Rien ne peut alors faire soupçonner l'absence de ces parties. Supposons, au contraire, le vice de conformation porté plus loin, et admettons, comme on l'a vu, que les deux ovaires manquent à-la-fois, bien que l'utérus et les parties externes de la génération soient, au reste, normalement conformés, dès l'enfance ; nous observons quelque chose, de particulier dans le caractère somatique, il y a de l'indécision, non-seulement dans les formes, mais encore dans le moral ; la sexualité reste équivoque, neutre ; on ne voit se prononcer, à l'époque de la puberté, aucun des traits qui spécialisent cette période de développement ; le bassin reste petit par rapport aux épaules, les seins et les parties externes de la génération ne prennent aucun accroissement ; la jeune fille a toujours l'air d'un enfant, les menstrues n'arrivent pas, et les muscles restent anguleux comme

* *Annales de litt. méd. étrang.*, t. I, p. 241.

chez les garçons. Les facultés intellectuelles ne montrent aucune énergie, l'instinct sexuel est engourdi, l'être tout entier, plongé dans la torpeur, reste étranger aux passions amoureuses.

B. Utérus. — L'absence de l'utérus peut être totale ou partielle; dans ce dernier cas, c'est tantôt la partie supérieure, et tantôt la partie inférieure qui manque. ENGEL et DUPUYTREN ont constaté l'absence complète de la matrice. Dans la collection des lettres de MORGAGNI, sur le siége et les causes des maladies, on trouve également plusieurs exemples de femmes qui n'avaient point de matrice, ou chez lesquelles cet organe n'était simplement qu'indiqué. Si les ovaires existent, malgré l'absence de la matrice, tous les signes du molimen hémorragique se montrent encore; mais l'évacuation menstruelle n'est pas possible (DUPUYTREN). Dans ce cas aussi, le développement sexuel n'est pas enrayé, l'instinct sexuel est mis en mouvement et le coït peut avoir lieu. On comprend, toutefois, qu'il reste infructueux. Si l'on fait bien attention aux phénomènes qui peuvent avoir lieu, si l'on réfléchit que tous les efforts que fait la nature ne sauraient atteindre leur but, puisqu'un des organes principaux, indispensable à l'exercice des fonctions sexuelles, n'existe pas, on sera frappé du grand nombre d'accidens susceptibles d'apparaître alors, aussi bien du côté des appareils nerveux, que du côté des appareils vasculaires, aussi bien dans les parties qui sont hors de la sphère des organes sexuels, que dans ceux-ci.

C. Vagin. — Quelquefois le vagin n'existe pas, et l'on ne trouve à sa place qu'un tissu cellulaire lâche ou *une substance fibreuse* (BOYER). Lorsque les parties internes de la génération sont parfaitement conformées, le vagin ne manque jamais. En leur absence, il peut présenter des vices de conformation assez variés; la plupart du temps il existe, mais incomplet, très court et très étroit.

Certaines femmes, chez lesquelles il y a absence du vagin, n'offrent aucune trace des parties externes de la génération; la vulve est remplacée par une espèce de raphé semblable à celui qui, chez l'homme, s'étend depuis le méat urinaire jusqu'à l'anus. Le clitoris manque, ou, s'il existe, il est très petit; une étroite ouverture correspond à l'urètre et donne issue à l'urine (BOYER). Il est des cas où ce vice de conformation ne se présente pas ainsi : deux replis, semblables aux grandes lèvres, mais de dimensions plus grandes, partent du pubis et se terminent vers l'anus; ils recouvrent un cul-de-sac, au fond duquel on aperçoit un raphé dirigé en arrière. Au reste, il n'existe ni nymphes, ni trace de vagin.

D. Parties externes de la génération. — Les grandes et les petites lèvres manquent quelquefois, mais elles peuvent exister normalement, lors même qu'il y a absence, une ou de plusieurs parties sexuelles internes. Jamais peut-être, ou au moins fort rarement, toutes les parties génitales externes manquent en même temps; tantôt, ce sont les nymphes ou l'hymen, quelquefois, mais plus rarement, le clitoris. « Dans un certain nombre de cas, la vulve n'existe pas, à proprement parler; ou bien, comme dans les oblitérations complètes du vagin, dans les absences du vagin et de la matrice, elle est réduite à un enfoncement infundibuliforme entre les grandes lèvres (DUGÈS). »

E. Mamelles. — Les mamelles manquent quelquefois, soit d'un seul côté, soit des deux côtés. Presque toujours l'absence des mamelles coïncide avec l'absence ou l'atrophie des ovaires et de la matrice. Nous avons déjà parlé d'une femme disséquée par M. RENAULDIN, chez laquelle il n'y avait jamais eu de menstrues, ni le moindre développement des mamelles. La matrice était, dans ce cas, remplacée par un cordon de la grosseur d'une plume à écrire. Morgagni cite des femmes qui n'avaient pas de seins et chez lesquelles les ovaires manquaient [*].

Les mamelons manquent assez fréquemment, bien que du reste les mamelles soient aussi conformées. On possède normalement quelques observations de l'absence des conduits excréteurs des mamelles.

B. *Petitesse congéniale des parties génitales.*

Le vice de conformation que nous désignons sous le titre de *petitesse* est le résultat d'un temps d'arrêt dans le développement des parties génitales, soit pendant la vie utérine, soit pendant la première enfance.

La petitesse de la matrice est assez fréquente; Riolan, Bonnet, Morgagni en ont consigné un assez grand nombre d'exemples.

« Les menstrues, dit le dernier de ces écrivains, ne s'étaient point encore manifestées sur une fille qui paraissait fort lubrique, et qui du moins était fort vive, lorsqu'elle mourut à dix-huit ans accomplis.

Examen du cadavre. — L'utérus était petit; cependant, la longueur de son fond n'était pas moindre que celle de son col [**].

Les ovaires peuvent rester extrêmement petits et le vagin fort étroit. On ne soupçonne guère l'existence des vices de conformation de cette espèce avant l'âge de la puberté. J'ai déjà dit qu'à cette époque le corps se développait imparfaitement, dans les cas d'absence d'ovaires ou de matrice; il en est de même, lorsque ces organes restent petits; les diamètres

---

[*] T. IX, p. 275, trad. de Désormeaux.
[**] Trad. de Désormeaux et Destouet, t. VII, p. 292.

du bassin n'acquièrent pas l'étendue qu'ils devraient avoir, la sécrétion menstruelle ne s'effectue point, les grandes lèvres restent ouvertes comme chez l'enfant, etc. Il est néanmoins des circonstances où la nature semble imprimer une nouvelle vigueur à tout l'organisme, et les organes sexuels qui, jusqu'à l'âge de 16 à 17 ans, étaient demeurés imparfaits, finissent par atteindre un degré de développement plus complet.

Si la matrice et les ovaires sont normalement développés ; il est fort rare que l'étroitesse du vagin soit très prononcée.

Lorsqu'elle existe seule, elle peut rendre l'excrétion du sang menstruel fort difficile, et causer ainsi des souffrances périodiques. Cet accident ne se présente pas aussi souvent qu'on pourrait le penser ; car le travail de la menstruation favorise déjà par lui-même la dilatation du vagin.

Cette difformité gêne ou rend impossible l'introduction du membre viril, sans constituer, malgré cela, un obstacle insurmontable à la conception ; en effet, on connaît un assez grand nombre de femmes qui sont devenues mères en cet état, et dont la situation a paru fort embarrassante, jusque vers le terme de la grossesse ; mais le travail de la gestation a relâché et distendu peu-à-peu le conduit, au point de rendre praticable le passage du corps d'un enfant de volume ordinaire, tandis qu'auparavant une algalie n'aurait pas été introduite sans difficulté. » (DELPECH.)

L'étroitesse du vagin s'étend à toute la longueur de ce conduit ou n'en occupe qu'une partie. On lit dans les *Mémoires de l'Académie des sciences* *, l'histoire d'une femme, dont le vagin était si étroit, qu'un tuyau de plume d'oie ne pouvait y entrer. Cette femme devint enceinte, et, vers le cinquième mois de la gestation, le vagin se dilata de telle sorte, qu'à l'époque

---

* Hist., p. 37, an-1712.

de l'accouchement; il n'opposa aucun obstacle extraordinaire à l'issue de l'enfant.

L'orifice de la matrice peut lui-même se montrer plus étroit qu'il ne l'est communément; il existe une oblitération incomplète. LITTRE a eu l'occasion d'examiner le cadavre d'une femme dont l'orifice utérin présentait cette sorte d'étroitesse. Cette femme avait été mariée pendant dix-neuf ans, sans jamais avoir eu d'enfans. L'orifice de la matrice était recouvert, dit notre auteur, par la membrane qui tapisse le vagin; cette membrane était seulement percée de deux petits trous d'un quart de ligne de diamètre. Dans les cas d'étroitesse de l'orifice de la matrice, les règles peuvent avoir lieu; mais elles sont difficiles, et, à chaque époque menstruelle, d'assez vives douleurs se font sentir dans la région hypogastrique.

C. *Atrésies.*

Les atrésies ou oblitérations des organes sexuels ne sont pas toutes reconnaissables et accessibles.

La dissection d'un grand nombre de femmes, a démontré la possibilité de l'oblitération des trompes, soit à leur extrémité abdominale, soit à leur embouchure utérine. Il est vrai que ce vice de conformation doit être plus souvent consécutif que primitif, et nous croyons avec la plupart des auteurs qu'il peut se développer facilement à la suite de l'inflammation.

Il n'est pas de moyen de reconnaître l'oblitération des trompes sur le vivant. L'infécondité qui en résulte ne peut même que la faire soupçonner, sans donner la certitude de son existence.

Il n'est pas plus facile de constater les vices de conformation de la cavité utérine. Tantôt cette cavité existe; mais elle est imparfaite, tantôt au contraire, on n'en retrouve aucune trace.

Les oblitérations qui doivent fixer plus particulièrement notre attention, sont toutes celles qu'il nous est permis de reconnaître; car, en même temps, l'art met à notre disposition plusieurs moyens de les guérir.

Parmi ces oblitérations nous rappellerons, celle de l'orifice utérin. Elle est due à une espèce de cloison membraneuse qui paraît n'être rien autre chose que la continuation de la membrane vaginale. Ici, les lèvres de l'orifice de l'utérus sont à peine indiquées, et l'on ne peut introduire une sonde. Le sang des règles est retenu dans la matrice; chaque mois, le ventre se gonfle et se tend de plus en plus.

De toutes les atrésies celle du vagin, est assurément la plus fréquente; elle est *complète* ou *incomplète*. Dans ce dernier cas, l'imperforation est ordinairement due à la mauvaise disposition de la membrane-hymen. » Tantôt cette membrane a une forme circulaire, et elle est percée dans sa partie moyenne, d'une petit e ouverture; tantôt elle a la forme d'un croissant et il part de sa partie moyenne une espèce de ligament qui va s'insérer au-dessous du méat urinaire. Ce ligament laisse de chaque côté une ouverture par laquelle on pourrait introduire une sonde dans le vagin. Cette ouverture donne passage au sang menstruel; mais elle ne saurait admettre le pénis. Je ne connais qu'un exemple de ce genre d'imperforation incomplète; il est rapporté par Smellie, dans sont traité des accouchemens. »

« En 1804, j'ai trouvé chez une femme bossue, une bride large de quatre lignes, qui s'étendait de la commissure supérieure des lèvres à l'inférieur, qu'il fallut exciser avec l'instrument tranchant, pour faciliter l'accouchement. »

« L'autre espèce est beaucoup plus fréquente, les auteurs racontent un assez grand nombre des faits qui s'y rapportent. Ruysch (t. I, obs. 22) dit qu'il fut appelé au secours d'une femme en travail, dont l'hymen, encore tout entier (*moins la petite ouverture centrale*) s'opposait à la sortie de l'enfant qui le distendait avec sa tête. Après y avoir fait une incision avec les précautions convenables , il aperçut plus loin , dans le vagin une autre membrane épaisse qu'il incisa encore : après quoi l'accouchement s'acheva. MAURICEAU (obs. 489) donne l'histoire d'une femme, chez laquelle la conception avait eu lieu, sans l'introduction du membre viril, comme il était facile de s'en convaincre, d'après l'intégrité de la membrane-hymen. Une jeune femme de dix-huit ans, avait l'orifice du vagin fermé par une membrane si dure et si épaisse que son mari ne put la rompre , et qu'il fut lui-même atteint d'un paraphymosis. On reconnut pourtant que cette femme était grosse. La membrane fut incisée et l'accouchement eut lieu quatre mois après *. La fécondation des femmes qui font le sujet de ces observations prouve que, chez elles, l'imperforation n'était pas complète, au moins dans le principe ; on pourrait admettre , ce qui est peu probable, qu'elle l'est devenue accidentellement après la fécondation ; mais il est plus vraisemblable que l'hymen offrait un orifice très petit qui aura échappé à l'attention des observateurs que nous venons de citer, ou dont ils auront négligé de parler. On ne peut pas raisonnablement admettre que la conception ait lieu, quand l'occlusion du vagin est complète. Dans le cas rapporté par RUYSCH , où le vagin était bouché profondément par une seconde membrane, il est plus difficile de comprendre comment s'est faite la fécondation. Cet auteur suppose que la seconde membrane ne s'est formée que pendant la grossesse , cette supposition est assez ingénieuse, mais elle n'est établie sur rien de positif, et l'on ne conçoit pas bien quelle circonstance aurait pu donner lieu à la formation de cette membrane, lorsque l'occlusion de l'orifice du vagin éloignait toutes les causes connues d'inflammation. » (BOYER.)

---

* GUILLEMEAU. *Traité des accouchemens*, liv. 2, chap. X, p. 141 et 142.

L'imperforation complète du vagin ne se présente pas toujours sous les mêmes formes. Elle occupe une partie ou la totalité de son étendue ; elle peut exister profondément, ou à l'entrée de ce conduit ; dans quelques circonstances, elle est due à l'adhérence des parois du vagin entre elles, dans d'autres, le vagin manque entièrement, et il est remplacé par une substance solide, fibreuse, celluleuse et vasculaire. Il est des cas où l'absence du vagin est seulement partielle, il en est d'autres où l'oblitération tient à la présence de l'hymen non perforé ; cette dernière espèce d'occlusion est la plus fréquente.

« On a vu le conduit vulvo-utérin, ne pas se terminer au-dehors et aller s'ouvrir dans le rectum [*] ou dans la vessie (GAR-DIEN). » Quelquefois encore, le vagin se rend par son extrémité postérieure dans la vessie. (MARET.)

Atrésie des parties externes de la génération. — L'atrésie des parties externes de la génération est, comme celles des autres organes dont je viens de parler, *complète* ou *incomplète*. Cette occlusion se borne, la plupart du temps, à la vulve, mais assez souvent, néanmoins, on l'a vue s'étendre au méat urinaire. Dans cette dernière circonstance il se développe, peu de temps après la naissance des accidens, qui font reconnaître ce vice de confor-mation, les petites filles n'urinent point, la région hypogastrique se gonfle, la percussion y fait découvrir de la matité. L'enfant crie et s'agite. En examinant l'orifice de l'urètre, on s'aperçoit qu'il est bouché par une membrane mince distendue et poussée par l'urine accumulée dans les voies urinaires.

Lorsque l'occlusion de la vulve existe seule, il est rare qu'on soit appelé à la constater avant l'âge de la puberté.

Quels sont les signes rationnels de ces différentes espèces

---

[*] *Mémoires de Berlin*, 1774, et *Journal des sciences*, 1777. Divers recueils périodiques. LOUIS, thèse chirurgicale.

d'atrésies? J'ai déjà fait sentir l'impossibilité de reconnaître l'oblitération des trompes ainsi que celle de la cavité utérine ; nous n'avons à nous occuper par conséquent, que des signes de l'imperforation du col de la matrice et du vagin.

Les signes de ces vices de conformation ne commencent à se montrer qu'à l'époque de la puberté. Dans le cas d'imperforation de la matrice, les jeunes filles éprouvent tous les phénomènes précurseurs des règles, mais celles-ci ne paraissent pas. Un malaise inaccoutumé se manifeste, la région hypogastrique se tuméfie, la percussion de la matrice donne un son mat accompagné de résistance au doigt, les seins acquièrent un volume d'autant plus considérable que la distension de l'utérus concourt avec la puberté à produire ce gonflement. L'accroissement du volume de la matrice donne lieu à de fréquentes envies d'uriner. Les malades se plaignent de douleurs de reins, et elles vont rarement à la selle. On observe quelquefois un gonflement léger des parties génitales externes. Ces symptômes disparaissent ; la santé de la jeune fille se rétablit jusqu'à l'époque où, comme chez les autres femmes, les avant-coureurs des règles se présentent de nouveau. De mois en mois, les accidens deviennent plus violens, ils se compliquent assez fréquemment de phénomènes spasmodiques, névralgiques, hystériformes, etc., etc. Certains organes, comme le poumon ou la tête, deviennent le centre de congestions vives et de pulsations inaccoutumées. Les organes digestifs eux-mêmes, ne tardent pas à participer aux dérangemens que suscite cette maladie. Il est arrivé plus d'une fois que ces symptômes ont fait croire à l'existence d'une grossesse ; qu'y a-t-il de surprenant en cela, puisqu'on voit quelquefois l'abdomen présenter autant de développement que chez une femme enceinte de 6 ou 8 mois?

La nature cherche tous les moyens de suppléer à l'évacuation naturelle et périodique des règles, par des hémorragies des autres voies (*V. aberration des menstrues*); tantôt alors, on observe une hématémèse, une hémoptisie; tantôt au contraire, un flux sanguin par l'anus. Cette dernière circonstance est la moins défavorable.

Dans le cas d'oblitération du vagin par l'hymen ou tout autre membrane, de nouveaux symptômes s'ajoutent encore aux signes que je viens d'exposer. En examinant les parties de la génération, on reconnaît après avoir écarté les grandes lèvres et les nymphes, que le vagin est bouché par une membrane qui fait saillie en bas, et forme une espèce de tumeur mollasse, hémisphérique ou cylindroïde, de couleur bleue ou noirâtre. Cette tumeur est formée par le sang, qui s'efforce de refouler l'hymen en dehors.

Les symptômes de la rétention des règles causée par l'oblitération des parties externes de la génération, diffèrent peu de ceux qu'on observe dans l'imperforation du vagin. Douleurs périodiques, tuméfaction progressive de l'hypogastre, apparence de grossesse, tout est semblable; seulement ici, il y a adhérence des grandes lèvres, et c'est derrière les nymphes qu'existe l'obstacle à l'écoulement du sang.

L'atrésie des parties externes de la génération est *complète ou incomplète* : dans ce dernier cas, les règles peuvent s'écouler au dehors et ce n'est qu'à l'occasion du coït, qu'on reconnaît qu'il existe un vice de conformation; car, l'introduction du est impossible. Cet état ne constitue pas un obstacle à la conception *.

Des accidens plus graves que ceux dont j'ai parlé jusqu'alors peuvent être le résultat de la rétention des règles par suite de ces vices de conformation; la mort même en est quelquefois la conséquence; elle résulte de la rupture du vagin, de la ma-

---

* Riolan, Moinichen, Boyer, etc.

trice ou des trompes. L'utérus peut encore, par la pression qu'il exerce sur les autres viscères abdominaux et par l'irritation périodique dont il est le siége, développer des inflammations du péritoine, du tube digestif, etc.

D. Pluralité des parties génitales. Utérus, vagin, vulve — Toutes les parties génitales indifféremment ne présentent point cette espèce de vice de conformation. Les ovaires et les trompes, par exemple, sont rarement multiples. On a plus d'une fois, au contraire, observé des cas de *pluralité* de l'utérus et du vagin.

» On connaît beaucoup d'exemples de matrices doubles, soit que la division se montrât à l'extérieur par un sillon, par une séparation complète même des deux utérus et des deux vagins, ou des deux utérus avec un seul vagin[*] ; ou bien seulement des deux corps utérins avec un seul col (PALFYN, STEGLENHER, OLLIVIER, CASSAN, CRUVEILHIER[**]. JOLY[***]), soit que rien ne la fît soupçonner au dehors. Dans tous les cas, il n'y a jamais qu'une trompe et un ovaire de chaque côté, et il n'y a point, à proprement parler, deux matrices, mais deux demi-matrices. La cloison qui les sépare s'étend quelquefois jusqu'à la partie inférieure du vagin. D'autres fois, le canal est unique, et deux orifices utérins s'ouvrent dans son fond (DUGÈS). EISENMANN, M. CASSAN et madame DEJEAN ont rapporté des observations fort curieuses sur de semblables conformations. « *Ut duo sint uteri ad unam vaginam septo divisam, adve duas vaginas ; aut uterus semiduplex, septo divisus aut cum vaginâ ipsâ duplici, septo que divisâ quod ipse in partritia virgine vidi ; aut cum vaginâ simplici ; aut denique duo uteri adfuerunt, quorum alter in rec-*

---

[*] MECKEL, *Descr. monst. nonnul.*, t. VI, f. 2.

[**] *Anatomie pathologique du corps humain*, IVERNAIN.

[***] *Journal hebdom. de méd.*, 1829, t. III.

tum intestinum aperiebatur, aut ducæ vulvæ [*]. Ce passage entier du physiologiste suédois repose sur des faits observés par BOHEMER, GRAVEL, LITTRE, LEVRET, SAVIARD, VALISNERI ; mais je dois faire remarquer qu'il met en doute l'observation du dernier de ces auteurs, dans laquelle il est question de l'existence de deux vulves. » *Duæ vulvæ laterales, quarum utraque virum admittere apta erat ;* VALISNERI *oper :* T. III, p. 338. *Altior uterus et alius humilior.* E. C. cent. 9 *Obs.* 75. « *Sed ea observatio dubia est,* ajoute DE HALLER.

M. ALBERS DE BONN a publié en 1834 [**] un exemple d'utérus complètement double. (*Gazette médicale* pour 1834, p. 392.) » La femme qui portait ce vice de conformation atteignit l'âge de 64 ans. Elle avait constamment été d'une constitution faible et délicate. Cependant, jusqu'à l'âge de 16 ans, elle n'avait éprouvé aucune indisposition grave. Vers cette époque, les seins et tous les autres signes de la puberté se développèrent ; la menstruation seule manqua. Dès-lors, cette femme commença à ressentir, non pas tous les mois, mais pourtant à des époques assez régulières, des douleurs dans les hypocondres, accompagnées de vomissemens et d'un sentiment de ténesme vers le bassin. Ces sortes d'accès s'exaspérèrent, à l'âge de 26 ans, elle en éprouva un des plus violens qui, cette seule fois, se termina par un écoulement de sang par le vagin. Le dernier auquel elle succomba, fut marqué par des douleurs très vives de l'abdomen et une difficulté d'uriner. *A l'examen cadavérique,* on trouva à un pouce et demi du vagin, long seulement d'un demi-pouce, et terminé par un cul-de-sac, deux corps de la grosseur d'une petite noix, de forme allongée, sans communication avec les parties génitales externes. De chacun de ces

---

[*] DE HALLER, *Grande physiq.*, p. 51, t. VII, 2ᵉ sect.
[**] *Rust's magasin fur die gesammte heilkunde.*

corps partaient deux faisceaux fibreux qui se perdaient dans le voisinage d'une masse qu'on soupçonne être l'ovaire dégénéré. Les deux corps allongés, qui se trouvaient à une distance d'à-peu-près trois lignes l'un de l'autre, étaient creux, à parois fibreuses et blanchâtres, tapissés à l'intérieur par une membrane qui se rapprochait le plus de la membrane muqueuse et contenaient un liquide épais et muqueux. »

La plupart du temps il n'existe qu'une simple bifurcation du fond de la matrice. » *sœpè eminentia quœdam modica posteriorem uteri caveam in dextrum et sinistrum, quasi sinum leniter depressum dividit.* » (HALLER.)

« Cette bifurcation a pu amener la superfétation dans un cas observé par madame Boivin; elle a pu constituer encore ces matrices surnuméraires dans lesquelles on a rencontré le produit d'une conception unique; ou bien suivie, accompapagnée d'une autre dont le résultat était resté dans ce qu'on appelait la véritable matrice. (CANESTRINI, PURCELL, DIONIS.)

Cette espèce de vice de conformation constitue les utérus bilobés dont on trouve des exemples dans les *Mémoires de l'Académie des Sciences*, dans le *Journal des Savans*, dans RIOLAN, SILVIUS, etc., etc.

Clitoris, hymen, nymphes. — Il est rare de rencontrer la pluralité du clitoris, de l'hymen et de la vulve. Cependant, il y a peu de temps, j'ai vu deux clitoris sur une même femme, ou pour mieux dire le clitoris était divisé en deux parties à-peu-près égales.

On parle, dit M. DUGÈS, de multiplicité des nymphes, et NEUBAUER a fait figurer une vulve où l'on en trouvait trois de chaque côté. En examinant cette figure, on peut s'assurer que ce n'était point là une répétition, mais une division des nymphes normales; le corps même de ce repli, séparé du reste, et appliqué contre la grande lèvre, la portion préputiale et la portion confondue avec le gland du clitoris , l'une et l'autre un peu prolongée en arrière, voilà les trois représentans réels de cette triple paire de nymphes.

Mamelles , mamelons. — Les mamelles se multiplient quelquefois à l'instar de celles des mammifères. « *Si tres unquam mammæ unà adfueunt , aut quatuor , id extrà legem fuit.* » (HALLER.) » Dans le premier degré de cette anomalie une mamelle porte deux mamelons ; ensuite on trouve plusieurs mamelles l'une au-dessus de l'autre, deux et même trois de chaque côté ou d'un seul côté. (MECKEL.) Le nombre des mamelons est bien plus souvent augmenté que celui des mamelles, il peut y en avoir deux ou trois sur un seul sein ou sur les deux à-la-fois. La plupart du temps, lorsqu'il n'y en a que deux , ils sont imparfaits : s'il en existe trois, les vaisseaux lactifères ne se rendent généralement qu'au mamelon du milieu, et les deux autres ne communiquent qu'avec un seul vaisseau lactifère. Plus il y a de mamelons , plus ils sont imparfaits ; quelquefois ils sont tous placés sur une même ligne , d'autres fois , au contraire, ils sont entremêlés.

Telles sont, en partie, les vices de conformation sur lesquels j'ai jugé convenable d'insister. Je n'ignore pas qu'il est encore un grand nombre d'anomalies que j'aurais pu signaler ; mais je ne crois pas nécessaire de leur donner place ici, car elles sont de peu d'importance pour notre sujet.

Traitement. — La plupart des anomalies, dont j'ai fait mention ne sont pas accessibles, et elles se dérobent par conséquent aux secours de l'art. Que faire contre l'absence des ovaires, des trompes ou de la matrice ? Par quels moyens remédierait-on à l'imperforation des trompes et à la petitesse congéniale de la matrice ? Laissons donc de côté ces vices de conformation pour nous arrêter à ceux qui ne sont pas inattaquables.

Absence du vagin. — La première chose à faire, lorsqu'il s'agit de remédier à l'absence du vagin ; c'est de s'assurer, par l'exploration, des rapports de la vessie et du rectum ainsi que de l'existence de la matrice. A cet effet, on introduit dans le méat urinaire une sonde d'argent et le doigt indicateur dans le rectum ; si on sent avec le doigt la sonde placée dans la vessie et qu'il n'y ait entre l'un et l'autre que des membranes minces , on en conclut que le rectum est appliqué immédiatement sur la vessie et le canal de l'urètre. Lorsqu'au contraire le doigt ne sent la sonde qu'à travers des parties épaisses et dures , on est autorisé à penser qu'il existe un vagin rudimentaire ou qu'une substance fibreuse, cellulaire et vasculaire le remplace.

Dans les cas où il y a absence de matrice et de vagin en même temps , il ne se manifeste aucun accident ; toute opération devient par conséquent inutile. Il n'en est plus de même, lorsque la matrice existe et lorsque la sécrétion des menstrues s'effectue ; il faut nécessairement avoir recours aux moyens chirurgicaux , si l'on ne veut pas voir succomber les malades.

Si l'explorateur a reconnu que la vessie et le rectum ne sont séparés que par une cloison mince , il ne doit pas songer à donner issue au sang menstruel en pratiquant une voie artificielle par le périnée ; il ne lui reste pas d'autre ressource que de tenter la ponction de l'utérus par le rectum avec un *trois-quarts* courbe, car autrement, il s'exposerait à blesser la vessie. Cependant, dans un cas où l'on distinguait facilement la sonde à travers des parties très minces , M. Amussat (obs. citée) parvint à établir un vagin artificiel. « Immédiatement après l'exploration, je cherchai à exécuter ce que j'avais proposé. D'abord, je plaçai l'extrémité du manche d'une grosse sonde droite au-dessous de l'urètre, là où l'ouverture du vagin aurait dû se trouver. J'appuyai un peu fortement, dans la direction de la soudure, comme pour faire un trou ; je fis de même avec le petit doigt, après avoir mis un autre doigt dans le rectum

L. 1 25.

pour me guider; je poussai un peu fort le petit doigt que
j'avais posé sur la fossette de la vulve; cette manœuvre fut
douloureuse, mais elle eut plus de succès que je n'en attendais;
l'impression de mon doigt resta. Je recommençai la même
manœuvre; cette fois je pinçai le périnée avec un doigt dans
l'anus et le pouce dans la vulve, et je tirai cette partie en arrière pendant que j'enfonçai mon petit doigt, et, en tirant en
haut, ou en élevant l'urètre, de sorte que je faisais deux
tractions en sens opposé dans le but de désunir les parties
soudées, je crus sentir que les tissus cédaient ou obéissaient à
mes tractions; il resta un trou sans déchirure ni effusion de
sang. Pour conserver cette dilatation, je plaçai dans ce petit
enfoncement, en forme de doigt de gant, une éponge préparée
qui fut maintenue et renouvelée avec soin, chaque fois qu'elle
était ramollie ou dérangée. La jeune malade nous secondait
de tout son pouvoir, car la pression de l'éponge était très
douloureuse au commencement, parce qu'elle était desséchée
et fort dure. Encouragée par ce premier essai, qui nous donnait déjà un peu de confiance, mademoiselle S..... était bien
décidée, le 2 mars, à nous laisser continuer, et même à ne pas
crier, mais la douleur lui faisait oublier sa résolution. Profi-
tant de cet enfoncement, conservé et dilaté par l'éponge, j'y
introduisis deux doigts pour le distendre davantage et désunir
l'urètre d'avec le rectum. Ce décollement fut très douloureux,
mais profitable. Je sentis que la soudure cédait, et il y eut un
véritable éraillement ou division de la muqueuse, et, par conséquent, une effusion de sang. La dilatation fut continuée
avec l'éponge préparée. Le 3 mars on renouvela la même
manœuvre que les jours précédens; de plus, après avoir placé
les deux doigts indicateurs, de telle sorte que les ongles se tou-
chaient et que les doigts formaient un angle aigu, pendant que
la malade faisait avec courage des efforts d'expulsion, je

poussai mes deux doigts en haut, en même temps que je cherchai à agrandir l'angle, en repoussant le rectum en bas et
l'urètre en haut; cette nouvelle manœuvre était fort douloureuse, mais très efficace; l'éponge préparée fut employée à
maintenir ce qui avait été obtenu.

Le 4 mars, la même manœuvre que le jour précédent fut
employée avec beaucoup de succès, c'est-à-dire que je par-
vins à désunir une grande étendue de la soudure, en ayant
soin de me guider par une sonde dans l'urètre et un doigt
dans le rectum. Quoique j'eusse déchiré au moins un pouce de
l'adhérence, il s'écoula fort peu de sang. La déchirure fut
encore maintenue avec l'éponge préparée.

Le 5 mars j'employai encore le même moyen, et j'arrivai
promptement au but, c'est-à-dire à la tumeur, ou plutôt,
très probablement, à l'utérus distendu par l'accumulation des
règles. Il devenait inutile alors d'aller au-delà. Je sentis distinctement qu'on risquait d'aller trop loin en arrière et en
avant de la tumeur.

Le lendemain, la jeune demoiselle voulut se reposer et sortir. C'était le jour du mardi-gras, elle fit une promenade en
voiture.

Le 7 mars, au matin, la jeune malade était moins résolue
que de coutume. Elle avait passé une mauvaise nuit, suite
d'une digestion pénible de fruits qu'elle avait mangés la
veille.

Comme les jours précédens, pour faire pénétrer une sonde
dans la vessie, il fallut en diriger le bec vers l'ombilic. Le
doigt indicateur, introduit dans le rectum, put reconnaître
encore une tumeur volumineuse arrondie, fluctuante, remplissant la cavité du bassin. Le diamètre du conduit artificiel
semble s'être rétréci; l'introduction du doigt dans ce conduit
est plus douloureuse qu'à l'ordinaire, il est serré. Ce change-

ment provient de ce que, la veille, on n'a pas dilaté avec de l'éponge préparée. Le doigt qui pénétrait le 5, jusqu'à la profondeur de deux pouces et demi et plus, dans le conduit artificiel, n'entre plus que jusqu'à deux pouces. Il est vrai que le toucher eut lieu debout, et dans ce cas, était-ce le vagin artificiel qui s'était raccourci, ou la tumeur qui s'était avancée ? Quoiqu'il en fût, à cette profondeur, on distinguait une tumeur dure, arrondie comme le col de l'utérus, mais il n'existait pas d'ouverture au centre. Un examen avec un petit spéculum ne fournit aucune donnée nouvelle : la longueur des éponges fut diminuée (bain entier, potion diacodée, nourriture légère).

Le 8 mars, la nuit a été fort agitée, la malade est mal disposée, l'éponge a occasioné beaucoup de douleur et a déterminé du spasme. Le doigt indicateur est de nouveau introduit pour explorer le conduit artificiel qui paraît encore plus court que la veille. La tumeur est évidemment rapprochée de la vulve, et, dans les mouvemens d'expulsion faits par la malade, elle semble descendre davantage et repousser le doigt. Dans ces mêmes momens d'expulsion, la tumeur touchée par le rectum se rapproche de l'anus, et ses parois, très distendues, paraissent extrêmement minces.

Le 9 mars, la malade a passé une assez bonne nuit ; après m'être assuré, par l'introduction du doigt dans le conduit artificiel, que la tumeur était à peine à deux pouces de la vulve, et après avoir, par le cathétérisme, acquis la conviction qu'elle était indépendante de la vessie ; assisté seulement du docteur PETIT, mon beau-frère, je me décidai à faire l'opération définitive, que je pratiquai à 11 heures 1/2 du matin, de la manière suivante : »

Ici M. AMUSSAT s'étend longuement sur la manière dont il ponctionna la tumeur (c'est-à-dire la matrice), il y fit pénétrer

un bistouri, et il en sortit plusieurs onces de sang noirâtre et
gluant.

M. Bégin a conseillé d'avoir recours au procédé suivant
pour remédier à l'absence du vagin. « Je voudrais que le doigt,
porté d'abord dans le rectum, fît connaître la situation et les
rapports de la tumeur formée par la matrice. Une algalie introduite dans la vessie servirait à vider cet organe, afin de
l'éloigner des instrumens, elle permettrait d'apprécier aussi
l'épaisseur des parties comprises entre l'urètre et l'intestin ;
enfin, portée en haut, elle agrandirait l'espace qui sépare de
l'anus le conduit excréteur de l'urine. C'est dans cet espace que
doit être porté le bistouri, dont il importe que l'action soit dirigée par les connaissances anatomiques les plus positives et
par la prudence la plus consommée. (Bégin.)

L'usage des mèches et des corps dilatans suffisent alors pour
terminer la cure.

Dans toutes les circonstances où le vagin manque entièrement, le chirurgien se trouve placé dans une position fort
embarrassante. Abandonne-t-il la malade ? la mort devient inévitable ; tente-t-il les opérations dont nous venons de parler ?
il est exposé non-seulement à blesser le rectum, la vessie et le
péritoine, mais encore il peut se déclarer dans les parties
voisines de celles sur lesquelles il a opéré une inflammation
assez grave pour faire périr les malades.

Oblitération du vagin. — Si l'on reconnaît, en écartant les
grandes et les petites lèvres, que le vagin est obstrué par la mem-
brane-*hymen* ou toute autre, il suffit de plonger un bistouri dans
la partie moyenne de cette membrane pour la diviser crucia-
lement. Le doigt indicateur porté dans le vagin sert de conducteur à l'instrument, pour agrandir l'incision sur les côtés. On
excise les quatre angles, et l'on maintient l'ouverture béante, à
l'aide de mèches de charpie, d'éponges préparées, etc. etc. Si

les parois vaginales sont accolées dans une grande étendue, on est obligé de les séparer lentement avec un bistouri très convexe, entouré de linge jusqu'à sa pointe. On pourra tenter aussi de rétablir le vagin par le décollement, comme le conseille M. AMUSSAT.

Le décollement suffit la plupart du temps, lorsque les grandes et les petites lèvres sont accolées. Si la réunion des lèvres était due à une membrane, on pourrait l'inciser avec un bistouri guidé sur une sonde cannelée. Une petite ouverture pratiquée d'abord au milieu de cette membrane servirait à introduire la sonde, l'on s'opposerait ensuite à la réunion nouvelle des parties, en interposant entre elles quelques linges enduits de cérat.

Occlusion de la matrice. — Après avoir constaté l'imperforation de l'utérus, le chirurgien doit chercher au moyen du doigt, s'il existe quelques traces de l'ouverture du col; dans ce cas, il s'efforcera de faire pénétrer une sonde dans la matrice. Lorsqu'il ne pourra y parvenir il devra pratiquer une ouverture, soit avec un bistouri droit, garni d'une bandelette de linge, jusqu'à quelques lignes de sa pointe, soit avec un *trois-quarts*, avec une sonde à dard, ou avec le pharyngotôme. Peu importe qu'on se serve de tel ou tel instrument, pourvu qu'on sache le diriger convenablement. La condition la plus essentielle consiste à faire une ouverture assez large pour que le liquide contenu dans la matrice puisse en sortir. Il est inutile de répéter qu'ici, comme dans l'absence du vagin, l'opérateur doit éviter avec soin de blesser le rectum et la vessie. Un morceau de sonde de gomme élastique est introduit dans la plaie pour la tenir béante. Sans cette précaution, la réunion ne tarderait pas à s'opérer, les liquides contenus dans la cavité de l'utérus ne sauraient s'écouler, et, bientôt, on serait forcé d'en venir à une nouvelle opération.

Etroitesse du vagin. —Rien n'est plus facile que de remédier à l'étroitesse partielle du vagin. Elle résulte souvent du rapprochement du contour de l'orifice externe du vagin. Boyer est d'avis d'inciser l'entrée de ce conduit, à droite et à gauche, dans une étendue convenable avec un bistouri droit, à lame étroite et boutonnée ; des mèches de charpie d'un volume suffisant sont alors introduites, jusqu'à la cicatrisation des plaies. L'emploi des corps dilatans suffisant quelquefois pour obtenir la guérison de ce vice de conformation, on ne saurait se dispenser de recourir à leur usage avant que de se servir de l'instrument tranchant.

L'étroitesse générale du vagin offre, sous le rapport du traitement, plus de difficultés que l'étroitesse partielle. Le risque d'intéresser la vessie ou le rectum, impose la plus grande circonspection au chirurgien qui voudrait se servir du bistouri pour remédier à ce vice de conformation. Les moyens dilatans, dont l'action n'est pas toujours durable, méritent cependant la préférence, d'autant mieux qu'on peut revenir plus ou moins fréquemment à leur emploi.

Etroitesse de l'orifice utérin. — Il est fort rare qu'on soit appelé à traiter ce vice de conformation, si ce n'est à l'époque de l'accouchement. Hors ce temps, on ne pourrait être consulté que pour remédier à l'écoulement difficile des règles qui finit, même sans aucun secours, par s'effectuer sans douleurs. Toutefois, s'il arrivait que l'étroitesse de l'orifice fût porté à un tel point qu'elle gênât extrêmement l'issue des règles, on pourrait l'agrandir avec la pointe d'un bistouri et se conduire pour le pansement, comme dans la ponction du col.

C. *Vices de conformation acquis ou accidentels.*

Presque tous les vices de conformation dont nous venons de parler sous le titre de *vices de conformation congéniaux des parties génitales de la femme*, peuvent être aussi le résultat de causes qui agissent après la naissance ; ils constituent alors notre seconde classe, c'est-à-dire les vices de conformation acquis. Les symptômes étant les mêmes pour les uns et pour les autres, nous n'ajouterons rien à ce que nous en avons dit en parlant des vices de conformation congéniaux.

L'observation nous a depuis longtemps appris quelles sont les causes capables d'amener des changemens si notables dans les parties génitales de la femme. Nous avons vu l'occlusion de la vulve produite par un accouchement laborieux (LAMOTTE).

La brûlure, les ulcères syphilitiques, l'inflammation de la vulve qui se déclare pendant le cours de la variole, peuvent donner lieu au même accident. Les nymphes sont également sujettes à des adhérences vicieuses accidentelles. L'imperforation du col utérin a été plus d'une fois le résultat de l'inflammation, d'un accouchement laborieux, de la déchirure ou de l'ulcération. L'inflammation, en un mot, doit être rangée au premier rang parmi les causes de ces vices de conformation accidentels, il n'est pas douteux pour moi qu'elle ne puisse occasioner la destruction des vésicules de GRAAF et des ovaires, donner lieu à l'occlusion des trompes de FALLOPPE, etc.., etc. ; quelquefois elle est suivie d'un rétrécissement fort remarquable du vagin (SAVIARD), de l'adhérence du col avec les parois de ce canal. (GAUTHIER, MARTIN, FLAMAND, SOLERA, etc., etc.)

Parmi les vices de conformation acquis, nous devons encore comprendre la flexion partielle du col utérin, le rebroussement et l'alongement du museau de tanche. Toutefois, nous ne doutons pas qu'on ne puisse rencontrer des cas dans lesquels ces déformations soient réellement primitives. Madame BOIVIN a même vu une extroversion du col qui paraissait congéniale. Quant à l'allongement du col, sans nous arrêter aux causes multipliées qui peuvent le produire, nous ferons remarquer qu'il est quelquefois dû à un procédé nutritif simple, augmenté irrégulièrement. La totalité du museau de tanche ne s'allonge pas toujours, il arrive souvent qu'une des lèvres seule acquiert plus de longueur que l'autre. Nous reviendrons sur ce sujet en traitant de l'hypertrophie des parties sexuelles. Nous nous contenterons de citer un fait remarquable de rétrécissement du vagin, publié par M. DUPARCQUE dans la *Gazette médicale* de 1834, fait qu'on peut rapprocher de celui dont a parlé LAMOTTE.

« Madame Meyer, israélite, agée de 28 ans, brune, d'une stature moyenne, d'une bonne complexion, a eu un premier accouchement très long et très laborieux. Il y avait plus de 48 heures que le travail était en activité, quand MM. les docteurs CAEN et OLLIVIER, qui assistaient cette dame, me firent appeler.

» Les parties sexuelles étaient tuméfiées, le vagin sec et chaud, le col utérin effacé, mais la dilatation de l'orifice était encore incomplète. Ce ne fut que 36 à 40 heures après l'emploi des moyens indiqués en pareille circonstance, et après quelques nouvelles tentatives infructueuses, que l'on parvint à appliquer convenablement le forceps, et à amener un enfant mort à travers le vagin et la vulve, considérablement tuméfiés. Le périnée fut assez profondément déchiré. Une perte inquiétante, due à l'inertie de la matrice, mit pendant quelque temps la vie en danger. On parvint à s'en rendre maître. Le vagin fut frappé d'inflammation, et bientôt des flots de pus s'en échappèrent, entraînant des lambeaux sphacélés de membrane muqueuse. Quelques-uns de ces lambeaux avaient jusqu'à 2 pouces 1/2 de longueur sur 1 pouce à 1 pouce 1/2 de large. Quand je revis la malade plusieurs de ces lambeaux, pendans hors de la vulve, adhéraient encore à l'isthme du vagin par une de leurs extrémités.

» Grâce à sa jeunesse, à sa force, à sa bonne constitution, ainsi qu'aux soins aussi éclairés qu'assidus que lui prodigua M. le docteur CAEN, cette dame se rétablit complètement.

» Quinze mois après ces événemens, M. Meyer vint me solliciter pour que je me chargeasse de l'accouchement de sa femme, redevenue enceinte, et l'étant alors de cinq mois. Curieux de connaître ce qu'était devenu le conduit vaginal, d'après les désordres dont il avait été le siége, à la suite de l'accouchement précédent, je fus à l'instant même pour m'en assurer.

» L'entrée du vagin me parut, au premier abord, complètement oblitérée au niveau des nymphes ; mais, en cherchant avec attention, je sentis, au centre de cette espèce de cul-de-sac, une dépression circulaire infundibuliforme se terminant en une ouverture beaucoup trop étroite pour admettre l'extrémité du doigt indicateur avec lequel j'explorai. Une sonde de femme put seule y entrer et pénétrer dans un canal dont l'étroitesse devait être égale à celle de cette ouverture, car on ne pouvait imprimer à l'instrument que des mouvemens très bornés de bascule et de circumduction. Seulement, le bec de la sonde était arrêté d'espace en espace assez rapprochés par des anfractuosités dont la profondeur ne paraissait pas dépasser 2 à 4 lignes. Ce ne fut que quand cette sonde eût traversé environ 1 pouce 1/2 de ce canal anfractueux, qu'elle pût être assez facilement inclinée dans tous les sens, ce qui indiquait qu'elle était parvenue au-delà du rétrécissement, et que là le vagin reprenait son ampleur ordinaire.

» Le mari ne pouvait revenir de l'étonnement dans lequel l'avaient jeté les premières apparences de la grossesse de sa femme, n'ayant jamais pu, malgré ses tentatives réitérées, et toujours douloureuses pour madame, faire pénétrer le pénis au-delà de la vulve. Tous deux ne concevaient pas comment la fécondation avait été possible, et il fallut les mouvemens bien manifestés de l'enfant pour les convaincre.

» Les excrétions urinaires et stercorales n'avaient jamais présenté de dérangemens notables, ni aucune déviation.

» Je prévoyais de grands obstacles à l'accouchement et devais craindre des accidens ; je les déclarai et témoignai expressément le désir de m'associer quelques-uns de nos célèbres accoucheurs. Ma proposition fut rejetée à mon grand regret : force étant de me soumettre à assumer sur moi toute la responsabilité, voici la conduite que je tins.

» Je pratiquai une saignée de 12 onces, pour lors réclamée par des signes de pléthore générale. Cette opération fut répétée, mais moins forte, toutes les quatre ou six semaines, de manière qu'il y en eût quatre de faites jusqu'au terme de la grossesse (bain de siége de 2 heures tous les jours ; 1 à 2 grands bains par semaine ; introduction dans le canal rétréci de cylindres d'éponge préparés par compression ; injection, quand on les renouvelait, de décoctions mucilagineuses ; alimentation douce, mais suffisante ; exercice modéré, encouragement).

» Au septième mois je n'avais encore obtenu qu'une dilatation juste suffisante pour admettre mon doigt indicateur, dont la grosseur est peu considérable. Ce toucher confirma la nature et l'étendue du désordre dont la sonde ne m'avait donné qu'une idée approximative. Le rétrécissement formait, en effet, un canal de près d'un pouce et demi de profondeur ; ses parois, inégales, anfractueuses, étaient circonscrites par des brides plus ou moins épaisses, des replis sygmoïdaux obliquement et horizontalement placés et diversement entrecroisés, laissant entre eux des espèces de ventricules plus ou moins profonds. Quelques-uns de ces replis étaient simples et comme tortueux ; tous les autres étaient lisses et offraient de la résistance ; mais leur dureté, comme cartilagineuse, pouvait être plus apparente que réelle, et dépendre de leur plus ou moins grand degré de tension. Au-delà de ce rétrécissement, le fond du vagin, dans lequel je pus promener la dernière phalange du doigt explorateur, était ample et sain; je sentis l'utérus développé, mais je ne pus parvenir au col, probablement dirigé en arrière et en haut.

» Le terme de la grossesse approchant, j'insistai davantage sur l'emploi des moyens précités; les bains de siége furent prolongés de 5 à 6 heures, matin et soir : madame Meyer passait, pour ainsi dire, toutes ses journées dans l'eau.

» Arrive enfin le moment redouté, autant pour moi, qui en prévoyais toutes les funestes conséquences possibles, que pour la dame remplie de confiance, de courage et de résignation.

» Je préparai bistouris boutonnés, sondes cannelées, ligatures, pinces, forceps, etc., enfin tout ce que pouvaient exiger les éventualités. Je plaçai madame Meyer en travers de son lit, les épaules, le dos et la tête soulevés par des oreillers, le bassin appuyé sur le bord du lit et les pieds appuyés sur deux chaises. De cette manière les voies de parturition, libres et en évidence, se trouvaient à ma portée.

» A mesure que les douleurs avancent, des mucosités glaireuses s'échappent à travers le canal rétréci, l'humectent et assouplissent sensiblement les brides qui fermaient ses parois. Je maintiens, appliqué contre la vulve entre ouverte, une éponge imbibée d'eau chaude, pour que la vapeur aille coopérer aux mêmes résultats. Les douleurs deviennent plus fortes, plus prolongées et sont bien espacées. Le col utérin effacé se rapproche du centre du bassin et du rétrécissement, la dilatation de l'orifice s'effectue graduellement; elle permet de sentir la tête de l'enfant en première position; les membranes se tendent et refoulent l'ouverture interne du rétrécissement, qui cède quelque peu et se rapproche de l'externe; dès-lors il y a raccourcissement progressif de ce rétrécissement par ce double acte de dilatation et de refoulement : mais, arri-

vée à ce point, la matrice fatiguée d'efforts insuffisans, cesse
de se contracter aussi activement, les douleurs se ralentissent;
je ne fus pas trop contrarié de cette suspension qui devait
donner le temps aux tissus cicatrisés et endurcis de se laisser
pénétrer et ramollir par l'abord des fluides, qui empreignent
et lubréfient avec plus d'abondance les parties sexuelles pendant le travail de l'enfantement. Les obstacles pourraient aussi
être plus disposés à céder, quand viendrait le réveil des douleurs, le pouls s'était développé, le ventre était devenu sensible à la pression; je pratiquai une saignée de 8 à 10 onces.
Après une heure de repos, les contractions utérines réapparais-
sent plus intenses, les membranes bombent fortement au fond
du rétrécissement; je les perce à l'aide d'une aiguille de ma-
telassière (carlet), conduite le long du doigt et dirigée par lui
pour protéger la tête de l'enfant. J'engage madame Meyer à
retenir ses efforts volontaires, de peur qu'une impulsion trop
violente m'occasionne quelque rupture dangereuse. J'injecte,
dans l'intervalle des douleurs, une décoction très épaisse de
graine de lin. La tête de l'enfant tend à refouler et à dilater le
rétrécissement, dont l'élargissement et le raccourcissement s'o-
pèrent lentement. Plusieurs fois j'avais saisi la sonde cannelée
et le bistouri pour diviser des brides qui paraissaient présenter
un obstacle; mais une nouvelle douleur semblait diminuer
cette résistance et j'attendais encore. Peu-à-peu, le canal rétréci se trouve déprimé au point de ne plus former qu'un anneau d'une ligne à une ligne et demie d'épaisseur. En même
temps il s'élargit, le sommet de la tête s'y engage de plus en
plus, et finit par le franchir sans y avoir produit d'autres
lésions que de simples et peu profondes érosions.

» Dix heures se passèrent depuis le commencement du travail jusqu'au moment où je rompis les membranes. La tête de
l'enfant mit près de 3 heures à dilater et franchir le rétrécisse-

ment. Pendant cet intervalle de perplexités et d'anxiétés, je soutenais avec les doigts réunis des deux mains la circonférence du rétrécissement dans la double intention : 1° d'empêcher une dilatation trop rapide qui eût pu donner lieu à des déchiremens étendus ou faits dans des directions dangereuses ; 2° d'empêcher l'espèce de diaphragme perforé que représentait l'entrée du vagin, d'être trop fortement refoulé en bas, mouvement qui ne pouvant avoir lieu sans une tension et une traction relatives de la partie supérieure de ce conduit, qui aurait pu provoquer la déchirure à son union avec le col utérin. Par cette manœuvre j'obtenais aussi cet avantage que les parois du vagin pouvaient d'autant plus obéir à la dilatation qu'elles cédaient moins à leur élongation.

» J'appliquai donc ici les moyens que l'on met en usage dans les accouchemens ordinaires pour protéger le col de l'utérus, et plus tard la vulve et le périnée, des effets d'une trop brusque ou trop forte extension ; si le débridement fût devenu nécessaire, j'avais résolu de l'opérer par plusieurs incisions faites en différens points des parties latérales.

» L'extraction du placenta se fit sans difficultés: L'enfant, du sexe masculin, d'une force ordinaire, était très vivace. Il fut allaité par sa mère. Les suites de couches n'offrirent de notable qu'un peu plus d'intensité dans les symptômes locaux qui ont lieu lorsque la tête séjourne au passage. Le rétablissement fut prompt et complet (DUPARCQUE). »

CHAPITRE XXIV.

—

VICES DE SITUATION DES ORGANES GÉNITAUX.

(GÉNÉRALITÉS.)

Les vices congéniaux de situation des organes génitaux de la femme sont peu fréquens et peu connus. Cependant les ouvertures de corps de certaines jeunes filles ont démontré la possibilité de l'antéversion et de la rétroversion congéniales de la matrice. Il est d'autant plus difficile de signaler les causes de ces espèces de déplacemens, que les symptômes qui résultent de ces anomalies ne se montrent qu'à l'époque où l'utérus doit commencer l'exercice de ses importantes fonctions. Les ovaires et les trompes offrent quelquefois, mais rarement des vices congéniaux de position ; on les a vus, par exemple, former hernie à travers l'anneau inguinal et simuler ainsi les testicules.

Les déplacemens consécutifs, ou acquis des parties sexuelles occupent une large place dans l'histoire des maladies des femmes. La fréquence de ces déplacemens s'explique par la position des organes génitaux et par leur rapport avec les parties qui les avoisinent. Tantôt nous voyons ces anomalies de situation dépendre d'un hydropisie abdominale, du développement d'une tumeur, de quelques abcès qui ont leur siége dans les parois osseuses du bassin, dans les intestins, dans le péritoine, la vessie, etc., etc., qui forcent l'utérus à se déplacer. Ici, le déplacement n'est, à vrai dire, que le symptôme, l'effet d'un autre état morbide. La contracture des faisceaux charnus, qui servent de ligament à la matrice, suffit même pour amener un déplacement de cet organe. On a vu un ovaire ou une trompe considérablement développés attirer à eux l'utérus ; dans quelqu'autre circonstance l'élévation de cet organe était due à l'accroissement d'une tumeur située au-dessous de lui.

Le plus souvent au contraire, les changemens de situation des organes sexuels constituent l'affection principale, ils sont essentiels et réclament à eux seuls un traitement particulier.

Dans l'étude des déplacemens des parties génitales, il ne faut pas oublier que tout organe qui dévie de sa situation ou qui l'abandonne, agit comme corps étranger sur les autres organes avec lesquels il entre en contact. La place qu'il occupait ne tarde pas à être remplie par d'autres parties ; il résulte delà une série de symptômes assez multipliés qui partent de l'organe déplacé lui-même, et des parties intéressées dans le changement de situation. Au reste, tous les phénomènes locaux, tels que la douleur, le gonflement, l'inflammation, les dégénérescences, etc.; peuvent réagir puissamment sur l'organisme entier, et déterminer ainsi des troubles généraux dans la santé.

Les vices de situation reconnaissent des causes prédisposantes et occasionelles. Parmi les premières, les unes ont leur principe, en partie dans l'organe qui se déplace, en partie dans les organes circonvoisins ; ainsi, l'utérus est disposé au changement de situation, si les ligamens qui l'affermissent sont affaiblis et relâchés. Il y a prédisposition dans les parties circonvoisines, lorsque le bassin est large et peu incliné, lorsque tous les viscères qu'il contient sont trop à l'aise. Il y a mieux, cette prédisposition est encore un obstacle à la guérison de la maladie ; car , on réduit envain l'organe déplacé, il ne tarde pas à reprendre sa position vicieuse.

Au nombre des causes de la seconde espèce , nous devons compter toutes les influences mécaniques.

Le traitement des vices de situation comporte quelques don-nées principales qu'il ne faut jamais perdre de vue. L'organe déplacé doit être remis dans sa situation normale , ce qui con-stitue la *réposition ;* mais avant, il est quelquefois nécessaire de le préparer à cela. Il ne suffit pas d'avoir opéré la réposition, il faut encore maintenir l'organe, et faire disparaître tous les accidens qui pourraient subsister.

Dans le cas où la réposition est impossible, le praticien doit s'appliquer à combattre tous les accidens qui peuvent résulter du déplacement ; quelquefois, enfin, il ne lui reste pour toute ressource que d'enlever l'organe déplacé par une opération sanglante.

CHAPITRE XXV.

—

(RELACHEMENT, DESCENTE, CHUTE, RENVERSEMENT DU VAGIN.)

LA membrane muqueuse du vagin est sujette à une espèce de déplacement étudié sous différentes dénominations. *Relâchement*, désigne le premier degré de la maladie; *descente, delapsus*, indique le second; le troisième est particulièrement décrit sous le titre de *chute ou de précipitation* du vagin. Le nom de renversement, assigné par quelques auteurs, à cette affection ne saurait être consacré, il donne une idée fausse de la disposition vicieuse que présentent les parties déplacées; car, ici, la membrane muqueuse ne se retourne pas sur elle-même, elle s'engorge seulement, s'épaissit et forme un bourrelet qui descend plus ou moins bas, suivant tel ou tel degré de la maladie.

Pendant longtemps on a cru que le prolapsus du vagin était constitué par toutes les membranes qui concourent à la formation de ce canal. SABATIER s'est appliqué à détruire cette erreur signalée déjà par MORGAGNI, WEDEL, WEIDMANN, etc., etc.

Etiologie, causes prédisposantes. — L'amplitude du bassin, la largeur et le relâchement de l'anneau vulvaire prédisposent au prolapsus du vagin. Je dois en dire autant des rapports sexuels ; il est fort rare d'observer cette affection chez les vierges ; on la rencontre plus souvent chez les femmes qui ont reçu les embrassemens de l'homme, et nous la voyons plus fréquente encore chez celles qui ont eu des enfans. Aussi, les auteurs s'accordent-ils tous à regarder l'accouchement comme une des causes qui seconde le plus et qui détermine même le prolapsus du vagin. Des causes générales peuvent aussi, en débilitant l'économie tout entière, amener le relâchement de la membrane muqueuse du vagin et favoriser sa procidence. Parmi ces causes, nous devons noter le séjour des lieux bas et humides, une mauvaise nourriture, etc., etc. Les femmes lymphatiques sont-elles plus que les autres sujettes à cette incommodité? Je suis porté à le penser, lorsque je réfléchis que les flueurs blanches immodérées, presqu'habituelles aux femmes de cette constitution, amènent très fréquemment le relâchement de la muqueuse vaginale. Disons même que M. MURAT pense que les congestions sanguines, qui engorgent et qui repoussent cette membrane, peuvent la disposer au prolapsus comme les flux leucorrhoïques. Les injections d'eau tiède dans le vagin, la laxité du tissu cellulaire qui unit la muqueuse à la tunique externe, et l'infiltration du système utérin, pendant le cours de la grossesse, méritent aussi d'être signalées comme causes prédisposantes du déplacement de la membrane muqueuse vaginale.

Causes occasionnelles.—Les femmes nouvellement accouchées qui se lèvent trop tôt et qui se livrent sans précautions à leurs occupations ordinaires s'exposent à un prolapsus du vagin. On l'a vu, plus d'une fois, déterminé par l'acte de l'accouchement lui-même, par les manœuvres qu'il nécessite dans quelques cas, par la pression qu'exerce sur le vagin la matrice ou d'autres viscères renfermés dans la cavité abdominale. Les efforts violens et répétés que font quelques personnes pour aller à la garde-robe, ceux qui sont nécessités par de fortes quintes de toux, par des vomissemens, par l'action de soulever des fardeaux, etc., etc., peuvent entraîner la muqueuse au dehors, lorsqu'elle est molle et engorgée. La station debout trop prolongée a suffi, seule, dans cette circonstance, pour produire cet accident.

Symptômes, marche, etc. — Le prolapsus du vagin n'occupe pas toujours toute la circonférence de ce conduit, dans le premier degré, la maladie est ordinairement bornée à un simple relâchement, dont le siége le plus constant est sous l'arcade du pubis. La membrane muqueuse paraît alors sous la forme d'un bourrelet peu considérable, plissé en différens sens, ce premier degré est très fréquent chez les femmes grosses.

Lorsque le relâchement est porté plus loin, il constitue le second degré du déplacement du vagin (*Descente*). La membrane muqueuse se présente à l'entrée de la vulve; on sent à l'aide du doigt, et l'on voit en écartant les parties externes de la génération une tumeur ovale, mobile, rouge, mollasse et recouverte de mucosités. Quelques auteurs ont donné l'absence de douleur, comme un des caractères de cette tumeur; mais nous ferons remarquer que ce caractère est subordonné à l'existence ou à l'absence de l'inflammation. Le volume de cette tumeur augmente ou diminue selon que la femme se tient debout ou reste couchée.

Dans le troisième degré de la maladie (*chute du vagin*), la tumeur dont il est question dépasse plus ou moins les grandes lèvres, et s'abaisse de plus en plus suivant la durée de la maladie. Tant que cette tumeur est restée entre les lèvres des parties sexuelles, il ne se manifeste aucun changement dans son aspect; mais une fois qu'elle a franchi la vulve, elle pâlit, devient sèche, se recouvre d'une espèce d'épithelium, et prend une forme cylindroïde. Le centre de cette tumeur offre une ouverture arrondie dans laquelle le doigt introduit sent facilement le col de la matrice plus bas qu'à l'ordinaire.

Si nous en croyons LEVRET, le bourrelet formé par le prolapsus de la membrane vaginale ne franchit guère la vulve que dans le cas où le relâchement existe au-dessous de l'arcade du pubis ; il se fonde sur ce qu'il y a beaucoup d'espace en arrière et que le boursouflement devrait être énorme pour se porter au-dehors. « ANTOINE PETIT soutient au contraire que la partie postérieure de cette gaine (le vagin) se relâche plus souvent que l'antérieure, au point de sortir par la vulve (GARDIEN.) Un relâchement assez considérable pour pousser la muqueuse au-delà des grandes lèvres , peut avoir lieu sur l'une ou l'autre paroi du vagin. Lorsque le prolapsus est formé aux dépens d'une seule de ces parois , on peut arriver à la matrice , en portant son doigt , soit en avant , soit en arrière de la tumeur , selon que cette dernière est constituée par le relâchement de l'une ou de l'autre paroi.

Les incommodités qui accompagnent le prolapsus du vagin présentent quelques variétés subordonnées à la manière lente ou subite dont s'effectue le déplacement. A-t-il lieu instantanément ? il est accompagné de tiraillemens d'estomac, de sensation de pression et de constriction dans le bassin. Les malades comparent les douleurs qu'elles éprouvent à celles de l'enfantement , et , bientôt après , elles sentent la tumeur formée par le relâchement et le déplacement de la muqueuse.

Toutes ces sensations sont moins vives, lorsque le prolapsus se fait lentement. Les douleurs sont sourdes, et la menstruation n'est point dérangée.

Dans le troisième degré de cette maladie, la marche est difficile, de fréquentes envies d'uriner se font sentir, la vessie se vide incomplètement , la défécation n'a lieu qu'avec peine, et les malades sont tourmentées par de douloureuses épreintes.

Ces phénomènes s'expliquent aisément : ils résultent du changement de direction du canal de l'urètre et du rectum.

Complications. — Tel est le déplacement du vagin dans son plus grand état de simplicité, mais nous n'aurions qu'une connaissance imparfaite de cette maladie, si nous ne nous arrêtions pas à ses complications.

Pour peu que la chute du vagin soit prononcée, elle entraîne celle de l'utérus, et la plupart des symptômes dont nous avons parlé deviennent alors plus saillans.

Si la maladie est ancienne l'engorgement de la membrane interne du vagin augmente de plus en plns et s'hypertrophie ; la tumeur, d'abord molle, ne tarde pas à durcir ; elle finit enfin par s'enflammer. L'urine, en tombant sur sa surface, est une cause active de son inflammation ; le frottement peut aussi la déterminer. Dans plus d'un cas, on l'a vue suivie d'excoriations, d'ulcérations et d'une tuméfaction considérable de la muqueuse, tuméfaction dont la gangrène est quelquefois la conséquence.

Le prolapsus du vagin peut être accompagné du déplacement de certains viscères contenus dans la cavité abdominale. Dans la cystocèle, par exemple, *le bas-fond de la vessie semble parfois se faire jour à travers un éraillement de la tunique fibreuse du vagin, et n'être plus coiffé que par sa membrane muqueuse* (DUGÈS). On rencontre alors une tumeur molle, fluctuante, indolore, disparaissant après l'évacuation de l'urine, augmentant par l'accumulation de ce liquide dans son réservoir, réductible par la compression, si la vessie n'est pas trop pleine, laissant après sa réduction un vide sur le point où elle a son siége, c'est-à-dire à la paroi antérieure du vagin. Des hernies intestinales refoulent quelquefois le vagin au point de le chasser hors de la vulve. DEHADEN l'a vu sortir ainsi avec la vessie renversée elle-même à travers l'urètre. N'oublions pas que des tumeurs de nature très diverse peuvent amener le prolapsus du vagin.

Diagnostic. — On a confondu plusieurs fois la chute du vagin avec celle de la matrice ; cette méprise est possible pour ceux qui se bornent à la seule appréciation des symptômes de cette maladie ; mais l'erreur n'est plus permise, lorsqu'on en vient à une exploration locale un peu attentive. La tumeur, formée par le déplacement du vagin, présente partout la même consistance ; elle est plus large inférieurement que supérieurement, et l'ouverture qu'on remarque à son centre est fort irrégulière. Il n'en est plus de même dans la chute de la matrice ; la tumeur est moins dure supérieurement qu'inférieurement, elle est plus étroite par en bas et terminée par une extrémité en forme de museau de tanche sur laquelle existe une ouverture transversale. Sans doute, la forme de cette ouverture est susceptible de quelques modifications ; plusieurs accouchemens, par exemple, la rendent un peu irrégulière, mais encore est-il facile de ne pas la confondre avec la tumeur formée par la chute du vagin. Ajoutons que le doigt ne peut jamais, ou presque jamais, pénétrer dans l'ouverture du col de la matrice.

La plus légère attention suffit pour empêcher qu'on ne confonde le relâchement du vagin avec un polype implanté sur les parois de ce canal. Dans le dernier cas, la matrice n'est point abaissée, on ne rencontre pas cette ouverture irrégulière au fond de laquelle le doigt constate la présence du col utérin, et la tumeur est pédiculée et irréductible.

La chute du vagin, qui résulte de la pression exercée par quelques tumeurs ou quelques viscères, c'est-à-dire la chute symptomatique, est assez facile à distinguer du prolapsus essentiel. L'exploration fait presque toujours connaître la cause et la nature du déplacement. Sabatier rapporte l'histoire d'une malade chez laquelle il reconnût un prolapsus symptomatique du vagin. « Une femme de 30 ans et grosse de trois mois fut attaquée d'une rétention d'urine à laquelle on fit peu d'attention ; il ne tarda pas à se manifester dans le vagin une tumeur qui naissait de sa partie antérieure et qui descendait jusque dans l'intervalle des grandes lèvres, cette tumeur augmenta considérablement, la région hypogastrique se tendit et présenta une fluctuation manifeste dans une très grande étendue ; la malade eut de la fièvre, éprouva des douleurs excessives dans le ventre, de l'insomnie, elle n'urinait pas, on voulut la sonder, on ne put y réussir ; lorsqu'on portait les doigts sur la tumeur du vagin pour en examiner la nature, les urines coulaient abondamment, en vertu de la pression qu'on exerçait sur les parties malades. Je ne sais quelle idée on s'était formée de ce fâcheux état, lorsqu'on me pria de voir cette femme, je fus frappé de la suppression des urines, qui durait depuis plus de quinze jours, il me parut nécessaire, avant toutes choses, d'introduire une sonde dans la vessie ; elle procura la sortie d'une quantité prodigieuse d'urine, après quoi la tumeur du vagin et la tension de la région hypogastrique disparurent presque entièrement ; je conseillai de laisser la sonde dans la vessie. La malade, épuisée par la violence et la longueur des maux qu'elle avait soufferts, mourut peu de jours après. (SABATIER, *Médecine opératoire,* t. I, p. 199). »

Toutes les fois qu'il s'agira du diagnostic d'un prolapsus du vagin, on devra se rappeler que les hernies qui se manifestent dans ce conduit, et qui donnent lieu à un déplacement symptomatique, sont formées par la vessie ou par l'épiploon et les intestins ; elles sont tantôt indolentes, tantôt douloureuses, et elles peuvent avoir leur siége sur plusieurs points. Les hernies, formées par les intestins déplacés et faisant saillie dans le vagin, occupent les parties latérales de cette gaine. La hernie épiploïque est pâteuse, molle et inégale, elle est moins facilement réductible que les précédentes. La hernie de la vessie a lieu à la face antérieure et inférieure du vagin; nous en avons tracé les principaux caractères.

Pronostic.—Le prolapsus du vagin, envisagé sous le rapport de son pronostic, présente des variétés en rapport avec le degré de la maladie, sa durée, ses complications, et la nature des causes qui l'ont déterminée. Le simple relâchement est plus facile à guérir que la descente ou la chute complète. Le pronostic est défavorable, toutes les fois qu'il s'agit d'un prolapsus de vieille date, car il est difficile et souvent impossible d'obtenir la réduction d'un déplacement ancien de la membrane muqueuse du vagin, non-seulement à cause du volume de la tumeur, mais encore parce que les parties voisines, l'utérus, la vessie, le rectum, etc., ont pris la place du vagin. La plupart des complications que nous avons mentionnées aggravent le pronostic de la maladie dont nous parlons. L'inflammation, l'ulcération, l'excoriation et la gangrène de la tumeur sont autant d'accidens qui doivent inspirer quelques craintes sur l'issue du prolapsus-vaginal; cependant, nous devons dire que l'inflammation est presque toujours facile à dissiper. De toutes les complications l'hypertrophie est la plus fâcheuse, elle s'oppose à la réduction de la tumeur, et devient souvent la cause de la gangrène. S'il est possible d'éloigner les causes qui ont déterminé le prolapsus du vagin, le pronostic offre moins de gravité; mais, en général, il importe de savoir que, lors même que les parties déplacées ont été réduites, les moindres occasions peuvent changer leurs rapports normaux, et ramener la maladie qu'on avait cru guérie. En un mot, la cure radicale des déplacemens du vagin est excessivement rare.

Traitement. — Le prolapsus du vagin borné au simple relâchement de sa membrane muqueuse, n'exige pas le même traitement que la descente et la chute complète de cette gaine. Les indications thérapeuthiques varient en raison du degré de la maladie. Le praticien doit s'appliquer premièrement à écarter toutes les causes capables de produire le relâchement de la membrane muqueuse. Il y parviendra quelquefois, en améliorant la constitution générale des sujets. Il faut faire, en un mot, le traitement prophylactique de la maladie. On évitera de laisser les femmes accoucher debout ou sur une chaise; on leur recommandera de ne pas se lever trop tôt après les couches. Si le relâchement de la membrane muqueuse existe déjà, on y remédiera au moyen de lotions et d'injections faites avec des décoctés toniques et astringens; les feuilles de roses rouges, la racine de tormentille, de bistorte, de ratanhia, le quinquina rouge et la noix de galle, sont les substances dont on se sert avec le plus de succès. Outre les injections, il est quelquefois à propos de laisser à demeure dans le vagin des tampons de linge ou une éponge imprégnés de ces décoctés astringens. Cependant, il faut convenir avec Levret que l'emploi de ces substances n'est pas toujours suivi de réussite, et qu'il expose à quelques inconvéniens. Les astringens peuvent amener, par exemple, l'induration du tissu cellulaire sous-jacent à la muqueuse, et supprimer l'exsudation habituelle qui se fait à la surface de cette membrane; aussi beaucoup de praticiens leur préfèrent-ils les injections faites à froid avec l'eau simple, ou avec les eaux chargées de principes sulfureux, ferrugineux, etc., etc.

Lorsque le prolapsus du vagin est considérable et que la membrane muqueuse forme une tumeur à l'entrée, ou à l'extérieur de la vulve, l'indication devient précise. Il faut réduire le vagin et le maintenir dans la position normale qu'on lui a rendue. Avant cela, il importe de détruire les complications, s'il en existe, c'est en cela que consiste la *préparation*.

Les ulcérations, l'inflammation et l'hypertrophie sont combattues par les moyens qui leur sont généralement applicables ; les ulcérations disparaisssent presque toujours par le repos, les soins de propreté et les fomentations. L'inflammation se guérit par les cataplasmes de fécule de pomme de terre, par les applications de sangsues, par les bains locaux, les vapeurs émollientes et peu chaudes. Ce traitement convient encore, lorsqu'il y a une tuméfaction inflammatoire qui s'oppose à la réduction ; si la tumeur est rouge, livide, et menacée de gangrène, il devient souvent utile de pratiquer des scarifications à sa surface, il en résulte un dégorgement presque toujours salutaire. Au rapport de quelques médecins allemands, les frictions avec les pommades iodurées ont guéri l'induration du tissu cellulaire. Enfin, dans le cas où la tumeur serait ancienne et volumineuse, au point de rendre la réduction impossible, on pourrait avant de procéder à la réposition, enlever un lambeau de la membrane muqueuse. Je reviendrai sur les procédés proposés à cet effet, en traitant du *prolapsus* utérin.

Réduction. — Avant tout il faut vider le rectum et la vessie. La femme doit être couchée sur le dos, et le bassin élevé. Le chirurgien saisit la tumeur entre ses doigts humectés d'huile ou de mucilage, et il la repousse dans la direction du conduit vaginal, il la retient là pendant quelques instans, et cherche à déplisser la membrane muqueuse dans toute son étendue ; on peut encore essayer la réduction en enveloppant d'un linge enduit de cérat toute la surface du bourrelet, on le presse doucement avec les doigts de la circonférence au centre avant de le pousser de bas en haut (VELPEAU). Lorsque le prolapsus est complet, il importe de savoir s'il est d'une origine ancienne ou récente. Dans le dernier cas, il est urgent de procéder sans délai à la réduction. Comme la descente complète du vagin ne saurait exister sans l'abaissement de l'utérus, le chirurgien doit refouler le vagin, de dehors à l'intérieur, puis remonter la matrice le plus qu'il peut, afin de rendre à la gaine vaginale toute l'étendue qu'elle doit avoir. Si la chute est ancienne, il est bon de tenter la réduction en un seul acte, il arrive quelquefois qu'elle réussit d'emblée ; mais la plupart du temps, on est obligé de procéder avec plus de lenteur et de chercher à replacer le vagin, en le refoulant à l'intérieur, à l'aide d'un bandage conve-nablement disposé, auquel on peut même adapter une petite pelotte. Lorsque la chute du vagin s'est faite subitement, comme à la suite de l'accouchement, il suffit ordinairement, pour que la guérison soit complète, de faire garder aux malades la position horizontale après l'acte de réduction. Autrement, il devient indispensable de maintenir le vagin. A cet effet, on ordonne aux malades de garder le lit, on les place sur des matelas un peu résistans, et le bassin est tenu élevé. On introduit alors dans le vagin des tampons de charpie ou de toile, des éponges fines, auxquels on donne la forme connue du conduit dans lequel on veut les laisser séjourner. On cherche à seconder l'action purement mécanique de ces corps en les imprégnant de décoctés astringens ; quelques praticiens conseillent même l'emploi de sachets remplis de poudre de quinquina. Ces tampons doivent être maintenus dans le vagin au moyen d'un bandage approprié.

On se sert depuis longtemps des pessaires pour maintenir le vagin et la matrice. Ceux qui sont destinés à empêcher la chute du vagin se nomment pessaires vaginaux. Il n'est permis d'y avoir recours que dans les cas où il n'existe aucune contre-indication à leur emploi. « Les uns dits pessaires en bondon représentent un cylindre creux d'un diamètre assez considé-rable pour remplir le vagin. M. J. CLOQUET leur a substitué les pessaires élytroïdes, qui sont un peu aplatis, concaves en avant, légèrement renflés à leur extérmité, et qui n'offrent au centre qu'un très petit canal. » (MALGAIGNE.)

On a modifié à l'infini la forme des pessaires, il en est de cela comme du spéculum ; cependant, les pessaires en bondon méritent la préférence. Ceux auxquels on donne une forme ovale, arrondie, sont insuffisans à cause de l'espace vide qu'ils laissent sur les côtés et par lequel la tunique interne du vagin peut s'échapper. Madame RONDET a modifié heureusement la forme des pessaires utérins et vaginaux ; les observations qu'elle cite, pour démontrer les avantages des modifications qu'elle a fait subir à ces instrumens, doivent engager à en faire l'essai.

Dès l'instant qu'on a reconnu l'impossibilité de maintenir le prolapsus vaginal, et que l'état de la tumeur fait craindre qu'elle ne tombe en mortification, convient-il d'avoir recours à l'opération? « Dans ce cas, la plupart des praticiens n'hésitent pas à conseiller l'extirpation de la tumeur. Mais la difficulté *
de distinguer le renversement du vagin parvenu au point dont il s'agit, d'avec la chute de la matrice et le danger inévitable de l'excision de ce dernier organe, qui serait faite dans cette circonstance, doivent retenir tout chirurgien sensé. Il vaut mieux s'en tenir aux remèdes internes et externes qui peuvent fixer la gangrène; si cette méthode est la moins prompte, au moins, elle est la plus sure. » (BOYER.) Le précepte de BOYER a été dicté par la prudence la plus éclairée ; mais nous ne devons pas non plus nous dissimuler le peu d'efficacité de moyens internes et externes que nous mettons en usage pour borner la gangrène.

---

* M. MALGAIGNE a indiqué un moyen de diagnostic dont j'ai fait mention dans les chapitres suivans; il serait indispensable d'y avoir recours dans le cas dont parle BOYER.

MM. Marshall de hall, Dieffenbach, Fricke, Ireland, Bellini, ont proposé pour remédier au prolapsus du vagin plusieurs procédés opératoires, sur lesquels nous insisterons à propos de la chute de la matrice.

CHAPITRE XXVI.

—

PROLAPSUS DE LA MATRICE.

(RELACHEMENT OU ABAISSEMENT DE LA MATRICE, DESCENTE DE
LA MATRICE, CHUTE OU PRÉCIPITATION DE LA MATRICE.)

LE prolapsus de la matrice est une des maladies les plus fréquentes et les plus incommodes qu'on observe chez la femme ;
on ne conçoit pas comment il s'est fait qu'autrefois l'existence de cette affection fut constestée. HIPPOCRATE *, comme
le fait remarquer MORGAGNI *, l'avait cependant connue puisqu'il écrivait : *de quelque manière que les utérus soient sortis de
leur siége naturel, ils produisent des maladies.* Chez la femme ,
la disposition du bassin , son inclinaison , la direction de l'axe
de son détroit supérieur , ne se prêtent cependant pas au déplacement de la matrice; mais d'un autre côté, la mobilité de
ce viscère jointe aux nombreuses causes qui peuvent lui imprimer quelqu'impulsion explique suffisamment les changemens de position auxquels il est sujet. Que serait-ce encore
si, comme le dit DELPECH, le bassin formait une cavité cylin-

---

* *De loc. in hom.* n° 59.
** T. VII, p. 166, lettre 45.

drique régulière, si son axe était droit et parallèle à celui de l'abdomen.

On a étudié le prolapsus de la matrice sous différens noms, selon le degré d'abaissement de cet organe. Ici, comme pour le vagin, on a distingué un premier degré ; *abaissement, relâchement;* un second, *descente;* enfin un troisième, *chute ou précipitation.* DÉSORMEAUX, suivant en cela l'exemple de FERNEL, n'admet que deux degrés d'abaissement de la matrice; il regarde le relâchement (1er degré de la plupart des auteurs), comme un état ordinaire assez commun aux femmes qui ont eu plusieurs enfans, et, selon lui, il y a seulement chute incomplète (1er degré ou chute complète); (2e degré, que la matrice soit saine ou malade.)

Le prolapsus de la matrice peut survenir dans l'état de vacuité de cet organe, pendant le cours de la grossesse, ou à la suite de l'accouchement. Il n'arrive guère avant l'âge de puberté; on l'observe, le plus communément, lorsque l'utérus est parvenu à un développement parfait ; presque toutes les observations de prolapsus utérin ont été recueillies sur des femmes mariées et devenues mères. Cependant, comme le dit M. DEWES, le déplacement de l'utérus peut avoir lieu à toutes les époques de la vie; *il se rencontre également chez la matrone surannée, comme chez la pucelle la plus jeune.* DEGRAEF parle de 4 jeunes personnes chez lesquelles il y avait prolapsus, bien qu'il fut aisé de reconnaître leur virginité. MAURICEAU et LEVRET rapportent des exemples analogues. AL. MONRO a consigné dans les *Essais de Médecine de la Société d'Édimbourg,* tome III, l'observation d'une petite fille de 3 ans, affectée d'une chute complète de matrice.

Éthiologie. — La plupart des causes qui prédisposent au prolapsus du vagin pourraient également figurer ici, je ne reviendrai pas sur leur énumération. Je me contenterai de faire remarquer une seule circonstance qui me paraît avoir quelqu'influence comme cause prédisposante du prolapsus-utérin, c'est l'habitation des pays montagneux. Ajoutons à cela que les femmes de ces pays ne se servent pour moyens de transports que de hottes sur lesquelles elles chargent de très lourds fardeaux. L'usage des corsets qui compriment la paroi antérieure de l'abdomen, le défaut d'embonpoint, la brièveté congéniale du vagin, etc., etc., contribuent au déplacement de la matrice, l'extrême largeur du détroit supérieur dispose très prochainement à la chute incomplète, et celle du détroit inférieur à la chute complète (DÉSORMEAUX). Tous les auteurs ne voient pas dans le relâchement et la faiblesse des ligamens utérins, une prédisposition à ce déplacement. Les Anciens et la plupart des Modernes, dit GARDIEN, regardent le relâchement des ligamens ronds et larges comme la cause prochaine de la descente de la matrice, parce qu'ils pensent que, dans l'état naturel, ils servent à soutenir l'utérus ; mais il suffit de considérer leur structure et leur situation pour s'apercevoir qu'ils ne peuvent servir à cet usage. La vraie cause prédisposante de cette maladie se trouve dans l'abreuvement et le relâchement des membranes du vagin et du tissu cellulaire qui les unit aux parties qui tapissent le bassin. En effet, l'utérus adhérant au fond du vagin, on conçoit que toutes les fois que cette partie est relâchée et qu'elle se laisse entraîner, cet organe (l'utérus) doit nécessairement descendre dans la même proportion. Quand le relâchement du vagin n'existe pas, pour que l'utérus descende, il faut qu'un effort quelconque presse sur son fond. (GARDIEN.)

ASTRUC et LEVRET pensent également que le relâchement et l'extension des ligamens utérins sont l'effet et non la cause de la chute de la matrice. Quelques auteurs ont aussi soutenu que ce déplacement n'était jamais que consécutif à celui du vagin qui, en se renversant sur lui-même, entraînerait cet organe. Cette opinion trouverait aujourd'hui peu de partisans ; car s'il est vrai que, dans quelques cas rares, le prolapsus du vagin a pu entraîner celui de la matrice, le plus souvent, surtout si le prolapsus est incomplet, le vagin n'a subi d'autre dérangement que le refoulement de la partie supérieure immédiatement adhérente au col de l'utérus. Laissons M. Dugès réfuter les opinions de M. Gardien.

» Des hommes très recommandables ne voulaient attribuer qu'au vagin ce déplacement (de la matrice) que nous nommons génériquement prolapsus. Il est certain que assez souvent, le vagin relâché se replie en lui-même, poussé par le poids et le volume de la matrice qui descend à un degré anormal ; mais ce relâchement peut avoir lieu sans prolapsus utérin proprement dit. » (Page 84, tome I, ouvrage cité.)

L'on ne peut nier, ajoute M. Dugès, page 85, qu'une grande extension et des ligamens suspenseurs et du vagin, ne soit pour cela nécessaire ; mais c'est à tort qu'on a voulu tout rapporter exclusivement à cette dernière partie. Ceux qui n'ont vu là qu'un affaiblissement du vagin, auraient dû être détrompés par une multitude de cas, dans lesquels ce canal, lâche, mou, extensible, ne laisse point pourtant échapper la matrice ; par ceux aussi dans lesquels la partie supérieure du vagin, sans se dilater, se laisse pousser à travers l'inférieur par l'utérus abaissé.

Delpech partageait pleinement la manière de voir de M. Gardien. « Les anatomistes, dit-il, ayant longtemps considéré les replis que le péritoine forme sur les côtés de la matrice, comme des ligamens propres à fixer ou à suspendre cet organe dans la cavité du bassin, on a cru qu'un relâchement de ces mêmes parties était une condition nécessaire du déplacement. La disposition, la structure, l'extensibilité de ces replis membraneux, la facilité avec laquelle ils doivent être déplacés à tout instant, ne permettent pas d'admettre une semblable opinion. Les cordons fibreux connus sous le nom de ligamens ronds offrent plus de consistance, et se prêteraient mieux à cette hypothèse, si ces organes n'avaient une disposition précisément inverse de ce qu'il faudrait pour qu'ils exerçassent une influence marquée sur la position de la matrice par rapport à la hauteur du bassin. Si, comme il paraît probable, il faut chercher une cause mécanique du prolapsus de la matrice, elle ne peut être trouvée que dans l'état des parties molles qui forment l'orifice inférieur du bassin. »

Ainsi s'exprime DELPECH; M. DUGÈS croit, comme lui, que les ligamens larges ne peuvent guère influer sur la hauteur à laquelle se tient l'utérus; mais il ajoute : « quant aux cordons sus-pubiens, il est clair qu'ils s'opposent à un abaissement considérable, et surtout à cette inclinaison en arrière, inévitable dans le deuxième degré du prolapsus. Il faut donc les supposer alors, et à plus forte raison dans la chute complète, alongés par un relâchement maladif; mais, dans le simple abaissement, ces cordons ne sont pas encore tiraillés au-delà de ce que permettent leurs dimensions et leur courbure, dont le redressement peut accroître leur longueur. C'est donc dans l'alongement et le relâchement des cordons utéro-sacrés que nous trouvons en définitive l'explication raisonnable du premier degré du prolapsus, alongement qui doit devenir bien plus considérable encore dans les deux autres degrés, puisque l'utérus se porte non-seulement en bas, mais encore en avant. Ces cordons doivent alors disparaître en totalité, leurs fibres charnues s'atrophier, s'effacer, et le repli péritonéal qui les couvre se dédoubler pour s'étendre sur les parties voisines. » (DUGÈS.)

Ces ligamens ou ces attaches se laissent tirailler, parce qu'ils sont membraneux, et qu'ils se trouvent fréquemment *relâchés par des causes internes*, et que d'ailleurs ces tiraillemens s'opèrent le plus souvent peu-à-peu et pendant longtemps. (Mor-GAGNI.)

La prédisposition au prolapsus-utérin chez les femmes qui ont eu des enfans, est facile à expliquer par les changemens qui surviennent dans les diverses parties de l'appareil génital pendant la durée de la gestation. Les ligamens sus-pubiens sont fortement distendus, à l'époque où les progrès du développement de la matrice élèvent son fond au-dessus du niveau du détroit supérieur du bassin. D'un autre côté, les ligamens utéro-sacrés ont à subir une forte distension dans le deuxième temps du travail de l'accouchement ; lorsque le col utérin est facilement poussé en bas et quelquefois en avant par la tête du fœtus. Réfléchissons enfin à l'ampliation du vagin nécessitée par l'accouchement, à la pesanteur que conserve l'utérus après la couche, et nous comprendrons la fréquence du déplacement de la matrice, chez les femmes qni ont donné le jour à plusierus enfans, chez celles qui accouchent debout et qui veulent, dès les premiers jours, marcher et reprendre des exercices pénibles.

Quelques praticiens ne comprennent pas le relâchement des ligamens, sans admettre nécessairement un engorgement du parenchyme de l'utérus, je ne crois pas que cette condition soit indispensable ; mais il est certain que l'augmentation du poids de la matrice, quelle qu'en soit l'origine, suffit souvent pour amener un prolapsus, surtout lorsqu'en même temps, les parties molles qui ferment l'orifice inférieur du bassin sont relâchées par des écoulemens leucorrhoïques, hémorragiques, etc. C'est à la pesanteur de la matrice qu'il faut attribuer la descente de matrice que présentent un grand nombre de femmes enceintes durant les premiers mois de leur grossesse. La matrice distendue par le produit de la conception s'abaisse dans le vagin, et vient comprimer le périnée et le fondement. On l'a vue dans les trois ou quatre premiers mois de la grossesse, chassée complètement du bassin et de la vulve.

Un grand nombre de causes mécaniques peuvent encore distendre les ligamens utérins et déterminer l'abaissement de la matrice ; parmi ces causes, les unes agissent d'une manière lente et progressive , les autres ont une action brusque et subite. Les efforts que nécessite une constipation opiniâtre , la pression exercée de haut en bas sur l'utérus par une tumeur squirrheuse, stéatomateuse, hydatique, etc. , développée dans les intestins , le mésentère , l'ovaire , etc. , etc. *, le tiraillelement opéré sur toutes les parties molles de la vulve et du voisinage par l'accroissement d'une tumeur située sous la peau du pénil (WAGNER, *Bibliothèque Médicale.*) Les tractions immodérées du cordon placentaire , lorsqu'on veut délivrer une accouchée, la compression large et trop violente de l'abdomen, les fardeaux pesans supportés sur cette partie, le cahotement d'une voiture, la commotion qui résulte d'une chute sur les pieds ou sur le siége, etc., etc. , tel est le tableau des causes de distension des ligamens de la matrice et du prolapsus de cet organe. M. CAPURON rapporte l'histoire d'une jeune fille de quatorze ans, qui, à la suite d'un effort violent, eut une chute de matrice, le col dépassa peu-à-peu les grandes lèvres.

Un esprit sévère ne saurait cependant admettre le relâchement des ligamens utérins parmi les causes du prolapsus de la matrice, sans un examen plus approfondi ; et l'on peut encore, après tout ce qu'on a dit du mode de distension de ces ligamens, rechercher quelle est la nature de ce relâchement. M. DUGÈS n'a fait que glisser sur la difficulté, en le rapportant à la gracilité et à la faiblesse congéniale de ces parties. C'est tout au plus si cette gracilité est suffisante pour expliquer le

---

* SLEVOGT, VATER, RUYSCH, SANDEN.

prolapsus des jeunes filles; et quant à la distension forcée et répétée de l'utérus, comme chez les femmes enceintes; chez celles qui sont atteintes d'engorgement chronique, de squirrhe et de polype de cet organe, distension que M. Dugès considère, avec le plus grand nombre des auteurs, comme capable de déterminer le relâchement des cordons utérins, on peut se demander comment il se fait que tant de femmes mères d'un grand nombre d'enfans, et que tant d'autres qui portent un polype, etc., etc., n'ont cependant pas de prolapsus de la matrice. Il faut nécessairement admettre que les ligamens qui soutiennent la matrice sont souvent malades eux-mêmes et primitivement; c'est sans doute à une inflammation chronique de ces parties qu'il convient de rapporter la perte d'élasticité de leur tissu. Le traitement semble confirmer cette prévision; car combien de prolapsus ne voyons-nous pas céder à l'emploi raisonné des antiphlogistiques.

Symptômes, marche, etc. — Dans le premier degré du prolapsus utérin, les symptômes de la maladie sont peu prononcés, ils se réduisent à quelques tiraillemens dans les lombes, à une pression sur le fondement, augmentée par la marche et la station debout. Si l'on touche la malade, on trouve l'utérus un peu plus abaissé que de coutume, le doigt rencontre promptement la paroi antérieure du corps de cet organe, il trouve le museau de tanche appuyé sur la paroi postérieure du vagin, il faut qu'il le soulève pour sentir l'orifice et passer derrière lui (Dugès); là, il constate un vide plus grand que de coutume, formé par le cul-de-sac du vagin. Dans le second degré, l'abaissement est plus facile à apprécier : le col ou le corps de la matrice est appuyé sur la face interne du périnée, il remplit l'orifice inférieur du vagin dont les parois forment quelquefois un bourrelet circulaire qui embrasse la tumeur; celle-ci est mobile et se laisse repousser en arrière; on peut

même , dans certains cas , en se servant de l'inspection à vue ,
reconnaître sa forme arrondie , le cul-de-sac qui l'entoure et la
fente transversale placée à son extrémité. Le fond de l'utérus
est le plus souvent incliné, soit en avant, soit sur les côtés ; les
trompes utérines et les ligamens ronds sont dans une situation
presque verticale. La palpation et la percussion de la région
hypogastrique , pratiquées après l'évacuation de l'urine , nous
font aussi reconnaître le vide que laisse dans le bassin la matrice déplacée ; la femme se plaint de tiraillemens dans les
régions lombaires et de douleurs dans les aines et l'ombilic. Les pesanteurs sur le fondement deviennent de plus en
plus incommodes., l'urine et les matières fécales sont expul-
sées avec difficulté , les malades sentent distinctement dans le
vagin un corps volumineux qui menace de s'échapper de ce
conduit, et qu'elles peuvent même toucher en introduisant leur
doigt dans le vagin. En même temps, la participation que prend
l'estomac à la maladie, est attestée par des *crampes*, des maux
de cœur, des envies de vomir et quelquefois des vomissemens. A
cette époque, la position horizontale procure toujours du soulagement, il cesse dès l'instant que les malades se lèvent et se
livrent à l'exercice. La descente paraît être plus marquée dans
les temps humides que dans les temps secs.

Dans le troisième degré , la matrice abaissée a franchi la
vulve ; la vessie renversée en arrière se vide plus difficilement
et le cathétérisme ne peut avoir lieu qu'avec peine. La paroi
antérieure du rectum finit par être entraînée aussi, et par occuper la partie supérieure et postérieure de la tumeur. Celle-ci,
pendante entre les cuisses de la femme, cause les incommodités les plus insupportables ; vue hors du vagin , elle est tantôt
ovoïde, pyriforme et plus souvent conoïde, élargie à sa partie
supérieure, plus étroite à l'inférieure, où l'on trouve encore
l'ouverture du col quelquefois déformée ; de cette ouverture

suintent ordinairement des mucosités; c'est aussi par elle que s'écoule le sang des règles. Le vagin est renversé dans une plus ou moins grande portion de son étendue, et quelquefois dans sa totalité; les ligamens sont fortement tiraillés ainsi que les trompes utérines, leur pavillon restant avec l'ovaire sur le bord du détroit supérieur; mais quelquefois l'une d'elles et l'ovaire correspondant, ou toutes les deux, sont entrainés dans le petit bassin.

Il ne faut pas croire, après tout, que les symptômes locaux et généraux dont j'ai tracé le tableau, se développent constamment avec la même intensité; tant s'en faut, on observe, au contraire, qu'ils sont ordinairement modifiés suivant l'étendue du développement et le volume de la tumeur, suivant aussi la manière lente et subite dont le prolapsus s'effectue.

Lorsque le prolapsus au second ou au troisième degré a lieu subitement, les douleurs des reins sont très violentes, la malade les compare à celles de l'accouchement, elles s'irradient dans toute la profondeur du bassin; les fonctions de l'estomac, de la vessie et du rectum sont fortement troublées. Si la chute s'opère lentement, les sensations de pesanteurs et de tiraillemens dans la cavité du sacrum, dans les lombes, les aines et les cuisses ne se font sentir que successivement. Un écoulement leucorrhoïque abondant s'établit, l'estomac souffre peu, mais la gêne à la défécation et à la micturition est plus constante. On a vu, dans le cas de chute utérine, la paralysie de la vessie résulter de la compression trop prolongée de cet organe, et l'urine s'écouler involontairement.

Plus la maladie dure longtemps, plus l'utérus s'abaisse et plus les symptômes s'aggravent; les petits intestins se précipitent à la place de la matrice, et s'engagent même dans le cul-de-sac formé par le vagin renversé. Cet accident amène des désordres dans la circulation et dans l'innervation des organes du bas-ventre. De grands troubles ne tardent pas à se manifester dans l'apparition des règles, elles deviennent irrégulières; se suppriment ou se montrent trop abondantes, et constituent de véritables *pertes*. La circulation se trouvant ainsi enrayée, intervertie dans le système de la veine-porte, la sécrétion bilieuse s'accomplit avec irrégularité. Les perversions nerveuses se montrent particulièrement dans le système des nerfs sympathiques, et l'on voit très souvent se développer une multitude de phénomènes hystériques, phénomènes plus ou moins appréciables, suivant que les ovaires souffrent ou non du changement de rapports survenu dans les viscères circonvoisins.

L'alongement du col de la matrice coïncide quelquefois avec le second degré du prolapsus; le plus souvent il ne porte que sur une des lèvres et principalement sur la lèvre antérieure. DÉSORMEAUX explique cet alongement par le tiraillement exercé, dans certains cas, par la paroi correspondante du vagin, elle-même en état de prolapsus. Il pense que dans d'autres circonstances, le col répondant à l'orifice du vagin, s'y moule et tend continuellement à s'y engager, à raison du défaut de résistance.

Quant au prolapsus de la matrice, chargée du produit de la conception, il ne peut avoir lieu que dans les premiers mois; on l'a bien vu s'effectuer au terme de la grossesse et pendant l'accouchement, après l'écoulement des eaux, mais ce cas est extrêmement rare, et, comme le dit DELPECH, on ne peut l'admettre qu'en supposant que le bassin présente des dimensions fort extraordinaires.

Complications; inflammation. — Elle résulte, la plupart du temps, de l'irritation mécanique de la tumeur par la position nouvelle dans laquelle elle se trouve, par le contact de l'air et par celui de l'urine, par la gêne que le déplacement apporte à la circulation du sang dans les vaisseaux utérins. Il est assez rare que cette inflammation se montre à l'état aigu ; lorsque cela arrive, les malades se plaignent de cuisson intolérable, la tumeur se gonfle, devient rouge et secrète quelquefois un mucus sanguinolent. Dans la majorité des cas, l'inflammation s'arrête à sa seconde période, après avoir déterminé une sécrétion plus abondante de mucosités, de la tuméfaction et de l'induration ; il est rare que la suppuration s'établisse. L'irritation et l'inflammation, produites par les frottemens et par le contact de l'urine, font naître fréquemment des excoriations et des ulcérations à la surface de la tumeur ; l'impression de l'air la durcit à la longue, la rend moins sensible, et plus tard, cette surface semble recouverte par un épithélium qui n'a jamais, quoi qu'on en ait dit, l'aspect de la peau.

Gangrène. — Dans le cas où la précipitation de la matrice est subite, l'espèce de ligature que forme la vulve autour du vagin et au-dessus du fond de l'utérus, peut quelquefois déterminer un gonflement considérable, mettre obstacle à la circulation, comprimer les nerfs des parties en quelque sorte étranglées dans la position nouvelle qu'elles ont prise, et donner lieu à la gangrène, accident dont il n'est pas toujours possible de borner les ravages.

Hémorragie. — Les dérangemens qui surviennent, à l'occasion d'un prolapsus de la matrice, dans la circulation sanguine abdominale, sont suivis d'hémorragies, quelquefois assez abondantes pour inspirer des craintes. Non-seulement, dans quelques cas, les règles se montrent plus copieuses que de coutume (ménorrhagie), mais encore il y a perte véritable. J'ai été appelé tout récemment pour remédier à une hémorragie de cette espèce, chez une cuisinière affectée depuis plusieurs années d'un prolapsus utérin au deuxième degré.

Adhérences, dégénérescences, etc. — Il n'est pas fort rare de rencontrer des adhérences établies entre les parois du vagin et la matrice; cette complication a lieu surtout, lorsqu'il s'est développé de l'inflammation dans les parties. Les auteurs ont publié un assez grand nombre de cas d'adhérences formées, soit entre les surfaces de ces anses elles-mêmes, soit entre elles et la vessie, le rectum, les ovaires et les trompes, etc.

On a également constaté l'épaississement et l'amincissement inégal des parois du rectum et de la vessie. L'hydropisie, la squirrhosité des ovaires, l'engorgement de la matrice, la dégénérescence cancéreuse, la présence d'un polype, sont autant de complications qu'il est important de signaler dans l'étude du prolapsus de la matrice.

Quelquefois enfin, des calculs se développent dans la partie de la vessie qui forme sac, et qui est entraînée en arrière par la matrice. Leur développement est dû à ce que la poche urinaire ne pouvant se vider entièrement, la petite quantité d'urine qui y reste dépose une partie des sels qu'elle contient, et qui servent de noyau aux dépôts subséquens.

Grossesse. — Chez toutes les femmes, la matrice s'abaisse légèrement dans les premiers mois de la grossesse, cet abaissement est d'autant plus prononcé que la femme a eu plus d'enfans, mais ce n'est pas là un état maladif.

Le prolapsus qui s'est produit chez la femme enceinte, et dont il doit être question ici, lui cause de grandes incommodités pendant les quatre ou cinq premiers mois de la gestation. La matrice, distendue par le produit de la conception et devenue plus pesante, s'abaisse beaucoup plus que dans toute autre circonstance; elle comprime fortement le périnée, la vessie et le rectum; aussi les épreintes, la dysurie, la strangurie même, incommodent-elles grandement les malades. M. Dugès rapporte, d'après Kulm, qu'un médecin peu instruit laissa mourir une femme affectée d'une descente de matrice compliquée de grossesse : il avait laissé jusqu'à vingt livres d'urine s'accumuler dans la vessie; l'urètre était fermé par la matrice descendue dans l'excavation pelvienne au quatrième mois de la gestation.

Fort heureusement, les accidens produits par la descente de matrice compliquée de grossesse disparaissent presque toujours spontanément au cinquième mois. Cependant, on a vu l'utérus rester, jusqu'au terme de la grossesse, en partie dans le bassin et en partie dehors. Quelquefois même, il est arrivé qu'un prolapsus complet ayant eu lieu après la conception, la matrice est demeurée tout-à-fait au-dehors de la vulve jusqu'après l'accouchement.

Diagnostic. — Bien qu'un grand nombre des symptômes qui caractérisent le prolapsus de la matrice soient communs à plusieurs maladies de l'utérus et de ses annexes, il n'est cependant guère possible de commettre une erreur de diagnostic. L'inspection à vue, aidée du toucher, suffira pour éviter toute méprise. Dans le cas de prolapsus, la matrice forme une tumeur moins large en bas qu'en haut, à la partie inférieure de laquelle on retrouve l'orifice utérin; elle rentre facilement et se laisse pousser en arrière : on n'oubliera pas que le gonflement inflammatoire, les dégénérescences de diverse nature, des lèvres, de l'orifice ou des parties environnantes, et la présence de calculs peuvent altérer la forme de la tumeur.

Pourrait-on confondre le prolapsus de l'utérus avec un polype ou avec le renversement de l'utérus? Je ne le crois pas. Il est vrai qu'on a vu des crevasses se former à la partie inférieure des polypes et simuler ainsi l'orifice du col; mais, à moins d'irréflexion, qui pourrait se méprendre en cette occasion? N'ignorons-nous pas qu'un polype n'est pas réductible comme le prolapsus, qu'il ne se laisse pas, comme lui, repousser en arrière, et qu'il n'en a pas la forme? Il ne me sem-

ble pas moins facile de distinguer le prolapsus du renversement de l'utérus ; car il suffira souvent de se rappeler que,
dans ce dernier cas, on ne retrouve pas d'ouverture à l'extrémité de la tumeur. Les affections avec lesquelles il serait peut-
être plus aisé de la confondre sont, suivant quelques auteurs,
la chute du vagin et l'allongement du col de l'utérus ; mais
« la chute du vagin a des signes qui lui sont propres et, outre
» cela, on sent le museau de tanche au fond de la cavité
» cylindrique qui occupe l'axe de la tumeur. »

« La chute de l'utérus se distingue de l'allongement du col
par une forme moins cylindroïde, par la moindre profondeur
à laquelle pénètre la sonde introduite dans la cavité utérine
et par la situation basse du fond de l'utérus que l'on peut
distinguer par le toucher, à sa forme et à sa consistance. »
(Désormeaux.)

Les complications du prolapsus-utérin seront assez facilement
reconnues par les caractères qui leur sont particuliers ; la palpation et la percussion nous seront souvent utiles, lorsqu'a-
près avoir vidé la vessie, nous voudrons apprécier le degré
d'élévation de l'utérus. On peut en retirer un grand avantage,
s'il s'agit d'établir le diagnostic différentiel de l'élongation du
col et du prolapsus de la matrice.

Pronostic. — Le prolapsus de la matrice donne lieu à tant
d'incommodités et compromet si souvent la santé, que le pronostic en est toujours défavorable. Ajoutons encore que la
plupart des moyens qui sont à notre disposition restent sans
efficacité ; la nature elle-même ne fait presque rien pour la
curation des malades. Au reste, le pronostic se règle d'après
un assez grand nombre de circonstances qu'il est indispensable
d'apprécier. Il est moins défavorable chez les jeunes femmes
que chez celles d'un âge plus avancé ; s'il se montre à l'époque
de l'âge critique, il est presque toujours incurable ; lorsqu'au

contraire il se déclare durant la gestation, il est fréquemment guéri par les seuls efforts de la nature; au 4ᵉ ou au 5ᵉ mois de la grossesse, l'utérus reprend sa hauteur naturelle, et la maladie disparaît quelquefois pour toujours, si l'on prend toutes les précautions nécessaires après l'accouchement. Le simple relâchement de la matrice est moins fâcheux que la descente ou la précipitation complètes. En général, s'il existe des causes qui aient prédisposé au prolapsus de la matrice, il ne faut pas négliger d'en tenir compte. Plus le détroit inférieur du bassin ou l'orifice du vagin présentent de largeur, plus la constitution générale est affaiblie, molle et lâche; en un mot, plus les prédispositions sont fortement prononcées, plus aussi le pronostic offre de gravité.

Celui qui s'est établi lentement est toujours plus fâcheux que celui qui s'est fait subitement et sous l'influence d'une cause occasionelle ; lorsque la chute est la suite d'un accouchement, la femme peut guérir radicalement, pourvu qu'elle garde assez longtemps la position horizontale; enfin, il faut encore avoir égard à la durée de la maladie et à la manière de vivre.

Chez les femmes qui ont de l'embonpoint, le prolapsus-utérin ne guérit jamais complètement, et il augmente, au contraire, si elles maigrissent; celles qui sont maigres peuvent en espérer la guérison, si elles viennent à engraisser.

Les complications du prolapsus-utérin doivent être considérées sous le rapport de leur pronostic particulier ; l'inflammation de la tumeur et les ulcérations qui se forment à sa surface, guérissent ordinairement, à l'aide de moyens appropriés; la réduction suffit même, dans la majorité des cas, pour faire disparaître ces accidens. La gangrène est assurément une des complications les plus fâcheuses de la maladie que nous étudions; cependant, on l'a vue quelquefois amener la guérison en déterminant le sphacèle de l'organe entier. Rousset a réuni plusieurs exemples de ce genre et les a publiés dans les *Annales de littérature médicale étrangère* *. On en trouve un assez grand nombre dans les recueils périodiques d'Allemagne.

Traitement. — Le prolapsus–utérin constitue une affection si difficile à guérir radicalement, qu'on ne saurait trop recommander aux praticiens de faire tout ce qui dépend d'eux pour le prévenir.

Le relâchement du vagin et des ligamens de la matrice, considéré avec raison comme une des causes prédisposantes de la maladie, doit être combattu avec le plus grand soin. En parlant du prolapsus du vagin, nous avons signalé les moyens auxquels on pourrait avoir recours. Il faut éviter de trop faire marcher les femmes pendant le travail de la parturition et de les accoucher debout. C'est commettre une grande faute que de leur permettre de se lever trop tôt après leurs couches, de même que de leur serrer le ventre trop étroitement. Ces précautions doivent être poussées jusqu'à la minutie chez les femmes prédisposées en raison de la conformation de leur bassin, à la chute de la matrice.

Le *traitement palliatif* du prolapsus de la matrice repose sur deux indications principales : 1° Réduire, c'est-à-dire remettre dans leur situation naturelle les parties déplacées ; 2° s'opposer à un nouveau déplacement.

« Dans les cas de simple relâchement, ou de chute incomplète et sans complication, la réduction est facile. Pour l'obtenir, il suffit de faire coucher la malade sur le dos, de telle façon que les muscles des parois abdominales soient dans le plus grand relâchement possible, et que le bassin soit plus élevé que la poitrine ; on porte alors un ou deux doigts dans le vagin pour

* Dugès, ouv. c., t. I, p. 92.

soulever la matrice et la replacer à sa hauteur ordinaire; mais, dès qu'on cesse de l'y soutenir, le moindre effort, et souvent le poids seul de cet organe, reproduisent son déplacement. Quand il y a chute complète, après avoir donné la même situation à la malade, et pris la précaution de vider la vessie au moyen de la sonde, si cela est nécessaire, et avoir eu soin de faire évacuer par des lavemens les matières contenues dans le gros intestin, on embrasse la tumeur avec les doigts de l'une des mains et on la repousse dans l'intérieur du bassin, en la dirigeant suivant l'axe du détroit inférieur, les doigts de l'autre main étant placés vers les lèvres de la vulve pour faciliter la rentrée des parties. Une fois que la portion la plus large de l'utérus a franchi l'orifice du vagin, le reste rentre bientôt de lui-même.

Il n'est pas toujours possible d'opérer la réduction du prolapsus de la matrice, surtout lorsque la chute est ancienne et complète, et qu'il existe quelques-unes des complications dont il a été question, telles que l'inflammation, l'étranglement, l'induration, la gangrène de la tumeur, etc.; cependant, on devra tenter encore la réduction, car elle suffit très souvent à elle seule pour dissiper les accidens.

« Si la matrice est totalement précipitée, la réduction peut offrir beaucoup de difficultés. Les parties déplacées sont si volumineuses qu'elles ne peuvent être aisément repoussées dans un lieu où elles ont pour ainsi dire perdu leur droit de domicile. De plus, elles se sont tuméfiées, durcies, et ces deux circonstances ajoutent à la difficulté de la réduction. Cependant, quelque ancienne que soit la maladie, et quelque volumineuse que puisse être la tumeur, il est rare qu'il soit impossible de la réduire. On trouve dans les auteurs un assez grand nombre d'observations qui prouvent que des précipitations de la matrice qui dataient de douze, quinze, vingt ans, et même plus, ont pu être réduites (BOYER).

Il est toujours bon, dans ces cas, de disposer les parties à la réduction par la position horizontale ; par des fomentations locales et résolutives, par l'application des sangsues et par les frictions iodurées, lorsque l'induration de la tumeur est prononcée. On soumet les malades à une diète sévère, afin d'obtenir une diminution dans le volume des viscères abdominaux et des organes auxquels on veut rendre leur position naturelle ; on peut même, dans quelques circonstances, c'est-à-dire, si l'inflammation est prononcée, avoir recours à la saignée ; on la conseille aussi dans le but de déterminer un relâchement général, favorable à la réduction. L'existence d'ulcérations à la surface de la tumeur ne défend pas la réduction ; leur présence doit même engager les praticiens à l'opérer promptement ; car on soustrait ainsi les parties aux causes qui ont produit ces ulcérations, savoir : le contact de l'air, celui de l'urine et les frottemens ; mais il faut avoir la précaution, comme le dit BOYER, d'enduire le vagin d'un corps gras, afin de prévenir, l'adhérence mutuelle de ses parois dans les points où le pessaire dont on se sert pour contenir la matrice, ne les écarte pas.

L'ancienneté de la maladie commande encore quelques précautions sur lesquelles il n'est pas inutile d'insister. Il sera toujours avantageux de faire la réduction dans le bain, ou au sortir du bain ; on n'oubliera pas que depuis longtemps les ovaires, les intestins, etc., occupent la place de l'utérus, et que cet organe ne doit pas être refoulé brusquement à l'intérieur. Il est même bon de n'accomplir la réduction qu'en plusieurs temps. Dans l'intervalle de ces opérations, le plus grand repos doit être prescrit.

Lorsque la matrice abaissée est étroitement serrée, incarcérée, soit par le vagin lui-même, soit par l'anneau vulvaire, la réduction est encore le plus sûr moyen de faire cesser les accidens qui pourraient résulter de cet état. S'il est impossible

L 1.   28.

de l'opérer, on doit débrider la tumeur ; mais, avant d'en venir à cette extrémité, il est indiqué d'user des émolliens et des antiphlogistiques. On peut encore essayer de dilater les parties qui étranglent la tumeur, en les frictionnant avec une pommade belladonée (Recipe *axonge*, une demi-once, *extrait de belladone*, un gros et demi.) Si déjà la gangrène s'est emparée d'une partie de l'organe déplacé, il faut attendre la chute des escarres avant de faire la réduction, à moins que la désorganisation soit peu étendue.

La réduction fait également cesser les hémorragies continues. S'il existe des adhérences entre le vagin et la matrice, on les détruit avec le bistouri.

Dans tous les cas, il faut apporter beaucoup de prudence dans les tentatives de réduction auxquelles on se livre, et ne jamais s'obstiner à vaincre des obstacles insurmontables. Une autre manière d'agir pourrait avoir pour résultat une métrite, une péritonite et la mort des malades.

Le prolapsus survenu au commencement de la grossesse guérit presque de lui-même, comme nous l'avons dit, vers le quatrième ou cinquième mois de la gestation. Mais il n'est pas rare de voir les déplacemens de cette espèce, même lorsqu'ils sont incomplets, se reproduire plus tard et fort souvent à l'occasion du travail de l'accouchement. C'est surtout ici qu'il importe de recommander la position horizontale et le repos. Pour faciliter l'émission des urines, il est nécessaire de tenir le bassin élevé, afin que l'utérus entraîné par son propre poids retombe vers le diaphragme. M. GARDIEN recommande de remédier à la rétention d'urine, en portant un doigt derrière la symphise du pubis, pour écarter le corps de la matrice et pour faire cesser la pression qu'il exerce sur le col de la vessie et sur le canal de l'urètre. L'accoucheur doit, pendant le travail, ne pas engager la femme à *pousser* trop violemment, il doit aussi confier, si la chose est possible, l'expulsion du fœtus aux seules contractions utérines. En même temps qu'il tient une de ses mains appliquée sur l'hypogastre, il fait bien d'introduire l'autre dans le vagin pour soutenir la matrice et pour résister ainsi aux efforts qui tendent à l'abaisser.

Le prolapsus compliqué de grossesse est-il complet, il faut encore tâcher d'en obtenir la réduction; MAURICEAU est parvenu à l'opérer au terme de 4 à 5 mois; d'autres exemples cités par les auteurs démontrent qu'il n'est pas toujours impossible de réussir dans les cas de cette espèce. Cependant, nous croyons donner un sage conseil en engageant, avec M. GARDIEN, à ne pas faire la moindre tentative pour réduire la tumeur, lorsque la grossesse est déjà avancée; il faut se borner à soutenir la matrice au dehors à l'aide d'un bandage convenable. On peut, à ce propos, demander quelle conduite tiendra l'accoucheur au moment de l'accouchement, soit que l'existence du prolapsus ait précédé cette époque, soit au contraire que la matrice ait franchi la vulve pendant le travail. Dans une circonstance semblable, PORTAL parvint à dilater l'orifice utérin avec ses doigts et à terminer l'accouchement avec bonheur; la réduction se fit après avec facilité. MARRIGUES fut obligé d'agrandir l'orifice utérin par une double incision, chez une femme devenue mère pour la première fois à l'âge de 43 ans, affectée de prolapsus utérin depuis fort longtemps. LEVRET observe judicieusement qu'il ne faut avoir recours à la dilatation employée par PORTAL et aux incisions pratiquées par MARRIGUES que dans les cas où la nature ne peut suffire pour opérer l'accouchement. S'il en est autrement, il vaut mieux confier le travail aux seuls efforts de la nature, et s'en tenir à quelques fomentations émollientes, pour faciliter la dilatation du col de la matrice.

J'ai indiqué comment on remédiait à la plupart des complications qui pouvaient s'opposer à la réduction de la matrice , telles que l'inflammation , les ulcérations , la gangrène, etc. Il me reste à parler des calculs, des polypes et des dégénérescences squirrheuses, cancéreuses, etc., etc.

Si les calculs qui se sont formés dans la vessie rendent la réduction difficile ou impossible, il est indispensable de les enlever ; on fait choix des moyens les mieux indiqués dans cette circonstance. Si le prolapsus est compliqué de polype , le praticien ne saurait apporter d'hésitation dans la conduite qu'il doit tenir ; la réduction procurerait peu de soulagement sans l'ablation du polype : la disparition de cette excroissance est donc la première chose à laquelle il doive songer.

Les dégénérescences qui compliquent le prolapsus de l'utérus soulèvent une question chirurgicale extrêmement grave. Un grand nombre d'auteurs affirment qu'on peut enlever , sans danger et avec avantage pour la femme, une partie du col utérin attaqué de dégénérescence cancéreuse ; quelques-uns vont même jusqu'à conseiller l'extirpation totale de la matrice en prolapsus complet. Ces auteurs s'appuient sur ce que, dans ce cas , les chances sont beaucoup plus favorables que dans les circonstances où l'on a tenté l'ablation de l'utérus non abaissé. Quelques observations semblent même justifier cette opinion sur laquelle nous reviendrons à propos du cancer utérin.

Il ne suffit pas d'avoir réduit les parties déplacées , il faut encore les maintenir dans la position qu'elles doivent occuper. Nous devons en convenir, cette indication présente un si grand nombre de difficultés, qu'on a multiplié à l'infini les moyens de la remplir. Le médecin doit observer d'abord quelques règles générales , dont l'oubli serait préjudiciable aux malades. Il recommandera d'éviter avec le plus grand soin, tout ce qui pourrait exercer une compression médiate ou immédiate sur la matrice , comme la toux, le parler continu, la trop grande

distension de l'estomac par les alimens, les violens efforts pour
aller à la selle, etc., etc. La position horizontale est indispensable pendant les premiers jours; on vide la vessie par le cathétérisme; on prescrit des purgatifs minoratifs, les tamarins,
l'électuaire lénitif, par exemple, afin d'éviter l'accumulation
des matières fécales dans les intestins; en même temps, il est
convenable de ne permettre que des alimens maigres et peu
nutritifs.

Les malades une fois soumises à ce régime, on conseille de
donner du ton aux parties; on se sert pour cela des astringens
et des toniques. Les injections faites avec des décoctions de
quinquina, de ratanhia, de tan, de noix de galle, ou bien encore avec un infusé de roses de Provins dans du gros vin,
sont journellement employées. On dit avoir obtenu quelques
succès de l'usage des douches et surtout des bains ferrugineux, sulfureux, etc. Ce dernier moyen, préconisé par le
docteur HAUS, ainsi que ceux dont je viens de parler, ne
convient que dans les déplacemens peu avancés, et surtout
dans ceux qui tiennent à un relâchement du vagin. J'ajouterai
qu'il serait quelquefois dangereux de les mettre en pratique,
si l'utérus était enflammé, ou simplement irrité, ou chargé
du produit de la conception.

En réfléchissant au grand nombre de pessaires employés
jusqu'à ce jour, et aux modifications nombreuses qu'on leur
a fait subir sous le rapport de leur forme, on comprend aussitôt que ces instrumens n'ont qu'un avantage fort équivoque.
Quoi qu'il en soit, on s'est beaucoup appliqué à les rendre
utiles, et, n'en point parler, serait commettre une grave omis-
sion. M. HERVEZ DE CHÉGOIN, madame RONDET et M. ROGNETTA
se sont particulièrement occupés de la perfection des pessaires.

Beaucoup d'autres médecins ont encore imaginé des instrumens qui se rapprochent plus ou moins des pessaires; mais

j'aurais trop à dire, s'il me fallait entrer ici dans les détails particuliers à chacun d'eux.

Pessaires utérins. — « Les uns appelés *gimblettes* sont complètement circulaires, arrondis, aplatis de haut en bas, percés d'un trou au centre, ou légèrement échancrés en avant et en arrière, en sorte qu'ils figurent un 8 en chiffre (pessaire de Bruninghausen), ou tout-à-fait elliptiques; ou, enfin, échancrés aux quatre extrémités des deux principaux diamètres. En Angleterre, on leur donne une forme globuleuse. Les pessaires en bilboquet sont formés d'un anneau en ivoire soutenu par trois branches qui aboutissent à une tige longue de quelques pouces et percée de trous à son extrémité libre. Désormeaux avait creusé cette tige d'un canal central pour favoriser l'écoulement des liquides. Tous ceux-ci sont destinés à agir sur le col utérin, même dans les déviations de la matrice, et en vertu de ce principe, soutenu encore par M. Dugès, qu'il faut agir dans tous les cas sur le col plutôt que sur le corps de l'utérus (Malgaigne) *. »

En 1833, M. Hervez de Chégoin publia un mémoire intéressant, dans lequel il émet une opinion tout-à-fait opposée à celle de M. Dugès; il soutient que les pessaires ne sont en général si génans que parce qu'ils agissent sur le col et non sur le corps de l'utérus. « Il remplace conséquemment tous les pessaires utérins par les suivans : le premier est un cercle plat dans lequel entre le col utérin, afin que le bord du cercle soutienne immédiatement la matrice. Le rebord de ce cercle est beaucoup plus large en arrière qu'en avant, ce qui a pour but, dans l'antéversion, d'éloigner le col de la partie postérieure du vagin; dans la rétroversion, de s'opposer à l'abaissement du corps de la matrice et de retenir le col qui tend à se porter en avant. L'instrument est supporté par une tige mince

---

* *Manuel de médecine opératoire.*

et plate, à bords arrondis, pour porter et soutenir le pessaire à la hauteur convenable.

» D'après cette vue, la portion antérieure du cercle n'a pour utilité que de mieux fixer le pessaire; aussi, M. HERVEZ préfère le suivant : C'est une sorte de cylindre échancré en haut, de manière qu'il y ait en arrière une demi-circonférence sur laquelle appuie l'utérus, et une gouttière en avant pour recevoir le col utérin. Il offre aussi deux échancrures latérales pour que les parois du vagin, revenant sur elles-mêmes, se logent dans ces échancrures, et concourent à fixer le pesssaire en place; mais il ne peut convenir que pour un vagin étroit ; un vagin très large exige le premier modèle.

Le principe nouveau de M. HERVEZ DE CHÉGOIN nous paraît d'une importance capitale. Toutefois, il ne faut pas s'y tenir absolument, et le meilleur pessaire sera celui qui agira à-la-fois sur le col et sur le corps utérin. La largeur du vagin, la nature du déplacement, la conformation du bassin même, doivent quelquefois aussi en faire modifier la forme. Ainsi, M. HERVEZ lui-même a été obligé, dans un cas, d'appliquer en avant la partie la plus large de son cercle; et, dans un autre cas, où le sacrum offrait une concavité énorme, il ne put soutenir l'utérus qu'en remplissant le vagin avec une bouteille assez grosse de caoutchouc (MALGAIGNE). »

M. le docteur ROGNETTA a proposé de remédier à la descente de la matrice à l'aide d'un pessaire *infundibuliforme.* «Ce pessaire est construit de manière qu'une fois placé dans le vagin, les parois de ce conduit s'affaissent au-dessous du cercle supérieur de l'entonnoir élastique, y forment une espèce de bourrelet, et l'instrument reste seul en position, sans lisière ni autre appareil. J'ajouterai que la queue de ce pessaire, qui arrive jusqu'à la vulve, et qui est grosse comme un petit doigt, étant très élastique, je la replie en dedans du vagin, derrière la fourchette de la femme. Elle fait là l'office d'un ressort, agissant incessamment de bas en haut, et s'opposant à la descente et au déplacement du pessaire. Je dois à M. le professeur Dupuytren l'idée de remplir de la sorte la partie inférieure de l'instrument.»

1re *Observation.* — « M. le docteur Evrat jeune m'a adressé, il y a quelques mois., une de ses malades atteinte de descente de matrice, pour lui poser un de mes pessaires. Je me suis servi d'un pessaire infundibuliforme ; cet instrument, sans avoir aucunement gêné la femme, a si bien réussi, qu'aujour-d'hui, 7e mois, après l'usage constant du pessaire, elle se trouve complètement guérie de son mal; je dis complètement guérie, car la malade peut à présent rester des journées entières sans porter de pessaires, et la matrice ne descend plus à la vulve ; les douleurs qu'elle éprouvait auparavant aux reins et aux aines sont entièrement disparues. Toutefois, cette dame n'a pas encore définitivement renoncé à l'usage du pessaire; lorsqu'elle a de grandes courses à faire, soit à pied, soit en voiture, elle a l'attention de remettre son pessaire. La femme ôte et remet elle-même, sans aucune gêne, son instrument ; elle en a deux qu'elle change, et qu'elle lave, toutes les semaines, dans de l'eau fraîche un peu savonneuse.

Deux circonstances rendent cette observation remarquable, ainsi que M. Evrat a pu s'en assurer lui-même : 1° la guérison radicale de la descente de la matrice par l'usage constant d'un pessaire ; 2° l'inaltérabilité de l'instrument, après sept mois d'usage. »

2e *Observation.* — «Une dame de Strasbourg, s'est rendue exprès à Paris, il y a quelques mois, pour se faire traiter d'une descente complète de l'utérus avec renversement du vagin. Tous les pessaires plats ordinaires avaient échoué sur cette malade, l'instrument tombait aux premiers pas qu'elle faisait pour marcher, et les viscères se précipitaient sur-le-champ hors de la vulve. Je lui ai appliqué un de mes pessaires infundibuliformes, et les organes ont été solidement retenus en leur place naturelle. Cette dame m'écrit maintenant qu'elle se trouve très bien, et que la chute de la matrice ne s'est plus reproduite depuis qu'elle fait usage de cet instrument. Elle ôte elle-même son pessaire tous les huit jours pour le laver et le laisser reposer, elle le remplace par un autre pareil dont elle s'était munie. »

3e *Observation.* — « Il y a quelques jours, M. BÉRARD jeune m'a prié d'appliquer un pessaire infundibuliforme à une de ses malades, à l'hôpital Saint-Antoine, ce que j'ai fait en sa présence et en celle de plusieurs de ses élèves. Cette application n'a laissé rien à désirer, et je ne doute point que, dans quelques mois d'ici, cette malade ne se trouve radicalement guérie de sa descente utérine, si elle a soin de tenir toujours en place son pessaire, et de l'alterner tous les huit à dix jours avec un autre pareil, pour l'avoir toujours propre.

» Je pourrais rapporter ici plusieurs autres faits pareils aux précédens pour prouver l'efficacité et la bonté du nouveau pessaire que je présente aujourd'hui, mais ceci n'ajouterait pas beaucoup aux assertions sur le même sujet.

» Ceux qui ont appliqué ou vu appliquer des pessaires ordinaires pour des descentes de matrice, ont pu remarquer quels efforts il faut de la part du chirurgien, et quelles douleurs la femme éprouve durant cette introduction de l'instrument, soit qu'il soit plat, en tissu vernissé, soit qu'il soit en bilboquet et en ivoire. Ceci tient : 1° Au manque d'élasticité de ces pessaires ; 2° au volume trop grand qu'il faut leur donner pour qu'ils puissent rester dans le fond du vagin. Ainsi que je le disais autrefois, pour pouvoir rester quelque temps en place, les pessaires ordinaires doivent entrer aussi serrément dans le fond du vagin qu'une pièce de monnaie qu'on ferait entrer par force, à plat dans une bourse étroite. Delà les vaginites et les autres inconvéniens que j'ai déjà signalés ailleurs. Ajoutez à cela que le pessaire ordinaire, n'étant composé que d'étoffe vernissée d'huile de lin, se pourrit en peu de temps dans le vagin, et devient la source d'autres accidens. C'est par les propriétés contraires que les pessaires en caoutchouc sont supérieurs à ceux que je viens de nommer.

» La grande élasticité dont jouit la résine brésilienne me permet de presser mon pessaire entre trois doigts avant de l'introduire ; j'en diminue aussi considérablement le volume et je l'introduis dans le vagin de la femme, sans que celle-ci éprouve la moindre douleur ; certaines femmes mêmes ne s'aperçoivent qu'à peine de cette manœuvre. Je lâche alors la pression et le cercle de l'entonnoir se déploie par son élasticité naturelle ; le pessaire reste en place, à-peu-près comme un obturateur du palais est retenu par ses ressorts, qui appuient sur la face interne des os de la voûte palatine (ROGNETTA) *. »

M. ANNAN a remédié au prolapsus utérin avec un instrument assez semblable à celui dont se servent les chirurgiens d'Angleterre pour retenir le prolapsus de l'anus. On sait que cet instrument se compose : 1° d'un ressort métallique circulaire qui embrasse le bassin comme un bandage herniaire ; 2° d'une tige courbe qui, partant de l'angle sacro-vertébral, se termine à l'anus. Mon appareil diffère du précédent, dit M. ANNAN, « en ce qu'il porte au bout inférieur de la tige descendante une plaque circulaire trouée à son centre, à laquelle sont attachées deux petites courroies étroites. En serrant ou en relâchant un petit écrou dont cette plaque est douée, on peut graduer à volonté sa pression sur l'anus. J'ai aussi fait rendre plus élastique et plus forte la tige en question, afin

* *Gazette médicale*, 1834.

qu'elle puisse se prêter et résister aux différens mouvemens du tronc. Cette machine comprime l'anus et le périnée, elle s'oppose parfaitement à la descente de l'utérus, améliore l'état des hémorroïdes, et guérit la procidence rectale si elle existe. D'autres modifications, cependant, ont été nécessaires ainsi qu'on va le voir dans l'observation suivante :

Prolapsus utérin-chronique; pessaire insupportable; application de la nouvelle machine compressible; guérison.

« Ayant eu affaire à une femme atteinte d'une procidence au 3e degré, chez laquelle les pessaires avaient été insupportables et inefficaces, j'ai songé à lui appliquer l'instrument que je viens de décrire. J'ai d'abord fait allonger convenablement la tige courbe descendante, afin que le périnée fût exactement comprimé. La matrice a été soutenue et la malade soulagée, mais l'usage du bandage gênait; il incommodait dans la marche, et dans la position assise, il pinçait quelquefois les chairs. J'ai donc fait changer la position de la tige en l'appliquant à la partie antérieure du bandage, et en la faisant passer d'avant en arrière; il a fallu pour cela diminuer la longueur de la même tige et changer la direction de sa courbe. Cette modification, bien que réellement avantageuse, laissait encore à la tige l'inconvénient de passer entre les grandes lèvres et de les irriter désagréablement. Je l'ai fait alors raccourcir et courber davantage, de manière à rester éloignée de la vulve, et à ne comprimer que la commissure postérieure des grandes lèvres et la partie antérieure du périnée. La femme pouvait alors se promener et s'asseoir sans éprouver aucune gêne. La matrice était parfaitement soutenue; tous les symptômes que la femme éprouvait se sont dissipés, et elle a pu, pour la première fois depuis longues années, se promener librement et sans souffrir. Elle porte l'instrument depuis deux ans et elle peut faire de grandes courses, sans qu'il se déplace, ni que les symptômes du prolapsus reparaissent. A présent, la femme ne fait usage de la machine que lorsqu'elle a des courses à faire ; elle l'enveloppe toujours d'une chemise ou d'un linge propre avant de s'en servir : pendant le jour, et tant qu'elle garde la maison, elle n'en a plus besoin, encore moins durant la nuit.

M. ANNAN dit avoir retiré les mêmes avantages de ce moyen chez plusieurs autres femmes, aussi lui donne-t-il la préférence sur les pessaires employés jusqu'ici.

Quel que soit le pessaire qu'on emploie, on doit le retirer de temps en temps, afin de le nétoyer, car sans cette précaution, il pourrait s'incruster de matières calcaires et déterminer des ulcérations du vagin.

Ici se présente une question à résoudre : Il ne suffit pas de savoir que les pessaires ont des avantages équivoques, il faut encore décider s'ils ne sont pas nuisibles. Tous les médecins conviennent de la gêne et des accidens fâcheux qu'ils peuvent occasioner. Outre qu'ils exercent sur le rectum et la vessie une pression qui nuit nécessairement aux fonctions de ces viscères, le col de l'utérus s'irrite et s'excorie par suite de son contact avec ces corps étrangers. On a vu très fréquemment le séjour trop prolongé d'un pessaire dans le vagin déterminer en même temps la perforation de la cloison recto-vaginale et celle de la cloison vagino-vésicale (GARDIEN, DUPUYTREN). La même cause donna lieu à une fistule recto-vaginale chez une jeune fille des environs de Lagny (LAROCHE). M. DENEUX a communiqué une observation du même genre.

M. OLLIVIER * a publié l'histoire d'une malade attaquée de prolapsus utérin traité par les pessaires en liége ; leur usage amena l'usure de la cloison recto-vaginale.

* *Gazette médicale*, 1836, p. 653.

» Une femme de la Pouèze, département de Maine-et-Loire, à qui l'on avait posé un pessaire, ressentait dans le vagin une cuisson, et bientôt après une douleur très grande depuis environ 2 ou 3 mois, avec un écoulement séro-purulent, d'une fétidité inouie, lorsqu'un de mes confrères fut appelé. Cette femme lui dit que ces accidens étaient causés par la présence d'un pessaire en liége qu'elle portait depuis un an, et qu'il lui était impossible d'enlever ; à l'examen des parties, on trouva la cloison recto-vaginale en partie détruite par une ulcération profonde où se logeait le bord du pessaire. La cloison vésico-vaginale n'était guère plus intacte, et la malheureuse patiente était à la veille d'avoir le vagin converti en un cloaque infecte ; consulté depuis par cette malheureuse, je pus juger par moi-même de l'étendue du mal. Outre les lésions sus-mentionnées, il existait une métrite chronique avec érosion purulente au col, dus à la présence du pessaire qui entretenait en même temps un engorgement considérable qu'on n'avait point essayé de traiter.

Quelquefois le col de la matrice s'engage dans la cavité du pessaire, s'y allonge, s'y moule, et finit par y adhérer fortement. Le corps de la matrice lui-même peut s'engager dans la cavité des pessaires. Si ces instrumens sont composés de substances altérables, ils ont encore l'inconvénient d'irriter plus vivement les parties. S'ils sont au contraire faits d'ivoire, d'argent, en un mot, s'ils sont durs, peu élastiques, ils s'accommodent difficilement à la forme des parties et sont presque toujours insupportables. Suivant moi, l'usage du pessaire, quel qu'il soit, n'est jamais indifférent, son emploi donne toujours lieu à une sécrétion vaginale, à un écoulement incommode, où si cet écoulement existait déjà avant l'application de l'instrument, il ne manque pas de l'entretenir. On peut encore reprocher aux pessaires, de favoriser la formation des varices du vagin et des hémorroïdes.

Règle générale, l'emploi du pessaire est contre-indiqué, lorsque le col ou le corps de la matrice est enflammé ; on ne doit s'en servir que pour remédier au déplacement lui-même, ou bien encore dans les circonstances où l'on est porté à croire que les douleurs qui accompagnent le déplacement, après avoir résisté aux antiphlogistiques, disparaîtront, lorsque l'utérus sera maintenu dans sa situation naturelle. Si le pessaire est trop petit, il ne peut rester en place, s'il est trop large, il comprime le sacrum et la vessie, et il ne peut être conservé à cause des difficultés qu'il occasionne, toutes les fois que les malades veulent uriner ou aller à la garde-robe.

Les inconvéniens qui se rattachent à l'usage des pessaires, autorisent le praticien à ne les employer qu'avec beaucoup de réserve, la plupart du temps il les remplacera avantageusement par un chauffoir ; une petite éponge ou un sachet, nous a souvent suffi là où des pessaires avaient déjà été appliqués. Cependant, il est bon de remarquer que les éponges se ramollissent promptement dans le vagin, qu'elles s'imbibent des mucosités que sécréte ce conduit, et qu'alors elles ne soutiennent la matrice que fort imparfaitement. Elles conviennent dans le prolapsus imcomplet ; on les introduit jusque sous le museau de tanche, après les avoir imprégnées d'un corps gras ; pour les nettoyer, on les retire à l'aide d'un fil qui les traverse.

Traitement curatif. — Le traitement curatif du prolapsus utérin, repose sur une opération qui consiste à rétrécir le canal par lequel se fait la chute de la matrice. Cette partie du traitement est encore toute nouvelle, nous devons dire même qu'elle n'est pas complète ; car, jusqu'à ce jour, les faits sont peu nombreux, et tous ne confirment pas les succès qu'avaient fait espérer des procédés opératoires mis en usage par les chirurgiens les plus distingués. Nos recueils périodiques n'ont pas manqué cependant de nous tenir au courant des tentatives faites en France ainsi qu'à l'Étranger, pour arriver à la cure radicale du prolapsus de la matrice. Je ne crois pouvoir mieux faire que de consigner ici les observations publiées dans la *Gazette Médicale*, et les réflexions qui les accompagnent.

M. Marshall de Hall, a proposé le premier * d'enlever une languette de la muqueuse du vagin, afin de rétrécir ce canal et de maintenir ainsi le prolapsus réduit. M. Dieffenbach, à qui la médecine opératoire doit plus d'un procédé ingénieux, a appliqué à cette procidence la méthode conseillée par Dupuytren, pour la chute du rectum. Déjà, l'on comptait, en Angleterre et Allemagne, un certain nombre de tentatives de guérisons radicales, lorsqu'en France, MM. Velpeau, Bérard, Laugier, etc., tentèrent la cure définitive de quelques malades. En 1833, madame Boivin, s'exprimait ainsi à l'égard de l'opération de M. Marshall de Hall.

« Ce docteur vient de guérir par le rétrécissement artificiel du vagin, un prolapsus approchant du troisième degré ; une lânière d'un pouce et demi de largeur, avait était enlevée à la membrane muqueuse dans toute la longueur du canal ; la plaie fut réunie par des points de suture. On ne nous parle pas d'hémorragie et l'on nous assure que la malade n'éprouva après l'opération, ni douleur, ni fièvre. Reste à savoir si cette guérison sera durable, si le vagin ne sera pas à la longue refoulé, froncé, renversé même ou dilaté de nouveau par le poids de l'utérus, deux mois et demi seulement se sont écoulés depuis l'opération, jusqu'à l'époque où les journaux en ont rendu compte. »

Le traducteur de madame Boivin, M. Héming, frappé, par l'observation de l'auteur du *Traité des maladies de l'utérus*,

---

* Il paraît cependant que l'idée de rétrécir le vagin appartient à un médecin français, M. Girardin ; quoi qu'il en soit, l'exécution reste à M. Marshall de Hall.

nous apprend qu'il y eut à peine écoulement de sang et que M. VINCENT, chirurgien à l'hôpital de Barthélemy, constata deux ans après l'opération, que l'utérus et la vessie étaient parfaitement maintenus dans leur situation naturelle.

M. le docteur IRELAND, pour remédier à une chute de la matrice, a pratiqué une opération qui se rapproche de celle de M. MARSHALL DE HALL.

« *Observation.* — Marie Shiels, ouvrière, âgée de 50 ans, entra à l'hôpital des femmes en couches d'Anglesey, le 17 novembre 1834. Trois ans auparavant, elle s'était aperçue que, durant un exercice actif, une petite tumeur descendait dans le vagin ; elle descendit de plus en plus et s'accrut graduellement en volume, en sorte qu'à la longue, au moindre effort, la tumeur sortait de quatre à six pouces en dehors de la vulve. Lorsqu'elle était couchée, elle pouvait faire rentrer la tumeur en la comprimant avec les doigts ; mais dès qu'elle se mettait debout, le prolapsus se représentait. Elle n'en éprouvait que peu de douleur ou d'incommodité, excepté en marchant ; mais il y a huit mois, la tumeur, qui avait été reconnue pour une chute de matrice, ne put plus être réduite par les moyens qui, jusqu'alors, avaient réussi. La femme souffrait considérablement d'une sensation de renversement *(bearing down)* ; la surface de la tumeur s'ulcéra et fournit un écoulement ; la marche était très douloureuse ; la malade ne pouvait se livrer à aucune occupation active, et enfin, elle se détermina à réclamer les secours de l'art. »

A l'examen que je fis, de concert avec M. HAYDEN, je reconnus une procidence de l'utérus ; la tumeur, mesurée la femme étant couchée, avait environ quatre pouces de longueur, et représentait un cône dont le museau de tanche formait le sommet, et dont la base était à l'orifice vaginal. Sa surface était constituée par la muqueuse du vagin renversée, ulcérée, dans une étendue d'environ deux pouces à la partie antérieure, près du museau de tanche, et partout ailleurs offrant plutôt l'aspect du tissu cutané que du tissu muqueux, à raison de sa longue exposition à l'air. La vessie ne se vidait qu'avec quelque difficulté; le ventre était resserré. Cette femme avait joui d'une santé excellente; elle avait été mariée, mais n'avait jamais été enceinte. Les règles avaient cessé depuis quatre ans. »

« On lui prescrivit le repos et la position horizontale, on tint le ventre libre par de légers laxatifs, la tumeur fut fomentée avec une solution d'acétate de plomb dans une décoction de têtes de pavots, et l'on appliqua sur la partie ulcérée, des cataplasmes émolliens. Ce traitement, continué jusqu'au 24 novembre, apaisa quelque peu les souffrances de la malade ; mais, comme elle désirait être débarrassée de son infirmité, je réunis en consultation, MM. O'BEIRNE, CHURCHILL, et HAYDEN, et l'opération fut décidée ; je disséquai, sur la portion latérale du vagin, un lambeau de la membrane muqueuse d'environ un pouce et demi de largeur, et qui s'étendait dans toute la longueur de la tumeur, depuis l'orifice de l'utérus jusqu'à la vulve. Les incisions étaient presque parallèles, excepté à leur commencement et à leur terminaison, où elles convergeaient brusquement l'une vers l'autre. Il y eut quelque difficulté à détacher la membrane muqueuse épaissie des tissus sous-jacens ; mais l'écoulement de sang était insignifiant ; un seul vaisseau qui en donnait assez fut oblitéré par la torsion. Les bords de la plaie furent alors mis en contact au moyen de quatre points de suture entrecoupée ; et, à l'aide d'une pression modérée, on parvint aisément à repousser l'utérus dans sa position normale. La malade n'avait souffert qu'au commencement et à la fin de l'opération, les parties sensibles étant au voisinage de l'orifice utérin et de la vulve. Immédiatement après l'opération, on fit dans le rectum une injection d'une demi-pinte d'eau froide, et une autre de même quantité dans le vagin, dans la vue de prévenir l'hémorragie ; mais il n'en survint aucunement. »

Au 30 novembre, la malade n'avait éprouvé aucun symptôme fâcheux, ni irritation générale, ni douleur locale, ni malaise, ni hémorragie ; toutes les parties gardaient leur position ; la vessie et les intestins se vidaient avec la plus complète facilité. La seule prescription était une simple dose d'électuaire lénitif, pour entretenir la liberté du ventre ; en outre, le repos et la position horizontale. »

» Le 15 décembre, rien d'important à noter : le toucher vaginal, pratiqué à diverses reprises, avait fait reconnaître le col utérin maintenu dans sa position naturelle ; on sentait aussi distinctement les sutures, dont aucune n'était encore tombée. Dans ces derniers jours la malade, fatiguée du lit, a instamment demandé qu'on lui permît de se lever ; elle s'est levée en effet, sans ressentir aucune tendance à un nouveau déplacement ; elle se trouve tout-à-fait débarrassée de la sensation de tiraillement et de tous les autres symptômes qu'elle éprouvait avant l'opération.

» Cette observation confirme les résultats déjà obtenus par M. MARSHALL DE HALL ; ainsi, dans les deux cas, il n'y a eu durant l'opération que peu de douleur et d'hémorragie ; il n'y a eu, après, ni fièvre, ni inflammation locale, et enfin tous deux ont été couronnés du plus complet succès. Il paraît donc juste de revenir sur le jugement un peu précipité qu'on avait porté en France de cette opération, et il est fort douteux que le procédé de M. DIEFFENBACH eût obtenu un semblable succès, si l'on songe qu'il n'a pas fallu enlever moins d'un pouce et demi de la largeur du vagin pour lui rendre son calibre naturel.

» M. IRELAND pense avoir ajouté à la sécurité et à la facilité du procédé opératoire, en pratiquant le lambeau sur la région latérale, ce qui éloigne davantage le bistouri de la vessie et du rectum, et en disséquant le lambeau de la vulve vers le col utérin; on conçoit, en effet, que la dissection est plus facile et la tumeur plus aisément maintenue par un aide qui n'a besoin de fixer son extrémité inférieure que quand on dissèque le lambeau en sens contraire, puisque alors on ne peut maintenir la tumeur qu'en plongeant une érigne dans sa partie la plus sensible, c'est-à-dire, près de l'orifice de l'utérus (*Gaz. Méd.*, réflex. du rédacteur). »

Telles sont les réflexions que faisait la *Gazette Médicale* le 21 mars 1835; cinq mois après, M. BÉRARD jeune rendait compte à l'Académie royale de Médecine des résultats auxquels l'avait conduit l'opération proposée par M. IRELAND. Chez l'une des malades opérée par M. BÉRARD, le prolapsus utérin était complet; un lambeau de membrane muqueuse de 15 lignes de large fut disséqué de la partie latérale gauche du vagin. Ce lambeau commençait à la face interne de la grande lèvre et se terminait sur le col de la matrice; les bords de la plaie furent réunis par cinq points de suture simple, après quoi l'utérus fut réduit et la malade replacée dans son lit, sans autre pansement. Elle y resta 15 jours, au bout desquels elle se leva et reprit ses occupations ordinaires, sans qu'il s'effectuât de déplacement nouveau.

M. BÉRARD parle encore de deux autres femmes opérées par lui; la première subit deux fois l'opération, mais sans succès, le prolapsus se reproduisit aussitôt qu'elle voulut se lever. La femme qui fait le sujet de la troisième observation est âgée de 36 ans, *elle commence à se lever et la guérison paraît solide. Aucun accident soit primitif, soit consécutif, n'est survenu chez ces deux femmes,* non plus que chez la première dont nous avons parlé, depuis l'époque où ces détails ont été consignés dans les journaux ; les malades de M. Bérard ont vu leur maladie se reproduire entièrement ; ce qui démontre évidemment que le procédé mis en usage n'a pas répondu à tout ce qu'on en attendait.

M. Bérard a proposé de donner le nom d'*élytroraphie* à l'opération imaginée par M. Marshall de Hall et modifiée par M. Ireland.

M. Laugier a tenté de guérir radicalement la chute de la matrice en rétrécissant le vagin au moyen de cautérisations ; il s'est d'abord servi du nitrate acide de mercure, sans aucun avantage ; il a remplacé ce caustique par le cautère actuel chauffé au *rouge-blanc ;* « l'opération ne dure pas une demi-minute ; la plaie entraîne des escarres, des pertes de substances, des cicatrices saillantes et bridées ; elle n'est point d'ailleurs suivie d'accidens notables, elle remplit donc, de prime-abord, toutes les conditions désirables pour la guérison des descentes de matrice. » M. Laugier a donné à l'Académie quelques détails sur une femme qu'il a opérée par la cautérisation ; il assure qu'elle a peu souffert de l'opération, à cause de la rapidité avec laquelle elle a été faite ; l'inflammation a été modérée, à peine y a-t-il eu de la fièvre. La malade s'est levée. sans que le prolapsus se soit reproduit ; *le vagin est fort rétréci, mais non oblitéré, et si cette femme n'avait pas 57 ans, toutes ses fonctions pourraient s'exercer avec régularité.* Il y a peu de jours, j'ai su de M. Laugier lui-même que la malade dont il est question n'est pas entièrement guérie, il existe encore une chute incomplète de la matrice.

L'opération proposée par M. Marshall de Hall et celle de M. Laugier ont pour but de rétrécir le vagin ; M. le docteur Fricke de Hambourg, en conseille une autre qu'il nomme *épisioraphie,* et qui consiste seulement à déterminer l'adhérence des grandes lèvres entre elles, et à créer un obstacle que le vagin et la matrice ne puissent surmonter. Cette opération se pratique de la manière suivante :

« La malade est placée sur une table comme pour l'opération de la taille ; seulement les pieds et les mains n'ont pas besoin d'être liés. L'opérateur saisit une des grandes lèvres entre le pouce, et les autres doigts de la main gauche ; il commence, avec un bistouri pointu, une incision à deux travers de doigt environ au-dessous de la commissure supérieure et à un travers de doigt du bord même de la grande lèvre. L'incision est ensuite conduite en bas avec le tranchant du bistouri, jusqu'à la fourchette, où elle se termine en s'inclinant légèrement en dedans. On enlève ainsi un lambeau de la grande lèvre, de la largeur d'un doigt. Un semblable lambeau est retranché de l'autre lèvre, en prenant soin que les deux incisions se réunissent à angle aigu, à un travers de doigt au-dessous de la fourchette et qu'elles comprennent cette commissure.

» Après s'être assuré des vaisseaux divisés, et après avoir réprimé le sang qui suinte de ces tissus spongieux, en les épongeant avec de l'eau froide, on met les deux grandes lèvres en contact, et on les réunit par des points de suture, suivant le procédé ordinaire. Auparavant toutefois, le chirurgien doit examiner avec soin l'état du vagin et de l'utérus, compléter la réduction, s'il est besoin, et les maintenir en place au moyen d'une éponge molle, imbibée d'huile, et traversée par une ligature, pour pouvoir être retirée à volonté. Les points de suture seront exactement serrés, et les bords de la division mis en contact parfait jusqu'au niveau de la fourchette, ce qui demande en général 10 ou 12 points de suture. Le pansement sera simple et soutenu par un bandage en T. Comme il est à désirer que la réunion se fasse par première intention, et que le contact de l'urine y mettrait obstacle, il faudra, pendant les premiers jours qui suivront l'opération, vider la vessie par le cathétérisme.

» L'ouverture laissée supérieurement sera suffisante pour livrer passage au flux menstruel et à la sécrétion muqueuse du vagin ; elle pourra même permettre la consommation de l'acte vénérien. Si la femme devenait enceinte, il serait facile, avec une petite incision, de frayer une libre route à l'enfant. » (*Gazette Médicale.*)

Observation. — « H. E. Sornsen, de Hambourg, 44 ans, mère de 4 enfans, souffrait depuis sa dernière couche , qui avait eu lieu 4 ans auparavant d'une manière prompte et facile , d'une chute de la matrice. Une tumeur volumineuse , cylindrique, se rétrécissant vers son extrémité inférieure , d'un rouge-pâle , pendait entre les cuisses , au-devant des parties génitales externes. A l'extrémité inférieure on apercevait l'orifice de la matrice , par lequel suintait une mucosité sanguinolente ; on pouvait faire pénétrer par ce même orifice une sonde à un quart de pouce dans l'organe utérin. Son fond était adhérent aux parois internes des grandes lèvres, de manière à ne pouvoir y passer le doigt. La tumeur était indolente, elle avait 9 pouces et demi dans sa grande circonférence, et 4 dans sa plus petite.

On ne pouvait méconnaître une chute de la matrice et du vagin. La démarche était naturellement difficile ; les parties voisines, excoriées par le frottement, étaient très douloureuses ; les selles, rares, n'avaient lieu que tous les 2 ou 3 jours, et le plus souvent seulement à la suite de lavemens ; l'excrétion des urines, quoique difficile, se faisait cependant spontanément.

On pouvait facilement réduire la tumeur, lorsque la malade était couchée ; mais dès qu'elle se remettait debout, la matrice ressortait aussitôt. Quand elle était replacée dans la cavité pelvienne, les parties génitales externes apparaissaient dans une amplitude telle , qu'on pouvait facilement introduire la main fermée dans le vagin.

La muqueuse vaginale était extraordinairement lâche et distendue.

La condition de la malade, qui était une femme de peine, et
l'état des parties, ne permettaient point de penser à l'application d'un moyen mécanique ; on recourut donc à l'opération,
quoique l'extrême dilatation et le relâchement considérable
des membranes fussent une condition très défavorable à sa
réussite.

La malade placée sur une table à opérations, le sacrum élevé,
et les cuisses rapprochées du bas-ventre, comme pour la taille,
l'opérateur fit, avec un bistouri pointu, aux grandes lèvres de
chaque côté, un lambeau d'un demi-pouce de long et de deux
lignes à-peu-près de large ; les incisions formèrent de cette
façon une sorte de V, dont l'extrémité fermée était dirigée
vers l'angle périnéal. Pendant ce temps de l'opération, un aide
retenait le vagin qui faisait saillie au-dehors ; on réunit ensuite
les bords ainsi rafraîchis des grandes lèvres par 13 points de
suture, après avoir préalablement introduit une éponge molle,
taillée en forme de cône, dans le vagin. Les cuisses furent plus
tard fortement rapprochées l'une contre l'autre, et maintenues
dans cette position au moyen de liens. L'orifice du vagin, ainsi
rétréci, n'avait plus qu'un pouce de diamètre longitudinal.

Après l'opération, qui fut prompte et peu douloureuse, la
malade fut couchée avec précaution sur le côté droit. Depuis ce
moment jusqu'à la guérison complète, l'urine fut constamment
évacuée au moyen d'une sonde élastique.

Premier jour après l'opération ; fièvre traumatique légère,
douleur peu vive ; suppuration modérée de la plaie ; on fait
avec précaution des injections d'eau tiède.

Deuxième jour ; un peu de gonflement au pourtour de la
plaie ; suppuration plus abondante ; les sutures sont enlevées,
sans faire écarter les cuisses à la malade ; la partie supérieure

et antérieure de la plaie est réunie par première intention ; la partie inférieure et postérieure s'entr'ouvre de nouveau, au moment où l'on ôte les fils ; il s'écoule un peu de pus sanguinolent. On fait, au moyen d'une petite seringue, des injections avec eau de camomille 1 livre , et extrait de saturne, 1 gros.

Troisième et quatrième jour. Les bords inférieurs de la plaie, qui se sont écartés la veille, ont commencé à suppurer et sont devenus un peu flasques ; on les enduit d'un peu de teinture de benjoin composée ; l'éponge imbibée de pus est extraite, avec soin par l'ouverture supérieure du vagin.

Sixième jour. La portion de la plaie qui s'est réunie par première intention, est toujours ferme et solide ; jetée d'une grande lèvre à l'autre , elle forme comme un pont qui partage l'ouverture du vagin en deux orifices , l'un supérieur et antérieur plus grand, l'autre inférieur et postérieur plus petit. On humecte l'espèce de pont dont nous venons de parler, avec une solution de nitrate d'argent ; de petits bourdonnets de charpie sont introduits dans le vagin par l'orifice inférieur. Une selle spontanée.

Huitième jour. La malade, dont la position est devenue incommode, est transportée dans un autre lit, disposé d'une manière inclinée ; les cuisses sont toujours maintenues rapprochées.

Douxième jour. On touche les bords de la plaie avec la pierre infernale ; le pont formé par la réunion d'une portion des grandes lèvres est entouré avec précaution de fil de charpie.

Seizième et vingtième jour. La partie de la plaie réunie par première intention est toujours ferme et solide ; l'autre partie, dont les bords sont restés écartés, a commencé à se cicatriser. Le 20, la cicatrice est presque complète, il ne reste plus que, tout en bas, une petite ouverture qui continue à suppurer.

Vingt-sixième jour. Cicatrice entière de toute l'étendue de
la plaie ; le petit pont jeté d'une grande lèvre à l'autre présente
5 lignes de largeur et 5 lignes de longueur en avant, et 6 en
arrière ; on enlève les liens autour des cuisses ; on permet à la
malade d'écarter ces dernières et de prendre une position plus
convenable ; elle ne se lève cependant, qu'au bout de la quatrième semaine. L'ouverture vaginale, est comme nous avons
dit, partagée en deux orifices, l'un antérieur, vers le pubis,
d'un pouce de diamètre longitudinal ; l'autre porté vers le périnée, de 15 lignes, du même diamètre ; la matrice et le vagin
sont parfaitement maintenus en place, et la femme peut, sans
aucune incommodité, vaquer à ses travaux. »

  Deuxième observation. — « M. C. M. B..., servante, 28 ans,
entra à l'hôpital le 15 janvier 1832. Elle avait toujours été bien
portante, et huit ans auparavant, elle avait heureusement relevé de couches.

  Depuis six mois, elle avait éprouvé une chute du vagin et de
la matrice avec de vives douleurs dans les reins, aux cuisses et
aux environs du bassin. Elle continua ses occupations ; toutes les
fonctions étaient régulières, seulement l'écoulement de l'urine
était douloureux. La chute augmenta tellement, qu'elle ne
pouvait travailler sans fortes douleurs.

  Nous trouvâmes une partie du vagin sortie de tous côtés,
dépassant d'un pouce la *rima pudendorum*. Les parties saillantes étaient dures et gonflées, mais peu enflammées et peu
douloureuses au toucher. La matrice était immédiatement derrière la fente, son orifice plus en arrière ; elle était un peu
inclinée en avant ; toutes ces parties rentraient aisément, si la
malade était couchée horizontalement ; mais elles sortaient
aussitôt qu'on cessait de les repousser. Les couches précédentes,
la largeur du bassin et un travail pénible étaient probablement la cause de l'étendue du mal.

La malade fut couchée horizontalement, et on fit préalablement des injections astringentes dans le vagin.

Le 17 janvier, un pessaire fut introduit, et la malade maintenue dans la position horizontale. Le pessaire, trop petit était sorti du vagin, de sorte que le 23, il fallut en introduire un autre plus grand, qui fut véritablement en état de retenir la chute.

La malade se plaignait peu de douleurs pendant les premiers jours qui suivirent l'introduction du pessaire ; mais quinze jours après, il se manifesta un écoulement considérable, accompagné de douleurs aiguës dans le vagin. Des recherches attentives firent découvrir dans la partie supérieure de ce conduit, deux abcès considérables d'où sortait beaucoup de pus. Le vagin était très douloureux-au toucher. L'écoulement des glaires vaginales était fort abondant et répandait une odeur insupportable ; on retira le pessaire et on y substitua des bandages, on fit des injections d'eau de saturne.

Le 17 février, les abcès étaient presque guéris ; on introduisit dans le vagin, une éponge imbibée d'une décoction d'écorce d'ormeau.

Le 3 mars, les abcès étaient entièrement cicatrisés ; on réitéra les essais avec des pessaires de forme et de grandeur diverses, mais aucun ne retenait parfaitement la chute, ou, s'ils remplissaient ce but, il se faisait instantanément des écoulemens considérables d'une matière sale et puante, de sorte que la malade ne voulut plus se soumettre à ces applications. Nous nous décidâmes à employer l'épisioraphie.

La malade couchée horizontalemet, on repoussa la chute, et on introduisit dans le vagin, pour la retenir, une éponge de la grosseur d'un œuf de poule. Un lambeau de deux pouces et demi de longueur fut détaché des grandes lèvres par le procédé ci-dessus ; les artères furent tordues, et 10 points de suture suffirent pour la réunion de la plaie. A la partie supérieure du vagin, il resta une ouverture de deux pouces de diamètre.

La malade fut ensuite transportée dans son lit, couchée sur le côté, le bassin un peu élevé et les genoux liés ensemble avec un mouchoir. On prit soin de couvrir la plaie de compresses imbibées d'eau de GOULARD, et souvent renouvelées.

Le 11 mars, la malade avait éprouvé pendant la nuit, quelques douleurs dans la plaie; du reste, son état était satisfaisant. L'urine fut évacuée à l'aide d'une algalie, et, pour faciliter les selles, on ordonna un lavement; l'incision était encore réunie.

Le 16 mars, la plaie était si bien réunie, à l'exception d'une petite partie près du *frenulum*, qu'on pouvait enlever les fils ainsi que l'éponge, qui fut retirée du vagin avec beaucoup de précaution, à l'aide d'une pince à polypes; par l'ouverture supérieure, on fit des injections avec une infusion de camomille mêlée d'eau de GOULARD, et la plaie fut recouverte de compresses imbibées de ce liquide, auquel on ajouta de l'esprit-de-vin.

La réunion se consolida peu-à-peu, et il ne resta plus qu'une ouverture à la partie supérieure, dans laquelle on pouvait à peine introduire le petit doigt.

Présumant, que cette petite ouverture pourrait permettre à la chute de se reproduire, nous fîmes de nombreux essais pour en opérer la clôture par de nouveaux points de suture, mais envain.

Nous fîmes donc lever la malade, et nous observâmes que la réunion des lèvres, large de trois doigts, suffisait entièrement. La malade quitta l'hôpital pour se marier bientôt après. »

Troisième observation. — C. H..., servante, âgée de 28 ans, entra à l'hôpital, le 28 juin 1833. Elle souffrait depuis un an, d'une chute utérine et vaginale , suite de couches. Elle n'avait employé aucun remède ; le mal avait augmenté , et s'accompagnait d'un écoulement considérable. Les douleurs l'empêchèrent alors de se livrer à ses travaux. L'examen montra un écoulement abondant ; la matrice et le vagin étaient sortis de la vulve il était facile de les repousser, mais ils reparaissaient au moindre mouvement. Les pessaires causaient de la douleur, sans retenir suffisamment la chute. On proposa l'épisioraphie , qui fut acceptée et elle eut lieu le premier juin 1833.

On sépara les deux grandes lèvres , en commençant par le haut, et en avant, vers le bas, et en arrière, jusqu'à la commissure postérieure, un lambeau de peau de [la largeur de deux doigts.

Une seule artère fut tordue, l'utérus repoussé, les bords de l'incision réunis par la suture , la malade couchée sur le côté, les cuisses rapprochées du ventre et les genoux liés. Je prescrivis des compresses imbibées d'eau de GOULARD à la glace.

Le 2 juillet, les bords de la plaie étaient un peu gonflés ; les compresses furent enlevées, et l'on se contenta d'injections d'eau de GOULARD.

Le 3 , les fils furent enlevés , à l'exception d'un seul, c'était le fil suspenseur qui resta encore en place; on trouva la plaie réunie. La malade fut maintenue dans la position horizontale, et les injections d'eau de GOULARD furent continuées.

Le 4 juillet, le dernier fil fut retiré, et la plaie se trouva parfaitement cicatrisée : on permit à la malade de se lever.

Le 4 août, elle marchait sans la moindre difficulté, et pouvait se livrer à ses travaux ; elle ne fut retenue à l'hôpital qu'afin que nous puissions l'observer plus longtemps.

Le 19 septembre , elle quitta l'hôpital parfaitement guérie.

M. le docteur BELLINI, a substitué en 1836, un procédé

nouveau à ceux qu'on avait jusqu'alors employés. L'observation suivante donnera l'idée de la manière dont il exécute l'opération.

Prolapsus vagino-rectal : opération, guérison. — « Madame Gentilina Rossi, femme d'un négociant de Ferrare, âgée de 40 ans, portait depuis plusieurs années un prolapsus de la paroi postérieure du vagin et de la portion correspondante du rectum. Le mal se présentait sous la forme d'une tumeur du volume d'un œuf de poule, située à la région périnéale, près de l'anus. Ayant été appelé en consultation par M. COLLA, médecin ordinaire de la malade, M. BELLINI a pratiqué l'opération suivante.

La patiente ayant été placée convenablement, l'opérateur saisit avec une érigne double passée dans le vagin, le bord supérieur de la tumeur, qu'il tire fortement au-dehors. Un aide soutient cette érigne dans cette position. Le chirurgien prend alors une aiguille plate et courbe, armée d'un fil double et fort ; il l'enfonce inférieurement au côté de l'utérus à gauche de la tumeur, vers la commissure postérieure de la vulve, de manière à ne comprendre que les tissus du vagin seulement. Il reporte l'aiguille de bas en haut, à 2 lignes au-dessous du premier point, et à côté de la tumeur, fait un troisième point de la même manière, puis un quatrième, et ainsi de suite, de manière à entourer toute la circonférence de la tumeur d'une espèce de coulisse en forme d'un fer à cheval ou d'un ∩ renversé. Le doigt gauche de l'opérateur avait été porté dans le rectum, et servait de guide à l'aiguille, pour ne comprendre dans la suture que les seules membranes du vagin. Les points ont été, les uns ascendans pour former la première branche de l'∩, les autres, au nombre de trois ou quatre, horizontaux pour faire la courbe supérieure ; les autres, enfin descendans pour former l'autre branche ou l'autre côté de la périphérie de la tumeur jusqu'à la fourchette. Une seule aiguille et un seul fil double ont servi pour toute l'opération.

La coulisse périphérique étant achevée, l'opérateur prend les chefs d'un des fils, les tire fortement en bas, les serre et les noue modérément, de manière à étrangler la tumeur qui est devenue toute ridée. Les deux chefs de l'autre fil ont été laissés libres pour pouvoir, au besoin, être serrés à leur tour.

Repos au lit, saignée, diète rigoureuse, applications d'eau froide, absence de douleurs, purgatif, lavemens émolliens, nuits tranquilles.

Le dixième jour, la tumeur se mortifia et tomba sans que l'autre fil fût serré; la cicatrice s'est formée, et la femme se trouve aujourd'hui parfaitement guérie de son prolapsus. Il ne s'agit ici, comme on le voit, que d'un prolapsus vagino-rectal; M. BELLINI propose de faire l'application de son procédé à la chute de la matrice; mais il faut s'y prendre différemment. « On pratique sur un côté ou sur les deux côtés du vagin, une série ou bien deux séries de points de suture, de manière à faire un ou deux ∩ à coulisse, depuis la vulve jusqu'aux côtés du col utérin prolapsé. En resserrant la coulisse, on étrangle et l'on mortifie une partie du vagin, comme dans le cas précédent, d'où résulte un resserrement de ce canal capable d'empêcher la descente de l'utérus *. »

Si maintenant nous cherchons à nous résumer et à apprécier les divers procédés opératoires proposés jusqu'à ce jour, nous ne pouvons nous dissimuler notre embarras.

Jusqu'ici les expériences tentées dans nos hôpitaux, par des chirurgiens d'un mérite reconnu, sont fort loin de justifier l'enthousiasme qu'avait fait naître l'idée de remédier aux prolapsus utéro-vaginaux par une opération sanglante. Je ne

---

* *Gazette Médicale.*

sais si le procédé de M. BELLINI aura plus de succès que ceux de MM. MARSHALL DE HALL, IRELAND, FRICKE, etc., mais tant que les faits n'auront pas démontré les avantages des méthodes imaginées jusqu'à ce jour, nous ne saurions les regarder comme suffisantes, et nous penserons que le moyen de guérir radicalement les prolapsus de l'utérus n'est pas encore trouvé.

On pourrait cependant nous reprocher de comprendre in-distinctement tous ces procédés dans une fin de non-recevoir, et nous demander si l'un d'eux ne mérite pas la préférence sur l'autre. J'ajouterai alors que, si je devais tenter la guérison d'une femme affectée de prolapsus-utérin, je préférerais le procédé de M. IRELAND à celui de M. FRICKE. Le chirurgien de Hambourg, par l'oblitération artificielle de l'entrée du vagin, ne rémédie pas entièrement à la maladie; il substitue seule-ment un semi-prolapsus à un prolapsus complet; une partie des incommodités auxquelles les malades sont sujettes n'en subsistent pas moins.

CHAPITRE XXVII.

RENVERSEMENT DE L'UTÉRUS. (INTROVERSION).

Définition, division. — M. Dugès définit le renversement de la matrice : « Cet état dans lequel l'utérus, en tout ou en partie retourné comme un sac ou un doigt de gant, se change en une poche à-peu-près semblable à la première, mais dont la face péritonéale est devenue intérieure d'extérieure qu'elle était, dont le fond est la partie la plus basse, au lieu d'être, comme auparavant, la plus élevée, dont enfin l'ouverture communique avec la cavité abdominale au lieu de répondre au vagin. » (Dugès.)

Cette définition manque de clarté, et elle ne donne pas une idée complète de la maladie. Delpech a voulu comprendre dans la définition qu'il en a donnée, les divers degrés qu'on a distingués dans cette affection. Le renversement de la matrice consiste, dit cet auteur, dans l'affaissement du fond de cet organe dans sa propre cavité, ou dans le passage d'une partie ou de la totalité de ce même viscère à travers son propre orifice.

La face interne devient alors extérieure, elle peut être en rapport avec l'intérieur du vagin, ou bien exposée au contact de l'air, si, en même temps, la matrice s'est échappée hors de la vulve en déterminant le renversement du vagin. La surface péritonéale de l'utérus forme alors l'intérieur d'une cavité plus ou moins considérable, communiquant avec l'abdomen, et dans laquelle les intestins et l'épiploon peuvent s'engager *.

La maladie qui doit faire l'objet de ce chapitre, a été, depuis fort longtemps, observée et décrite sous le nom de déplacement ou de chute avec renversement, et sous celui d'inversion, *inversio uteri*. M. Dugès préfère le mot *introversion* à celui de *renversement* trop souvent employé pour désigner de simples inclinaisons de la matrice. Sauvages a fait de cette affection une espèce du genre *hystéroptosis*.

Le renversement de l'utérus ne se présente pas toujours sous les mêmes formes et avec les mêmes symptômes ; aussi les auteurs ont-ils admis plusieurs degrés dans l'introversion. M. Dalliez, dans sa dissertation *, n'en distingue que deux, imitant, à cet égard, Levret qui n'admet que le renversement complet et le renversement incomplet. La division proposée par Leroux, de Dijon, est plus généralement adoptée ; cet auteur établit trois variétés qu'il désigne sous les noms de simple dépression du fond de la matrice, de renversement incomplet et de renversement complet. On a déjà pu voir que comme Sauvages, Delpech reconnaît quatre degrés d'introversion ; M. Dugès se conforme à cette division.

Premier degré. — Il consiste dans la simple dépression du fond de la matrice, de telle sorte que la surface convexe devenue concave, fait saillie dans la cavité utérine. Il en résulte un enfoncement qui figure *le cul d'une fiole de verre*. (Mauriceau,) Cependant il ne faut pas prendre à la lettre cette com-

* Delpech, *malad. chir.*, t. II, p. 574.
** Thèses, in-8, de la Faculté de Paris.

L. 1   30.

paraison; car, ainsi que le fait observer M. le professeur DUGÈS, cet enfoncement peut offrir une forme hémisphérique et une direction tout-à-fait perpendiculaire à l'axe de la matrice; mais il peut arriver également *qu'il affecte une certaine inclinaison, une forme elliptique*, ou que même son fond soit plus élargi que sa circonférence. MAURICEAU et LEVRET, entre autres, ont observé cette variété de l'introversion de l'utérus, le premier sur le cadavre, le second sur une femme qui venait d'accoucher.

Cette simple dépression augmente en suivant une progression plus ou moins rapide, et non-seulement le fond, mais encore les parois du corps de la matrice se renversent au point de se présenter à la cavité du col, de le franchir et de faire saillie entre les lèvres du museau de tanche. Cet état constitue le *deuxième degré*. Au *troisième degré*, « le col lui-même a été entraîné dans cette *évolution* à laquelle le museau de tanche seul a échappé. La matrice est logée dans le vagin sous forme d'une tumeur resserrée, comme étranglée à sa partie la plus élevée par l'orifice utéro-vaginal arrondi en forme de bourrelet, d'anneau peu étendu. » (DUGÈS.) Dans le *quatrième degré*, l'utérus retourné sur lui-même entraîne le vagin en partie; l'un et l'autre forment une tumeur pendante entre les cuisses. A ce degré, il y a renversement *complet*; aux premier, deuxième et troisième degrés, le renversement se nomme *incomplet*.

Etiologie. — Les causes prédisposantes méritent d'autant mieux notre attention, que la plupart des auteurs rejettent avec raison la possibilité du renversement de la matrice si ces prédispositions n'existent pas. Au nombre de ces prédispositions, nous devons compter d'abord, la distension et la laxité du tissu de la matrice; aussi n'ignorons-nous pas que presque toutes les observations authentiques d'introversion ont été recueillies sur des femmes récemment accouchées; c'est qu'alors l'utérus est dans les conditions les plus favorables à la production de la maladie. Accroissement de la cavité de la matrice, mollesse et flexibilité de ses parois, dilatation de son col, tout ne concourt-il pas à la favoriser? cependant, il ne faudrait pas croire que l'introversion n'a lieu qu'au moment de l'accouchement; car un assez grand nombre de faits démontreraient le contraire. Chez une femme, à laquelle ANÉ et BAUDELOCQUE donnèrent des soins, le renversement se produisit 12 jours après l'accouchement, sous l'influence déterminante des efforts violens que faisait la malade pour aller à la garde-robe. BAUDELOCQUE pensa que dans cette circonstance, le déplacement avait dû commencer dès le moment de la délivrance, ou trois jours après l'accouchement, et qu'il avait aussi dû rester incomplet jusqu'au douzième. Ce qui lui fit adopter cette opinion, ce fut une perte abondante rapportée à l'inertie de la matrice, au moment de la délivrance, perte qui se renouvela au troisième jour des couches. Six ans plus tard, cette femme accoucha de nouveau, aucun accident ne signala son accouchement, si ce n'est la faiblesse des efforts expulsifs; 13 jours après, la matrice se renversa. Six jours avant cela, on avait reconnu cet organe sous forme globuleuse à la région sus-pubienne, d'où l'on est porté à croire qu'à cette époque les parois de la matrice n'étaient ni renversées, ni déprimées. (DÉSORMEAUX, DALLIEZ.)

Dans l'intervalle de ces deux accouchemens, la malade était encore accouchée une autre fois; mais il ne s'était rien passé de remarquable. Bien qu'ANÉ ait constaté la présence de la matrice au-dessus du pubis, on pourrait encore soutenir, je pense, que le déplacement avait commencé avant le treizième jour; une simple dépression des parois de l'utérus ne peut-elle pas échapper très facilement à nos moyens d'exploration? On peut, après tout, fort bien concevoir qu'un renversement arrive plusieurs jours après un accouchement; la force expultrice

de la matrice ne s'éteint pas aussitôt que l'arrière-faix a été poussé au-dehors, et les parois de ce viscère ne reprennent pas à l'instant même l'épaisseur et la densité qui leur sont propres. Comme le fait remarquer encore M. Dugès. « Ne sait-on pas que l'utérus peut devenir le siége d'un molimen hémorragique, avec ramollissement et distension au huitième, au quinzième jour, s'il est resté dans sa cavité quelque caillot, quelque lambeau de membrane? Leblanc a vu deux fois le renversement survenir au dixième jour des couches, et Désormeaux au vingt-et-unième; mais à cette époque, la matrice était encore distendue. M. Dugès, à l'égard de la possibilité du renversement survenu sans dilatation préalable de l'utérus, s'exprime ainsi. « Si dans quelques circonstances, un homme
» instruit a pu assister, pour ainsi dire, à l'origine d'une intro-
» version, sans grossesse préalable, il n'est pas difficile, en
» analysant les détails qui nous ont été transmis, de recon-
» naître que du moins il y avait eu, ou certainement ou très
» probablement un autre mode de distension des parois de la
» matrice. On ne peut s'y méprendre dans les deux observa-
» tions de Leblanc, rapportées par Sabatier, puisque l'hémor-
» ragie avait précédé le renversement, et qu'une suppression
» des menstrues avait dans l'un de ces cas, précédé l'hémor-
» ragie même. Sans doute il y avait eu effusion de sang
» dans l'utérus, distension, puis expulsion, ramollissement,
» inertie, etc. »

Le renversement de la matrice peut se faire chez des femmes qui n'ont jamais eu d'enfans; mais, dans cette circonstance la distension de l'utérus, est produite par quelques causes particulières. Tantôt, c'est un polype volumineux dont le pédicule est fixé au fond de l'utérus polype, qui, en s'abaissant dans le vagin entraîne avec lui et renverse la portion de la matrice sur laquelle il est implanté. Tantôt, c'est une hydropisie, des hydatides , de l'air , ou un amas de sang dans la cavité utérine dont les parois amincies et affaiblies cèdent facilement à l'action de certaines causes capables de produire le renversement, lorsque les corps contenus dans la matrice viennent à s'échapper. Madame Boivin a constaté, sur le cadavre de femmes mortes d'après des pertes de sang habituelles , que l'utérus mou, élargi, se laissait renverser sans effort , quoiqu'il n'y eût dans son intérieur que quelques petits polypes *.

Plusieurs auteurs ont cependant avancé que le renversement de la matrice était possible , dans l'état de vacuité de l'utérus et sans distension préalable de cet organe. On a cru pouvoir attribuer cette introversion à la pression produite sur la matrice par la graisse, chez les personnes qui ont beaucoup d'embonpoint. Un praticien d'une grande autorité, Puzos, recueillit même plusieurs observations de renversemens dus à cette cause et survenus chez des femmes qui n'avaient jamais eu d'enfans ; mais il est permis de douter de l'exactitude de ces observations. Je ne crois pas même que le fait rapporté par Boyer dans son *traité des Maladies Chirurgicales*, soit de nature à faire admettre le genre de cause dont il vient d'être question. Il s'agit d'une femme de 44 à 45 ans , d'un embonpoint considérable. Elle n'avait pas eu d'enfans depuis 15 ans , l'utérus ne contenait aucun corps étranger, elle avait toujours été bien réglée, n'avait eu ni perte, ni flueurs blanches. Cette femme s'aperçut qu'une tumeur, qui d'abord s'avançait à l'orifice du vagin, finit par dépasser la vulve ; on constata un renversement au troisième degré. M. Dugès pense à propos de ce fait, que ce déplacement eut pour première origine l'accouchement même, et, s'il ne s'est montré aucun dérangement dans la santé de la femme pendant de longues années, on ne doit

* *Maladies de l'utérus*, p. 224, t. I.

pas encore s'en étonner, lorsqu'on connait les observations de LEVRET et de DELAMOTTE.

BAUDELOCQUE dit avoir observé le renversement chez une jeune fille de 15 ans ; l'existence de l'hymen témoignait que le déplacement n'était pas consécutif à un accouchement clandestin. Ce célèbre accoucheur qui ne pouvait croire au renversement de la matrice sans distension préalable, regardait ce cas comme un vice de conformation. Il est vraisemblable, selon M. DUBOIS, que BAUDELOCQUE prit un polype pour la matrice renversée.

M. CAPURON regarde le renversement de la matrice comme impossible quand elle est saine et dans l'état de vacuité ; car alors, dit cet auteur, ce viscère n'est point développé, son col est serré, et son orifice ferme ; enfin, ses parois présentent une contexture trop solide et trop épaisse pour céder à l'action des causes occasionelles quelque puissantes qu'elles soient ; celles-ci viendraient plutôt à bout de précipiter la matrice hors de la vulve, que de la renverser ou seulement d'en déprimer le fond *.

Pour nous résumer, nous dirons que les conditions les plus efficacement prédisposantes au renversement sont : le développement de la matrice, l'atonie ou la flaccidité de ses parois, et la dilatation de son orifice. Nous placerons en seconde ligne la trop forte adhérence du placenta aux parois utérines, le peu de longueur du cordon ombilical, un renversement antérieur, lors même que la matrice a été complétement réduite ; enfin, chez les femmes qui ont eu beaucoup d'accouchemens laborieux, accompagnés de pertes abondantes de sang, le renversement est plus fréquent que chez les femmes jeunes et primipares.

<hr>

* CAPURON, Maladies des femmes, p. 400.

Causes occasionelles. — On réunit sous ce titre toutes les puissances capables de pousser ou d'entraîner le fond de l'utérus et ses parois à travers son orifice. Parmi ces causes, une des plus efficacement déterminantes, c'est la traction opérée sur le cordon ombilical, dans le but d'extraire le placenta de la matrice avant qu'il ne soit décollé.

L'habitude où l'on était autrefois de délivrer la femme aussitôt après l'expulsion de l'enfant, donnait souvent lieu au renversement. Cet accident est devenu plus rare, depuis que les accoucheurs conviennent qu'il ne faut faire de tractions pour extraire le placenta que dans le cas où de nouvelles contractions utérines, après l'avoir décollé, tendent à l'expulser.

Les efforts violens auxquels se livrent les femmes pour accoucher, surtout lorsqu'elles se tiennent debout pendant les douleurs ; ceux que certains accoucheurs inexpérimentés les engagent à faire pour expulser le placenta ; les contractions simultanées du diaphragme et des muscles de l'abdomen, peuvent également déterminer le renversement.

Au nombre des causes occasionelles de cet accident, on compte encore la pression exercée par les intestins sur le fond de l'utérus ; mais il faut le dire, cette impulsion n'agit qu'autant qu'elle est brusque et violente, comme dans les efforts de toux, dans l'éternûment, le vomissement, etc. Il est douteux que la pesanteur des parois utérines et celle du placenta, signalées par Sabatier, comme causes du renversement, puissent produire un semblable effet. Astruc a pensé que le déplacement dont il s'agit résultait le plus souvent de contractions convulsives qui agitent la matrice dans certains accouchemens laborieux, et qui en poussent le fond vers l'orifice où il s'engage de la même façon qu'il arrive qu'à la suite de coliques violentes une portion d'intestin s'engage dans l'autre. Désormeaux révoque en doute la validité de l'opinion d'Astruc, opinion que ce dernier avait énoncée théoriquement, sans l'appuyer sur des faits. L'expérience, dit M. Dugès, est venue démontrer la justesse du sentiment d'Astruc. « Une contraction irrégulière, partielle, telle que celle qui produit l'enkystement du placenta, peut circonscrire une portion inerte et la froncer, la pousser en dedans au lieu de l'étrangler au-dehors.

» L'un de nous, continue le même auteur, a pu voir, à la Maternité, une femme chez laquelle, durant une hémorragie utérine causée par l'inertie incomplète de l'utérus après l'accouchement, le fond de ce viscère s'enfonçait dans sa cavité en forme de calotte : bientôt, l'inertie ayant cessé, la dépression se releva spontanément, mais le fond fut de nouveau trouvé déprimé à l'ouverture du cadavre, la femme n'ayant guère survécu qu'un jour à la faiblesse occasionée par la perte (Dugès). »

Madame Boivin mentionne en note de son ouvrage un cas de dépression utérine *produit par l'angle sacro-vertébral d'un bassin difforme ; cette disposition ne fut reconnue qu'après la mort.*

Je n'ai pas vu que les auteurs français aient consigné une cause de renversement que je trouve énoncée dans plusieurs écrivains étrangers et particulièrement dans Mende. Lorsque les membranes ne se déchirent pas, et qu'elles sont entrainées avec le fœtus pendant son expulsion, l'utérus, dit Mende, peut se renverser et les suivre. Pour qu'un semblable accident eût lieu, il faudrait, ce me semble, que la matrice restât dans l'inertie, et que l'expulsion de l'enfant fût due à la seule contraction des muscles de l'abdomen. J'ai dit un mot des inconvéniens qu'il y avait à laisser accoucher la femme debout, je dois insister pour faire sentir que le placenta peut être entraîné par le poids du fœtus, lorsque le cordon n'a pas assez de longueur ; plusieurs exemples attestent que le renversement est arrivé au milieu de semblables conditions.

De ce qui précède, ressort l'impossibilité de se former une idée de la manière d'agir de toutes les causes que je viens d'énumérer, si l'on n'admet point la dilatation préalable de la matrice et la mollesse de son tissu. Lorsque ces causes se montrent actives, le renversement peut avoir lieu subitement et complètement; si, au contraire, elles agissent avec moins d'énergie, il se fait d'abord une simple dépression ou un renversement incomplet. On conçoit assez facilement comment un polype, adhérent ailleurs qu'à l'orifice de la matrice, parvient à déterminer le renversement; dans ce cas, ce déplacement se fait progressivement, la tumeur polypeuse distend les parois de l'organe dans lequel elle est contenue, dilate le col et finit par renverser la partie sur laquelle elle est implantée. Il est cependant des cas où l'accouchement d'un polype se faisant brusquement, le renversement peut avoir lieu de la même manière.

Symptômes, marche, etc. — La manière lente ou rapide dont se fait le renversement, le degré auquel il est parvenu et les circonstances au milieu desquelles il se déclare, modifient les symptômes qui le caractérisent. Un renversement incomplet, survenu après l'accouchement, n'offre souvent d'autre symptôme que l'hémorragie; celui qui arrive à une époque éloignée de l'accouchement ne se manifeste quelquefois que par une ménorrhagie ou un écoulement leucorrhoïque abondant. Lorsque le renversement se déclare à un degré plus avancé et au moment de l'accouchement, la femme ressent une secousse violente dans le bas-ventre, elle éprouve de vives douleurs qu'elle dit ressembler à celles de l'enfantement; en même temps, elle accuse la sensation instantanée d'une pesanteur dans le vagin et de gêne vers le rectum et la vessie, avec des tiraillemens dans les cuisses, les aines et les reins. Ces douleurs qui ont leur siége dans le plexus des nerfs utérins, ou qui sont le résultat de la souffrance des ligamens ronds, des trompes et des replis utéro-pelviens du péritoine, sont quelquefois poussées au suprême degré et déterminent des syncopes bientôt suivies de vomissemens; la perte abondante de sang qui se fait par les parties génitales, est le symptôme le plus constant. Si l'introversion est le résultat de tractions immodérées sur le cordon ombilical, la personne qui opère ces tractions peut sentir celui-ci céder subitement à ses efforts, mais sans se rompre, puis une tumeur volumineuse, arrondie, plus consistante que le placenta, se présente à l'ouverture du col, le franchit complètement ou non, et paraît quelquefois au-delà de la vulve. Il est alors facile de distinguer à simple vue la nature de la tumeur; si le placenta est encore adhérent à la matrice, on le reconnaît à son tissu vasculeux, spongieux et mollasse, à la présence des membranes et du cordon. Dans le cas, au contraire, où le placenta a été détaché, on voit la surface sur laquelle il était appliqué serpentée par des vaisseanx sanguins; la tumeur moins volumineuse, moins spongieuse et d'un rouge-brun, saigne de tous côtés.

Le premier degré du renversement, c'est-à-dire, la simple dépression est souvent difficile à reconnaître; la plupart des symptômes dont j'ai parlé, comme les tiraillemens dans les reins, les aines et les cuisses, les hémorragies répétées, etc., peuvent bien faire soupçonner l'existence d'une dépression de l'utérus; mais jusqu'ici, on n'a pas acquis de certitude. Il faut dans cette circonstance avoir recours à la palpation hypogastrique et rechercher l'utérus dans sa position habituelle. Si les femmes n'ont pas beaucoup d'embonpoint, il est possible, avec de l'attention, de parvenir à reconnaître la dépression du fond de la matrice. Cet organe présente une espèce de cul-de-lampe dont le bord est dur, solide, et comme tranchant; il

paraît plus élevé du côté du pubis que du côté du sacrum , ou
d'une fosse iliaque à l'autre , selon que la dépression a lieu
vers les faces antérieure, postérieure, ou latérale de la matrice. (CAPURON.)

Ce fut au moyen de la palpation qu'ANÉ décida qu'un renversement qu'il observait chez une malade, n'avait dû se produire que 13 jours après l'accouchement puisque jusque-là il
avait senti la matrice globuleuse dans le bassin. Lorsqu'il est
permis d'introduire la main dans la matrice, il n'est pas difficile de reconnaître l'existence d'une simple dépression ; mais
cela ne peut se faire qu'autant que l'accouchement est encore
récent.

Dans le renversement au *deuxième degré*, la palpation hypogastrique peut encore être employée utilement ; on y joindra
les lumières fournies par le toucher vaginal. L'orifice utérin
entr'ouvert permet de sentir une convexité équivoque séparée
des parois du col par un espace étroit mais profond. (DUGÈS.)
« *La fosse ou cul-de-lampe formée par la matrice est moins
évasée que dans la simple dépression ; l'ouverture en est plus
étroite, et la main n'en peut plus sonder la profondeur.*
(CAPURON.)

Dans le *troisième degré*, on sent, et l'on peut voir dans le
vagin une tumeur conique, entourée d'un bourrelet plus ou
moins épais, de couleur rouge-brun, ecchymosée, lisse, si le
placenta n'est plus adhérent ; car la présence de ce corps
donne à la tumeur un autre aspect ; elle est plus molle et
noirâtre. Lorsque le placenta a été extrait, on reconnaît les
ouvertures des sinus utérins, il en sort du sang, la tumeur
est humide, et l'on ne voit pas le museau de tanche.

L'introversion parvenue au *quatrième degré* est très facile
à reconnaître. La matrice renversée a franchi la vulve, elle
forme une tumeur pendante entre les cuisses, elle est mollasse,

pyriforme et rougeâtre ; des mucosités sanguinolentes suintent de sa surface. « Le doigt insinué entre cette surface et les parois du vagin, arrive à un cul-de-sac situé à une hauteur variable, et toujours précédé d'un bourrelet circulaire saillant sur le pédicule de la tumeur auquel il appartient (DUGÈS). »

A ce quatrième degré, l'explorateur ne rencontre plus dans la cavité pelvienne la tumeur globuleuse constituée par la matrice, tant qu'elle reste dans la situation qui lui est naturelle. Si cet organe n'est pas réduit, il se durcit à l'air, perd sa couleur foncée pour devenir rouge-pâle, diminue de volume et remonte tant soit peu. Dans cet état, la matrice et la portion du vagin qui s'est renversée avec elle, forment une cavité dirigée vers l'abdomen dans laquelle viennent se loger les anses intestinales, les ovaires et les trompes.

L'orifice de cette cavité, formé par celui de la matrice, peut agir sur les parties qui se glissent dans son intérieur et les étrangler ; delà les symptômes de hernies qui accompagnent quelquefois le renversement. LEVRET a parlé d'une femme chez laquelle l'utérus et le vagin renversés formaient un sac rempli par le rectum, les intestins grèles, la vessie, les ovaires et les trompes.

Tous ces déplacemens consécutifs donnent lieu à un grand nombre de symptômes, toujours incommodes et souvent graves ; mais de tous les accidens qui accompagnent le renversement de l'utérus, l'hémorragie est le plus à craindre ; elle peut être permanente ou cesser pendant quelque temps, pour reparaître avec une intensité plus grande ; elle épuise tellement les forces des malades qu'il est rare que la vie se prolonge longtemps. Ce qui peut arriver de plus heureux, c'est de voir l'hémorragie cesser et les malades habituées aux incommodités causées par la marche et l'évacuation de l'urine et des matières fécales, vivre au-delà de deux ou trois ans.

Complications. — Au nombre des complications qui accompagnent l'introversion, les suivantes méritent une attention toute particulière.

Inflammation. — Lorsque l'inflammation se manifeste, la tumeur devient le siége de douleurs cuisantes, elle se gonfle et rougit; l'hémorragie cesse et la fièvre survient. Si l'on n'a pu parvenir à maîtriser ces accidens inflammatoires, la suppuration ne tarde pas à s'établir, et ils deviennent un obstacle à la réduction. « Moins intense, l'inflammation peut déterminer » l'adhésion des portions de la membrane péritonéale de l'u- » térus qui sont en contact.» Le fond de l'utérus se trouve ainsi transformé en une sorte de champignon, dont le pédicule n'offre plus de cavité. C'est à cette disposition que LEROUX attribue l'impossibilité de réduire le renversement incomplet dans un grand nombre de cas, et il cite à l'appui une observation qui lui a été communiquée par HOIN père (DÉSOR-MEAUX). »

Lorsque la femme échappe aux accidens de l'inflammation aiguë, il arrive presque constamment que la matrice, irritée par le contact de l'air, par le frottement des vétemens et des cuisses, et par l'urine qui baigne sa surface, devient le siége d'une inflammation chronique permanente, et elle se couvre d'ulcérations.

Gangrène. — L'inflammation intense peut être suivie de gangrène; cette dernière se montre encore, lorsque la tumeur est serrée, incarcérée dans le vagin, ou bien aussi, lorsque la portion renversée est étranglée par l'orifice utérin qu'elle a franchi. Cette complication est ordinairement suivie de mort; cependant, on l'a vue terminer heureusement la maladie.

Diagnostic. — J'ai tracé les caractères à l'aide desquels on pouvait reconnaître l'introversion de la matrice; il ne s'agit ici que du diagnostic différentiel de cette affection. Autrefois, plus souvent qu'aujourd'hui, on l'a confondue avec d'autres maladies, aussi la plupart des auteurs indiquent-ils les moyens de la distinguer de la tête d'un enfant, de la chute de l'utérus, des polypes de la matrice, d'une môle, etc., etc. Il suffit des moindres connaissances médicales pour ne pas confondre le renversement de l'utérus avec la tête d'un enfant ou avec une môle. La tête d'un enfant se reconnaît aux fontanelles, la môle n'est pas douloureuse lorsqu'on la touche, etc. On distinguera toujours sans difficulté le prolapsus utérin du renversement, en se rappelant que dans ce dernier cas on trouve dans le vagin une tumeur plus volumineuse en bas qu'en haut, pyriforme et très douloureuse, à moins que le renversement n'existe depuis longtemps. « Le doigt introduit entre la tumeur et le vagin peut remonter jusqu'au museau de tanche représentant un anneau qui couronne le fond du vagin et embrasse, sans lui adhérer, le pédicule de la tumeur ; en effet, le doigt peut passer entre l'anneau et le pédicule, mais il est bientôt arrêté par un cul-de-sac circulaire (Dugès). »

Lorsqu'il y a prolapsus de la matrice, il existe dans le vagin, ou hors la vulve, une tumeur amincie par le bas, large en haut, peu sensible au toucher ; à son extrémité inférieure, on reconnaît l'orifice de la matrice et le museau de tanche.

Il n'est guère plus difficile, en y faisant attention, de distinguer un polype du renversement complet ou incomplet[*]. La forme, la consistance et l'insensibilité du polype, suffisent déjà pour le différencier de la maladie dont il est question ici. On doit cependant ne pas oublier qu'un polype peut devenir douloureux, lorsqu'il a été irrité par des manœuvres indiscrètes. Le pédicule du polype est généralement plus long, plus grêle, plus solide que celui qui est formé par le

---

[*] Newnham, *Essay on inversio uteri*, London, 1818.

col de l'utérus ou par le vagin renversé. « Si le polype prend naissance au fond de la matrice, le doigt ou un stylet pourra s'enfoncer profondément et de tous côtés, entre lui et le pédicule de la tumeur ; s'il naît des parois du col, on se trouvera bien arrêté d'un côté par un cul-de-sac, mais, de l'autre, point d'obstacles.»

Il est arrivé quelquefois qu'un polype qui avait compliqué la grossesse, étant sorti de la matrice aussitôt après l'expulsion du fœtus ou du placenta, a été confondu avec l'introversion, mais la méprise est difficile et peu pardonnable. La matrice peut avoir été entraînée et renversée par le polype (DENMANN), dont elle forme en quelque sorte le pédicule ; il s'agit ici de reconnaître les limites des deux tumeurs : l'une d'elle, celle qui appartient à la matrice, est creuse, moins consistante et plus sensible au toucher ; l'autre, celle qui est formée par le polype, est plus solide, de couleur brune ou blanchâtre.

« Enfin, le cas le plus épineux serait celui où le renversement complet aurait duré plusieurs années, comme BAUDE- LOCQUE dit l'avoir rencontré chez plusieurs femmes dont la matrice avait été prise pour un polype. Ce qui peut causer alors la méprise, dit cet auteur, c'est que cet organe rentre dans le bassin après quelque temps, pèse moins sur le périnée, perd insensiblement de son volume, et se réduit même au- dessous de celui qu'il aurait, s'il n'était pas renversé ; il dimi- nue aussi de longueur, et semble rentrer dans son col, à me- sure que le renversement s'invétère ; le col embrasse plus exactement le pédicule de la tumeur et devient plus mou, plus flasque ; sa cavité offre plus de profondeur, et le doigt y pénètre plus aisément ; joignez à cela que la tumeur perd beaucoup de sa sensibilité, quand elle reste longtemps sans être réduite. Cependant, on peut encore se mettre à l'abri de l'erreur, si l'on redouble d'attention, car le pédicule du polype, toujours plus long et plus grêle, est entouré d'un bourrelet plus saillant que dans le cas où la matrice est renversée. Dans le premier cas, le doigt, qui parcourt la tumeur de la base au sommet, trouve une gaine ou un sillon plus profond que dans le dernier. (CAPURON). »

Dans tous les cas où le diagnostic présente quelque incertitude, on doit aussi s'assurer par la palpation et par la percussion de l'abdomen, de la position de la matrice. La palpation pourra, dans certains cas, éclairer le praticien sur le degré de renversement existant. Au quatrième degré, on ne retrouve plus la matrice dans le bassin ; aux premier, deuxième, troisième, etc. , on peut apprécier, avec plus ou moins de difficulté, l'étendue des changemens survenus dans la forme et dans la situation de la matrice.

La palpation n'a pas toujours une grande valeur, lorsqu'il s'agit de poser le diagnostic différentiel du polype et du renversement. M. MALGAIGNE a , dans ces derniers temps, indiqué un moyen qui me paraît conduire à une certitude beaucoup plus satisfaisante. M. MALGAIGNE veut qu'on introduise une sonde courbe dans la vessie; dans les deux premiers degrés du prolapsus , le bec de la sonde vient appuyer sur le fond renversé de la matrice, et l'on peut, à l'aide de cette sonde, imprimer à cet organe un mouvement d'abaissement que l'opérateur perçoit avec un doigt porté dans le vagin. Dans le prolapsus au deuxième degré , le même doigt introduit dans le rectum sent facilement le bec de la sonde; dans la chute complète , l'urètre, entraîné par le déplacement de la vessie, est incliné en bas et en arrière.

Pronostic. — Le renversement de la matrice constitue en lui-même une affection dangereuse; les complications qui l'accompagnent ne font qu'ajouter à la gravité du pronostic. Cependant , la maladie n'offre pas constamment les mêmes dangers; le renversement, soit au premier, soit au deuxième degré, peut, il est vrai, augmenter progressivement et se transformer en renversement complet; mais nous savons aussi que, dans ces cas, la réduction spontanée peut avoir lieu; nous en possédons quelques exemples authentiques.

Dans de semblables circonstances, la guérison s'opère par le redressement des fibres longitudinales, qui, en se contractant, tendent à effacer la courbure qu'elles ont subie sur le point où la dépression existe.

La dépression, qui survient au moment de l'accouchement, se réduit presque toujours d'elle-même, après l'extraction du placenta. Au troisième degré, la portion renversée, au lieu de se réduire spontanément, tend au contraire à entraîner les parois qui restent au-dessus de l'orifice utérin, afin de rendre le renversement plus complet.

Un renversement complet est toujours fort dangereux, surtout si la réduction n'est pas faite de suite; plus on tarde à la faire, plus elle devient difficile, quelquefois même elle est, par la suite, tout-à-fait impossible. Toutefois, nous savons qu'on l'a tentée avec succès cinq, huit et quinze jours après l'époque où le renversement eut lieu. M. DALLIEZ rapporte quelques observations d'après lesquelles il paraît que la réduction, même spontanée, a pu s'effectuer au bout de deux mois. DELABARRE, chirurgien de Beuzeville, a rapporté qu'un renversement utérin, dont sa femme était affectée, se réduisit spontanément après huit mois d'existence. Il paraît aussi que BAUDELOCQUE avait connu une dame chez laquelle la réduction se fit après huit ans, sans aucuns secours.

Lors même que la réduction du renversement s'est opérée spontanément, ou qu'elle a été faite par l'homme de l'art, on doit encore craindre les récidives; si elles n'arrivent pas peu de jours après, elles se montrent ordinairement à l'époque du plus prochain accouchement.

De tous les accidens qui aggravent le pronostic du renversement de la matrice, l'hémorragie est le plus funeste. Elle peut être portée au point de compromettre la vie des malades en quelques heures. Elle est d'autant plus à redouter qu'elle peut avoir lieu dans un cas de simple dépression, et lorsqu'on n'en soupçonne pas la cause (MAURICEAU). Le cas le plus favorable est celui où l'hémorragie, après avoir diminué, finit enfin par s'arrêter; encore, ne tarde-t-elle pas à se reproduire avec intensité. Les malades épuisées, par des pertes de sang réitérées, ne sauraient fournir une longue carrière. Quand la maladie existe depuis longtemps, les pertes de sang peuvent encore mettre la vie en danger; car la moindre irritation qui agit sur la matrice, soit pendant la menstruation, soit dans les intervalles de cette évacuation, cause des hémorragies fort abondantes.

Lorsqu'après l'accouchement, le placenta est encore adhérent sur tous les points avec les parois internes, l'hémorragie n'est pas à craindre, et le pronostic est par conséquent moins défavorable. Il n'en est plus de même s'il s'est partiellement décollé, la perte de sang peut devenir immédiatement mortelle.

Les remarques de DENMANN et de BAUDELOCQUE modifient un peu le pronostic effrayant du renversement de la matrice. Le premier a vu plusieurs malades jouir d'une bonne santé malgré leur maladie; le second ne regarde l'hémorragie comme alarmante qu'autant qu'elle résulte de l'inertie de la matrice, et il ajoute que les femmes chez lesquelles il a observé le renversement, n'ont pas perdu plus de deux ou trois palettes de sang au moment de l'accident.

Les phénomènes nerveux, les vomissemens, les syncopes, etc., etc., complications du renversement, ne sont pas toujours d'un très fâcheux augure ; cependant on les voit persister quelquefois pendant longtemps, même après la réduction. La douleur est si vive chez certaines femmes, qu'elle s'oppose à la réduction immédiate ; elle devient pour lors un obstacle à la guérison, si l'inflammation s'est emparée de la tumeur et qu'il n'ait pas été possible de l'arrêter, il en résulte toujours de graves inconvéniens ; la suppuration s'établit, et les malades courent les plus grands dangers. L'inflammation s'étend même quelquefois sur les viscères abdominaux, particulièrement sur le péritoine, et détermine des accidens promptement mortels. L'inflammation modérée, chronique, peut encore s'opposer à la réduction, en produisant l'adhérence des parois de la cavité formée par l'utérus renversé.

La gangrène est aussi fort dangereuse, mais ce n'est pas là une complication très fréquente, et nous possédons quelques exemples de renversemens qui ont été guéris par elle. L'insinuation du fond de l'utérus dans son orifice doit faire appréhender les effets de la compression circulaire que cette ouverture peut exercer sur la portion déplacée ; mais ce phénomène n'est pas constant ; l'observation prouve même qu'il est assez rare. (DELPECH.)

L'étranglement d'une portion d'intestin qui s'est glissé dans la cavité de la matrice renversée, est un des accidens dont les suites sont on ne peut plus fâcheuses ; il en résulte les symptômes des hernies étranglées.

L'infécondité est la conséquence du renversement de la matrice. Cependant, dit M. CAPURON, une observation communiquée par M. CHEVREUL, médecin d'Angers, à BAUDELOCQUE, semblerait indiquer la possibilité de la conception par l'une des trompes dont les extrémités utérines s'ouvriraient dans le vagin ; mais ces faits, ajoute le même auteur, ne sont-ils pas trop extraordinaires et trop rares pour servir de bases à des règles pratiques *? M. Dugès pense, qu'à propos de ce fait, on pourrait se demander *s'il n'existait pas là un double utérus, dont un lobe seul était en état d'introversion :* c'est une question qui ne nous paraît pas facile à résoudre.

Traitement. — Tout accoucheur doit prendre les précautions nécessaires pour prévenir le renversement de la matrice à l'époque de la parturition. Quand la femme, à laquelle il donne ses soins, a déjà été affligée d'un renversement, lorsque sa constitution peut faire présumer l'inertie de l'utérus, il ne doit pas permettre que l'accouchement se fasse sur une chaise; il convient encore moins qu'il cherche à détacher violemment le placenta après l'expulsion de l'enfant.

Les précautions prophylactiques sont d'autant mieux indiquées, que nous n'ignorons pas combien la guérison du renversement est quelquefois difficile.

La conduite du praticien ne saurait être la même dans tous les cas d'introversion. La simple dépression se réduit quelquefois spontanément; on s'efforce, dans un cas de ce genre, de solliciter les contractions utérines; pour cela, l'accoucheur frictionne la région hypogastrique et titille le col utérin avec un ou deux doigts introduits dans le vagin. Des compresses trempées dans de l'eau salée, de la glace même, appliquées sur le bas-ventre et les cuisses, ont réussi quelquefois à réveiller les contractions de la matrice. On peut encore, lorsque l'hémorragie est abondante, injecter dans la cavité de cet organe, des liquides froids ou acidulés avec du suc de citron. A ce degré de renversement, la réduction est presque toujours possible, surtout après la délivrance.

Dans le cas où sous l'influence de ces moyens la réduction ne s'opère pas, ou bien encore, s'il existe un renversement

---

* Ouvrage cité, p. 506.

incomplet, il devient nécessaire de porter une main ou seulement deux doigts dans la matrice, afin de repousser la partie de cet organe, qui tend à se déplacer, en même temps que l'autre main, placée sur l'hypogastre, soutient la partie non renversée. Que faut-il faire dans cette circonstance, si le placenta est encore adhérent?

Il est bien connu, dit DELPECH, que la présence du placenta, ajoute à l'inertie de la matrice; par conséquent la délivrance artificielle est indiquée en pareil cas; mais elle doit être accomplie de manière à ne pas déterminer le renversement complet, et de sorte que la matrice soit excitée, et que les progrès de sa contraction suivent ceux de sa déplétion. L'introduction de la main est indispensable alors, parce qu'elle peut remplir l'une et l'autre intention, et qu'elle donne à chaque instant une connaissance exacte de l'état des choses [*]. DESORMEAUX pense également que la délivrance ne doit être tentée qu'autant que la matrice est contractée, et qu'elle tend à expulser le placenta. En effet, la moindre traction qu'on opérerait sur le cordon ombilical pourrait déterminer le renversement complet de l'utérus, si les parois de cet organe étaient encore dans l'inertie. On a imaginé, pour repousser la portion de matrice renversée, plusieurs instrumens connus sous le nom de repoussoirs; mais il est inutile de répéter que ces instrumens ne sont pas en usage; la main leur est toujours préférable, et c'est à tort qu'on a voulu soutenir que l'impression de cette dernière sur la matrice, était plus nuisible que celle des instrumens dont il est question. La main nue, enduite d'un corps gras et prudemment dirigée, ne saurait porter la moindre atteinte au tissu de l'utérus, tandis qu'avec la plupart des moyens mécaniques artificiels qu'on ne peut jamais

---

[*] DELPECH, *Malad. chir.*, t II, p. 589.

conduire aussi facilement, on court le risque de produire la contusion ou la déchirure des parois du viscère sur lequel on agit.

Laissons le renversement partiel, et voyons quels sont les moyens de remédier à l'inversion complète. Ici, nous devons tenir compte de deux circonstances; ou la délivrance est opérée, ou le placenta est encore adhérent à la matrice renversée. Dans ce dernier cas, il s'élève une question de pratique qui a fait le sujet de longues discussions. Doit-on réduire la matrice sans en séparer le placenta? Est-il plus convenable de le détacher? Un assez grand nombre d'écrivains ont donné le conseil de ne détacher le placenta avant la réduction que dans le cas où cet annexe du fœtus serait incomplètement adhérent, si non, ils recommandent de réduire la matrice avant de le décoller. La crainte de l'hémorragie et le prétendu avantage de garantir l'utérus du contact immédiat de la main et de pressions trop rudes, avaient fait approuver ce précepte. Aujourd'hui, nous savons combien le décollement du placenta est plus difficultueux après la réduction; on convient généralement qu'il y a de grands avantages à diminuer le volume de l'organe à réduire, en enlevant le placenta; la réduction devenue ainsi plus prompte et plus facile, on évite une hémorragie abondante, principal accident contre lequel on cherche à se tenir en garde, en donnant le précepte de ne détacher le placenta qu'après la réduction.

Celle-ci doit être faite le plus tôt possible après la délivrance; cependant, il est quelques accidens qui exigent qu'on diffère cette manœuvre. Une inflammation légère de la matrice ne commande pas rigoureusement cette prudence; mais un état inflammatoire plus intense, l'existence d'une gangrène profonde, et quelquefois même de simples taches gangréneuses, imposent au praticien l'obligation de préparer la matrice à la réduction, par un traitement convenable. On doit alors, à l'exemple de Lauverjat, diminuer l'inflammation par les saignées générales, si les pertes n'ont pas été trop abondantes ; prescrire des bains et des fomentations. C'est ainsi qu'on a pu obtenir la réduction de l'utérus en introversion, lors même que trois, dix et douze jours s'étaient écoulés depuis l'accouchement *.

On a proposé deux moyens de réduire la matrice étreinte par le museau de tanche ; l'incision et l'emploi de la pommade belladonée. M. Nauche a rencontré l'occasion de pratiquer l'incision ; mais il fut obligé d'y renoncer, faute de pouvoir atteindre le museau de tanche. Dans un cas urgent, ce serait le seul moyen à mettre en usage.

« L'expérience a prouvé la justesse des présomptions que l'analogie avait dictées à Chaussier, sur les effets de la belladone appliquée sur l'orifice vaginal de l'utérus ; une pommade chargée de l'extrait de cette plante, facilite singulièrement l'ampliation de cet orifice, dans les cas de rigidité durant la parturition ; ne serait-ce pas ici le cas d'en couvrir momentanément, ou à diverses reprises, et la tumeur et l'anneau qui en étranglent le pédicule ? » (Dugès.)

La réduction étant une fois décidée, on y procède de deux manières.

1° On saisit la matrice en l'embrassant avec toute la main ou quelques doigts réunis en cône, selon le volume de la tumeur. On la repousse en faisant rentrer d'abord les parties les plus élevées, celles par conséquent qui se sont renversées les dernières ; imitant ainsi ce qu'on fait dans la réduction des hernies. (Deleurie, Delmas, Désormeaux.)

2° On déprime avec la main le fond de l'utérus, on le pousse

* Choppart, Lauverjat, Hoin.

dans le globe même que forme cet organe, et on avance la main de cette manière, jusqu'à ce que la partie qu'elle repousse, ainsi qu'elle-même, ait franchi le col.

On pourrait citer un assez grand nombre de cas de réussite de ces deux procédés; le premier est assurément le plus rationnel; il convient surtout lorsque le col offre une grande résistance; car, en cherchant à opérer la réduction par le deuxième procédé, on ne ferait rien autre chose que d'applatir la tumeur, sans parvenir à surmonter l'obstacle opposé par le col qui fait l'office d'un anneau constricteur. Le second procédé ne réussit qu'autant que le pédicule est assez mou pour se laisser comprimer, et le col assez souple pour permettre une dilatation.

Madame BOIVIN rapporte que BAUDELOCQUE employa un procédé mixte pour réduire une matrice renversée; cet organe était mou et se laissait malaxer avec facilité. L'opérateur commença par faire rentrer successivement les parties les plus rapprochées du pédicule, puis le fond seul restant alors renversé, il le repoussa en totalité du bout des doigts.

Quel que soit le procédé qu'on mette en usage pour réduire une introversion complète, il ne faut pas oublier que les intestins, les ovaires et les trompes, sont quelquefois contenus dans la nouvelle cavité formée par l'utérus renversé. On doit avant la réduction refouler de bas en haut toutes les parties qui pourraient être renfermées dans cette cavité, puis on les fait maintenir par un aide dont les mains sont méthodiquement appliquées au-dessus des pubis.

L'ancienneté du renversement ne doit pas faire renoncer à toutes les tentatives de réduction; mais avant, il est bon de dissiper l'engorgement et l'inflammation qui existent souvent, par les bains, les saignées, etc., moyens que nous avons déjà mentionnés. DESSAULT, à ce que rapporte DÉSORMEAUX, conseillait, dans des cas analogues, d'exercer une compression méthodique sur la tumeur, afin de diminuer son volume.

« La matrice pourrait être accessible à un petit bandage, dans le quatrième degré ; dans le troisième, on pourrait encore la serrer entre les mors d'une pince garnie d'une toile modérément tendue (Dugès). »

Le même auteur demande s'il ne serait pas permis, alors, d'exercer une compression continue de bas en haut, soit en appliquant un pessaire à cuvette et à tige convenablement maintenue, soit en tamponnant le vagin?

La plupart des complications qui accompagnent le renversement de la matrice, disparaissent aussitôt que la réduction est opérée ; cependant, s'il arrive qu'elles persistent encore, on doit la faire disparaître en leur appliquant un traitement convenable. Parmi ces complications l'hémorragie tient la première place ; on lui oppose les moyens dont nous avons parlé. Les excitans diffusibles, la poudre de Dower, les bouillons, etc., sont quelquefois très utiles. S'il se montre des phénomènes nerveux, on les combat par les narcotiques et les antispasmodiques ; la jusquiame, la belladone et l'acide hydrocyanique trouvent ici leur application.

Quand on est parvenu à rendre à l'utérus la forme et la situation qui lui sont naturelles, il faut encore aviser au moyen de le maintenir dans cette situation. La plupart du temps, la nature demande seulement à être excitée ou secondée. En général, les contractions utérines commencent spontanément aussitôt que la reposition est faite ; l'hémorragie cesse, les lochies s'établissent, etc. Si, au contraire, l'atonie de la matrice persiste, l'hémorragie continue parce que les contractions ne s'établissent pas. Il faut, sans plus attendre, les provoquer par les frictions sur l'hypogastre, par le chatouillement du col, par des injections d'eau fraîche dans la matrice, ou bien, enfin, par une forte dose de seigle ergoté récemment pulvérisé; l'application d'un large vésicatoire sur le bas-ventre, et l'emploi du galvanisme pourraient être aussi de quelque utilité.

Au reste, il est indispensable que la femme qui a été atteinte d'une introversion reste couchée, et garde un repos absolu, pendant au moins quinze jours. Elle ne doit se livrer à aucun des actes capables d'amener la contraction violente des muscles abdominaux; pour cela, on tient le ventre libre par des lavemens ou des sels neutres, on fait uriner la femme dans un bassin glissé sous le siége; en un mot, la malade doit éviter tout ce qui peut l'influencer désagréablement.

Tout ce que nous avons dit du traitement de l'introversion s'applique spécialement au cas où cette affection survient à l'époque de l'accouchement. C'est qu'à vrai dire l'accouchement est la circonstance la plus favorable à sa production, et que nous n'avons presque rien à ajouter pour les autres cas particuliers. L'introversion produite par un polype se réduit spontanément, lorsque la cause efficiente cesse d'agir; celle qui survient sans cause appréciable, à une époque éloignée de l'accouchement, doit être regardée comme absolument incurable (DÉSORMEAUX).

Quand il est impossible de réduire la matrice renversée, on doit au moins la maintenir dans le vagin au moyen d'un pessaire ou d'un bandage approprié. On la soustrait ainsi à l'étranglement qu'elle éprouve de la part de la vulve, aux frottemens, au contact de l'air et à celui du liquide qui s'écoule de la vessie.

Les accidens qui accompagnent l'introversion acquièrent quelquefois une telle gravité que la vie des malades en est menacée. On a proposé, dans ces circonstances, de pratiquer l'ablation de la matrice, soit par l'excision, soit par la ligature. Sans doute, les premiers chirurgiens qui tentèrent une opération si désespérée s'étaient laissé entraîner par l'espoir de succès semblables à ceux que la nature paraît avoir obtenus dans quelques cas heureux ; mais il n'est pas au pouvoir de la chirurgie de déterminer une issue aussi favorable. Nous devons rejeter, dit DELPÉCH, comme une cruauté inutile, l'emploi de la ligature. L'excision n'a pas eu de résultats plus avantageux.

Des erreurs de diagnostic ont contribué à faire regarder l'ablation de la matrice comme une opération qu'on pouvait tenter avec quelques succès ; tel qui n'avait enlevé qu'un polype, annonçait avoir fait |l'ablation de la matrice. Pourrions-nous être surpris de cette manière de faire, quand nous voyons encore aujourd'hui tel chirurgien se flatter d'avoir guéri un cancer du col utérin par l'excision, lorsqu'il n'a réellement attaqué qu'un col légèrement hypertrophié, et quelquefois même un col parfaitement sain?

M. THOMAS, chirurgien de Villers-Cotterets, jugeant qu'une malade à laquelle il donnait des soins était atteinte d'un renversement de la matrice, consulta MORAND sur ce qu'il y avait à faire. La malade fut opérée d'après l'avis de ce dernier, qui avait jugé qu'il existait une tumeur qu'il fallait extirper. SORBIER, qui fut nommé par l'Académie pour examiner l'observation de M. THOMAS, conclut avec raison qu'il était facile de juger qu'on n'avait pas extirpé la matrice, mais seulement un *fungus* utérin, et qu'il n'était pas douteux que l'avis de lier et d'enlever la tumeur n'eût été fondé sur cette persuasion *.

On lit encore plusieurs observations du même genre dans le Mémoire de LEVRET, sur les polypes de la matrice et du vagin, mémoire inséré dans la collection de l'Académie de Chirurgie.

---

* *Mémoires et Prix de l'Académie de Chirurgie*, t. V, p. 69, édition de M. FOSSONE.

Cet auteur démontre que M. MELLIS n'avait extirpé qu'un corps charnu et non l'utérus, comme il le croyait. HOIN père, et M. MIDAN recueillirent une observation curieuse de prétendue ablation de la matrice, sur une femme de 35 ans, qui avait fait plusieurs fausses couches, sans avoir pu porter aucun enfant à terme. Cette malade put sortir six semaines après l'opération ; quatre mois s'étant écoulés, elle vit ses règles reparaître plus abondantes qu'elles étaient avant sa maladie. Elle devint enceinte, plus de trois ans après sa guérison ; mais elle fit une nouvelle fausse couche d'un embryon de quatre mois dont elle fut délivrée par M. MIDAN, qui fut détrompé sur la prétendue amputation de la matrice qu'il croyait avoir faite. La méprise était ici d'autant plus facile que la tumeur qu'on avait enlevée par la ligature présentait une cavité qu'on avait pu prendre pour celle de la matrice. La même circonstance induisit aussi en erreur CAILHORA et GUIOT. « Nous-mêmes possédons un polype creux qui fut enlevé avec succès par le professeur DUBOIS, et dont la ressemblance avec l'utérus est telle, en raison de la cavité qu'il porte à son centre, qu'un observateur non prévenu ne peut manquer de s'y tromper ; et cependant, nous avons bien constaté sur la malade que la matrice est en parfaite intégrité (DUGÈS).

CARPI, WRISBERG, ROUSSET, FAIVRE, NEWNHAM, GOOCH, ont rapporté des exemples de guérison après l'ablation de la matrice (DUGÈS) ; mais la plupart des faits publiés par les écrivains que je viens de citer manquent de détails, ou ont été annoncés avant qu'il ne se fût écoulé assez de temps pour que la guérison fût assurée.

L'ablation de l'utérus est une opération trop dangereuse pour qu'on puisse aujourd'hui donner le conseil de la pratiquer. Les observations recueillies par M. DALLIEZ, celles de DESSAULT, de BAUDELOCQUE, de REY, etc., démontrent jusqu'à l'évidence les tristes résultats d'un moyen si violent; cependant, M. BLOXAM a publié, en 1837, une observation d'ablation de la matrice par la ligature; cette opération fut suivie de guérison. Nous la rapportons telle qu'elle a été insérée dans la *Gazette Médicale*, avec les réflexions qui l'accompagnent :

Observation d'inversion de l'utérus, prise et traitée pour un polype, par M. BLOXAM; guérison [*].

Observation. — « En juillet 1835, mon père et moi nous examinâmes l'utérus d'une femme dont les forces étaient épuisées par une abondante hémorragie vaginale. Le sang coulait à des intervalles irréguliers depuis plusieurs mois, tantôt avec profusion, tantôt modérément; les intervalles étaient remplacés par un flux muqueux.

» Nous trouvâmes une tumeur globuliforme mais oblongue, dépassant le col utérin d'un pouce et demi; elle était plus large inférieurement qu'à l'endroit du museau de tanche, son col allait en diminuant d'épaisseur de bas en haut; le doigt pouvait suivre cette partie décroissante à travers le col de l'utérus, elle supportait sans douleur la palpation et même le pincement; l'enfoncement de l'ongle, cependant, causait de la douleur; mais elle n'était pas comparable à la sensibilité du col. La tumeur était couverte d'une membrane lisse, glissante et tendue; elle était mobile latéralement, et elle offrait une élasticité suffisante pour soutenir son propre poids, sans peser sur les parties adjacentes. Le col de la matrice était souple et permettait le passage du doigt entre la paroi et la tumeur, mais pas au point de laisser distinguer la nature de l'attache de la tumeur dans l'utérus.

[*] Voir une autre observation semblable, publiée par M. LASSERRE, *Gazette Médicale*, 1838.

» Nous pensâmes d'abord que c'était un polype, et j'ai cru moi-même que tous les symptômes s'accordaient parfaitement avec cette idée. Nous nous décidâmes par conséquent à y poser une ligature, ce que nous exécutâmes, à l'ordinaire, comme au moyen d'une canule, et nous la serrâmes assez fortement. L'opération ne parut pas incommoder beaucoup la malade, et nous nous retirâmes quelques minutes après.

» Une heure après, cependant, on vint nous avertir que la femme souffrait considérablement; nous nous y rendîmes à l'instant. La malade nous exprima et par des gestes et par des paroles l'intensité très grande de ses souffrances, se plaignant de très vives douleurs au dos et à l'hypogastre, au point qu'elle semblait comme une maniaque. Nous ôtâmes la ligature, et ses souffrances disparurent. Elle se crut passer de l'enfer au paradis : les douleurs n'ont plus reparu et aucun accident ne survint depuis qui pût être attribué à cette opération.

» Nous fîmes alors un nouvel examen de l'état des parties, et surtout du commémoratif de la maladie. Nous apprîmes les circonstances suivantes :

» 1° Que l'hémorragie existait depuis le mois de janvier, à la suite de son accouchement.

» 2° Que dans cet accouchement elle n'avait été assistée que par une sage-femme.

» 3° Qu'après l'issue du délivre, l'hémorragie avait été si abondante que des syncopes alarmantes s'en étaient suivies.

» Quoique ces circonstances eussent bien pu, à la rigueur, s'accorder avec l'existence d'un polype, néanmoins nous soupçonnâmes alors que la tumeur pouvait aussi dépendre d'un renversement de l'utérus, ce qui expliquerait d'ailleurs les accidens occasionés par la ligature.

» Afin de nous éclairer convenablement sur la nature du mal, nous passâmes une ligature peu serrée autour de la tumeur et nous tirâmes lentement la masse au-dehors. Le col de l'utérus s'est trouvé rempli par la tumeur, le renversement est devenu complet ; le vagin se trouvait aussi renversé sur lui-même supérieurement en forme de cul-de-sac. En passant le bout des doigts dans cet impasse on ne sentait plus de matrice dans le bassin ; ce caractère fut pour nous tout-à-fait décisif, et nous comprîmes de suite avoir affaire à un renversement de la matrice.

» La malade était jeune, mère de plusieurs enfans, extrêmement affaiblie par la maladie ; elle désirait ardemment supporter toute espèce d'opération pour être guérie. Après avoir fait part à son mari des dangers que la vie de la malade courrait, en la soumettant à une opération, nous nous décidâmes à pratiquer l'ablation de la tumeur moyennant une ligature.

» Le 5 août, à 8 heures du matin, quinze jours après la première opération, nous appliquâmes un cordon de corde à boyau (corde basse d'une harpe), autour de la partie la plus étroite de la tumeur, à l'aide d'un appareil à polype. La ligature fut moins serrée que la première fois ; elle le fut assez, cependant, pour étrangler un peu et produire une légère douleur.

» En moins d'une heure, la douleur devint intense, mais pas autant que la première fois. On prescrivit une potion calmante (un tiers de grain de muriate de morphine), qui soulagea beaucoup. Dans la soirée, la douleur reparaît, la peau est chaude, pouls fébrile ; on répète la potion, calme jusqu'à minuit.

» Le 6, insomnie, retour de la douleur, vomissement, opiacés, calme.

» Le 7, état satisfaisant, amélioration progressive.

» Le 8, on resserre la ligature à l'aide d'un garot de bois, afin qu'elle ne glisse pas. Cinq heures après, nouvelles douleurs s'étendant aux cuisses ; opiacés, mieux. On resserre

le fil tous les jours suivans, à chaque fois qu'il est relâché ;
on combat la douleur à l'aide du même moyen.

» Le 21 du même mois, la tumeur tombe ; on la dissèque
et on reconnaît qu'elle est formée par la matrice dont on peut
distinguer la cavité et les trompes de FALLOPE. En touchant la
femme, on ne retrouve plus d'orifice utérin. A l'endroit autrefois occupé par la matrice, on ne sent plus qu'un corps dur
d'apparence anomale.

» Le 26, cependant, l'orifice utérin peut être distingué,
mais il n'admet pas l'introduction du doigt.

» Le 27 septembre, la santé était déjà bonne sous tous les
rapports ; elle continua à s'améliorer, et la malade finit par
guérir complètement. Les règles n'ont plus reparu, mais elles
sont à présent remplacées par un écoulement sanguinolent
qui revient exactement tous les mois ; elle éprouve de temps en
temps des vertiges, des nausées, des symptômes hystériques,
qu'elle attribue à des flatulences ; elle accuse aussi des douleurs dans les jambes, des picottemens dans les seins et aux
organes génitaux ; elle est plus souvent triste qu'agitée ; mais elle préfère cent fois cet état à celui où elle se
trouvait avant l'opération ; elle s'unit avec volupté à son mari,
mais moins qu'auparavant.

» Ayant dernièrement examiné de nouveau cette femme,
j'ai trouvé que le bout supérieur du vagin avec le col restant
de l'utérus sont descendus près de la vulve ; le museau de
tanche peut être très bien distingué, ses lèvres sont amincies,
le doigt peut le franchir et passer dans une sorte de cul-de-
sac.

» Cette observation est d'autant plus précieuse qu'elle offre
peut-être le second exemple connu de renversement utérin
guéri par ablation de la matrice. La même opération avait déjà
été faite un grand nombre de fois, comme on sait, soit avec

l'idée de guérir cette grave affection, soit dans la croyance d'abattre un polype ; les femmes y avaient succombé.

» Dans l'observation de M. BLOXAM, la ligature n'a pas eu le même résultat, puisque la malade a guéri ; mais peut-on déduire de ce seul fait une opinion générale en faveur de la ligature dans les cas d'introversion irréductible de l'utérus ? L'auteur ne dit point quelles sont ses convictions à ce sujet. BOYER, qui a discuté cette question avec sa sagesse ordinaire, l'a résolue négativement, en se basant sur les observations connues jusqu'à lui. Ce praticien a été consulté pour une femme qui portait depuis plusieurs années un renversement complet de l'utérus ; un médecin, croyant avoir affaire à un polype, avait tout préparé pour le lier. BOYER s'y est opposé, en conseillant à la femme de vivre avec son infirmité, qui, d'ailleurs, ne l'incommodait qu'à peine.

Lorsqu'on se rappelle effectivement : « 1° que la réduction s'opère quelquefois à la longue, spontanément, quoique le taxis réitéré ait échoué d'abord (BAUDELOCQUE, *Académie de Chirurg.*) ; 2° que l'infirmité peut, lorsqu'elle est devenue chronique, être souvent supportée sans beaucoup de dérangement (BOYER) ; 3° que la ligature a le plus souvent occasioné des accidens mortels ; lorsqu'on réfléchit, disons-nous, à ces circonstances, on conviendra que ce dernier moyen ne peut être regardé que comme un remède exceptionnel, c'est-à-dire, pour les seuls cas accompagnés d'accidens graves comme dans celui dont on vient de lire l'histoire. »

« L'observation de M. BLOXAM est, en outre, digne de considération, tant à cause de la lenteur étudiée que les deux praticiens ont mise en serrant la ligature, et des avantages immenses que la malade a retirés de l'usage des opiacés, que des phénomènes physiologico-pathologiques que la femme a présentés après la guérison. »

L. 1   32.

CHAPITRE XXVIII.

RÉTROVERSION DE L'UTÉRUS.

Historique, définition, etc. — LA rétroversion de la matrice ne paraît pas avoir été connue des auteurs anciens ; le peu de fréquence de cette maladie et la négligence que les praticiens apportaient autrefois dans l'exploration manuelle des organes génitaux, sont probablement les seules causes qui firent que cette affection resta inconnue aux écrivains de l'Antiquité. S'il est vrai, comme le prétendent GRUNNER et RODRIC *a* CASTRO, que la rétroversion de l'utérus fut connue d'HIPPOCRATE, de PHILUMÈNE et d'AÉTIUS, toujours est-il que ce déplacement ne fut étudié convenablement qu'au milieu du siècle dernier.

C'est à GRÉGOIRE qu'appartient l'honneur d'avoir, le premier, parlé de la rétroversion, dans les cours d'accouchemens qu'il faisait à Paris. Les premiers écrits qui parurent sur ce genre de déplacement sont dûs à G. HUNTER et à LINN. En 1754, HUNTER lut, sur ce sujet, un Mémoire à la Société royale de Londres ; mais il faut le dire, ce ne fut qu'après que WALTER-WALL, qui avait suivi les leçons, de GRÉGOIRE, à Paris, eut appelé l'attention de HUNTER sur cet accident.

Le mot *rétroversion* est dû au chirurgien anglais; nous l'avons conservé pour désigner ce déplacement dans lequel le fond de la matrice est tourné en arrière et placé dans la concavité du sacrum, tandis que son col est dirigé vers la symphyse du pubis. L'axe vertical de l'utérus est devenu horizontal.

L'utérus peut offrir plusieurs degrés de rétroversion; je ne parle pas ici des déviations en arrière de la matrice, déviations qui ne méritent que le nom d'*inclinaisons*, et qui doivent d'autant moins nous occuper qu'elles restent presque toujours ignorées. Nous ne voulons parler que de la rétroversion complète. Eh bien! dans ce cas même, le renversement de la matrice en arrière n'a pas toujours lieu au même degré; tantôt le col et le fond de la matrice sont au même niveau, tantôt le fond est plus bas que le col, ou ce dernier, encore plus abaissé que le fond. En se rappelant que l'utérus situé dans le petit bassin, entre le pubis et la base du sacrum, se dirige de haut en bas et d'arrière en avant, de telle façon qu'il forme antérieurement un angle obtus et rentrant avec le vagin (CAPURDON), on jugera de suite de l'étendue du déplacement qui peut s'effectuer. Je ferai remarquer à l'avance que la rétroversion complète est impossible dans les derniers mois de la grossesse.

Étiologie ; causes prédisposantes. — Pour que la rétroversion de l'utérus s'effectue, il est nécessaire que les rapports naturels qui existent entre le poids de cet organe et les ligamens qui le maintiennent, soient modifiés : or, le relâchement de ces ligamens et l'augmentation de poids et de volume de la matrice, doivent figurer parmi les causes prédisposantes de la rétroversion. Le simple abaissement de l'utérus, lors même qu'il ne coïncide pas avec un accroissement de volume (ce qui est rare), dispose à la rétroversion. Il n'y a rien d'étonnant en cela, si nous voulons bien nous rappeler que déjà dans le prolapsus de l'utérus, le fond de ce viscère est incliné en arrière. (Dugès.)

La rétroversion a le plus souvent lieu dans les premiers mois qui suivent la conception, ou après l'accouchement et aux époques menstruelles. Les états physiologiques de l'utérus, dans ces différentes périodes, expliquent suffisamment ces prédispositions ; dans les trois cas, les rapports de dimension et de pesanteur sont modifiés. L'inclinaison trop légère du bassin, sa trop grande largeur et le peu de saillie de l'angle sacro-vertébral, favorisent aussi la rétroversion ; mais cette disposition du bassin et de l'articulation de la dernière vertèbre lombaire avec le sacrum, n'a pas autant d'influence sur la production du renversement de la matrice en arrière, que peut en avoir une disposition contraire, c'est-à-dire, l'étroitesse du bassin et la saillie trop prononcée de l'angle sacro-vertébral. On conçoit fort bien, au reste, comment la rétroversion peut s'opérer dans ces deux cas.

Dans un bassin trop large et peu incliné, l'utérus, augmenté de volume, se renverse en arrière avec d'autant plus de facilité, qu'au commencement de la conception son accroissement a surtout lieu dans sa paroi postérieure, et qu'il n'est pas soutenu par la face antérieure du sacrum. Dans un bassin étroit, et dont le promontoire forme une forte saillie, la matrice chargée du produit de la conception est arrêtée par cette saillie lorsqu'elle cherche à s'élever ; son fond ne tarde pas à s'incliner en arrière ; quand elle acquiert des dimensions assez grandes pour remplir l'excavation où elle est retenue de force, elle se trouve absolument enclavée.

Un polype, un corps fibreux, une tumeur, en un mot, de quelque nature qu'elle soit, peuvent aussi figurer parmi les causes prédisposantes de la rétroversion, si leur développement se fait dans la paroi postérieure de la matrice, et si les ligamens qui maintiennent cet organe, sont dans un état de relâchement. Cependant, il faut convenir que ces causes ne paraissent pas avoir une grande influence sur la production de cette maladie; on peut en dire autant de l'insertion du placenta sur le fond de l'utérus, que SAXTORPH a signalée comme une circonstance capable de disposer au déplacement de la matrice en arrière. WLZEZECK * admet encore que la longueur du col est quelquefois la cause de la rétroversion; une telle disposition peut bien permettre la flexion de ce col, quand la rétroversion s'opère; mais je ne comprends pas qu'elle puisse produire l'abaissement du fond de la matrice; aussi l'opinion de l'auteur que je viens de citer, me paraît-elle inadmissible.

De toutes les causes prédisposantes, je le répète, le développement de la matrice, après la conception, est, sans contredit, la plus efficace. C'est au troisième ou au quatrième mois de la grossesse, que la rétroversion s'effectue le plus souvent ; il est extrêmement rare qu'elle puisse avoir lieu après cette époque ; c'est qu'alors le volume de l'organe est trop considérable pour qu'il puisse s'incliner en arrière, et pénétrer horizontalement dans l'excavation du bassin, à moins que ce dernier ne présente des dimensions excessives. Toutefois, n'oublions pas que SMELLIE**, HUNTER***, BARTLETT**** et MECKEL, ont observé la rétroversion chez des femmes grosses de cinq et de sept mois. MÉRIMANN, dit même qu'il a rencontré la rétroversion au dernier terme de la gestation ; mais comme l'a fait remarquer judicieusement M. DUGÈS, il est certain que MÉRIMANN, n'a eu affaire qu'à des cas d'obliquités postérieures du fœtus.

* *De Utero retroflexo.* Prag., 1777.
** *Traité d'accouchemens*, t. II, p. 150.
*** *Icones uteri human. grev.*, tab. 26
**** *Biblioth. médic.*, t. LXVI.

D'autres faits empruntés à divers observateurs , et donnés par le même écrivain comme des exemples de rétroversion très avancée vers le terme normal, ne sont évidemment que des grossesses extra-utérines , puisque l'enfant n'a pu sortir que par une déchirure, une ulcération de la poche dans laquelle il était renfermé. » (Dugès.)

Causes occasionelles. — Les auteurs ont signalé un grand nombre de causes occasionelles, sans qu'il leur ait toujours été possible de démontrer par des faits l'action de chacune d'elles. Quelle que soit la cause de la rétroversion , il faut qu'elle exerce une pression subite ou lente et cóntinue sur le fond de l'utérus, de manière à le déprimer. Les efforts que nécessitent .es vomissemens, une contraction violente des muscles , un coup sur l'abdomen, une chute sur les genoux, un saut, etc., ont pu déterminer la rétroversion. Descrange, de Lyon, l'a vue chez une femme qui voulait soulever un fardeau en l'appuyant sur son ventre. Une grande frayeur, dit M. Capuron, peut encore produire le même effet, « parce qu'il se fait alors tout-à-coup une profonde inspiration , et par conséquent une prompte dépression du diaphragme, qui refoule les viscères abdominaux vers le bassin. On en trouve une observation dans le Mémoire de Hunter. »

Toutes les causes de la rétroversion n'agissent pas d'une manière instantanée, il en est qui ne la déterminent qu'avec lenteur. Ces causes sont d'autant plus efficientes , qu'il existe déjà une disposition à la maladie. La plupart du temps, la rétroversion résulte de la pression exercée sur le fonds et sur la face antérieure de la matrice par la masse intestinale. Hunter pense que la réplétion de la vessie et la rétention d'urine dans ce réservoir, est la plus puissante des causes occasionelles de la rétroversion. On y joint le coucher sur le dos et l'accumulation des matières fécales dans le rectum. Je ne sais comment il s'est fait que Denmann *, Callisen, de Boer et plusieurs autres, aient admis comme cause de la rétroversion ce qui n'est que l'effet de cette maladie. Sans doute on peut à la rigueur admettre que la vessie distendue puisse faire basculer la matrice; mais il faut alors que la rétention d'urine ait précédé le déplacement de l'utérus, et qu'elle ait existé depuis longtemps; d'où vient donc que cela n'a pas lieu chez les femmes atteintes de rétroversion? La réponse est facile ; c'est que la réplétion de la vessie n'est que le symptôme de l'inclinaison de l'utérus en arrière. Celui-ci une fois basculé, son col vient comprimer l'urètre et la vessie derrière le pubis, et s'opposer à la micturition.

Delpech a fort bien senti qu'une semblable cause était difficilement admissible; aussi a-t-il fait observer que les femmes chez lesquelles la rétroversion avait eu lieu, n'étaient pas sujettes auparavant à la rétention d'urine. Je ne sais s'il est plus rationnel de croire que la rétention des matières fécales a pu produire la maladie dont nous nous occupons. M. Dugès paraît admettre cette cause, lorsqu'il dit : La femme dont parle M. Comte, succomba à une péritonite, et l'on trouva que le fond de la matrice était *retenu* dans la concavité du sacrum par un amas de matières fécales dans l'intestin rectum : l'orifice utérin était situé au-dessus du pubis. » Evidemment on prend ici l'effet pour la cause, et mieux vaut dire que la matrice rétroversée avait retenu les matières fécales. L'accumulation des fæcès dans l'intestin rectum , serait capable , comme le dit encore Delpech, de produire un effet contraire, c'est-à-dire , de repousser le corps de la matrice en avant.

Je lis, dans la *Gazette Médicale***, une observation de

* *Introduction to Midwfery.* London, 1801.
** Septembre 1837.

rétroversion publiée par M. Johnson, observation que je crois
utile de rapporter ici ; car il s'agit d'un cas de rétroversion survenu pendant l'état d'évacuité de la matrice. La possibilité du
déplacement dans cette circonstance, a déjà été reconnue ;
mais les exemples n'en sont pas assez fréquens pour qu'il soit
inopportun de parler du fait recueilli par M. Johnson.

Observation. — « Dans le mois de mars 1837, M. Johnson a
été appelé pour voir une jeune dame, âgée de 27 ans, accouchée depuis trois ans. Elle avait toujours été bien réglée depuis
sa couche jusqu'à ce jour. Etant à dîner, elle a été saisie tout-à-
coup de douleur intense dans la partie inférieure du ventre,
entre l'ombilic et le pubis, pour laquelle on lui avait prescrit
quelques opiacés. Cette douleur s'était apaisée un peu, puis
elle était revenue, lorsque M. Johnson a été appelé. A l'examen, il trouve de la sensibilité légère dans l'abdomen, pas de
gonflement ni de symptômes d'inflammation, soit générale, soit
locale. On prescrit un purgatif qui calme, soulage la douleur :
on continue le même remède, et la malade se croit guérie.

Peu de jours après, cependant, cette dame est saisie de rétention urinaire ; elle ne peut uriner que de temps en temps,
peu à chaque fois et avec de grands efforts. En l'interrogeant
attentivement, M. Johnson trouve que ce symptôme avait
toujours existé dès le commencement et qu'il était allé en
augmentant. L'exploration extérieure n'apprend rien sur la
nature du mal ; il n'y a ni gonflement, ni tension, ni douleur
à la pression. On essaie d'introduire une algalie dans la vessie,
on ne peut en venir à bout : on rencontre un obstacle insurmontable vers le col vésical. Le toucher fait reconnaître que
le vagin est occupé presqu'entièrement par une tumeur située
entre ce canal et le rectum, ce qui rend difficile le passage de
deux doigts. *Le col utérin est placé serrement contre le pubis
ou plutôt au-dessus ;* la vessie elle-même est évidemment

déplacée, aussi n'a-t-on pu tirer qu'une petite quantité de liquide.

Une consultation eut lieu ; on décide qu'il s'agit d'une rétroversion de la matrice, et que cet organe est probablement plein. On essaie de remettre l'utérus dans sa position normale, mais sans succès ; la femme continue à souffrir beaucoup des efforts qu'elle est obligée de faire incessamment pour uriner. Deux ou trois jours après, un autre consultant est appelé, il constate la rétroversion de l'utérus, mais il reste dans le doute sur l'existence de la grossesse, attendu que le museau de tanche est plat, et qu'aucun symptôme de gestation n'existe d'ailleurs ; il reconnaît, d'autre part, que la matrice est gonflée et la vessie déplacée, car il n'a pu y introduire le cathéter ; mais il n'a proposé aucun moyen de soulager la malade. De nouvelles explorations par le rectum et le vagin ont été faites ; on a cru s'être assuré de l'existence de la grossesse, qu'on juge de trois mois environ. A la suite de ces manœuvres, la femme a pu rendre une grande quantité d'urine, ce qui l'a beaucoup soulagée. On l'examine de nouveau, et l'on trouve que les organes avaient repris leur position naturelle, et que la tumeur vaginale était entièrement dissipée. Dès ce moment, la femme a cessé de souffrir ; ses règles ont reparu et elle s'est toujours bien portée depuis. »

La circonstance qui donne le plus d'intérêt à cette observation, c'est l'état de vacuité de la matrice. M. Johnson a présumé que le déplacement de l'utérus a été produit par la distension de la vessie ; mais en analysant sévèrement le fait que nous venons de rapporter, il est assez facile de voir que la rétention d'urine n'est pas la cause, mais bien l'effet de la rétroversion, caractérisée par l'existence d'une tumeur dans le vagin, et par le déplacement du col utérin.

Sans doute, dans ce cas, la matrice primitivement abaissée,

a comprimé l'urètre et a causé la distension de la vessie, distension qui n'a dû contribuer que consécutivement à la rétroversion. C'est ainsi, du reste, que M. PARENT, de Baune,
explique comment la distension de la vessie peut produire la
rétropulsion de la matrice et son renversement en arrière. Il
est à regretter que M. JOHNSON ne soit pas entré dans de plus
grands détails sur l'observation qui précède, il était indispensable de noter la consistance et la forme de la tumeur
que le toucher lui fit découvrir dans le vagin ; il était nécessaire encore de parler de l'état du vagin, et de nous apprendre
si ce conduit était distendu en avant et raccourci en arrière. La
facilité avec laquelle plusieurs explorateurs ont pu constater la
présence du col de la matrice contre le pubis ou *plutôt au-
dessus*, contribue aussi à faire naître de grands doutes dans
mon esprit. Ne savons-nous pas que, lorsque la matrice en rétroversion est élevée au-dessus du pubis, on a beau chercher le
col, on n'en trouve que le bord ou la lèvre postérieure ; et cependant, M. JOHNSON a pu juger que le col *était plat ;* plus tard,
on reconnaît que la matrice est gonflée, et l'on ne réfléchit point
que le gonflement de cet organe suffit souvent pour déterminer la
rétroversion ; l'auteur ne tient aucun compte de ce gonflement
assez considérable cependant, pour faire croire qu'il existe
une grossesse de trois mois, et il conclut que la maladie a été
causée par la distension de la vessie? Je le repète, l'observation de M. JOHNSON manque de détails, et je ne saurais penser
avec lui que le déplacement de l'utérus est résulté de la
réplétion de la vessie.

Symptômes, marche, etc. — Les malades, chez lesquelles la
rétroversion de l'utérus s'est opérée, éprouvent de la pesanteur
sur le fondement, un sentiment de tiraillement et de distension
dans les lombes, dans les aines, dans les cuisses et dans toute
la profondeur du bassin ; à ces symptômes se joint bientôt

une grande difficulté pour uriner et pour aller à la garde-robe.
Au début de la maladie, si le déplacement ne s'opère qu'avec
lenteur, ces symptômes occasionent moins d'incommodités.
Dans tous les cas, ils acquièrent beaucoup plus d'intensité à
l'époque où le volume de l'utérus est augmenté par la congestion qui précède l'excrétion menstruelle. Pendant ce temps, la
femme éprouve plus de douleurs, non-seulement, parce que
la compression du rectum et de la vessie est plus marquée, mais
aussi, parce que l'activité nerveuse et vasculaire prédominent
dans le système utérin au moment où la matrice se transforme
en organe sécréteur. La situation accidentelle, anormale, dans
laquelle se trouve la matrice, constitue un obstacle à l'exercice
des fonctions qu'elle doit remplir; des troubles se manifestent
dans l'inervation et la circulation utérines; aussi résulte-t-il de là
des douleurs, des contractions spasmodiques, et des hémorragies
trop abondantes, se renouvelant par secousses. La menstruation
ne tarde pas à se déranger, elle devient irrégulière, se montre
à des époques indéterminées ou cesse tout-à-fait. Elle est très
souvent remplacée par un écoulemeent de fluide pituiteux;
mais, la plupart du temps, cet écoulement dépend de l'irritation
mécanique de la membrane muqueuse de l'utérus.

Du côté du rectum et de la vessie, les accidens augmentent
souvent au point de compromettre prochainement la vie des
malades. Plus la rétroversion se prononce, plus aussi ces
deux organes sont comprimés; l'urine ne coule plus, les malades se livrent à de violens efforts pour uriner; lorsqu'on
veut introduire une sonde dans la vessie, on rencontre un
obstacle insurmontable; la constipation est aussi fort opiniâtre,
et l'on essaie envain de la vaincre par des lavemens. C'est
ici qu'on peut dire que la réplétion de la vessie contribue à
multiplier les accidens; en effet, sa distension considérable
élève le col de l'utérus, tandis que d'un autre côté le fond

de cet organe est abaissé par les excrémens accumulés dans le rectum. Le coucher sur le ventre soulage les malades.

Si ces accidens persistent, de violentes coliques se font sentir, la vessie s'élève fortement vers l'ombilic ; on peut en mesurer la distension à l'aide du plessimètre, les intestins sont distendus par des gaz, le diaphragme est refoulé, et la respiration devient gênée. Si la dilatation du rectum et de la vessie est portée très loin, ces deux réservoirs se gangrènent, se déchirent, et l'épanchement de l'urine et des matières fécales dans la cavité du péritoine vient mettre un terme aux atroces souffrances des malades. Smellie, Vandœveren, Linn et plusieurs autres, ont rapporté des exemples de semblables terminaisons.

Dans la rétroversion qui a lieu pendant la grossesse, on observe tous les symptômes que je viens de décrire, avec cette différence cependant, c'est qu'ils ont encore, dans beaucoup de cas, une marche plus rapide et une intensité plus grande. Toutefois, il est bon de faire observer que ces symptômes sont en rapport avec l'état plus ou moins complet de rétroversion. Dans la rétroversion incomplète, lorsque le fond de la matrice est simplement adossé à l'angle sacro-vertébral ou placé au-dessous de lui, il peut bien arriver que l'accroissement graduel de l'utérus après la conception, suffise pour élever cet organe au-dessus du petit bassin, si la concavité du sacrum n'est pas trop prononcée, et si le promontoire ne fait pas une saillie trop considérable. Il n'en est plus de même, lorsque le fond de la matrice est déjà fortement déprimé dans la concavité du sacrum, elle ne tarde pas à augmenter de volume par le fait de la progression de la grossesse, elle est serrée entre le sacrum et le pubis, et elle se trouve alors réellement incarcérée, enclavée. Lorsque dans ce cas, l'avortement n'a pas lieu, cette incarcération augmente à mesure que la grossesse avance. Il en résulte une inflammation vive, qui ne tarde pas à déterminer la gangrène. La tension de l'abdomen accroît, cette partie est dure et brûlante, on ne peut la palper sans causer une grande douleur.; les malades vomissent presque continuellement. Le pouls est d'abord plein, tendu et fréquent ; plus tard, il s'affaisse et se dérobe ; la poitrine se serre, la respiration devient accélérée ; la peau et les lèvres sont sèches, la tête est rouge, et les malades sont préoccupées.

Après s'être élevés au plus haut degré, la plupart de ces symptômes disparaissent subitement, les douleurs se dissipent, la tension de l'abdomen diminue, ses parois deviennent souples; une grande quantité de liquides fétides sortent du vagin, et, si l'avortement n'a pas eu lieu dès le commencement, l'embryon déjà putréfié, se détache de l'utérus ; une sueur visqueuse et puante couvre la peau, les traits altérés du visage annoncent une mort imminente.

Tels sont les symptômes rationnels de la rétroversion ; mais aucun d'eux n'est pathognomonique de cette affection. Il faut donc chercher à acquérir des données plus positives ; on y parvient par le toucher.

En portant le doigt dans le vagin, on rencontre, lorsque la rétroversion est complète, un bourrelet formé par la paroi postérieure et déprimée de ce canal, tandis que la paroi antérieure, distendue, se prolonge en haut, au-delà de la portée du doigt ; puis, on découvre une tumeur arrondie, plus volumineuse dans la partie qui répond au sacrum que dans celle qui se dirige vers le pubis. Cette tumeur, dont la consistance varie, suivant l'état dans lequel se trouve la matrice, semble occuper toute l'excavation pelvienne. En dirigeant son doigt du côté du pubis, on parvient très difficilement à sentir un peu le col, quelquefois il est impossible de le rencontrer, à cause de son élévation ; le fond de la matrice est alors considérablement abaissé.

En examinant les parties extérieures de la génération, très souvent on n'aperçoit point le méat urinaire que la rétraction du col de la vessie et celle de l'urètre font remonter dans le vagin, derrière l'arcade du pubis ; on ne peut le découvrir qu'après avoir repoussé en haut la peau du pénil. (BOYER.)

Le toucher rectal permet aussi de constater la présence de la tumeur dans la concavité du sacrum.

La *Presse médicale* a publié une observation de rétroversion de l'utérus, fort remarquable sous le rapport du degré de la maladie et sous celui de l'état anatomo-pathologique des organes malades ; voilà cette observation :

« J. G., paysanne âgée de 32 ans, d'une intelligence bornée, mère de trois enfans, ayant été assistée dans ses dernières couches par sa belle-mère, paysanne aussi, et sans instruction dans l'art des accouchemens, était grosse d'environ trois mois et demi, lorsqu'elle fut prise, dans la journée du 7 novembre 1836, de quelques douleurs vagues. Ces malaises, qui ne l'empêchèrent pas de sortir et de se livrer à quelques occupations pénibles de la campagne, l'inquiétèrent assez cependant.

En rentrant chez elle ce jour-là, vers les huit du soir, elle s'est couchée et fut prise après de douleurs vives dans le ventre et dans les reins, douleurs qui lui arrachèrent des cris que sa belle-mère attribua aux prodromes d'une fausse couche : il était neuf heures et demie du soir. A dix heures et demie, le mari voulant donner quelques soins à sa femme, qui était debout dans la chambre, lui lève la chemise par derrière, et aperçoit une grosseur qui sort des parties génitales.

On s'en inquiète, ainsi que de l'état de souffrance et de l'hémorragie qui l'accompagne, et on pense à recourir aux secours de l'art.

On s'empresse d'aller à onze heures chez la messagère du village, afin de l'envoyer chercher la sage-femme de la ville voisine ; sur son refus, le mari se transporte lui-même aussitôt chez cette accoucheuse ; puis, sur la répugnance de celle-ci à se rendre chez la malade, il va chez la sage-femme de M....., village le plus voisin. Cette dernière arrive à une heure, et on trouve une énorme tumeur au-dehors de la vulve, et des anomalies telles, qu'elle demande qu'on appelle incessamment un accoucheur instruit. Le mari court chez M....., qui arrive à trois heures et demie du matin.

Après quelques recherches pour s'assurer de la nature de la tumeur, le chirurgien la reconnaît pour la matrice dans l'état complet de rétroversion, et il parvient à la repousser et à la replacer dans sa position naturelle ; mais la femme, qui était déjà dans la position la plus déplorable, expire à quatre heures et demie, peu après la réduction de l'organe de la gestation.

Autopsie. — Les parties extérieures de la génération ne présentent rien de particulier, mais légèrement entr'ouvertes, elles laissent apercevoir à deux lignes de profondeur, dans la direction de la fourchette, une plaie frangée. Au toucher, le vagin paraît lisse, et on arrive au col utérin, appuyé contre le pubis, fermé et sans engorgement. Le vagin est très lâche, et le corps de la matrice soulevé et très mobile.

On ouvre l'abdomen et l'on scie les os du pubis ; la vessie, très large et flasque, ne contenant pas d'urine, s'élevait au-dessus du pubis, et paraissait avoir été distendue ; elle ne présentait d'ailleurs aucune altération et couvrait en partie le corps de la matrice. Cet organe, de forme pyramidale, offrait six pouces de longueur et cinq de largeur ; il était mou, flasque, rougeâtre et présentait un certain nombre d'échymoses et de petites déchirures semi-circulaires, ressemblant à des coups d'ongle. Ayant aperçu dans la cavité périnéale du bassin, au-devant du sacrum, une plaie transversale, on a reconnu qu'il y avait par cette plaie communication entre la cavité abdominale et la partie inférieure-postérieure du vagin. Ainsi, il existait un canal accidentel, dont l'orifice supérieur était constitué par la rupture du péritoine, dont l'orifice inférieur l'était par la déchirure du vagin, et dont la partie moyenne occupait la cloison recto-vaginale lacérée. Ayant poussé le corps de la matrice dans cette ouverture supérieure, on l'a fait sortir sans effort par l'ouverture inférieure, près de la fourchette, et l'on a vu alors la matrice dans la même position où l'avait trouvée M. C. sur le vivant. Ayant ensuite replacé l'organe comme il l'était précédemment, on a fendu le vagin à sa partie antérieure dans toute sa longueur, jusqu'au col utérin, qui était très alongé, fermé, enduit d'une sécrétion filamenteuse ou gélatineuse qu'on observe dans les premiers mois de la grossesse. Ayant fendu le col utérin et pénétré dans la matrice, on a extrait la poche amniotique intacte, contenant un fœtus d'environ trois mois et demi et ses dépendances.

Ayant enlevé le corps de la matrice, pour mieux juger de la plaie du vagin, l'on a trouvé l'ouverture inférieure frangée à deux lignes de la fourchette, de cinq pouces de largeur dans sa dilatation. Elle remonte en s'élargissant le long de la cloison recto-vaginale jusqu'au péritoine, qui est ouvert à sept pouces de largeur. De chaque côté on aperçoit de petites déchirures semi-circulaires, comme des coups d'ongles, avec décollement latéral du péritoine. Le rectum est vide et intact, du moins dans ses membranes musculaire et muqueuse. Tout le système abdominal paraissait très pâle et ses vaisseaux étaient vides de sang.

Complications. — Il est presque inutile de faire sentir que les dangers de la rétroversion, tiennent moins à cet accident lui-même qu'aux complications qui l'accompagnent. Outre l'accumulation d'urine dans la vessie, la distension et la rupture de cet organe, nous savons aussi que le rectum où les

fécès viennent s'accumuler, est souvent le siége de dégénérescences et d'altérations diverses. Lors même qu'il ne résulte
pas d'accidens immédiats du renversement en arrière de l'u-
térus, les malades sont exposées à de sérieuses incommodités ;
une leucorrhée abondante s'établit, la menstruation se dérange, et, de ce dérangement, naissent une série de maladies
nouvelles.

Quand l'utérus rétroversé et placé dans une position défavorable, ne devient pas le siége d'une inflammation aiguë, il est
toujours atteint d'une inflammation chronique, capable de se
propager facilement aux trompes et aux ovaires. D'autres fois, son
tissu s'engorge et dégénère en squirre, en fongus médullaire, etc., etc. A l'ouverture des cadavres de femmes qui
avaient succombé à la rétroversion, on a trouvé des altérations
excessivement variées ; il n'est pas fort rare de rencontrer
l'hypertrophie du rectum et de la vessie. L'observation que je
viens de rapporter, offre un bel exemple des désordres pathologiques auxquels la rétroversion peut donner lieu.

Je ne reviendrai pas ici sur la gangrène et l'avortement,
complications sur lesquelles j'ai insisté suffisamment dans la
symptomatologie.

Diagnostic. — Les signes rationnels précédemment exposés,
réunis au toucher, suffisent la plupart du temps, pour établir le
diagnostic de la rétroversion de l'utérus ; cependant, M. DUGÈS
a consacré plusieurs pages de son ouvrage, à l'exposition
de quelques maladies avec lesquelles elle paraît avoir été
confondue.

» L'ascite distend le bas-ventre et quelquefois elle refoule le
vagin, en lui faisant faire des bourrelets jusque dans la vulve ;
aussi, dans plusieurs cas de rétroversion, les médecins consultés avaient-ils prononcé en faveur d'une hydropisie périto-

néale [*]. La fluctuation sentie alors dans l'abdomen était due à l'énorme quantité d'urine retenue dans la vessie, et qui ne coulait plus qu'en faible proportion et par regorgement. (Dugès.) M. Dugès ne dit pas si les médecins consultés avaient pratiqué le toucher vaginal; car il eût suffi, je crois, pour leur faire éviter l'erreur.

» Une tumeur, et surtout un kyste séreux ou acéphalocystique, développé entre le vagin et le rectum, remplissant la cavité pelvienne, refoulant en arrière l'intestin, en avant le vagin, en haut la matrice et la vessie, peut simuler une rétroversion [**]. Si cette tumeur existe avec la grossesse avancée [***], il est facile de sentir dans l'abdomen, à travers ses parois, le corps de l'utérus occupé par le produit de la conception, et d'éviter ainsi l'équivoque. Le diagnostic serait plus difficile avec un utérus en vacuité; mais, si l'on arrive à l'orifice utérin, on peut constater, à sa direction, à sa mobilité, l'indépendance mutuelle de l'organe et de la tumeur; celle-ci d'ailleurs, n'est pas toujours située exactement sur la ligne médiane, elle est quelquefois latérale, ou bien elle offre des duretés, des inégalités qui la distinguent d'un utérus en rétroversion. (Dugès.)

Le même auteur cite deux autres observations de tumeurs développées dans le bassin, qui auraient pu faire naître de l'incertitude dans l'esprit de l'explorateur. Dans l'un de ces cas l'excavation pelvienne était occupée par *l'ovaire gauche transformé en kyste séreux. Descendu entre le vagin et le rectum, ce kyste avait chassé la matrice de sa place; cet organe était remonté dans l'hypogastre avec la vessie aplatie et tiraillée. Dans l'autre, une tumeur énorme remplissait toute la capacité du petit*

---

[*] Bellanger, *Revue médicale*, t. I, 1824. Lallemand, *idem.*, t. II, 1824.
[**] Denman, *Introd. à la prat. des Acc.*, t. I, p. 149.
[***] Madame Lachap., *Prat. des Accouch.*, t. III, p. 389.

bassin ; le vagin en était si fortement repoussé d'arrière en avant, qu'il devenait impossible de glisser le doigt derrière les pubis.

On a pu confondre une grossesse extra-utérine avec une rétroversion ; M. NAUCHE parle d'une femme qui portait une grossesse de ce genre, et chez laquelle DUPUYTREN, DUBOIS, MAYGRIER, CAPURON, LISFRANC, LONDE, crurent tous reconnaître une rétroversion de l'utérus. Après avoir tenté vainement la réduction, on ponctionna la tumeur qu'on avait rencontrée dans le vagin. La femme succomba et la nécroscopie vint démontrer irrévocablement que l'utérus était vide et qu'il adhérait seulement à un kyste dont s'était échappé, quelques jours avant la mort, un fœtus putréfié, en lambeaux, et quelques débris de ses annexes.

Je ne pense pas qu'il soit possible de prendre une hypertrophie de l'utérus pour la rétroversion de cet organe, ou du moins, si, de prime-abord, on commettait une semblable erreur de diagnostic, il serait facile de la rectifier. On n'oubliera jamais que dans les engorgemens de la matrice, le col de cet organe reste dans la direction de l'axe vertical du bassin, tandis que dans les rétroversions il s'élève et se place horizontalement. C'est le rapport du col et du corps de la matrice avec la surface interne du bassin, qui doivent surtout guider l'explorateur appelé à diagnostiquer un cas de rétroversion.

Pronostic. — Lors même que de graves accidens ne sont pas la conséquence immédiate de la rétroversion de la matrice dans l'état de vacuité, on ne doit pas moins regarder cette maladie comme fort défavorable ; car, dans les circonstances les plus heureuses, si le déplacement persiste, les femmes ont à supporter les incommodités d'une leucorrhée continue plus ou moins abondante ; et la menstruation, le régulateur de la santé des femmes, se dérange inévitablement. Outre cela, un tel déplacement s'oppose presque toujours à la conception et il rend douloureux les rapports sexuels.

Le pronostic de la rétroversion est généralement grave, cependant, il se règle sur des considérations particulières que nous devons faire connaître.

La rétroversion qui s'est opérée lentement, est moins dangereuse que celle qui s'est formée subitement. Dans le premier cas, les incommodités qui résultent de la pression exercée par l'utérus, sur la vessie et le rectum, sont plus supportables. Ces deux réservoirs s'accoutument en quelque sorte graduellement à cette pression, et fort souvent le rectum évite l'utérus en se portant de côté, tandis que la vessie cherche à en faire autant. La rétroversion, qui s'est effectuée avec lenteur, se réduit aussi avec assez de facilité; mais la réduction est peu durable. Si les accidens, qui accompagnent la rétroversion subite, sont plus alarmans, sa réduction n'a pas les mêmes inconvéniens; cela tient d'abord à ce que les ligamens conservent encore assez de ressort pour soutenir l'utérus replacé dans sa position normale, puis aussi, à ce que cet organe n'a pas eu le temps de prendre droit de domicile dans un point du bassin qu'il ne doit pas occuper.

Il faut toujours avoir égard au degré de rétroversion; car on conçoit que le pronostic est d'autant plus fâcheux que le fond de la matrice est plus abaissé et le col plus élevé; il en est de même, lorsque la structure du bassin favorise ce déplacement, puisqu'on ne saurait faire disparaître la maladie, sans la voir se reproduire aussitôt.

Il est toujours nécessaire de tenir compte de la durée de la maladie; plus elle a duré longtemps, moins il est facile d'en obtenir la guérison; Enfin, la rétroversion peut déterminer des accidens-complications, qui ne laissent pas que d'en aggraver le pronostic ; l'inflammation et la gangrène, par exemple, sont toujours accompagnées de grands dangers.

C'est principalement lorsque la rétroversion survient pendant la grossesse, qu'il faut redouter des suites fâcheuses. La matrice chargée du produit de la conception acquiert plus en plus d'accroissement, comprime la vessie et le rectum, au point d'intercepter complètement l'émission et la défécation ; il arrive même un moment où elle s'enclave dans l'excavation, alors l'inflammation et la gangrène s'emparent de cet organe, et la vie des malades est grandement exposée.

Quand la matrice gravide se renverse, il est bien rare que l'avortement n'ait pas lieu, à moins que la réduction n'ait été opérée de suite ; encore l'a-t-on vu, malgré cela, arriver plus d'une fois. S'il ne s'agissait que de l'avortement, on pourrai se regarder comme fort heureux, car on cherche presque toujours à l'obtenir ; mais les accidens vont très souvent plus loin, et lors même que l'avortement s'est effectué, l'inflammation peut s'emparer soit de l'utérus, soit du péritoine, de l'un et l'autre même, et conduire les malades au tombeau, HUNTER et M. DUGÈS ont rapporté des cas de ce genre.

La rétroversion qui se manifeste dès le commencement de la conception ne comporte pas un pronostic aussi effrayant, lorsqu'on est parvenu à faire la réduction. Dans quelques cas, même, à ce que dit DÉSORMEAUX, la maladie abandonnée aux seuls soins de la nature s'est terminée heureusement. La douleur a forcé la femme à garder le repos, en mettant les muscles abdominaux dans le relâchement ; et, par l'effet de la seule situation horizontale, l'utérus s'est rétabli en sa place, les accidens ont cessé et la grossesse a poursuivi son cours *.

Traitement. — Le traitement *prophylactique* de la rétroversion

---

* DÉSORMEAUX, *Dict. abr. des sciences médicales.*

est excessivement borné; il consiste à éviter l'action des causes occasionelles qui, chez les femmes prédisposées, sont capables de produire cet accident. Lorsqu'il existe, par exemple, une simple inclinaison en arrière, le médecin doit faire sentir la nécessité de vider fréquemment le rectum et la vessie.

Dans la rétroversion complète, les accidens sont quelquefois si pressans, qu'on a proposé, pour y remédier, une multitude de moyens; tous concourent à remplir deux indications principales; 1° réduire la matrice, 2° la maintenir dans sa situation naturelle.

A. *Réduction.* — La science possède plusieurs cas de rétroversion, dont la guérison s'est opérée spontanément; aussi, donnerons-nous le conseil de faire disparaître les accidens qui accompagnent le déplacement en arrière de la matrice, avant de chercher à réduire cet organe. Il est d'autant mieux indiqué de commencer ainsi le traitement de la rétroversion, que nous savons fort bien que les accidens les plus redoutables qu'elle détermine, c'est-à-dire, la réplétion du rectum et de la vessie, tendent toujours à l'augmenter. Boer, Sibergundi et d'Outrepont, ont réussi à procurer la réduction spontanée de la matrice, rien qu'en prenant la précaution de vider la vessie par le cathétérisme et d'évacuer le rectum par des lavemens.

Avant de procéder à la réduction de l'utérus, il est indispensable de tenir compte de l'état de cet organe et de ses annexes. S'il existe de l'inflammation, on la combat par les saignées, par les bains, les fomentations et les injections émollientes dans le vagin. Quelques praticiens ont même recommandé la saignée du bras, dans les cas où il n'y avait point inflammation, afin de déterminer une détente générale qu'on regarde comme favorable à la réduction. Dewes est un de ceux qui ont préconisé ce moyen avec le plus d'enthousiasme. Bau-

DELOCQUE ne put parvenir à réduire une matrice rétroversée,
qu'après avoir usé pendant huit jours de moyens préparatoires.
Toutefois, sachons aussi que le même accoucheur a pu faire,
sur-le-champ, la réduction, chez une malade à laquelle il
donna ses soins.

Après avoir vidé la vessie et le rectum, on opère la réduction de la manière suivante :

La malade est placée sur les genoux et sur les coudes, comme
le veulent quelques praticiens, ou simplement couchée sur le
dos, horizontalement, les jambes et les cuisses fléchies sur le
bassin élevé au-dessus du tronc à l'aide d'oreillers posés sous
le siége. Les chirurgiens qui conseillèrent de faire mettre les
malades sur les genoux et sur les coudes, ont eu pour but de
diminuer la pression des viscères du bas-ventre ; mais cette situation est si fatigante, qu'on reconnaît aujourd'hui, presque
généralement, qu'il vaut mieux laisser la femme couchée sur
le dos, en lui prescrivant de ne faire aucun effort capable de
nuire aux tentatives de réduction. On introduit deux doigts
dans le vagin, jusqu'à ce qu'on rencontre le fond de l'utérus
qu'on repousse en avant, en cherchant à lui faire abandonner
la place qu'il occupe sous l'angle sacro-vertébral ; on parvient
quelquefois par cette seule manœuvre à replacer la matrice
dans sa position naturelle ; cependant, en y réfléchissant un
peu, on comprend qu'il est possible de procéder plus sûrement. Il ne suffit pas toujours d'agir sur le fond de la matrice, il faut encore abaisser le col de cet organe ; pour cela,
on porte deux doigts dans le rectum à dessein de remonter le
fonds de l'organe déplacé, deux autres doigts de la main opposée sont insinués dans le vagin, derrière le pubis, afin de ramener le col dans sa direction normale. GRÉGOIRE avait indiqué ce procédé de réduction ; RICHTER et SABATIER ont conseillé d'exercer des pressions méthodiques sur le rectum et sur le

vagin. Dans un cas où la réduction était fort difficile, Dussaus-soie, chirurgien de Lyon, n'hésita pas à porter sa main entière dans le rectum. Baudelocque et M. Nægelé pensent qu'on peut se dispenser de porter les doigts dans le rectum, et qu'on réussit le plus souvent par le procédé qui consiste à n'agir que sur la face postérieure de la matrice à l'aide des doigts insinués dans le vagin ; mais je crois qu'il y a toujours avantage à seconder la puissance qui tend à relever le fond de l'utérus, en déprimant d'un autre côté l'orifice de cet organe. On produit ainsi un mouvement de bascule qui ne peut avoir que d'heureux résultats. M. Dugès pense, avec MM. Lallemand et Bellanger, qu'on pourrait abaisser le museau de tanche, en le comprimant avec une forte algalie introduite dans l'urètre et jusque dans la vessie.

Lorsque la réduction de l'utérus renversé présente des difficultés, « M. Capuron a judicieusement conseillé de porter cet organe, dans une demi-rotation pour opérer son dégagement avec plus de facilité. » En réfléchissant sur les dimensions du bassin, il est bien extraordinaire que les praticiens n'aient jamais songé à un procédé qui paraît aussi simple que naturel. On sait que le diamètre sacro-pubien du détroit abdominal est plus court d'un demi-pouce que les diamètres obliques ; comment donc, lorsque la matrice culbutée en arrière, serait, pour ainsi dire, enclavée entre le pubis et le sacrum, ne chercherait-on pas à lui donner une situation diagonale, et à faire cesser ainsi le contact immédiat de ses extrémités avec le bassin ? Il semble qu'alors la réduction deviendrait plus facile ; car, la longueur de l'utérus étant moindre que le nouveau diamètre pelvien auquel elle correspondrait, ce viscère passerait d'un espace plus étroit dans un autre plus large, et la saillie sacro-vertébrale ne s'opposerait plus aux tentatives qu'on ferait pour en relever le fond au niveau ou au-dessus du détroit abdominal. Une précaution à observer serait d'incliner le col de la matrice vers la cavité cotyloïde gauche, et le fond vers la symphyse sacro-iliaque droite ; on éviterait par là l'intestin rectum qui pourrait offrir plus ou moins de résistance *. »

Si la matrice renversée est augmentée de volume et enclavée de telle sorte que toutes les tentatives de réduction soient infructueuses, on ne peut cependant pas abandonner la femme, car elle périrait infailliblement. Convient-il, lorsque le cathétérisme est impossible, de ponctionner la vessie au-dessus des pubis, afin d'évacuer l'urine et de mettre toutes les parties à l'aise ? Non sans doute ; et, comme le fait remarquer BOYER avec la plupart des écrivains qui se sont occupés de la rétroversion, c'est moins la replétion de la vessie que le volume de la matrice qui rend la réduction impossible. Ne savons-nous pas, au reste, qu'il est fort rare qu'on ne puisse parvenir à faire pénétrer une sonde dans la vessie, si l'on a la précaution de se servir d'une sonde courbe comme celle qu'on emploie pour sonder les hommes, afin de surmonter l'obstacle apporté dans l'introduction d'une algalie de femme, par le changement de direction du canal de l'urètre. Ajoutons aussi, qu'il peut arriver encore que la réduction ne soit pas permise, lors même qu'on a vidé la vessie.

Lorsque l'augmentation de volume de la matrice renversée est due à la présence d'un fœtus, on doit provoquer l'avortement en donnant issue aux eaux de l'amnios. Faut-il pour cela, chercher à perforer les membranes, à l'aide d'une sonde conique, fortement courbée, portée derrière les pubis et introduite dans l'orifice de l'utérus ? Il est certain qu'il y aurait avantage à procéder ainsi ; mais DEWES, WHITE, HAMILTON et quelques autres qui ont eu l'idée de cette opération, l'ont es-

* CAPURON, *Maladies des femmes*, p. 291.

sayée sans succès. Pour provoquer l'écoulement des eaux de l'amnios, nous ne voyons pas d'autre moyen que celui dont LINN * a parlé le premier; il consiste à plonger un trois-quarts dans le corps de la matrice à travers la paroi postérieure du vagin. Au dire de M. DUGÈS, BAYNHAM a pratiqué cette ponction de la matrice du côté du rectum. GUILLAUME HUNTER s'était aussi prononcé pour l'évacuation des eaux de l'amnios.

Quelques observations semblent parler en faveur de la ponction; M. JOUREL, de Rouen, et VIRICE, de Lyon, ont obtenu, par ce moyen, la guérison de malades dont la position était désespérée. On pourrait objecter à cette opération, qu'elle rend l'avortement inévitable; mais qu'est-ce que c'est qu'un avortement, quand il s'agit des jours d'une femme, surtout quand les faits sont venus démontrer que l'avortement a presque toujours lieu à la suite des manœuvres nécessitées par une réduction difficile? Cependant, comme la ponction n'est pas sans danger pour la mère, et qu'elle entraîne la perte du fœtus, on a cherché à la remplacer par une opération qui permette la réduction, tout en épargnant les jours de la mère et du fœtus; PURCELL, M. GARDIEN, BAUMGARTEN et JAHN, proposèrent la section de la symphyse des pubis.

« L'agrandissement seul du diamètre transversal peut contribuer à faciliter la réduction de la matrice, en lui offrant, sur l'un des côtés du bassin, assez d'espace pour remonter au-dessus du détroit, quoique le diamètre qui s'étend du pubis au sacrum ne se soit pas alongé d'une manière notable. Il suffit que les points de contact cessent dans l'excavation du bassin, *ce que produit le plus léger écartement*, pour que l'on puisse ensuite la redresser, en la dirigeant sur l'un des côtés; on fait, par ce déplacement, que la matrice ne présente plus

Medical observations and inquiries, 4 vol.

entre le pubis et le sacrum qu'un de ses bords, qui a beaucoup moins d'épaisseur que son centre. » (GARDIEN.)

Ainsi s'exprime M. GARDIEN en parlant de la symphysiotomie. Nous sommes loin de partager la confiance que M. GARDIEN se montre disposé à accorder à cette opération et nous devons dire d'abord qu'elle n'a pas encore été mise à l'épreuve; supposons qu'on en arrive là, présenterait-elle les avantages que M. GARDIEN paraît en attendre?

N'ayons égard qu'à l'enfant : qui nous dit, qu'après la symphysiotomie, il restera encore dans la matrice, et qu'il continuera de s'y développer jusqu'au terme de la grossesse?

La section du pubis ne dispense pas d'agir avec la main sur l'utérus, il faut bien le redresser; cette manœuvre détermine presque toujours l'avortement, c'est un fait qu'aucun praticien ne saurait révoquer en doute. Quant à la mère, savons-nous si l'opération proposée par M. GARDIEN ne l'expose pas autant que la ponction de l'utérus? Et puis encore, aurons-nous la certitude de réduire la matrice, après avoir pratiqué la symphysiotomie? Nous observerons, ainsi que le dit M. DUGÈS, qu'elle ne fait pas disparaître le principal obstacle à la réduction, savoir : la concavité du sacrum et la saillie formée par l'angle sacro-vertébral ; « il faudrait porter l'écartement bien loin, si l'on voulait donner à l'utérus, en avant, l'espace qui lui manque en arrière pour se redresser. » (DUGÈS.)

B. *Maintenir l'utérus réduit.* — Il ne suffit pas d'avoir opéré la réduction de la matrice, il faut encore maintenir cet organe dans sa situation naturelle. On satisfait de diverses manières et suivant les cas à cette indication.

Si la rétroversion coïncide avec l'état de grossesse, il faut recommander le coucher horizontal, sur le côté et sur le ventre. Cette position mérite la plus grande attention, il est nécessaire que les malades l'observent pendant des mois entiers; aussi pour ne pas leur causer trop de fatigues, il est bon de leur recommander de se placer tantôt sur le côté droit, tantôt sur le côté gauche, mais jamais sur le dos. Il faut en même temps avoir la précaution de vider la vessie, et de tenir le ventre libre. Il est quelquefois utile d'avoir recours à des purgatifs minoratifs, comme l'huile de ricin et les sels neutres; on les remplace, la plupart du temps, par un apozème laxatif de tamarins. Lorsque les malades ont envie d'uriner ou d'aller à la selle, on ne doit pas leur permettre de se lever, car la rétroversion pourrait reparaître sous l'influence des mouvemens auxquels se livrerait la femme; l'usage d'un bassin commode est ici d'une absolue nécessité. Enfin, les matelas des malades doivent avoir assez de consistance pour ne pas céder sous la pression du corps, ni permettre l'abaissement du bassin au-dessous du thorax.

Il arrive bientôt une époque où l'utérus est parvenu à un développement suffisant pour ne plus retomber dans le petit bassin; alors on permet aux malades d'abandonner le lit.

Lorsque dans l'état de vacuité de l'utérus, la rétroversion s'est opérée subitement, ces moyens suffisent ordinairement pour le maintenir, pourvu que la réduction ait suivi de près l'accident; ils sont, au contraire, insuffisans, si le déplacement est ancien et s'il s'est fait graduellement; ici, l'usage des pessaires est indispensable, et l'on ne saurait se dispenser de les employer, à moins qu'il n'existe un état inflammatoire des parties génitales, état inflammatoire qu'il faudrait, avant tout, faire disparaître. Le pessaire élythroïde suffit quelquefois; le plus souvent on se sert du pessaire en bilboquet, à cuvette assez profonde pour embrasser le museau de tanche. Je ne crois pas qu'il faille se contenter d'une éponge pour maintenir l'utérus; la consistance de ce corps, et la nécessité dans laquelle on est de le déplacer souvent pour le nettoyer, doivent en faire rejeter l'emploi.

Dans tous les cas, le praticien appelé à remédier à une rétroversion de l'utérus, devra tenir compte de la cause du déplacement; car les circonstances qui l'ont déterminé lui imposeront par fois l'obligation de modifier le traitement auquel il soumettra ses malades. C'est ainsi que dans un cas de rétroversion produite par le relâchement des ligamens suspenseurs de la matrice, madame BOIVIN prescrivit des demi-bains frais et des injections dans le rectum, avec une infusion de sauge.

Les accidens qui accompagnent la rétroversion, ne disparaissent pas toujours immédiatement après la réduction de l'utérus. Outre les précautions qu'il faut observer pour éviter la récidive, il peut se présenter encore des indications particulières. Les parties sexuelles sont quelquefois atteintes d'inflammation; les applications de sangsues, les saignées, les bains, les injections et les lotions émollientes deviennent utiles. Le col de la vessie, comprimé par le museau de tanche, a pu s'enflammer au point d'occasioner une rétention d'urine, qu'il faut combattre par les antiphlogistiques. Si cette rétention d'urine dépend d'une sorte d'inertie, de paralysie qui suit ordinairement la distension extrême de la vessie, il faut y remédier par le cathétérisme et par l'emploi des moyens recommandés dans la paralysie de la vessie. Au lieu de cette rétention d'urine qui persiste après la rétroversion, on a observé l'incontinence, suite de la paralysie du sphyncter de la poche urinaire. Dans les cas de ce genre, on recommande les frictions excitantes sur l'hypogastre, l'application d'un vésicatoire au périnée, les injections légèrement stimulantes et la strychnine; on pourrait encore essayer le tannin.

CHAPITRE XXIX.

ANTÉVERSION, RENVERSEMENT TRANSVERSAL DE LEVRET.

Dans la rétroversion, l'utérus abandonne sa direction verticale, son fond se porte en arrière et son col en avant; dans l'espèce de déplacement dont nous allons parler, le fond de la matrice se dirige, au contraire, en avant, et son col en arrière; aussi lui a-t-on donné le nom d'*antéversion*. LEVRET, qui, le premier, semble avoir signalé ce vice de situation, l'a désigné par ces mots, *renversement transversal;* DESGRANGES l'appelle *cubation*.

L'antéversion est une maladie assez fréquente; si elle fut longtemps négligée ou méconnue, il ne faut pas l'attribuer à sa rareté; mais, à ce que, la plupart du temps, elle est liée avec une inflammation chronique ou avec d'autres affections de l'utérus, qui, seules, avaient fixé l'attention des praticiens.

A l'époque où M. CAPURON écrivait son *Traité des maladies des femmes*, on avait déjà recueilli un assez grand nombre d'observations d'antéversion, et cependant cet auteur la regardait encore comme une affection rare.

« *Si l'on considère la situation, la mobilité et l'inclinaison*
» *de la matrice, qui en portent naturellement le fond en arrière,*
» *on conçoit que l'accident dont nous parlons, doit être fort*
» *rare* [*]. »

Sans doute on n'observerait que fort rarement l'antéversion,
si, comme le dit M. Capuron, le fond de l'utérus était naturellement incliné en arrière; mais il n'en est absolument rien,
et, si l'exploration des organes génitaux de la femme ne nous
avait point fait reconnaître l'erreur de M. Capuron, les paroles
de M. Boyer nous l'auraient suffisamment dévoilée. « *La mo-*
» *bilité et la direction naturelles de l'utérus sont telles, que chez*
» *presque toutes les femmes son col est porté en arrière et son*
» *fond en avant* [**]. » La réplétion de la vessie tend à corriger
cette disposition, en repoussant légèrement le fond de l'utérus.

C'est surtout dans l'état de vacuité de cet organe qu'on
observe son antéversion; durant la grossesse et notamment
dans les derniers mois, le déplacement est à-peu-près impossible, je dis à-peu-près, car Baudelocque rapporte que Chopart en avait rencontré un cas.

Madame Boivin dit aussi en avoir vu un exemple. « Le fond
de la matrice était incliné en avant, plus bas que le col, et
la réduction paraissait impossible; mais la nature seule en vint
à bout sans difficulté, par les progrès mêmes de l'accroissement de la matrice, qui fut ainsi forcée de s'élever dans l'abdomen [***]. »

Lorsque la matrice est distendue par le produit de la conception, on ne remarque ordinairement qu'une inclinaison en
avant, une simple *obliquité antérieure* [****]; le fond de l'uté-

---

[*] Capuron, p. 293. 1812.
[**] Boyer, *Maladies chirurgicales; antéversion.*
[***] *Maladies de l'utérus.*
[****] Van-Deventer, Boelter, Gardien.

rus, alors parvenu dans la cavité abdominale, s'adosse contre les parois du ventre et de la vessie.

Il ne faut pas non plus confondre avec l'antéversion, l'inclinaison antérieure momentanée qui résulte de la déplétion subite de l'urine, ou du coucher sur le ventre. Dans ces cas, la matrice reprend sa situation normale, et se replace bientôt dans l'axe vertical du bassin.

Étiologie. — L'âge et la constitution ont été rangés parmi les causes prédisposantes de l'antéversion. Il n'est pas douteux que les femmes n'y soient plus exposées à certaines périodes de leur vie qu'à d'autres époques ; aussi voyons-nous cette espèce de déplacement, rare chez les jeunes filles, devenir fréquent chez la femme, et principalement chez celle qui est accouchée plusieurs fois. L'influence de la constitution ne me paraît pas clairement démontrée comme celle de l'âge. On a répété que le défaut de résistance des parties qui retiennent l'utérus en place, c'est-à-dire, la laxité des ligamens de cet organe, dépend souvent de la constitution molle et faible de la femme ; mais, comme je l'ai déjà dit au Chapitre où il est question du prolapsus de la matrice, cette laxité des ligamens utérins a sans doute une autre cause que leur qualité native ou la mollesse de la constitution.

L'inclinaison prononcée du bassin, la largeur de l'excavation combinée avec l'étroitesse du détroit inférieur, prédisposent à l'antéversion, etc., etc. L'inclinaison trop prononcée du bassin favorise, dès l'enfance, la tendance de l'utérus à se porter en avant ; quelques auteurs [*] pensent encore que la connexion trop intime de l'utérus avec la partie inférieure de la vessie peut être une cause prédisposante de l'antéversion. Suivant eux, cette liaison obligerait la matrice à suivre les mouvemens

____

[*] Siebold, Minde, etc.

de distension et de resserrement de la vessie, et à se diriger en avant. Si l'antéversion, proprement dite, peut avoir lieu pendant le cours de la grossesse, je ne doute pas qu'il ne faille, dans ce cas, regarder la mollesse des parois abdominales comme prédisposant à cette affection.

Aucune des causes capables de produire le déplacement en avant de la matrice, ne me paraît agir avec plus d'efficacité que l'augmentation de poids de cet organe. La plupart du temps, cette augmentation de poids de l'utérus résulte de son engorgement; plus rarement, une tumeur développée dans les parois antérieures du corps utérin, l'entraîne en avant. En tout cas, ce déplacement s'opère avec d'autant plus de facilité, que les ligamens qui participent presque toujours à la maladie, sont devenus moins élastisques, et qu'ils cèdent peu-à-peu à la puissance qui agit sur eux. Au reste, le mécanisme suivant lequel l'antéversion s'effectue, est facile à saisir. « Lorsque l'utérus descend dans le fond du bassin, c'est le plus ordinairement suivant la direction de l'axe du détroit supérieur, qui est en même temps à-peu-près celle du diamètre longitudinal de l'utérus. En touchant la femme, on trouve le museau de tanche appuyé sur la partie inférieure du sacrum, tandis que le fond est dirigé en haut et en avant. Si les causes qui ont abaissé l'utérus continuent d'agir, comme la partie inférieure de cet organe est fixe et immobile, la partie supérieure, qui est déjà inclinée en avant, et qui n'est pas soutenue, descend de plus en plus, et le fond se trouve abaissé au niveau du col, et quelquefois au-dessous. » (DÉSORMEAUX.)

LEVRET admet, comme cause *unique* de l'antéversion, l'engorgement de la paroi antérieure de l'utérus. On conçoit, en effet, toute l'influence causative de l'engorgement borné à cette partie, et l'on ne saurait nier qu'il puisse exister; mais LEVRET a commis une erreur en le regardant comme la cause *unique*

L. 1.   34.

du déplacement en avant de la matrice; car il n'existe pas toujours. En second lieu, si dans la plupart des cas d'antéversion la paroi antérieure de l'utérus est tuméfiée, dure, etc.,
s'ensuit-il que l'engorgement ait nécessairement précédé le
changement de situation? Ne peut-on pas supposer avec autant de raison qu'il est l'effet et non la cause du déplacement, en réfléchissant surtout qu'il n'existe pas dans la plupart des cas d'antéversion récente? Cette dernière opinion
était celle de DÉSORMEAUX; lorsque l'utérus, disait-il, est dans
cette position déclive, sa paroi antérieure, répondant plus ou
moins directement au vide du vagin, n'est plus soumise à la
douce pression qu'elle éprouvait de la part des parties voisines,
tandis que la partie postérieure soutient tout le poids des intestins; la circulation dans les vaisseaux utérins subit quelque altération, et un engorgement commence à se former. Bientôt cet
engorgement prend le caractère inflammatoire et il le conserve
jusqu'à ce qu'on remédie au déplacement, ou jusqu'à ce qu'enfin
l'organe soit habitué à sa nouvelle condition de situation.

On trouvera surprenant, peut-être, qu'après avoir considéré
l'augmentation de poids de l'utérus comme la cause la plus
énergique de l'antéversion, nous ne parlions pas de la grossesse; on ne doit cependant pas s'en étonner, en songeant que
l'utérus, pendant la grossesse, en augmentant de poids, acquiert aussi plus de volume. En même temps, les ligamens
larges se raccourcissent et la matrice s'élève bientôt au-dessus
de l'excavation.

Si les faits et la théorie démontrent que les femmes grosses
ne sont pas exposées à l'antéversion, nous ne devons pas oublier qu'il n'est pas rare de voir cette affection se produire
quelque temps après l'accouchement. C'est qu'alors la matrice,
lourde et engorgée, surmonte la résistance de ses ligamens
qui sont eux-mêmes distendus et se prêtent à la déviation.

Outre l'engorgement de la matrice, d'autres causes produisent encore l'antéversion. MORGAGNI, STOLL, SAXTORPH ont parlé de la brièveté des ligamens ronds; une tumeur développée derrière le corps de l'utérus a pu le pousser en antéversion; des adhérences développées entre cet organe et le péritoine, par suite d'inflammation, ont quelquefois été suivies de cette espèce de déplacement.

Madame BOIVIN a fait connaître dix observations d'antéversion; dans un cas, l'accident paraît être résulté de ce que la malade frottait elle-même les parquets de ses appartemens. Dans un second, une leucorrhée et un relâchement du vagin sembleraient avoir été la cause du déplacement. Chez une autre dame, il aurait coïncidé avec une diminution des règles et se serait déclaré pendant un effort assez violent. Chez une quatrième malade, l'antéversion coexistait avec un gonflement de la paroi antérieure de l'utérus, gonflement que madame BOIVIN considère, sans en douter, *comme cause* de la déviation; nous nous contenterons d'observer que la malade dont parle madame BOIVIN, se plaignait *depuis quelques années de pesanteurs, de tiraillemens dans les aines, dans la région du sacrum et dans la fosse iliaque gauche.* Cette seule remarque nous empêche de partager la conviction des auteurs du *Traité des Maladies de l'Utérus;* nous croyons qu'il n'est guère possible de décider si l'engorgement de la paroi altérée de l'utérus était la cause ou l'effet du déplacement.

Madame BOIVIN rapporte encore trois observations d'antéversion avec engorgement total de l'utérus. L'une d'elles a rapport à une dame qui fut atteinte de métrite légère, après être accouchée d'un premier enfant; les accidens de la métrite avaient disparu entièrement, lorsque dans un effort pour sauter un escalier, *survint un sentiment de pesanteur dans le bas du ventre;* quelque temps après, on constata l'antéversion. Enfin, nous trouvons encore deux cas remarquables de déplacement antérieur de l'utérus ; l'un est le résultat de l'engorgement inflammatoire des cordons sus-pubiens ; l'autre est causé par des adhérences anormales.

Les causes occasionelles de l'antéversion sont : le coucher sur le ventre, le coït dans une position anormale, surtout, s'il y a disproportion entre les organes générateurs de l'homme et de la femme, l'accumulation des matières fécales dans le rectum. Les chutes, les sauts sur les pieds et particulièrement sur les talons, les vomissemens, les efforts violens pour aller à la garde-robe, etc., etc.

Symptômes, marche, etc., etc. — Les symptômes de l'antéversion ont une grande analogie avec ceux de la rétroversion. Ils consistent en une sensation de gêne et de pesanteur dans le bassin, augmentée par la station et la marche, diminuée par le coucher sur le dos. Les malades ressentent encore des tiraillemens qui se propagent de la région lombaire à la région épigastrique, aux aines et à la partie antérieure des cuisses. A ces douleurs se joignent souvent des phénomènes nerveux hystériformes qui dépendent sans doute du tiraillement des nerfs sympathiques de la matrice et des ovaires.

L'antéversion apporte presque toujours des modifications dans l'exercice des fonctions menstruelles ; aussi, voit-on, dans beaucoup de cas, les règles paraître avec irrégularité, devenir trop abondantes, ou se supprimer entièrement. Les désordres fonctionels les plus remarquables sont ceux qui naissent du côté de la vessie et du rectum. Les déjections alvines sont rares ; lorsqu'elles ont lieu, une douleur cuisante se fait souvent sentir à l'orifice du col utérin ; les malades éprouvent le besoin fréquent d'uriner et la micturition est difficile, c'est parce que le corps de la matrice comprime la vessie ; si cette compression augmente, il peut en résulter une ischurie presque

complète, par suite d'obturation partielle du col vésical.
Adossée par son fond sur la vessie, par son col sur le rectum,
la matrice dans cette position anormale met obstacle à la circulation dans ces parties, ce qui donne fréquemment lieu à des
hémorroïdes du côté du rectum et à une dilatation des veines
du col de la vessie, du côté de cet organe.

Il s'écoule fort souvent de la matrice, du vagin et du rectum des
liquides leucorrhéïques et parfois sanguinolens. Ces derniers
symptômes coïncident ordinairement avec une inflammation de
l'utérus ; mais alors les douleurs deviennent plus distinctes, la
sensation de chaleur et de tiraillement ne cesse point pendant
le coucher sur le dos ; il se déclare, surtout le soir, un peu de
fièvre simplement caractérisée, dans la majorité des cas, par
de la chaleur et de l'agitation pendant la nuit ; en même temps
les digestions se dérangent, les forces diminuent et l'embôn-
point disparaît. L'inflammation se propage quelquefois jusque
sur les ovaires, les ligamens, la vessie, le rectum, etc., etc.

Nous avons dit précédemment que l'engorgement de l'utérus
pouvait être la cause et l'effet de l'antéversion ; dans cette dernière circonstance, il constitue une véritable complication. Il
commence de préférence par le fond de l'utérus et il s'étend ensuite sur le col. La constipation devient plus continue, l'émission des urines est plus difficile, et la sensation de gêne et de
pesanteur se manifeste avec plus d'intensité ; si l'engorgement
augmente considérablement, il peut être suivi d'incarcération
et de gangrène.

Si l'antéversion arrivait après la conception, l'avortement
aurait sans doute lieu dans les premiers mois de la gestation ;
il est certain que je ne parle pas ici de ces inclinaisons légères
qu'on observe fréquemment chez les femmes enceintes, et notamment dans les derniers mois de la grossesse ; il est rare qu'elles
occasionent des accidens. Si l'accouchement s'accomplit réguliè-

rement, les inclinaisons disparaissent ordinairement après la sortie de l'enfant, et l'utérus reprend sa position normale; dans le cas contraire, c'est-à-dire, si la matrice ne peut descendre dans le petit bassin, et si l'orifice utérin ne peut se dilater librement, il en résulte l'écoulement prématuré des eaux, la tête de l'enfant est pressée contre l'angle sacro-vertébral, etc., etc.

Les symptômes précédens ne sauraient engager le praticien à se prononcer sur l'existence d'une antéversion; il faut, avant cela, qu'il procède à l'exploration des parties génitales. La malade doit être touchée debout, car la réduction de l'utérus à l'état d'antéversion s'opère quelquefois spontanément, quand la femme est placée sur le dos. Le doigt porté dans le vagin, rencontre à la partie supérieure de ce canal un corps volumineux arrondi, plus mince en arrière qu'en avant, c'est le corps de l'utérus; en dirigeant le doigt, en arrière, horizontalement, on trouve, sous l'angle sacro-vertébral, le col de la matrice souvent déjeté à droite ou à gauche. Il est quelquefois tellement élevé, qu'il est difficile de l'atteindre; si l'on y parvient, on le ramène sans peine à sa position normale, mais il l'abandonne aussitôt qu'on cesse de le maintenir avec le doigt.

Diagnostic différentiel. — S'il n'a pas été possible de s'assurer, par le toucher de la position du col de la matrice, le praticien reste dans l'incertitude sur le genre de déplacement que cet organe a subi. Il devra donc se rappeler, pour ne pas confondre l'antéversion avec la rétroversion, ou les différentes incurvations de la matrice (*antéflexion, rétroflexion*), les caractères particuliers à chacune de ces maladies. Dans la rétroversion, le fond de l'utérus est dans la concavité du sacrum et le col derrière les pubis; dans l'antéflexion, le museau de tanche, légèrement dirigé en arrière, n'abandonne cependant pas sa direction naturelle, en portant le doigt sur le point de réunion du museau de tanche avec le corps de la matrice, on reconnaît qu'il existe là une courbure qui donne à cet organe la forme d'une cornue; par suite de cette incurvation le corps de l'utérus se trouve placé derrière les pubis. Dans la rétroflexion, le corps est aussi courbé sur le col, mais en sens inverse, en arrière, et de telle sorte qu'il vient correspondre au sacrum.

Je ne crois pas que de nos jours on puisse confondre l'antéversion avec un calcul de la vessie; cette erreur était pardonnable avant qu'on eût acquis des connaissances exactes sur cette sorte de déplacement; mais aujourd'hui, le toucher vaginal et le cathétérisme suffiraient, je pense, pour dissiper tous les doutes, s'il se présentait des cas qui fussent capables d'en faire naître. La sonde, portée dans la vessie, donnerait bientôt la mesure de la solidité et de la consistance de la tumeur formée dans ce réservoir par le fond de la matrice, consistance qui n'est pas comparable à celle d'un calcul. L'existence d'une tumeur fibreuse ou enkystée dans les parois antérieures ou postérieures de l'utérus, celle d'une grossesse développée dans la paroi de la matrice, pourraient en imposer; mais on parviendrait, à l'aide du toucher pratiqué avec attention par le vagin, par le rectum et par la région hypogastrique (*palpation*), à distinguer qu'il n'existe pas une tumeur double dans le premier cas, et un volume extraordinaire du corps de l'utérus dans le second. (DÉSORMEAUX.)

Pronostic. — Il est facile de déduire le pronostic d'après les symptômes et la marche de la maladie. L'inclinaison simple est peu dangereuse et ne constitue, à proprement parler, qu'une prédisposition à l'antéversion. Cette dernière est plus grave, surtout, si elle est accompagnée d'inflammation et d'engorgement. Il est inutile de dire que, dans les cas où la gangrène viendrait à se manifester, le pronostic devient très défavorable.

Quelques-unes des causes prédisposantes de l'antéversion

modifient nécessairement le pronostic qu'on peut porter sur
cette maladie ; par exemple, une inclinaison trop prononcée
du bassin est un obstacle à la guérison radicale. Le déplacement antérieur, qui résulte d'un engorgement, n'est pas toujours facile à faire disparaître ; car la cause qui lui a donné
naissance résiste souvent elle-même aux moyens indiqués par
la thérapeutique. Enfin, il est convenable d'avoir égard à la
nature des accidens qui compliquent l'antéversion ; ce vice de
situation est d'autant plus fâcheux, qu'il occasionne des désordres plus grands et plus continus dans les fonctions de la vessie
et du rectum. L'existence d'adhérences entre la matrice et les
parties voisines, lorsque ces adhérences s'opposent à la réduction, contribue nécessairement à rendre le pronostic plus
défavorable.

Traitement. — Il n'y a que fort peu de choses à faire pour
prévenir l'antéversion ; toutefois, lorsque le bassin est fortement
incliné en avant, il faut interdire le coucher sur le ventre ou
sur le côté, surtout pendant la grossesse, afin qu'il ne se forme
pas une inclinaison qui pourrait, par la suite, prédisposer fortement au déplacement en avant. On peut même faire porter
un bandage convenable pendant les derniers mois de la gestation ; il faut aussi avoir la précaution d'empêcher les femmes
disposées à l'antéversion de se livrer à des occupations qui
nécessitent la courbure du corps en avant.

Ici, comme pour la rétroversion, le praticien a deux indications à remplir ; 1° réduire l'utérus, 2° le maintenir réduit.

Avant de procéder à la réduction, il est nécessaire d'y préparer les malades ; on a le soin de vider la vessie et le rectum.
L'inflammation, à l'état aigu, doit être combattue ; l'inflammation chronique n'empêche pas toujours de réduire l'utérus ;
car elle cède souvent d'elle-même, après qu'on a replacé la
matrice dans sa position normale. Si l'engorgement s'oppose à

la réduction, on cherche à diminuer le volume de l'utérus jusqu'au degré où la réduction sera permise. L'incarcération réclame l'usage des bains, des fomentations, des injections, des frictions avec l'onguent mercuriel, etc., etc. Lorsqu'il existe des adhérences entre le rectum, la vessie et l'orifice de la matrice, il n'est guère permis de tenter la réduction ; dans un cas de ce genre, il faudrait détruire les adhérences, soit avec le bistouri, soit avec les doigts ; opération difficile et douloureuse.

Les précautions nécessaires une fois prises, on procède à la réduction.

La femme est mise dans une position semblable à celle qu'on lui donne quand il s'agit de remédier à une rétroversion. L'opérateur introduit le doigt index dans le vagin, s'en s'ert, comme d'un crochet, pour saisir le col utérin qu'il ramène dans l'axe vertical du bassin. En même temps, il seconde l'action de ce doigt, avec la main gauche portée sur l'hypogastre au-dessus des pubis, où elle repousse le fond de la matrice en arrière. Quelquefois on se contente, à l'aide de deux doigts insinués dans le vagin, de repousser le corps utérin en arrière, mais l'autre procédé est préférable. Il est vrai qu'il n'est pas toujours aisé de saisir le museau de tanche ; madame Boivin propose, dans ce cas, l'emploi d'un lévier fenestré de son invention ; Désormeaux dit n'avoir jamais eu besoin d'autre instrument que de son doigt.

On maintient la matrice réduite à l'aide des pessaires ; j'ai parlé précédemment, des circonstances qui contre-indiquaient leur emploi, je suis par conséquent dispensé d'y revenir. Lorsqu'on a réduit la matrice, on doit encore évacuer soigneusement le rectum, et faire disparaître, en un mot, toutes les causes qui seraient capables de ramener le déplacement. Le coucher sur le dos est indispensable, les malades doivent garder cette position pendant plusieurs mois; on peut aussi chercher à rendre aux ligamens de la matrice, la tonicité nécessaire, en recommandant l'usage des bains froids, et des douches ascendantes, etc. (Voir *rétroversion*.)

Les accidens qui succèdent à l'antéversion, sont les mêmes que ceux sur lesquels nous nous sommes arrêtés, en parlant de la rétroversion; ils réclament, par conséquent, les mêmes soins.

CHAPITRE XXX.

—

Si plusieurs observations authentiques de hernie de la matrice, n'avaient été recueillies et publiées par des écrivains dignes de foi, on pourrait douter jusqu'à un certain point de la possibilité de ce déplacement. « Cependant, outre l'observation de cette hernie qui a été rapportée dans le *sepulchretum* [*], deux autres ont été publiées dans une lettre de Doringe à Fabrice de Hilden ; et, si vous lisez en entier la première qui est extraite des institutions de Sennert, vous remarquerez aussi une chose ; c'est que dans une aussi grande hernie, quoique produite par un coup, le péritoine resta intact, autant que Sennert put en juger à la vue. Mais qui pourrait douter, même sans la dissection, que l'utérus ne se soit trouvé dans trois hernies, dont deux descendaient au-delà du milieu des cuisses, et la troisième jusqu'aux genoux, d'après le rapport de Ch. Sponius [**] et de Frédéric Ruysh [***] ; qui pourrait, dis-je, en douter, après avoir lu que les fœtus naquirent heureusement, lorsque la sage-femme eut élevé la hernie [****].

[*] L. III, S. 38, *in append.*, *obs.* 2.
[**] *Apud* Lavater, *dissert. de insert. compr.*, Thèse 13.
[***] *Advers.*, dec. 2, n° 9.
[****] Morgagni, *Recherc. anat.*, t. VII, p. 48.

Ce passage du célèbre anatomo-pathologiste de Padoue démontre évidemment, qu'à l'époque où il publiait ses œuvres, on ne doutait pas que la matrice ne pût former une hernie. Depuis lors, de nouvelles observations sont venues éclaircir ce point de pathologie chirurgicale. La hernie de la matrice n'en est pas moins une maladie rare; on conçoit mieux le déplacement secondaire de cet organe, à cause de ses connexions avec les autres viscères abdominaux; aussi, a-t-on dû confondre cette espèce de hernie avec celle de ces viscères.

La hernie de la matrice peut se faire quand cet organe est rempli par le produit de la conception, ou lorsqu'il est dans l'état de vacuité. Plusieurs auteurs, ont pensé que le déplacement dont nous parlons, ne pouvait s'effectuer que dans l'état de grossesse; leur opinion reposait sur la difficulté de concevoir que la matrice, non chargée du produit de la conception, pût s'élever assez au-dessus du détroit supérieur du bassin, pour s'engager dans le canal crural ou dans le canal inguinal. Les faits que CHOPPART [*] et LALLEMENT [**], ont eu occasion d'observer sur le cadavre, ont décidé la question d'une manière péremptoire, et l'on reconnaît généralement aujourd'hui, la possibilité du déplacement de la matrice, vide ou distendue par le produit de la conception.

Les observations connues jusqu'à ce jour, nous autorisent à admettre que la hernie de l'utérus peut s'effectuer ; 1° à travers un éraillement des aponévroses et des muscles de l'abdomen *(hystérocèle ventrale)* ; 2° par l'anneau inguinal *(hystérocèle inguinale)* ; 3° par l'anneau crural *(hystérocèle crurale)*.

Étiologie. — La hernie de la matrice est quelquefois congé-

[*] *Traité des malad. chir.,* t. II, p. 505.
[**] *Mémoire de la Société méd. d'émul.* t. III. *Bulletin de la Faculté,* an 16, n° 1.

niale ; dans ce cas, une circonstance particulière , favorise ce
déplacement : HALLER, CAMPER, LECAT, PALETTA, et quelques
autres ont démontré que chez les petites filles , le péritoine suit
le ligament rond de la matrice à travers l'ouverture que laissent
les muscles costo-abdominaux, et qu'il en résulte un canal (canal de NUCK, visible au moment de la naissance et même dans
un âge plus avancé. (GARDIEN.) A cette époque, l'utérus situé
au-dessus du bassin, sur le muscle psoas, peut suivre un de
ses cordons sus-pubiens raccourcis (DUGÈS), et pénétrer dans le
canal de NUCK.

Le déplacement acquis de cet organe, reconnaît pour cause
prédisposante, le commencement de la grossesse ; en effet, non-
seulement à cette époque il augmente de volume , mais encore,
il sort du petit bassin, et il vient presser la paroi abdominale. Une
forte inclinaison antérieure , le relâchement des ligamens utérins sont très favorables à la formation de l'hystérocèle, surtout
si le plan aponévrotique et musculaire qui limite en avant la
cavité de l'abdomen, a déjà été affaibli par des grossesses précédentes , par une cicatrice, par l'hydropisie , etc., etc. La
dilatation des canaux inguinal et crural, résultat de pressions
continuelles sur les ouvertures qu'ils constituent , le raccourcissement de l'un des cordons sus-pubiens, etc., etc., font
partie des causes prédisposantes de la hernie de l'utérus.

Les causes occasionelles sont assez nombreuses ; ce sont les
coups, les chutes sur le bas-ventre, les occupations pénibles
qui exigent que le corps soit incliné en avant. Chez une femme,
l'hystérocèle survint à la suite d'un effort violent ; chez une
autre, elle se montra huit jours après l'accouchement, à l'occasion d'un travail pénible ; chez une troisième , la maladie se
manifesta pendant le travail de l'enfantement. RUYSCH a vu ce
déplacement arriver à la suite d'un abcès qui s'était développé
à la partie inférieure du ventre, au bas de l'aine ; SENNERT a

relaté l'histoire de la femme d'un tonnelier, occupée avec son mari à courber une perche pour en faire des cerceaux, et frappée dans l'aine gauche par l'extrémité de cette perche; quelque temps après, il parut une hernie formée par la matrice.

Symptômes, marche. — L'hystérocèle ventrale ne se forme que dans l'état de grossesse, et c'est la seule qu'il conviendrait, à ce que je crois, de regarder comme primitive; les hernies utérines qui se font par le canal inguinal ou le canal crural, sont presque toutes, si non toutes, précédées de la sortie de parties voisines, comme l'un des ovaires ou l'une des trompes, l'épiploon. (Déneux.)

Dans la hernie ventrale, on voit la matrice, plus ou moins longtemps après la conception, pénétrer dans le vide formé par l'éraillement des aponévroses ou des muscles abdominaux; elle est couverte du péritoine et de la peau, elle forme une tumeur dure, à pédicule épais; le volume de cette tumeur augmente à mesure que la grossesse approche de son terme; on perçoit dans son intérieur les mouvemens de l'enfant, et le bruit des battemens du cœur. On a vu, dans un cas de ce genre, la matrice sortir de la cavité de l'abdomen, au point de pendre jusque sur les genoux. C'est ce qui arriva chez une femme enceinte pour la neuvième fois *. De chaque côté de la tumeur on reconnaît assez exactement les bords qui forment le contour de l'ouverture qui lui a livré passage. Si le déplacement existe depuis peu, on parvient quelquefois à le réduire, en plaçant la malade dans la position horizontale; mais il reparaît aussitôt qu'elle se tient debout. Il n'est pas possible de confondre cette espèce de hernie avec l'omphalocèle; la forme de cette dernière, la manière dont elle rentre dans l'abdomen,

* Sennert, t. 31, liv. IV, part. I, sect. 2, chap. XXXVIII, p. 59.

sous les efforts de la main qui cherche à la réduire, suffisent déjà pour la caractériser.

Tous les auteurs ne pensent pas que la matrice à l'état de grossesse, puisse faire hernie à travers les anneaux inguinal ou crural. L'observation publiée par SENNERT, nous laisse dans le doute à cet égard. MM. NAUCHE, RICHERAND, SABATIER, etc., etc., admettent cette espèce de déplacement. Toujours est-il qu'on ne peut révoquer en doute l'existence de l'hystérocèle inguinale, dans l'état de vacuité de la matrice. On la reconnaît à une tumeur peu volumineuse, indolente, située dans l'une des grandes lèvres, elle est rénittente, et elle présente une densité qui n'est pas propre aux autres tumeurs qui peuvent se développer dans cette partie.

Les mêmes caractères servent à faire distinguer la hernie utérine crurale, à cela près du siége de la tumeur qui occupe le pli de l'aîne, derrière le ligament de FALLOPPE.

Dans les deux cas, le toucher doit nécessairement venir confirmer le diagnostic. Le doigt porté dans le vagin trouve ce canal alongé dirigé en haut, et incliné du côté de la tumeur. Si le déplacement de la matrice est complet, on ne rencontre plus le col utérin, il a disparu complètement et il se trouve dans la tumeur herniaire; s'il est partiel, il est élevé et tourné vers le sacrum; les mouvemens de soulèvement qui lui sont communiqués se transmettent à la tumeur, à moins qu'il n'existe de fortes adhérences.

Outre ces caractères locaux qui distinguent les hernies de la matrice, il existe encore des phénomènes généraux qu'il est très facile de comprendre; tels sont les tiraillemens dans le bassin, la difficulté que les malades éprouvent à redresser le tronc, les douleurs des reins, la pesanteur sur la vessie, les irrégularités ou la suppression totale des menstrues, les coliques, les nausées et les vomisssemens.

Ces derniers symptômes se font surtout remarquer lorsqu'il survient quelques complications; comme l'inflammation de l'utérus, celle du péritoine, l'incarcération, etc.; alors, à ce moment on voit augmenter les douleurs et les tiraillemens.

Pronostic. — L'hystérocèle constitue toujours une affection grave, lors même que la matrice est dans l'état de vacuité; en effet, les malades éprouvent sans cesse des dérangemens dans la santé, qui prennent leur source d'abord dans le déplacement lui-même, en second lieu dans les troubles circulatoires et nerveux qui doivent en résulter. Toutefois, la hernie de la matrice, dans l'état de vacuité, a pu durer pendant un grand nombre d'années sans donner lieu à des sérieux accidens. Les suites du déplacement sont beaucoup plus à craindre lorsque celui-ci survient pendant la grossesse. S'il n'a pas été possible d'opérer la réduction, la matrice augmente de volume et finit souvent par s'incarcérer; la plupart du temps, l'accouchement ne peut avoir lieu sans de nombreuses difficultés; quelquefois même on est forcé de pratiquer l'opération césarienne. Simon [*] la conseille dans les cas où la matrice herniée a contracté des adhérences avec les parties voisines.

Envisagée sous le rapport des complications qui peuvent l'accompagner, l'hystérocèle n'est pas moins dangereuse; l'inflammation de l'utérus et du péritoine, celle des organes du voisinage, la formation de pus, etc., etc., contribuent à rendre défavorable le pronostic des hernies de la matrice.

Traitement. — Il est facile de prévenir l'hystérocèle qui paraît pendant la grossesse, en faisant porter une ceinture aux femmes enceintes qui sont prédisposées à ce déplacement par la laxité des parois de l'abdomen, par l'existence antérieure d'une hernie et de plusieurs grossesses, par l'hydropisie, etc.

---

[*] *Mémoires de l'Acad. de Chirurgie*, t. IV, édition de M. Fossone.

Lorsque la maladie est déclarée, on doit au moins chercher à prévenir les accidens qu'elle pourrait occasioner. « Comme l'augmentation de la hernie de la matrice arrive souvent parce qu'on a négligé d'y remédier dans les premiers temps où le mal a paru, on doit employer, aussitôt qu'on s'aperçoit de cette incommodité, la compression modérée, et faire tenir la malade dans une situation propre à favoriser l'effet de cette compression. Par ce moyen, on contribuerait à remettre peu-à-peu la matrice à sa place, on préviendrait les adhérences qu'elle pourrait contracter, et qui deviendraient des causes déterminantes de l'opération césarienne [*].

La réduction de la matrice déplacée doit toujours être tentée, que cet organe soit vide, ou rempli par un fœtus ; cette opération est, au reste, excessivement simple ; la malade doit être couchée sur son lit, les jambes fléchies sur les cuisses, celles-ci fléchies sur le bassin, afin de mettre les muscles abdominaux dans le relâchement ; cela fait, l'opérateur presse doucement la tumeur entre ses doigts, ou entre ses mains, s'il est besoin, et il cherche à la faire rentrer, en la poussant de haut en bas. Une ceinture élastique, appropriée à l'espèce d'hystérocèle, devra être mise en usage pour maintenir la réduction.

Si cette dernière est impossible, on se borne à soutenir la tumeur à l'aide d'un bandage convenablement disposé ; peut-être aurait-on raison, dans un cas de ce genre, d'essayer la compression permanente.

Lorsque la femme est parvenue à l'époque de l'accouchement, on est presque toujours obligé de créer au fœtus une route artificielle ; mais, avant d'en venir à cette extrémité, l'accoucheur doit chercher à rapprocher, le plus possible, la matrice de sa direction naturelle, en élevant le fond de cet

---

[*] Simon. Mémoire cité.

organe, afin de seconder ainsi les efforts que fait la nature pour se débarrasser de l'enfant. Si malgré cette précaution, l'accouchement n'a pas lieu, il ne reste aucun autre parti à prendre que celui d'ouvrir l'utérus. Les dangers de cette opération parlent assez haut, pour qu'il soit inutile de faire sentir au praticien qu'il ne lui est permis d'y avoir recours que dans les cas extrêmes *.

* J'omets à dessein de parler ici des obliquités de la matrice, vices de situation qui font partie de l'art obstétrical ; mais sur lesquels je me réserve, cependant, le droit de dire un mot quand je traiterai des maladies qui affectent la femme, plus particulièrement à l'époque de la grossesse.

CHAPITRE XXXI.

—

Jusqu'a l'époque où M. Deneux publia son *Mémoire sur les déplacemens des ovaires*, on connaissait peu la hernie de ces organes ; aussi Gardien l'avait-il passée sous silence dans les premières éditions de son *Traité d'accouchemens et de maladies des femmes*. Depuis lors, cette affection a pris place dans les cadres nosologiques, et personne ne songe à contester son existence.

C'est à tort que Boyer pense que la hernie de l'ovaire est peut-être plus rare encore que celle de la matrice. Les recherches de M. Deneux tendent, au contraire, à démontrer que l'utérus aurait beaucoup de peine et ne pourrait même pas s'engager dans l'anneau inguinal ou dans l'anneau crural, si l'ovaire et la trompe ne formaient déjà hernie à travers ces ouvertures.

Au reste, si l'on consulte les annales de la Médecine, on s'aperçoit bientôt que la hernie de l'ovaire est plus fréquente que celle de la matrice.

Je ne veux point parler ici des déplacemens des ovaires qui

se font dans l'intérieur du bassin ; EVRARD-HOMME a vu un de
ces organes, abaissé entre le vagin et le rectum, déterminer
une rétention d'urine. Ces sortes de déplacemens sont constamment liés à une altération de tissu, à une augmentation de
volume des ovaires, maladies sur lesquelles j'insisterai en son
lieu. Je ne dirai rien non plus de ces déplacemens momenta-
nés qui se sont opérés par une plaie accidentelle *, ou pendant le cours d'une opération pratiquée sur les parois abdominales, ainsi que l'a vu LAUVERJAT, à l'occasion de l'opération
césarienne.

J'entends par hernie de l'ovaire le déplacement de ces organes à travers une des ouvertures naturelles de la cavité de
l'abdomen. M. DENEUX, en réunissant tous les faits connus de
hernie de l'ovaire a tracé l'historique de cette maladie. Le premier fait, dit cet auteur, est dû à SORANUS, d'Éphèse ; ce n'est
qu'environ quinze siècles après que VERDIER en découvrit un
nouvel exemple. HALLER en a publié un troisième dans le
tome III de ses *Dissertations chirurgicales*. Néanmoins, la
hernie de l'ovaire fixa fort peu l'attention des chirurgiens jusqu'à l'époque où PERCIVAL POTT en décrivit un nouvel exemple. CAMPER a eu l'occasion de voir l'ovaire sorti de l'abdomen
par l'échancrure ischiatique ; ce même auteur le rencontra, plus
tard, dans une tumeur inguinale. Chez une femme morte à la
Salpétrière, on trouva un des ovaires engagé dans l'anneau
(BALIN, LASSUS). M. MURAT a pu constater, dans le même hôpital, que l'utérus, les trompes, les ovaires, une partie du vagin et une quantité considérable d'épiploon formaient une
hernie crurale. DESSAULT et LALLEMENT avaient déjà recueilli
une observation à-peu-près semblable ; chacun d'eux a trouvé
la trompe et l'ovaire gauches renfermés dans un sac herniaire.

* RUYSCH, *Obs. anat. chirurg.*, t. XVI, p. 16.

On voit donc, d'après ces observations, que les ovaires sont susceptibles, non-seulement de se déplacer seuls, mais qu'il se rencontrent encore avec d'autres organes dans des tumeurs herniaires.

La plupart des ouvertures naturelles de la cavité abdominale peuvent livrer passage à l'ovaire ; aussi le déplacement de cet organe a-t-il donné lieu à la hernie inguinale (LALLEMENT, CAMPER, etc.), crurale (HALLER, MURAT), ischiatique (CAMPER, PAPEN), ombilicale (CAMPER), ventrale, et peut-être même à la hernie vaginale (MURAT).

La hernie inguinale est la plus fréquente de toutes ; au premier abord, cette particularité ne se conçoit guère, puisque nous savons que chez les femmes l'arcade crurale est beaucoup plus longue et beaucoup plus large que chez l'homme, tandis que chez elles, l'anneau inguinal est au contraire plus petit et plus resserré. En nous apprenant que la plupart des hernies de l'ovaire sont congéniales, M. DENEUX nous a fait comprendre la fréquence de ce déplacement à travers l'anneau inguinal.

Il est quelques-unes de ces hernies qui peuvent être doubles. POTT * a observé la hernie des deux ovaires sur une femme de 23 ans ; elle portait dans chaque aine une tumeur irréductible, inégale, douloureuse, un peu mobile, sans inflammation des tégumens. « On ne connut point d'abord la nature de cette double tumeur ; on la prit pour une hernie ordinaire non étranglée, et l'on employa tous les moyens possibles pour la réduire. Cette femme éprouvait un peu de gêne lorsque ces tumeurs étaient comprimées dans les divers mouvemens du corps ; elle voulut en être délivrée. La peau et le tissu cellulaire

* *Traité des hernies*, sect. 5.

incisés, on trouva un sac herniaire qui contenait l'ovaire. On fit la ligature de ce corps et on l'excisa; la même opération fut faite de l'autre côté. Après cette excision des deux ovaires, cette femme a joui d'une bonne santé; mais elle est devenue maigre, plus robuste, plus charnue; ses seins, qui étaient gros, se sont affaissés, et l'évacuation menstruelle ne s'est plus faite. »

Étiologie. — J'ai dit précédemment que l'espèce de hernie dont nous nous occupons était souvent congéniale; en effet, Lassus l'a observée sur des enfans très jeunes, et Billard a consigné, dans son *Traité des maladies des enfans,* un exemple de ce déplacement congénial. J'ai fait connaître, en parlant de la hernie de la matrice, le mécanisme qui présidait à son déplacement congénial; c'est absolument le même qui produit celui de l'ovaire.

Les causes prédisposantes de cette maladie sont : l'existence du canal de Nuck, le peu de développement du petit bassin dans l'enfance, un rapport plus direct, à cet âge, entre les ovaires et les ouvertures inguinales et crurales, leur situation sur les muscles psoas, la forme droite, alongée, et la surface lisse des ovaires, la laxité des ouvertures naturelles des parois abdominales, les collections séreuses du péritoine, l'amaigrissement qui succède à un embonpoint considérable, l'engorgement des ovaires et de l'utérus, etc., etc.

On doit ranger parmi les causes occasionelles toutes celles qui peuvent produire les autres hernies, et particulièrement les efforts nécessités par un accouchement laborieux (Balling), une compression circulaire exercée sur l'abdomen, au-dessus des hanches. Chez les enfans, les cris prolongés et l'usage d'un bandage ombilical mal appliqué, peuvent encore déterminer la hernie de l'ovaire.

Symptômes; diagnostic. — La hernie de l'ovaire forme une

tumeur arrondie, résistante, circonscrite, douloureuse, sans
changement de couleur à la peau. Il est rare que le volume
de cette tumeur excède celui d'un œuf de pigeon, à moins
qu'il n'existe quelques complications; en la comprimant, on
augmente la douleur, qui se propage dans le bassin, en suivant
la direction du bord supérieur du ligament large jusqu'à la
matrice. La station debout et le coucher sur le côté rendent
cette douleur plus vive, elle est alors accompagnée de tiraillemens pénibles d'estomac. Si l'on continue la compression, on
développe des envies de vomir, bien que cette espèce de hernie
n'entraîne après elle ni la constipation, ni les vomissemens caractéristiques des hernies formées par une anse d'intestin ou
par l'épiploon.

« Le toucher fournit un moyen assez certain de reconnaître
les hernies de l'ovaire. Voici la manière de le pratiquer pour
parvenir à ce résultat : on conduit le doigt vers le col de l'utérus, et on tâche de le ramener au centre du bassin et de le
porter vers l'ouverture qui donne issue aux parties, afin d'en
éloigner le fond de cet organe qui en est ordinairement rap-
proché. Si les mouvemens que l'on imprime à l'utérus se communiquent à la tumeur, ou bien, si l'on fait naître de la douleur le long du ligament de l'ovaire, on peut être assuré que
ce dernier concourt à former la tumeur. Il n'est même pas
toujours nécessaire de porter le doigt dans le vagin, comme l'a
recommandé Lassus, pour reconnaître la nature de cette hernie, on peut réussir à éloigner la matrice de l'ouverture qui
donne issue aux parties déplacées, en comprimant méthodiquement la région hypogastrique. Il survient alors, dans le cordon
ligamenteux de l'ovaire, des tiraillemens qui avertissent que
son déplacement est la cause de tous les accidens (Gardien). »

La plupart des signes de la hernie de l'ovaire sont modifiés
par les complications qui surviennent quelquefois. La configu-

ration de la tumeur peut être changée par la formation d'hyda-tides, par la dégénérescence squirrheuse, etc. L'inflammation se développe très facilement dans l'ovaire déplacé et comprimé par le contour de l'ouverture dans laquelle il s'est engagé ; la suppuration et la formation d'adhérences en ont quelquefois été la suite. Lassus rapporte qu'une petite fille, âgée de 4 à 5 ans, avait une tumeur douloureuse, circonscrite, résistante dans l'anneau inguinal droit. L'inflammation s'empara des tégumens, et il se forma un abcès cutané ; lorsqu'il fut ouvert, on vit l'ovaire hors de l'anneau.

Dans le cas où l'ovaire a formé hernie à travers l'anneau inguinal ou l'arcade crurale, l'étranglement n'est pas une complication rare ; cet étranglement tient moins au resserre-ment du contour de l'ouverture dans laquelle l'ovaire s'est engagé, qu'à la tuméfaction de cet organe, à l'âge de la puberté, et surtout pendant la grossesse. L'étranglement est encore fa-vorisé par le développement des ligamens ronds, qui devient remarquable à cette époque. La tuméfaction et l'inflammation de l'ovaire peuvent encore résulter de contusions et de froisse-mens pendant la marche.

Quelle que soit la cause de l'inflammation et de l'étranglement, on observe, lorsque ces complications se développent, l'accrois-sement de la douleur locale et des tiraillemens de l'utérus et de l'estomac. Si l'on ne parvient pas à arrêter ces accidens, l'in-flammation peut devenir assez intense pour donner lieu à la formation du pus : on doit s'estimer heureux quand elle se borne à la tumeur ; car les malades courent un grand péril, lors-qu'elle se propage dans l'abdomen ; tous les symptômes d'une péritonite ne tardent pas, alors, à se manifester.

Diagnostic différentiel. — L'observation rapportée par Pott, page 549, prouve déjà qu'on a pu confondre la hernie de l'ovaire avec celle de l'épiploon. M. Deneux, dans ses recherches sur ce genre de déplacement, est convenu qu'il avait pris une hernie de l'ovaire pour une entéro-épiplocèle ; il ajoute même que trois de ses confrères, appelés en consultation, tombèrent dans la même erreur. Quels sont donc les moyens d'éviter une pareille méprise ? Si l'on soupçonne une épiplocèle, on doit se rappeler les caractères des hernies formées par l'épiploon et l'intestin, c'est-à-dire la mollesse pâteuse, l'inégalité de la tumeur et le sentiment de tiraillement qui s'étend jusqu'à l'épigastre, lorsque les malades veulent redresser le tronc. La forme arrondie et globuleuse de la tumeur, les coliques, quelques vomissemens, les borborygmes se propageant dans la tumeur, son augmentation de volume pendant la digestion, sa consistance élastique, pâteuse, molle ou ferme, suivant qu'elle contient des gaz, des fœcès ou des matières tout-à-fait solides, etc., feront reconnaître une entérocèle. Les signes réunis de ces deux espèces de hernies fourniront le diagnostic de l'entéro-épiplocèle. Je suppose, bien entendu, les tumeurs irréductibles, car sans cela, les bruits divers, les sensations que l'opérateur percevrait en faisant rentrer les parties déplacées, leveraient assurément toute la difficulté. Le diagnostic n'est incertain qu'à cause des complications.

Dans la hernie de l'ovaire, dit M. GARDIEN, les tiraillemens sont différens de ceux qui s'étendent jusqu'à la région épigastrique ; dans le cas de tumeur formée par une entéro-épiplocèle, lorsque les malades ont mangé, qu'elles restent debout ou qu'elles se renversent en arrière. Ici, les tiraillemens ne se manifestent que quand la malade se couche du côté opposé à la tumeur, ou quand on éloigne cette tumeur, et les tiraillemens se propagent, comme nous l'avons déjà fait remarquer, dans la direction du bord supérieur du ligament large jusqu'à la matrice.

Il est quelquefois très difficile de distinguer une tumeur

graisseuse de la hernie de l'ovaire. La première est plus molle, elle ne cause pas de douleurs, ou du moins le déplacement de l'utérus ne l'augmente pas.

Les signes de la hernie de l'ovaire ne sont pas tellement tranchés qu'on ne puisse, dans quelques cas difficiles, se méprendre au point de la confondre avec un engorgement des glandes de l'aine.

« Une fille, âgée de 16 à 18 ans, avait d'un seul côté une hernie de l'ovaire. On se méprit sur la nature de cette maladie, et l'on crut que c'était une glande ou une tumeur lymphatique. Elle causait depuis longtemps des douleurs assez vives, et l'on conseilla, pour en détruire la cause, d'inciser d'abord les tégumens, de mettre la tumeur à découvert et d'en étrangler la base avec une ligature, afin d'en opérer la chute. La ligature appliquée, les douleurs devinrent si insupportables pendant la journée, qu'on fut obligé d'exciser la tumeur au niveau de l'anneau inguinal, afin de les calmer. Un examen attentif de la partie que l'on venait de retrancher prouva que c'était l'ovaire lui-même qui avait passé par l'anneau inguinal (LASSUS). »

S'il se présentait un cas de ce genre, où le diagnostic fût difficile à porter, on ne devrait pas oublier que le siége de l'engorgement des glandes inguinales n'est pas le même que celui de la hernie de l'ovaire.

Pronostic. — On peut consulter ce que j'ai dit, à cet égard, du pronostic de l'hystérocèle ; il n'est pas difficile de concevoir qu'il doit varier, en raison des complications qui peuvent survenir dans le cours de la maladie. L'inflammation, la suppuration, l'étranglement, concourent à le rendre défavorable.

Traitement. — La nature des accidens qui compliquent assez fréquemment les déplacemens de l'ovaire imposent aux praticiens l'obligation de réduire sur-le-champ la hernie de ces organes et de la maintenir à l'aide d'un bandage approprié.

Si la maladie existe depuis longtemps, et que l'inflammation se soit emparée de la tumeur, on essaierait envain de la réduire, il faut, s'il se peut, commencer par faire disparaître les causes qui s'opposent à la rentrée de l'ovaire dans l'abdomen.

On combat l'inflammation et l'étranglement par la situation, par les saignées générales et locales, par les cataplasmes émolliens, les fomentations, les bains et les lavemens. Si, malgré ces soins, la réduction est toujours impossible, il faut nécessairement en venir à une opération sanglante. On agit différemment, selon qu'on pense, après avoir mis l'ovaire à découvert, qu'il peut encore être conservé, ou suivant qu'on juge qu'il est dégénéré, squirrheux, hydatidique, etc.

Dans le premier cas, « l'ovaire étant mis à découvert, on doit, après avoir débridé l'anneau, en faire la réduction, pourvu toutefois qu'on le trouve sain, et que, dans les cas d'adhérences, elles soient de nature à être détruites ; mais, lorsqu'on ne peut séparer cet organe des parties avec lesquelles il est uni, il faut se contenter de panser mollement la plaie, jusqu'à l'entière disparition des symptômes inflammatoires ; on exerce ensuite une légère pression au moyen d'un bandage. Par ce procédé, qui doit être préféré à l'excision, on reporte l'ovaire, sinon dans le ventre, au moins dans l'anneau et sous l'arcade crurale, où il s'oppose à l'issue des intestins et de l'épiploon, dont la hernie est beaucoup plus dangereuse (MURAT). »

LASSUS eut l'occasion de mettre en pratique le procédé ci-dessus ; Dans une autre circonstance, M. DENEUX suivit l'exemple de LASSUS, mais après avoir excisé une partie de l'ovaire dans laquelle s'étaient développées des hydatides.

Dans le second cas, c'est-à-dire, lorsque le tissu de l'ovaire est tellement altéré qu'il ne faut pas songer à le conserver,

lorsqu'il est squirrheux ou rempli d'hydatides, par exemple,
on doit sans hésiter en opérer l'extirpation.

Si, à cause des adhérences, la réduction de l'ovaire n'a pu
avoir lieu aussitôt après le débridement, on laisse les bords
de la plaie légèrement écartés, afin de pouvoir, pendant quelque temps, exercer sur lui une compression méthodique.
Lorsqu'au contraire, cet organe a été réduit sur-le-champ, ou
excisé, la division des tissus doit être traitée comme une plaie
simple. La hernie congéniale ne réclame que des soins palliatifs, à moins qu'elle ne se complique d'étranglement, à l'époque de la puberté, pendant la grossesse, ou à l'occasion de
toute autre cause.

CHAPITRE XXXII.

VICES DE SITUATION ET DE CONFIGURATION.

INCURVATIONS DE L'UTÉRUS.

(ANTÉFLEXION, RÉTROFLEXION.)

Les incurvations de la matrice étaient fort peu connues avant la publication du *traité des Maladies de l'utérus*, de madame Boivin et de M. Dugès. Quelques observations peu nombreuses, il est vrai, avaient cependant été recueillies et rendues publiques; mais la rareté de l'espèce d'affection dont nous parlons, et plus encore, le défaut de soin que les médecins apportèrent, pendant longtemps, dans l'exploration des organes génitaux, me paraissent avoir puissamment contribué à nous faire méconnaître cette maladie.

On désigne sous le titre d'incurvation de la matrice, un état particulier dans lequel cet organe est plié sur lui-même, la partie inférieure du col conservant sa direction verticale, tandis que le corps et le fond sont portés en arrière (rétroflexion), ou en avant (antéflexion). C'est à Denmann qu'est due la première observation de rétroflexion; dans l'ancien *Journal de*

Médecine, il est question d'une matrice comparée à un cornichon. Plus tard, M. AMELINE fils, inséra dans sa dissertation sur la rétroversion, un exemple d'incurvation qui lui avait été communiqué par madame BOIVIN. C'est depuis lors que les médecins s'occupèrent avec quelque soin de cette affection; BOER, surtout, apporta une grande attention dans la recherche et dans l'étude des déformations de cette espèce.

Malgré les observations consignées dans quelques feuilles périodiques, malgré les écrits de madame BOIVIN et DUGÈS, malgré les travaux de MOELLER et de MENDE, nos connaissances sur la nature et sur les causes de cette maladie sont encore fort imparfaites. Ces deux derniers la considèrent comme un rhumatisme de l'utérus, rhumatisme qui, borné à une seule partie de cet organe, produit sa flexion, soit en avant, soit en arrière, selon qu'il attaque sa paroi antérieure ou sa paroi postérieure. *Nous voyons le même effet, ajoutent-ils, dans le rhumatisme de quelques muscles oculaires et des muscles sterno-cléido-mastoïdiens.* L'incurvation de l'utérus, d'après cette idée, serait due à un rhumatisme paralytique, limité, partiel. Une telle opinion est au moins très hasardée; c'est en vain que pour l'étayer, MENDE fait remarquer que la déformation dont il est question est principalement produite par l'action du froid, que les douleurs qui l'accompagnent sont irrégulières. Dans quelle maladie l'action du froid n'est-elle pas comptée, à tort ou à raison, pour quelque chose? Et dans quel cas aussi la douleur se montre-t-elle permanente au même degré?

M. DUGÈS et madame BOIVIN pensent que, quelquefois, la flexion de l'utérus est congéniale, du moins c'est l'opinion que ces auteurs ont cru pouvoir se former sur cette maladie observée chez des jeunes filles qui *n'avaient éprouvé aucun de ces grands changemens que produisent la puberté et la copula-*

tion, la grossesse et l'accouchement. Aucune des observations rapportées par madame BOIVIN, ne me paraît appuyer cette manière de voir.

La première est celle d'une jeune fille de *dix-huit ans*, époque à laquelle la matrice éprouve au contraire de *grands changemens* en rapport avec la puberté. Nous apprenons ensuite que cette malade s'adonnait avec excès à la masturbation; quelques-uns des effets physiologiques qui accompagnent cette vicieuse habitude ne me semblent pas différer tellement de ceux de la copulation, qu'il faille dire que l'utérus de la jeune fille dont madame BOIVIN a tracé l'histoire, n'ait subi aucun changement. Au reste, la nécroscopie a démontré que *le tissu de l'utérus était noirâtre et d'une densité remarquable, le col était d'un gris violacé. La cavité intérieure était d'un brun-noir et enduite d'un mucus blanchâtre et transparent ; le vagin était également d'un rouge-brun.*

Pour nous, ces désordres sont le résultat de congestion, ou d'inflammation chronique de la matrice, inflammation qui joue probablement un rôle important dans la production de l'incurvation. Madame BOIVIN et DUGÈS aiment mieux regarder l'antéflexion observée chez cette jeune fille comme congéniale, et attribuer les changemens anatomiques ci-dessus tracés à la gêne que ce vice de configuration apportait à l'établissement de la menstruation.

Le deuxième cas d'incurvation congéniale signalé par madame BOIVIN, concerne une dame de 36 ans, chez laquelle la menstruation s'établit assez difficilement, à 18 ans, et chaque époque était précédée et accompagnée de douleur dans le bassin.

Encore ici, une circonstance nous frappe, la malade fut réglée difficilement à l'âge de 18 ans; ne serait-il pas permis de croire que l'apparition difficile des règles a tenu au changement qui s'est opéré dans la matrice, à l'époque de la puberté, plutôt qu'à une disposition congéniale de cet organe.

La troisième observation de madame Boivin n'est pas plus concluante que les deux précédentes; quoi qu'il en soit, nous ne nions pas la possibilité de l'incurvation congéniale de l'utérus, mais madame Boivin convient elle-même que « les exemples en sont bien rares, et la rapidité, avec laquelle la matrice se développe vers l'âge de 12 à 14 ans, explique mieux comment un développement plus complet d'un côté que de l'autre, a pu amener une incurvation en quelque sorte organique. On comprend mieux encore comment, après l'accouchement, une réduction plus rapide, une condensation plus complète dans une des parois de l'utérus distendu, amèneront des effets analogues ; et comment, chez des femmes mariées et malades, l'utérus enflammé, irrité, pourra, tantôt s'alonger, tantôt se ramollir, ou, au contraire, se rétracter d'un côté par la formation de quelque cicatrice interne (absorption d'abcès, etc.), tantôt même se contracter irrégulièrement en vertu de sa structure musculaire qui, bien qu'obscure ordinairement, se manifeste plus clairement, à certaines époques, et par l'apparence anatomique, et par les effets physiologiques (tranchées, expulsion de caillots, etc.). Aussi les femmes mariées, et surtout accouchées à terme ou avant terme, ont-elles présenté bien plus souvent de pareilles déformations que les filles. Ce qui peut autoriser l'idée que quelque phlegmasie chronique a souvent été l'origine d'une flexion de l'utérus, c'est que sur le cadavre, cet organe s'est présenté d'un rouge-foncé, noirâtre même, et que diverses altérations se joignaient à la déformation. Telles ont été en particulier des dégénérescences fibreuses, des adhérences entre ce viscère et ses annexes, l'obstruction de la cavité du col, etc. * (Dugès et Boivin). »

---

* *Maladies de l'utérus*, t. I, p. 196 et 197.

Que d'explications hasardées dans ce peu de lignes! Il ne peut en être autrement, puisque l'incurvation de la matrice est connue depuis trop peu de temps, pour que les recherches cadavériques en aient éclairé la pathogénie. Nous sommes dans le champ des hypothèses ; ne pourrions-nous pas croire aussi que la flexion de la matrice peut résulter d'une rupture partielle survenue à l'occasion de grands efforts de contraction? de l'accroissement de la texture fibreuse de la matrice durant la grossesse, accroissement qui serait plus prononcé sur un point de cet organe que sur un autre? Peut-être expliquerait-on ainsi la fréquence de la flexion de la matrice après l'accouchement.

« La texture fibreuse se prononce de plus en plus (pendant la gestation), dit MECKEL, on ne peut même la bien apercevoir que durant la grossesse, ou dans les états analogues de la matrice, lorsque cet organe augmente également de volume, par exemple, lorsqu'il se développe des formations anormales dans son intérieur. Il est donc incontestable que, si ces fibres ne se forment pas dans le cours de la grossesse, au moins prennent-elles alors un développement, un surcroît de volume considérable * (MECKEL). »

Je ne suis pas éloigné de croire que la position du fœtus dans la matrice, à la fin de la grossesse, ne soit pour quelque chose dans la flexion de cet organe.

Malheureusement, nous manquons de détails nécroscopiques, et, jusqu'à ce que nous ayons acquis de plus amples connaissances sur la flexion de la matrice, on ne sera pas plus autorisé à admettre l'action de toutes ces causes qu'à la rejeter.

Je dois encore dire un mot de quelques influences mécaniques qu'on a rangées parmi les causes de la flexion de l'utérus. Je veux parler de la réplétion excessive de la vessie, par

---

* *Anatomie générale*, t. III, p. 741.

L. 1   36.

suite de rétention d'urine. Admettons, en effet, que la vessie, après l'accouchement, ait perdu de son ressort et ne puisse se contracter pour expulser l'urine; cela se voit assez fréquemment. Mais comment donc la vessie distendue par l'urine, agirait-elle sur l'utérus pour en produire la flexion? nous ne saurions le comprendre. Dans un tel cas, la réplétion de la vessie ne pourrait produire qu'une rétroversion, en élevant le col de la matrice et en repoussant son fond en arrière.

La constipation opiniâtre et les efforts prolongés que font certaines femmes pour aller à la garde-robe seraient-ils capables de donner lieu à la flexion de la matrice? Peut-être, lorsque le tissu de cet organe est plus mou que de coutume, comme après l'accouchement, mais je n'oserais l'avancer. La pression des intestins ne paraît pas plus efficace que les causes diverses dont nous venons de parler; et sans nous avancer plus loin dans une foule d'explications qui n'éclairciraient pas la question, nous nous bornerons à faire savoir que l'incurvation de la matrice peut se manifester chez les filles et chez les femmes, beaucoup moins souvent, toutefois, chez les premières que chez les secondes.

Voici le relevé des circonstances au milieu desquelles se manifesta la flexion de l'utérus, chez les malades dont madame BOIVIN et M. DUGÈS ont consigné les observations dans leur ouvrage.

1° Trois cas d'antéflexion présumée congéniale.

J'ai développé mon opinion à l'égard de ces trois faits.

2° Deux cas d'antéflexion à la suite d'un accouchement.

La première malade était enceinte de six mois; à la suite de travaux fatigans, elle fut prise, durant la nuit, de douleurs de reins, suivies d'une métrorrhagie violente; elle accoucha seule de la totalité de l'œuf à-la-fois ; malgré la perte et la faiblesse qui la suivirent, cette femme reprit ses occupations de cuisinière, 8 jours après cet accident.

La seconde malade est une dame de 22 ans, délicate, nerveuse, accouchée, après un travail de trente-six heures. Depuis cette époque se manifestèrent une série de symptômes qui commandaient l'exploration des parties génitales ; on reconnut une antéflexion.

3° *Antéflexion observée au commencement de la grossesse.*

Ici M. Dugès a constaté l'existence de l'antéflexion ; la femme dont il parle était âgée de 25 ans, elle avait été deux fois enceinte ; une seule de ces deux grossesses était arrivée à terme. M. Dugès apprit à force de questions qu'elle souffrait depuis fort longtemps ; il est probable que l'incurvation remonte au dernier accouchement qui eut lieu, il y a quatre ans, avant l'époque où M. Dugès fit l'exploration des organes.

4° *Rétroflexion chez une jeune fille.*

Détails insuffisans ; la cause reste inconnue.

5° *Plusieurs cas de rétroflexion après l'accouchement à terme.*

Premier fait ; il y avait non-seulement rétroflexion, mais encore rétroversion ; la réplétion de la vessie paraît avoir été la cause du renversement en arrière de la matrice.

Deuxième fait ; même remarque que pour le cas précédent.

Troisième fait ; la malade accouchée seule, s'est levée, trois jours après l'accouchement, pour reprendre ses occupations habituelles.

Quatrième fait ; la maladie paraît être le résultat d'un accouchement antécédent ; pas d'autres détails.

Après cela, il est permis de penser que l'étiologie de l'incurvation de l'utérus est encore tout entière à tracer ; sans doute, un jour, les recherches anatomo-pathologiques pourront suppléer à notre silence.

Symptômes. — Lorsque la flexion de la matrice survient chez les jeunes filles, c'est ordinairement à l'époque de la première apparition des règles, après s'être exposées à l'action de quelques causes qui les ont empêchées de paraître. Elles ressentent alors de la douleur dans le bassin, principalement dans la région des lombes, la matrice se contracte, mais ces contractions sont irrégulières, et l'on peut observer tous les symptômes de la rétention des menstrues. Si, plus tard, ces dernières tendent à se montrer de nouveau, elles coulent difficilement, se suspendent pour reparaître plusieurs heures après, quelquefois même se suppriment totalement. Il se manifeste aussi quelques dérangemens dans l'excrétion des matières fécales et de l'urine, dérangemens qui ne sont pas également notables du côté du rectum et de la vessie, selon que l'un ou l'autre de ces deux organes est ou n'est pas comprimé, selon qu'il existe, en un mot, antéflexion ou rétroflexion. Presque toujours, il se joint à ces symptômes des signes d'inflammation chronique de la matrice, parmi lesquels prédomine l'écoulement leucorrhéïque.

Si l'incurvation se montre chez les femmes, à l'occasion de l'accouchement, on observe, dit M. BALLING, qu'il existe déjà une sorte d'irrégularité dans l'activité des douleurs, les contractions de l'utérus sont inégales. Après l'expulsion de l'enfant, il naît un sentiment de pression et de tiraillement dans le bassin, il y a écoulement de sang assez abondant, la sécrétion lochiale est anormale, elle se supprime, reparaît avec beaucoup d'irrégularité ; si la flexion se fait en avant, on voit se déclarer de la difficulté d'uriner ; si elle se fait en arrière, il y a constipation.

De quelque manière que se produisent les incurvations de
l'utérus, il en résulte toujours une suite d'incommodités qui
compromettent la santé des malades. Cela se conçoit, lorsqu'on réfléchit que cette déformation amène des changemens
notables dans la manière dont la menstruation s'accomplit ;
lorsque cette fonction n'est pas tout-à-fait supprimée, elle est
au moins fort irrégulière ; des phénomènes hystériques et des
signes de chlorose viennent, la plupart du temps, compliquer
l'incurvation. La conception n'est possible que dans très peu
de cas, et lorsqu'elle se fait, la gestation est fort incommode, ou l'avortement survient dans les premiers mois de
la grossesse.

L'incurvation de la matrice a presque toujours lieu sur le
point où le corps de cet organe se réunit à son col. L'angle
sous lequel se réunissent ces deux portions est excessivement
variable, et de cette variété résulte une courbure plus ou
moins prononcée ; elle peut être portée au point que le corps
vienne toucher le col, la matrice est alors comme pliée en
deux. Cette courbure offre de la résistance et ce n'est guère
qu'après l'accouchement qu'elle présente un peu moins de
rigidité.

Dans les flexions de l'utérus, c'est encore au toucher que
nous devons la connaissance des signes les plus positifs, les
seuls sur lesquels nous puissions fonder notre diagnostic.

Nous empruntons les détails suivans à M. Dugès et à madame Boivin.

Avant d'en venir au toucher, il sera indispensable de vider
la vessie et le rectum ; « cette opération sera successivement
pratiquée dans deux attitudes différentes ; le doigt, porté dans
le vagin, sera aidé de l'autre main appuyée sur l'hypogastre,
soit pour reconnaître si le fond de l'utérus a sa rectitude,
tandis que le col est dévié, et *vice versa*, soit pour déprimer

tout l'organe et rendre plus accessible au doigt et son col et son corps.

« Il arrive quelquefois que le col est dirigé fortement en arrière dans le cas de rétroflexion ; mais alors le fond ne fait nullement saillie au-devant du vagin, comme cela devrait être si l'utérus était déversé en avant ; au contraire même quelquefois, le fond peut être aussi porté un peu en arrière ; une concavité anguleuse ou arrondie existe de ce côté, entre les deux parties de l'organe ; et en avant, on peut sentir, au contraire, un angle, une saillie mousse, une sorte de coude. Plus souvent, le museau de tanche est au centre de l'excavation, et le fond seul est incliné ; mais les signes fournis par le toucher, diffèrent peu alors de ceux que nous venons d'établir, et le simple bon sens indique assez les différences qu'ils doivent présenter. Veut-on en juger plus méthodiquement, l'utérus étant bien fixé par la main appuyée sur l'hypogastre, c'est sur les côtés de ce viscère, qu'on promènera le bout du doigt indicateur, en côtoyant la courbure anormale que la maladie lui imprime ; c'est du côté gauche que cette manœuvre est plus facile à opérer, si l'on se sert de la main droite pour pratiquer le toucher.

« Les mêmes signes, en sens inverse, caractérisent l'antéflexion ; mais ici seulement, on trouve plus constamment encore, l'orifice utérin au centre du bassin. Pour compléter le diagnostic, on essaiera de mouvoir l'utérus en divers sens, afin de constater jusqu'à quel point il est libre d'adhérences qui pourraient rendre la guérison tout-à-fait impossible. Sur ce point, comme sur les autres, dans un cas obscur et douteux, le toucher rectal pourrait donner quelques renseignemens de plus ; en même temps que l'index touchait, par l'intestin, le coude formé par la matrice ou même son fond, nous avons pu quelquefois passer dans le vagin le pouce de la même main, et saisir entre

ces deux doigts la longueur du viscère, de manière à l'apprécier ainsi, mieux que par tout autre procédé ; on ne trouve pas
à celui-ci de grandes difficultés chez les femmes maigres, qui
ont eu des enfans, ou ont usé librement du coït, ni chez les
filles lymphatiques, dont le vagin est relâché par une leucorrhée habituelle. »

Pronostic. — L'incurvation de la matrice, n'est pas une maladie grave par elle-même ; aussi ne cause-t-elle pas la mort
immédiate des malades. D'un autre côté, cette affection détermine surtout chez les jeunes filles, des troubles fonctionnels
qui finissent toujours par altérer la santé. L'aménorrhée et la
dysménorrhée qui, chez ces dernières, en sont la conséquence,
sont d'autant plus funestes, que très fréquemment, sinon toujours, des accidens nerveux hystériformes, viennent les compliquer. L'espèce d'impuissance dans laquelle la *vie sexuelle* se
trouve placée, ne tarde pas à compromettre la *vie de conser-*
vation de soi même, et les jeunes malades succombent au milieu des accidens de la chlorose, de l'hystérie, de l'épilepsie, etc.
Deux circonstances contribuent encore à rendre plus défavorable le pronostic de l'incurvation de l'utérus ; d'abord, la
connaissance tardive de la maladie, ensuite, l'incertitude
dans laquelle nous restons relativement à la cause qui l'a produite.

Chez les femmes, la flexion de l'utérus est moins grave ; surtout, lorsqu'elle arrive à l'époque des couches. La dysménorrhée
et l'aménorrhée sont moins nuisibles, et chez elles, les dérangemens dans l'exercice de la *vie sexuelle*, n'ont pas, sur l'organisme entier, une influence aussi redoutable que chez la jeune
fille. La stérilité peut aussi dépendre de l'incurvation de la matrice ; toutefois, cette stérilité n'est pas inévitable, puisque,
dans plusieurs cas, la conception a pu s'effectuer malgré l'antéflexion (DUGÈS).

Traitement. — Le traitement d'une lésion peu connue, ne saurait être tracé avec beaucoup d'assurance. Les praticiens allemands qui considèrent la flexion de l'utérus, comme une affection rhumatismale, paralytique, produite par l'action du froid, à l'époque du développement des facultés sexuelles, et lorsque la sécrétion utérine est sur le point de se faire, con-seillent d'éviter tout refroidissement capable de supprimer cette sécrétion. Ils recommandent dans cette intention l'usage des caleçons et des ceintures. L'état de couches réclame les mêmes précautions prophylactiques.

Lorsque l'incurvation est déclarée, les mêmes écrivains, guidés par les mêmes vues théoriques, et dans l'intention de combattre un rhumatisme de l'utérus, prescrivent l'usage des vésicatoires ; ces derniers doivent être placés sur le bas-ventre. Ils associent à ces moyens les fumigations par le vagin, l'é-lectricité, les douches chaudes, etc.

Madame Boivin et Dugès parlent également de la plupart de ces moyens ; mais, il faut le dire, ils ne nous indiquent pas dans quelles circonstances on doit les mettre en usage.

Dans tous les cas d'incurvation il existe des phénomènes inflammatoires qu'il faut, avant tout, combattre par l'emploi des antiphlogistiques locaux et généraux ; l'application des stimulans et des dérivatifs conseillés par M. Dugès, ne nous semble réellement indiquée qu'autant qu'on est parvenu à dis-siper ces phénomènes inflammatoires, et qu'il n'existe plus qu'une simple incurvation, supposée résulter d'un défaut de ton du tissu de l'utérus ou des ligamens qui l'assujétissent dans le bassin ; encore, doutons-nous beaucoup que l'incur-vation puisse céder à ces moyens.

On a imaginé pour redresser l'utérus, de se servir d'instru-mens mécaniques, de pessaires de différentes formes ; M. De-neux a fait usage d'une éponge insinuée entre le col et le corps infléchis ; Désormeaux a proposé d'employer un pessaire d'ivoire ou de gomme élastique poussé au-devant ou en arrière du museau de tanche. M. Nauche voudrait qu'on appliquât un pessaire à cuvette, dont un des bords plus élevé que l'autre, repousserait la partie de la matrice qui s'est infléchie. Mais, comme le fait remarquer madame Boivin, le fond-vagin se prêtera-t-il toujours à l'application de ces pessaires ? Parviendra-t-on à le repousser assez, sans déterminer d'accidens, pour relever et redresser la matrice ? « C'est ce dont il est raisonnablement permis de douter. La flexion sera donc souvent incurable (Dugès). »

Les changemens que subit l'utérus pendant la grossesse, laissent croire que l'incurvation peut être guérie par le développement du produit de la conception ; aussi, n'a-t-on pas manqué de conseiller une nouvelle grossesse aux femmes atteintes d'incurvation, et ce moyen a quelquefois réussi. La guérison s'explique par la distension nécessaire et considérable de la courbure, et l'angle, sous lequel le corps et le col de l'utérus sont réunis, disparaît quelques mois après la conception. Lorsqu'on a été assez heureux pour voir l'incurvation de l'utérus guérir pendant le cours de la grossesse, il faut apporter le plus grand soin à prévenir la récidive après l'accouchement. Dans cette intention, on sollicite les contractions de l'utérus par des frictions sur l'hypogastre, et l'on favorise l'évacuation de la vessie et du rectum.

La réduction de la matrice est-elle possible manuellement, lorsque cet organe est dans l'état d'incurvation ? Je ne le pense pas ; à moins, toutefois, qu'on ait affaire à un cas très récent, survenu après la parturition ; il faut alors introduire les doigts dans la cavité de l'utérus, et attendre avant de les retirer que les parois de cet organe se soient complètement contractées. La malade doit être ensuite placée sur le dos, si

l'on redoute une antéflexion, et sur le côté pour la rétroflexion *.

* Ici peut-être aurais-je dû, à l'exemple de madame Boivin et Dugès, parler
de la fixité anormale de l'utérus, chapitre entièrement neuf, auquel ces auteurs
ont consacré trois pages de leur livre. J'ai réfléchi que la fixité anormale de
l'utérus n'était qu'une complication de la métrite, de la péritonite, etc., et
qu'elle trouverait sa place dans l'histoire de ces maladies.

CHAPITRE XXXIII.

DÉFORMATION ET DÉPLACEMENT DES ORGANES GÉNITAUX SURVENUS A LA SUITE DE LA HERNIE DE QUELQUES-UNES DES PARTIES VOISINES.

A. *Cystocèle vaginale.*

On nomme ainsi la hernie de la vessie par le vagin. Cette maladie, sur laquelle la plupart des auteurs anciens et modernes ont gardé le silence, n'est cependant pas extrêmement rare. Je ne doute pas qu'on ne l'ait souvent confondue avec la procidence du vagin et le prolapsus de la matrice. LASSUS, à ce qu'il paraît, l'avait fréquemment observée. Dans ces derniers temps, les recherches de M. ROGNETTA [*], et d'une sage-femme de Paris, madame RONDET [**], sont venues combler la lacune laissée dans la science par des auteurs justement estimés, tels que SCARPA, DUPUYTREN, SAMUEL COOPER, BOYER, etc., etc.

Ce n'est pas que les faits manquassent à ces observateurs ; car, dès l'année 1713, MÉRY en avait consigné quelques-uns dans les *Mémoires de l'Académie des Sciences ;* VERDIER les reprit et

[*] *Considérations sur la Cystocèle vaginale* (Revue médicale, 1832).
[**] *Mémoire sur la Cystocèle vaginale*, 1835.

les réunit à un assez grand nombre d'autres, empruntés à CURADE père, à RUYSCH, à DIVOUX *, à NOEL, d'Orléans, à ROBERT, chirurgien de Lille, et publia son travail sur les hernies de la vessie. Depuis lors, on a consigné plusieurs observations de cystocèle vaginale, dans les publications périodiques.

Étiologie, causes prédisposantes. — La trop grande capacité du bassin, disent les auteurs, est une des causes prédisposantes de la cystocèle vaginale ; sans doute, mais pour parler encore avec plus d'exactitude, il faut tenir compte du degré d'inclinaison de cette cavité et des proportions qui existent entre le grand bassin et le petit. Les femmes accouchées plusieurs fois sont plus exposées que les autres aux déplacemens vaginaux de la vessie, et la raison de ce fait est facile à concevoir ; non-seulement la vessie peut être comprimée par l'utérus en état de grossesse et poussée sur la paroi antérieure du vagin, mais encore, ce conduit, distendu outre mesure, affaibli, éraillé par le passage de la tête de l'enfant à l'époque de l'accouchement, se prête plus facilement, chez les femmes que chez les filles, à la formation de la cystocèle. Toutefois, SANDIFORT et ASTLEY COOPER, ont constaté l'existence de cette affection sur des jeunes filles.

Nous devons ranger parmi les causes prédisposantes de la cystocèle vaginale, toutes les influences locales ou générales, capables de relâcher le vagin, d'en affaiblir les parois, et de vaincre leur résistance. C'est ainsi qu'agissent une constitution molle et lymphatique, une leucorrhée abondante, l'éraillement de la tunique fibreuse du vagin, l'abus du coït, la rétention d'urine, et la grossesse **. Pour compléter le tableau des causes

---

* *Disputat. de herniâ vesicâ urinariâ*, 1752. Thèse attribuée à SALZMANN, président de l'Acad., etc.

** MÉRY, *loco citato.*

prédisposantes de la cystocèle, notons enfin l'existence d'une hydropisie ascite ou de quelques tumeurs qui compriment la vessie par en-bas, les professions qui exigent la station debout, l'usage de porter des fardeaux sur le ventre à l'aide d'une éventaire, la compression habituelle de la région hypogastrique par un corset trop peu élastique, etc., etc.

Quelques praticiens ont regardé la hernie de la vessie comme le résultat d'un vice de première conformation. MÉRY, qui niait que la distension de la poche urinaire fût une cause de cystocèle, chercha à donner du crédit à cette opinion combattue par PETIT *.

Nous n'avons pas à nous occuper de l'influence des vices de conformation de la vessie, sur la production de la cystocèle en général ; mais il paraît certain, quant à la cystocèle vaginale, qu'une certaine configuration congéniale ou acquise de la vessie, savoir : la dépression de cet organe derrière la symphise pubienne et son élargissement sur les côtés, disposent à cette espèce de déplacement.

Causes déterminantes. — Au nombre de ces causes, il faut comprendre toutes les causes générales des hernies. CHAUSSIER a vu la cystocèle vaginale résulter d'un effort violent que fit une femme pour soulever un seau d'eau. Chez la malade dont il est question, le déplacement se montra sept jours après l'accouchement, à une époque, par conséquent où les parois, du vagin devaient présenter peu de résistance. Les efforts que l'on fait dans un accès de toux opiniâtre, dans l'éternûment, dans la constipation, dans le vomissement, dans l'action de sauter, de danser, ou durant les douleurs de l'enfantement (ROBERT, LASSUS), sont les causes déterminantes les plus ordinaires de la hernie de la vessie par le vagin.

---

* *Mémoires de l'Acad. des Sciences*, 1717.

Le mécanisme de la formation des cystocèles vaginales, est très facile à saisir; la vessie comprimée, de haut en bas, par le diaphragme, par masse des intestins et par l'utérus gravide; d'avant en arrière, par le plan aponévrotique et musculeux de la paroi antérieure de l'abdomen, est refoulée sur la paroi antérieure du vagin et vient former dans l'intérieur de ce conduit, une tumeur qui se reconnaît à des caractères qui lui sont particuliers.

Symptômes. — La cystocèle a son siége sur la paroi antérieure du canal vulvo-utérin; on la reconnaît à une tumeur, peu douloureuse, rougeâtre, arrondie, compressible, tendue, lorsque la vessie est pleine d'urine. Si la portion de cet organe qui fait hernie ne contient pas de liquides, ou de calculs, la tumeur est affaissée, et l'on ne découvre en la touchant que des membranes épaisses et mollasses, qui roulent sous les doigts. Le volume de la cystocèle varie à l'infini; petite, elle reste cachée dans le vagin; plus grosse, elle peut faire saillie à la vulve et dépasser fortement les grandes lèvres. HOIN a vu la hernie de la vessie dans le vagin acquérir un volume asez considérable pour s'opposer à l'écoulement des lochies après l'accouchement ou à la sortie de l'enfant, pendant le travail de la parturition.

La cystocèle peut être constituée, non plus par une simple saillie au devant de l'ouverture qui lui livre passage, mais aussi par un prolongement de la vessie rétrécie, au niveau de cette ouverture et dilatée au-delà. (SANSON.)

La cystocèle, avons-nous dit, augmente et diminue de volume et de consistance, suivant que la vessie contient ou ne contient pas d'urine. Cette circonstance est de la plus haute importance; car elle constitue le symptôme pathognomonique de la maladie. Pour reconnaître qu'il y a sûrement une hernie de la vessie, dit VERDIER, l'on s'informera si la malade a de fréquentes envies d'uriner, si elle satisfait à ce besoin sans douleurs, la dysurie étant un signe assez ordinaire de cette maladie; si la tumeur augmente, lorsque la malade est restée longtemps sans uriner, et si elle diminue ou disparaît entièrement, après l'émission des urines.

Lorsque la cystocèle est distendue par l'urine, on peut, en la comprimant à l'aide d'un ou de deux doigts, provoquer l'écoulement du liquide qu'elle contient, par le méat urinaire. Les changemens que présente l'urine dans ces circonstances sont en rapport avec quelques complications particulières, telles que le séjour prolongé de ce liquide dans la vessie, l'inflammation de cet organe, etc., etc.

Complications. — La cystocèle vaginale existe quelquefois avec un prolapsus du vagin ou de la matrice. « BASSIUS, célèbre médecin allemand, rapporte qu'une femme âgée de 78 ans, portait depuis 30 ans, une descente de matrice accompagnée de celle du vagin et de la vessie ; et, quoique le volume de la tumeur que cette descente formait au-dehors, approchât de celui de la tête d'un enfant, elle ne causait aucune incommodité, si ce n'est une difficulté d'uriner. Cette femme étant morte, BASSIUS découvrit par la dissection, que la vessie, la matrice et le vagin étaient compris dans la descente, etc. »

PEYER *, en faisant l'ouverture d'une femme qui avait longtemps souffert d'une chute de matrice, s'aperçut que la vessie était comprise dans la tumeur.

On peut aussi rencontrer la hernie de la vessie avec la rétroversion et l'antéversion de l'utérus. Il y a peu de temps encore, qu'une jeune dame me fit appeler pour lui indiquer les moyens de remédier à une grande difficulté d'uriner qu'elle éprouvait depuis quelques jours ; je la touchai et je trouvai l'utérus antéversé, la paroi antérieure du vagin était le siége

---

* *Ephem. des cur. de la nat. dec. 11 ann. 1. obs. 84.*

d'une petite tumeur formée par la vessie, tumeur que je déprimai avec le doigt indicateur; cette dépression fut tout aussitôt suivie de l'écoulement de l'urine par le méat urinaire; j'ai continué à donner des soins à la malade et j'ai pu m'assurer, qu'elle était affectée d'une cystocèle vaginale, dont elle est aujourd'hui complètement guérie.

Le séjour de l'urine dans la portion de la vessie qui fait hernie dans le vagin, devient quelquefois la cause accidentelle de la formation de certaines pierres qu'on y rencontre. Les observations publiées par TOLET en 1708, et par RUYSCH, ne laissent aucun doute à cet égard. Tous les deux retirèrent de la vessie un grand nombre de pierres logées dans la portion de ce viscère qui formait hernie avec la matrice. Les deux opérations pratiquées par ces chirurgiens eurent un plein succès, malgré l'âge fort avancé des malades qui les supportèrent, l'une avait 70 ans et l'autre 80.

La rétention d'urine est la complication la plus fâcheuse de la cystocèle vaginale. Cette rétention tient à la déviation qu'a subie le canal de l'urètre entraîné en bas et en avant par le bas-fond de la vessie. Dans cette disposition, l'urine ne saurait s'écouler, et l'on voit alors se développer tous les symptômes locaux et généraux de la rétention d'urine proprement dite. Les malades ressentent de la tension et de la douleur dans les régions hypogastriques et lombaires, des tiraillemens d'estomac et quelques envies de vomir. La micturition détermine une vive cuisson du canal de l'urètre, le sommeil est nul et [fort agité, le cœur et le cerveau sympathiquement excités, fournissent un ensemble de phénomènes décrits par quelques auteurs (RICHE-RAND) sous le nom de fièvre urineuse.

Diagnostic. — Les signes distinctifs de la cystocèle vaginale, sont assez positifs, pour qu'il ne soit guère permis à un praticien exercé de la confondre avec une autre affection. Cependant quelques méprises ont été commises, dans des cas où la maladie semblait s'être compliquée à plaisir pour mettre notre science en défaut.

Je ne fais pas allusion ici aux circonstances dans lesquelles on aurait pris, dit-on, la cystocèle qui se déclare pendant le travail de l'accouchement, pour la poche des eaux de l'amnios; s'il s'élevait à ce sujet quelques doutes dans l'esprit du praticien, le toucher ne tarderait pas à les dissiper; en effet, il s'assurerait de la position de l'orifice utérin, qu'il trouverait placé au-dessus et en arrière de la tumeur formée par le déplacement de la vessie.

Il sera toujours facile de distinguer la cystocèle vaginale de la hernie de l'intestin par le conduit vulvo-utérin. En effet, quel rapport y a-t-il entre une tumeur qui disparaît par le cathétérisme, qui augmente et diminue perpétuellement de volume, suivant l'état de réplétion ou de vacuité de la vessie, et cette autre tumeur formée par une portion d'intestin? En se rappelant les caractères principaux de la cystocèle vaginale, on évitera de la confondre avec des kystes, avec des tumeurs de nature diverse développées sur les parois du vagin.

Le cas suivant emprunté à une publication allemande *, et rapporté dans la *Gazette Médicale* de 1836, est bien fait pour nous démontrer combien les maladies les plus faciles à reconnaître, peuvent offrir de difficultés sous le rapport du diagnostic.

« Une femme âgée de 54 ans, d'une santé bonne, en apparence, était accouchée pour la dernière fois, il y a une douzaine d'années; le travail avait été long et pénible, et on avait été obligé de détacher le placenta adhérent, selon le dire de la sage-femme. Cependant, le temps des couches s'était écoulé sans trouble bien marqué. Les années suivantes, il lui arriva sou-

* *Rut's magasin fur die gesammte heilkunde.*

L. 1   37.

vent de sentir comme un vide qui se faisait subitement dans le bas-ventre ; il lui semblait en même temps, que quelque chose descendait de l'endroit où ce vide avait lieu, vers le vagin sur lequel ce corps déplacé exerçait un sentiment de poids et de pression. Cet état dura et augmenta pendant quelques années encore. Un jour, cette femme sentit dans le vagin, un corps rond qui devenait surtout très sensible, lorqu'elle faisait quelque mouvement. Enfin, ce corps finit par faire saillie à l'entrée de la vulve. Dans les commencemens, la malade réussissait, après quelque temps de repos, à réduire elle-même la tumeur ; mais celle-ci étant devenue plus volumineuse, il fut plus tard impossible à cette malheureuse de la faire rentrer, et elle la porta ainsi pendant trois mois, faisant taire les douleurs qu'elle lui occasionait, en vaquant à ses occupations ; cependant les souffrances la forcèrent à s'aliter et à demander du secours. Il est à remarquer que jamais elle n'avait éprouvé de difficulté d'uriner.

« M. Buch, l'ayant soumis à un examen, trouva à la vulve, et entre les grandes lèvres, un corps dur, de la grosseur d'une tête de fœtus de sept mois, résistant partout à la pression, recouvert supérieurement de végétations cancriformes, sécrétant une sanie fétide, ichoreuse, et présentant dans son tiers inférieur une surface sèche, non ulcérée, d'un rouge vif, qui avait tout-à-fait la forme de la portion vaginale de l'utérus, mais d'une plus grande dimension ; il existait sur cette tumeur une fente transversale, que l'on prit pour l'orifice externe de l'utérus, et dans laquelle on put faire pénétrer la sonde jusqu'à un demi-pouce. En promenant le doigt autour de la tumeur, et en cherchant à pénétrer entre elle et le vagin, ce qu'on ne put faire sans la comprimer, et sans la faire saigner à l'instant même, on se sentait bientôt arrêté, surtout à la commissure supérieure des grandes lèvres, qui recouvraient étroitement cette masse fongueuse ; sa base se trouvait ainsi partout circonscrite par un rebord formant un angle rentrant et fermé. Le vagin, renversé et descendu, paraissait entourer la tumeur, et il avait contracté avec la membrane interne des grandes lèvres, des adhérences telles, que toute la masse se continuait avec le périnée par une ligne presque droite, et sans courbure appréciable.

« Le doigt introduit dans le rectum ne put nulle part découvrir d'utérus, mais en allant plus avant, il pénétra dans ce qu'on croyait être le vagin renversé, comme dans un épais fourreau ; on essaya de sonder de la manière ordinaire, mais toujours sans succès ; l'orifice urétral douloureux et saignant au moindre attouchement, était garni de végétations; d'ailleurs l'urine se sécrétait en quantité ordinaire, et, à part les incommodités résultant du contact de ce liquide avec les endroits ulcérés, la malade n'éprouvait de ce côté pas plus de malaise qu'auparavant ; l'évacuation des urines ne diminuait en rien le volume de la tumeur, et on n'augmentait pas par la pression le besoin d'uriner.

« L'absence de tous symptômes du côté de la vessie, et les caractères extérieurs de la tumeur firent diagnostiquer une descente complète de la matrice, passée, par suite d'une inflammation lente, à la dégénérescence cancéreure, et M. Buch, assisté de plusieurs de ses confrères, chirurgiens et accoucheurs, qui tous furent de son avis, se décida à faire l'extirpation de cet organe ainsi dégénéré. A cet effet, il se proposait de disséquer soigneusement l'espèce de voûte formée par le vagin autour de la tumeur, de détacher cette dernière de toutes ses adhérences, et de l'enlever ainsi, en respectant les parties environnantes.

« Le rectum vidé, la malade fut placée comme pour l'opération de la taille. On tenta d'abord inutilement de pénétrer avec

la sonde dans la vessie ; enfin , ayant placé par hasard le cathéter dans une direction presque perpendiculaire , on put le
faire entrer, ce qui n'aurait certainement pas eu lieu , si la
vessie avait été dans une position naturelle.

« Cette circonstance éveilla quelque doute sur le premier
diagnostic , néanmoins ; comme on ne sentait nulle part exté-
rieurement le bout de la sonde, tandis que le doigt introduit
par le rectum, pouvait le toucher à travers la paroi postérieure
de la vessie , on persista dans la première manière de voir,
admettant de plus que la poche urinaire avait bien pu être entraînée à la suite de la descente de la matrice. Il fut donc
donné suite à l'opération.

« Une incision de plusieurs pouces fut faite à la partie inférieure de la tumeur qui avait été soulevée , cette incision in-
téressait la portion du vagin qui venait se réfléchir inférieurement sur la tumeur ; elle fut disséquée avec soin, le tranchant du bistouri tourné contre la grosseur, pour ne pas
blesser le rectum : cette ouverture faite , au lieu de tomber
sur la matrice , comme on devait s'y attendre , on arriva dans
une région plus élevée , et l'on put sentir d'une manière pal-
pable de véritables fibres musculaires , de plus , maintenant
que la tumeur se trouvait dégarnie de son enveloppe vaginale,
épaisse au moins d'un quart de pouce, il fut facile de toucher
le cathéter à travers les parois devenues plus minces. Force fut
donc de reconnaître que la tumeur était formée non plus par
l'utérus, mais , du moins en grande partie, par la vessie herniée ; rien de positif ne pouvait être déterminé à l'égard du
premier de ces viscères.

« L'opération fut continuée : une incision profonde fut faite
en haut de la tumeur près de l'orifice urétral où se trouvait le
plus grand nombre de végétations , et réunie à l'incision inférieure. On disséqua ainsi toute l'enveloppe extérieure, dure,

pour ainsi dire coriace, formée par le vagin autour de la tumeur et recouverte de nombreuses végétations. Les parois de la vessie qu'on eut soin de ménager, ainsi dégrossies, permirent de sentir en tous sens l'extrémité inférieure du cathéter. La tumeur qui avait perdu près de la moitié de sa grosseur présentait partout une surface unie, nétoyée des végétations cancéreuses, et on put la faire rentrer quelque peu, après de quelques légers efforts de réduction.

« Dans les trois premières semaines tout semblait faire présager une issue favorable, mais peu-à-peu l'appétit et le sommeil diminuèrent, la plaie devint rouge et se dessécha; il survint une fièvre de consomption et la malade mourut dans la sixième semaine.

« L'autopsie fit voir qu'en effet la tumeur qu'on avait prise d'abord pour une descente de la matrice était formée entièrement par la vessie, qui était descendue peu-à-peu, par ses faces postérieure et inférieure, poussant insensiblement devant elle la paroi supérieure du vagin.

« Les trois quarts du volume de cet organe se trouvaient situés entre et au-devant des grandes lèvres, enveloppés par la membrane du vagin, dont une couche mince et dépourvue d'excroissances cancéreuses tapissait encore la tumeur.

La partie inférieure de cette tumeur qui présentait encore la forme du segment antérieur de l'utérus, non carcinomateuse, offrait une surface unie et un tissu compact, de consistance cartilagineuse. Ce n'est qu'après avoir fait de bas en haut une incision d'un pouce et demi en cet endroit, que l'on put arriver jusqu'à la vessie. »

« La fente qui avait été prise pour l'orifice externe de l'utérus, et qui avait le plus contribué à l'erreur de diagnostic, était formée par un repli du vagin dont la production, il est vrai, est difficile à expliquer. Nous devons faire remarquer aussi la distension extraordinaire du vagin , car ce ne pouvait être qu'aux dépens de sa portion supérieure , avec laquelle la vessie se trouve naturellement en contact , qu'avait pu se former l'enveloppe de la tumeur. Les autres parties intimement adhérentes à la vessie se continuaient à l'état normal avec l'utérus : il est évident aussi qu'il n'y avait pas eu ici rupture du vagin , puisque sa membrane enveloppait la tumeur de tous côtés ; les portions déplacées de la vessie étaient épaissies et dégénérées ; le fond , revêtu du péritoine et renfermé encore dans le bassin , se trouvait à l'état sain , ainsi que la matrice , dont la position était un peu plus élevée sous l'arcade des pubis.

« Si l'on considère maintenant l'aspect extérieur, l'illusion complète qu'avait raisonnablement produite la ressemblance, en apparence si frappante , de cette tumeur dure , également résistante, avec la portion vaginale de l'utérus ; si l'on se rappelle la persistance de volume de cette tumeur après chaque évacuation de l'urine , la difficulté du cathétérisme avec l'absence de tous symptômes du côté des voies urinaires , dont la fonction sécrétoire resta toujours régulière , on comprendra comment on a pu méconnaître jusqu'au bout, la nature de cette tumeur, et on sera porté à excuser une erreur de diagnostic , dans laquelle il aurait été bien difficile de ne pas tomber.

« Quant au traitement, la méprise une fois reconnue, la première indication consistait à enlever les portions du vagin devenues cancéreuses , ainsi que cela a été fait. » (*Réflexions du Rédacteur.*)

Pronostic. — La cystocèle vaginale , lorsqu'elle est récente et peu volumineuse, et lorsque la malade est jeune , est susceptible de guérison. Dans ce cas, le pronostic ne présente donc rien de bien fâcheux. Il n'en est plus ainsi , quand la hernie de la vessie par le vagin, existe depuis longtemps, et quand elle arrive chez une femme âgée qui a fait beaucoup d'enfans. La cystocèle qui se manifeste chez les femmes enceintes, n'offre pas de grands dangers, elle disparaît, presque toujours après l'accouchement. Au reste, cette hernie constitue, sinon une affection grave, au moins une grande incommodité. Telle femme, chez laquelle elle s'est montrée une première fois, est exposée à la voir se renouveler sous l'influence de causes très variées. La rétention opiniâtre de l'urine dans la portion de la vessie qui fait hernie peut devenir une complication fâcheuse, et nécessiter dans certains cas, la ponction de la vessie, opéraration, qui sans être fort grave, n'est pas exempte de tous dangers.

Traitement. — La première indication à remplir consiste à réduire la tumeur formée par la vessie déplacée. On y procède immédiatement lorsqu'elle est peu volumineuse, en introduisant un ou deux doigts dans le vagin, et en repoussant la portion qui fait hernie. Si la tumeur est volumineuse, il faut, avant toute tentative de réduction, introduire une sonde dans la cavité urinaire, afin d'en évacuer l'urine; mais ici il faut tenir compte du changement de direction du canal de l'urètre, il serait fort difficile sans cela, et quelquefois même impossible de pénétrer dans la vessie avec une algalie de femme. On doit se servir d'une sonde d'homme qu'on introduit en prenant la précaution de diriger la concavité du côté du vagin. La sonde une fois introduite, on la laisse à demeure pour prévenir l'accumulation de l'urine dans la vessie. S'il arrivait enfin que l'urine ne s'écoulât pas, après l'introduction de la sonde, on pourrait, à l'exemple de Robert, *avoir recours à la compression de la poche pour faire sortir l'urine à la faveur de la sonde.** La vessie cessant alors d'être distendue par l'urine, tend à revenir sur elle-même, et la réduction finit par s'opérer spontanément.

* *Mém. de l'Acad. de Chir.*, t. II, p. 392, édit. Fossóne.

Un cas plus grave peut encore se présenter : la tumeur formée par le déplacement de la vessie survenu pendant le travail de l'enfantement, s'oppose au passage de l'enfant, elle est irreductible, et le cathétérisme impossible ; que faut-il faire dans cette circonstance? Ponctioner la tumeur, comme fit DURAND, dans un cas de cystocèle inguinale, pour faire cesser tous les accidens, puis on placerait une sonde dans la vessie, afin de prévenir la formation d'une fistule vésico-vaginale.

Les complications de la cystocèle vaginale, réclament un traitement particulier; elles cessent ordinairement après la réduction. S'il existait de l'inflammation de la matrice, du vagin ou du canal de l'urètre, on la combattrait par les antiphlogistiques.

La présence des calculs dans la portion de la vessie qui fait hernie, nécessitent l'incision de la tumeur. Il y aurait des inconvéniens à les faire rentrer dans la cavité principale de la vessie, puisqu'il faudrait alors pour les extraire avoir recours à des moyens beaucoup plus dangereux que l'incision pratiquée par TOLET.

La cystocèle vaginale est-elle susceptible d'étranglement? Jusqu'ici nous n'en avons pas d'exemple. M. BURNS a cependant consigné, dans les actes de la *Société Médicale d'Edimbourg*, des recherches qui tendraient à faire admettre la possibilité de cette fâcheuse complication. Je ne doute pas qu'elle ne puisse avoir lieu si j'en juge surtout par un fait peu connu de hernie épiploïque vaginale étranglée, publié dans la *Gazette Médicale*, et sur lequel je reviendrai dans un instant.

Admettons donc que la cystocèle vaginale puisse s'étangler, en opérerons-nous le débridement? M. BURNS est de cet avis ; nous croyons avec M. SANSON qu'il y aurait plus d'avantage à porter un trois-quarts dans la tumeur.

Lorsqu'on est parvenu à réduire la cystocèle vaginale, il faut encore la maintenir. Si elle est peu volumineuse, on se contente d'une éponge cylindroïde soutenue par un fil de fer ou d'argent caché dans son intérieur. (Dugès.) On peut même communiquer à cette espèce de pessaire une propriété médicamenteuse en l'imbibant d'une liqueur astringente, tel que le décocté de quinquina, de noix de Galle, de ratanhia, etc., etc.; on le soutient à l'aide d'un bandage en T. Si la hernie est volumineuse, il faut donner la préférence aux pessaires de M. Rognetta ou de M. Rondet, pessaires dont j'ai parlé précédemment.

B. *Cystocèle périnéale.*

J'ai peu de chose à dire sur cette espèce de hernie qu'on a jamais beaucoup rencontrée. La cystocèle périnéale observée sur deux femmes enceintes, dans les derniers mois, par Méry et Curade père, reconnaît pour cause la pression exercée par la matrice chargée du produit de la conception, sur l'une des parties latérales de la vessie, dont une portion s'insinue à travers les fibres écartées des muscles releveurs de l'anus. (Lassus.) Les signes qui la caractérisent sont à-peu-près les mêmes que ceux de la cystocèle vaginale. Elle se présente sous la forme d'une tumeur molle, arrondie, de volume variable, comme toutes les hernies de la vessie. Elle occupe les côtés de l'anus, est accompagnée de dysurie, et disparaît par la compression. Les auteurs s'accordent à dire que cette tumeur se dissipe après l'accouchement, pour se montrer plus tard, à l'occasion d'une nouvelle grossesse.

C. *Cystocèle urétrale.*

Le peu de longueur et la largeur du canal de l'urètre de la femme, la disposent à une autre espèce de déplacement de la vessie, qu'on peut nommer *cystocèle urétrale.* Ce genre de hernie a été observé par NOEL sur une petite fille qui souffrait de rétention d'urine accompagnée de convulsions fréquentes. HOIN * rapporte qu'une fille de 25 ans, sujette à une dysurie très opiniâtre, avait à l'orifice du méat urinaire une tumeur alongée, de la grosseur de l'extrémité du petit doigt, tumeur produite par un prolongement et un renversement de la membrane interne de la vessie. Cette espèce de cystocèle dont parle DEHAEN *, résulte ordinairement du refoulement du vagin et de la vessie par des anses intestinales, elle se montre sous forme d'une tumeur molle, alongée, rougeâtre, qui s'oppose à l'émission de l'urine, elle peut acquérir **, en vieillissant, le volume d'un œuf de pigeon. CHOPART *** nous dit avoir vu sur une jeune fille de 11 ans, une semblable tumeur, longue d'environ quatre pouces, percée à son extrémité et frangée comme une trompe de FALLOPE. On fit l'excision, et la guérison suivit sans accident. WARNER **** cite un cas de ce genre dans lequel la tumeur fut prise par un fungus de la vessie, et excisée avec succès.

Cette espèce de hernie rentre quelquefois d'elle-même, lorsque les malades sont couchées sur le dos. On peut y remédier en introduisant une grosse sonde de gomme élastique dans le canal de l'urètre. Il ne faut pas confondre cette affection avec le prolapsus de la muqueuse urétrale.

D. *Entérocèle, Épiplocèle, Rectocèle vaginales.*

A. L'entérocèle vaginale consiste en une tumeur molle, ar-

---

* *Essai sur différentes hernies*, p. 343. à la suite du *Traité* de LEBLANC.
** *Ratio medendi*, t. 1, p. 76.
*** *Traité des maladies de la Vessie*, t. II, p. 83.
**** *Observ. chir.*, obs. 30 et 31.

rondie, ovalaire, plus ou moins volumineuse, et qui résulte du déplacement d'une portion d'intestin. Elle a son siége sur les parties latérales des faces antérieure ou postérieure du vagin.

Etiologie. — Depuis GARANGEOT qui publia un mémoire *sur plusieurs hernies singulières* *, l'entérocèle vaginale a été étudiée avec soin par LEBLANC, HOIN, RICHTER, etc., etc. Le premier de ces chirurgiens explique ainsi la possibilité de cette espèce de déplacement. « Ces parois, (le vagin), forcées dans les accouchemens et continuellemnent humectées par les humidités dont elles sont abreuvées, s'étendent et se relâchent quelquefois à un tel point, que le peu de fibres charnues qui entrent dans leur composition s'écartent et s'assemblent par paquets, il ne reste plus, vis-à-vis des intervalles que ces paquets de fibres laissent entre eux que les parties membraneuses du vagin qui ne sont pas capables d'une grande résistance. C'est pourquoi, il est arrivé quelquefois que l'intestin a forcé ces membranes vaginales, et a produit une hernie qui se manifeste dans le vagin même **. »

Ce passage nous rappelle ce que nous avons dit de l'écartement des fibres du vagin considéré comme cause prédisposante de la cystocèle vaginale ; bien mieux, on doit convenir que toutes les causes de l'entérocèle et de la cystocèle vaginale sont à-peu-près les mêmes. Les femmes qui ont eu plusieurs enfans sont plus exposées que les autres à l'entérocèle du vagin ; on l'a vue se former pendant la grossesse et après l'accouchement. GARANGEOT fut mandé en 1736, pour voir la femme d'un ouvrier qui croyait avoir une descente de matrice. Cette femme était mère de 5 enfans. Un mois après ses dernières couches, elle fit un effort pour aider un crocheteur à charger un ballot ; elle sentit alors un dérangement dans son

* *Mém. de l'Acad. de Chir.*, t. II, p. 340., édit. FOSSONE.
** *Loco citato.*

ventre, une douleur vive dans le vagin, et il lui sembla que quelque chose remplissait cette partie. Le toucher fit découvrir que la malade avait une entérocèle vaginale. Nul doute que la cause prédisposante de cette hernie n'ait eu son origine dans les accouchemens précédens, nul doute aussi que l'effort que fit la femme dont il est question n'ait été la cause efficiente de sa maladie. Les observations de HOIN, démontrent que l'époque la plus favorable à la formation de l'entérocèle vaginale, est celle qui suit de près l'acte de l'accouchement ; car sur 15 femmes affectées de ce déplacement, 13, nous dit cet auteur, étaient accouchées peu de temps auparavant. Au reste, les causes efficientes de toutes les hernies, peuvent déterminer l'entérocèle vaginale.

Symptômes. — L'entérocèle vaginale ne se forme pas toujours brusquement ; dans quelques circonstances, au contraire, on la voit se former graduellement et sans qu'aucun effort violent, ou qu'aucune cause déterminante ait agi instantanément. De quelque manière que s'opère le déplacement de l'intestin, celui-ci pousse au-devant de lui le péritoine, et vient faire saillie dans le vagin en passant, soit entre le rectum et la matrice, soit entre cette dernière et la vessie. Dans le premier cas, la tumeur occupe la partie latérale de la face postérieure du vagin, dans le second, on la rencontre à la partie latérale de la face antérieure de ce conduit, lorsqu'elle s'est formée depuis peu ; plus tard, elle repousse le rectum ou la vessie, et elle se rapproche de la partie moyenne. Lorsque les intestins pénètrent dans le vagin en glissant entre la vessie et la matrice, la malade éprouve de fréquens besoins d'uriner, l'excrétion de l'urine est difficile, elle n'a lieu que dans le décubitus sur le dos. (BOYER.)

L'entérocèle vaginale n'acquièrt jamais un volume excessif ; cependant, il est certain qu'on l'a vue assez volumineuse pour dépasser la vulve. La station debout, la marche, les efforts

que font les malades contribuent puissamment à son accroissement. On la réduit très facilement, elle peut disparaître même
spontanément dans le coucher horizontal.

Cette espèce de hernie ne cause de grandes incommodités
qu'autant qu'elle est parvenue à un certain volume ; les malades
ignorent assez souvent son existence, quand elle s'est déclarée
graduellement ; il n'en est plus de même dans le cas où elle
s'est montrée brusquement ; car alors les femmes, sur lesquelles
elle se manifeste, sentent la masse des intestins se déranger,
elles se plaignent de douleurs dans le ventre et dans le vagin,
et elles éprouvent la sensation d'un corps étranger qui descend
dans ce canal.

Le toucher nous fait reconnaître qu'il existe dans le conduit
vulvo-utérin une tumeur qui présente les caractères que je
viens de lui assigner et qui, de plus, communique au doigt explorateur l'impulsion que lui impriment les efforts de toux que
le chirurgien commande à la malade. Il est facile de porter le
doigt jusque sur le col de la matrice et de déterminer ainsi la
situation et la nature de la tumeur. L'analyse des signes particuliers à l'entérocèle rapprochée des caractères de la descente
de la matrice, du prolapsus du vagin, et de la cystocèle vaginale suffira presque toujours pour fixer le diagnostic.

Traitement. — Le traitement de la hernie de l'intestin dans
le vagin, ne présente pas de difficultés ; il consiste à réduire et
à maintenir la tumeur. La position à donner à la femme affectée
d'entérocèle, diffère selon que la tumeur occupe tel ou tel point
du vagin. Si elle est située à la partie latérale de la face postérieure de ce conduit, on fait placer la malade sur les genoux ;
si au contraire, la hernie s'est faite à travers la paroi antérieure,
il faut ordonner le coucher sur le dos ; la tête et la poitrine doivent être plus basses que le bassin, et les cuisses dans la flexion.
On introduit alors deux doigts dans le vagin et l'on comprime

la tumeur de manière à lui faire abandonner le lieu qu'elle occupe, en la refoulant dans l'abdomen. Avant toute tentative de réduction, on doit faire une injection dans le rectum pour le vider des matières qu'il contient.

La tumeur sera maintenue à l'aide d'un pessaire cylindroïde. Si elle était profondément située entre la matrice et le rectum, il serait peut-être avantageux de préférer une éponge fine à l'espèce de pessaire dont nous parlons.

Il est bien rare que l'étranglement s'empare de l'entérocèle vaginale. La disposition des parties, nous devons en convenir, ne se prête guère à cette complication; toutefois, il résulte des observations de SMÉLLIE et de DÉHAEN, que cet accident n'est pas impossible. Quelques chirurgiens ont bien indiqué ce qu'il y aurait à faire, si l'entérocèle vaginale venait à s'étrangler; l'un conseille de faire une incision sur le point le plus saillant de la tumeur et de dilater avec la dilatatoire de LEBLANC, l'ouverture par laquelle la portion d'intestin herniée doit être refoulée dans l'abdomen. Un autre pense que l'on devrait, après avoir ouvert les parois du ventre, aller dégager les intestins de l'ouverture dans laquelle ils sont étranglés; de tels conseils n'ont pas été sanctionnés par l'expérience, et nous ne saurions par conséquent, quelle règle de conduite serait préférable; nous ajoutons, même, qu'il n'est guère possible de tracer rationnellement la conduite que le praticien aurait à tenir en pareil cas.

B. L'*épiploon* seul, ou réuni à l'intestin, peut faire hernie par le vagin. (LEVRET.) Dans le premier cas il y a *épiplocèle vaginale*, dans le second *entéro-épiplocèle*. L'épiplocèle vaginale est beaucoup plus rare que l'entérocèle. C'est à peine si nous en possédons quelques exemples bien avérés. Je me bornerai à relater ici une observation fort curieuse, rapportée dans la *Gazette Médicale* de 1836.

Observation de hernie vaginale étranglée; par F. PETRUNTI, *professeur de clinique chirurgicale, à l'université royale Degli Studi, etc.*

« La Signora Bonone, âgée de 40 ans, tempérament cholérique, sanguin, mère de six enfans dont elle est toujours heureusement accouchée, constitution saine, avait constamment joui d'une bonne santé, lorsque, allaitant son dernier enfant âgé de 17 mois, elle se crut enceinte de nouveau, en se sentant prise des symptômes ordinaires, mais particulièrement en voyant manquer ses règles et son lait diminuer. Aux premiers symptômes, passé le second mois, il se joignit du ténesme et des douleurs, comme si elle eût été sans cesse au moment d'avorter; après quelques jours survinrent des douleurs plus ou moins vives dans tout l'abdomen, accompagnées de nausées et même de quelques vomissemens. Enfin la fièvre s'alluma, et des convulsions hystériques de diverses formes obligèrent la malade à garder le lit et à appeler le médecin. Celui-ci ne vit au premier abord qu'une fièvre gastrique, et en effet, la malade en offrait tous les caractères. On employa donc les purgatifs, les incisifs, les émétiques; mais la nature n'obéit point aux premiers, et elle se révolta contre les autres; il fallut recourir aux sédatifs et au bain, mais sans succès positif. Plus d'un mois s'écoula dans cette incertitude, avec des selles et des urines très rares; et alors la fièvre revenait à intervalles, commençant par le froid, s'apaisant par des sueurs; bien que sa marche ne fût pas franche, on essaya le sulfate de quinine; mais la malade disait que ce médicament lui dévorait les viscères : et de fait, il accrut les douleurs, les vomissemens, le ténesme, les contractions utérines, la constipation. Enfin, la rétention des urines devint complète, et c'est alors que je fus appelé.

» La malade était agitée, inquiète, elle ne pouvait rester un seul moment sans faire des efforts comme pour aller à la selle ou pour accoucher; elle se plaignait moins du besoin d'uriner que de celui de rendre les matières fécales, et elle éprouvait du soulagement à s'asseoir sur le vase de nuit ; elle était fréquemment prise de vomissemens , de convulsions, de lypothymies. La fièvre était forte , la langue sèche et chargée, le pouls petit et fréquent, la prostration extrême; la peau était couverte de sueurs froides, l'abdomen douloureux , météorisé, dure et tendu, particulièrement entre les deux crêtes iliaques. A cet aspect je déclarai que ce gonflement énorme des deux côtés du ventre , ne pouvait être produit par une simple rétention d'urine. En effet, l'urine évacuée, la tumeur abdominale diminua au-dessus du pubis, mais non sur les côtés. Je portai le doigt dans le vagin , et je trouvai l'utérus sain à la vérité , mais porté sous l'arcade pubienne, dans une rétroversion complète [*], et maintenu dans cet état par une tumeur oblongue qui, de la partie supérieure et postérieure de l'utérus, descendait jusqu'au milieu de la face postérieure du vagin. Cette tumeur était douloureuse, circonscrite, tendue, et paraissant en partie fluctuante entre mes deux doigts, l'indicateur de ma main gauche ayant été introduit dans le rectum. Dans ces circonstances, qui n'aurait pensé qu'il s'agissait d'un abcès par congestion lactée, puisque le lait avait disparu et, que la malade se croyait enceinte de deux mois ? je conseillai en conséquence d'ouvrir l'abcès avec précaution par le vagin plutôt que par l'anus, bien que la tumeur fît plus saillie dans le rectum ; mais je voulais éviter l'infiltration des matières fécales.

« Je fis l'opération, aidé du professeur CATTOLICA. L'index de la main gauche étant porté dans le vagin , et ayant reconnu le point le plus mou et le plus fluctuant de la tumeur, je dirigeai sur ce doigt un long bistouri tenu de la main droite , et

---

[*] Il est probable qu'il y a ici erreur de rédaction, et que l'auteur a voulu dire antéversion : voici le texte : *Spinto* (l'utéro) *sotto l'arco del pube , nella pienezza nella retroversione.*

le plongeant dans l'abcès, je l'incisai de haut en bas, en prenant garde de léser les parties voisines. Il en jaillit d'abord un flot de sérosité sanguinolente, suivie d'un ichor très fétide ; mais notre surprise ensuite fut extrême, en voyant sortir par la plaie et descendre à la vulve, une masse volumineuse d'épiploon gangrené. Quelle difficulté, disions-nons, dans le diagnostic des tumeurs ! Au lieu d'un abcès, c'était une hernie épiploïque recto-vaginale, gangrenée par un étranglement lent et chronique, revenue à l'état d'irritation aiguë par l'effet du temps, des moyens employés mal-à-propos, et de la gangrène. J'enlevai le plus que je pús de la portion mortifiée, qui s'élevait à plusieurs onces, et j'étreignis le reste avec une ligature serrée le plus haut possible, dans le double but de le faire tomber rapidement, et de laisser dans la plaie une sorte de bouchon qui empêchât de descendre d'autres portions de l'épiploon ou des viscères.

« Après cette opération, la malade rendit immédiatement une immense quantité de matières fécales, et l'utérus, qui était vide, reprit sa position normale. Durant vingt jours la suppuration se fit bien ; la ligature tomba avec une portion de l'épiploon ; mais la réapparition des règles absentes depuis 4 mois, empêcha de tenir la plaie dilatée, et pendant dix jours qu'elles coulèrent, elle se rétrécit presque jusqu'à se fermer. Alors, soit que l'épiploon et le sac herniaire continssent encore des parties mortifiées, soit qu'une nouvelle portion se fût étranglée, les accidens reparurent comme la première fois, et l'opération dut être répétée. On fit sortir beaucoup de matière corrompue comme la première. Le professeur SEMENTINI, qui assista à cette seconde opération, observant la fétidité du pus, proposa de faire dans le sac des injections d'hydrochlore : je les pratiquai tellement affaiblies, que l'acidité se sentait à peine sur la langue ; mais la femme souffrit de vives douleurs, je les

L. 1.   38

répétai plus étendues encore, et m'en trouvai très bien ; le pus s'étant amélioré en qualité , et ayant beaucoup diminué en quantité , le reste de l'épiploon gangrené se détacha , le sac herniaire se rétrécit , et la plaie offrit l'aspect le plus simple. Je me contentai alors de faire journellement dans la plaie des injections , tantôt détersives , tantôt astringentes , à l'aide d'une sonde flexible, que d'abord j'introduisais dans la plaie , devenue après deux mois presque fistuleuse.

Pour restaurer les forces de la malade, on l'envoya à la campagne, après avoir instruit une de ses filles de la manière de faire les injections. Celle-ci un jour, poussant trop haut , la sonde élastique dépassa le collet du sac, et injecta dans le péritoine , la décoction de quina avec la teinture de myrrhe qui constituait le liquide ordinaire. A l'instant la femme, ressentit d'atroces douleurs dans tout l'abdomen; la péritonite et la fièvre s'allumèrent, et après trois jours reparut la tumeur, comme une nouvelle hernie. Tout-à-coup, le septième jour, avec un traitement purement antiphlogistique, chose surprenante, tous les symptômes disparurent en peu d'heures, et l'on observa dans les urines des sédimens puriformes très abondans.

« La plaie guérit ensuite en peu de jours, la nouvelle inflammation ayant oblitéré le sac et sa communication avec le péritoine. La malade resta seulement un peu courbée en avant dans la marche, éprouvant un sentiment de tension du pubis à l'estomac , lorsqu'elle voulait se redresser ; phénomène dû aux nouvelles adhérences morbides de l'épiploon. Mais peu de temps après ces adhérences s'alongeant, elle a pu marcher droite et libre, et elle jouit à présent d'une santé parfaite.

C. Rectocèle vaginale. Cette espèce de hernie fort peu connue, et dont aucun auteur n'a fait mention jusqu'à ce jour, a été signalée par M. MALGAIGNE. Chargé du service des hernies au bureau central, M. MALGAIGNE ne tarda pas à s'apercevoir de la fréquence de la hernie du rectum par le vagin. M. MALGAIGNE ne cherche pas à justifier la dénomination de rectocèle qu'il a affectée à cette maladie, mot hybride qu'il reconnaît vicieux grammaticalement, mais qu'il préfère à tout autre, parcequ'il exprime convenablement l'espèce de déplacement dont il s'agit.

Je ne crois pouvoir mieux faire que de laisser parler M. MALGAIGNE.

« La rectocèle vaginale n'est pas bien rare ; car si j'en juge pas les faits qui me sont propres, elle est plus commune que les chutes de matrice, et bien plus commune surtout que les prolapsus simples du vagin ; la cystocèle vaginale seule l'emporte sur elle pour la fréquence. Je l'ai vue d'ailleurs à tous les degrès, et peut-être dans toutes les variétés, simple ou compliquée de cystocèle, de prolapsus utérin, et de ces deux affections à-la-fois. Ce n'est pas ici le lieu d'en tracer une histoire complète, je veux seulement montrer par une observation quels sont les signes auxquels on peut la reconnaître, les graves inconvéniens qu'elle entraîne, et le moyen de contention auquel mes essais m'ont amené, et qui m'a jusqu'à présent le mieux réussi. »

« La veuve Pont..., âgée de 47 ans, se présente au bureau central, à la visite du 9 novembre, pour une chute de matrice, dit-elle, qu'elle portait depuis l'âge de 22 ans, et qui lui était survenue quelques jours après sa première couche. Ce n'était d'abord qu'une petite tumeur, qui grossit par la suite, surtout après chaque nouvel accouchement. La malade a eu en tout six enfans. Je l'examinai ; je reconnus une rectocèle vaginale simple, faisant saillie hors de la vulve, de la longueur d'un pouce ; l'indicateur introduit par l'anus, et pouvant plonger jusqu'au fond de cette tumeur, ne laissait aucune espèce de doute. La malade interrogée en courant, dit seule-

ment que les selles étaient difficiles , que dans les efforts la tumeur sortait davantage, et que l'anus se renversait quelquefois en même temps ; les matières étaient dures et écorchaient
le fondement en passant. M. BLIN , bandagiste du bureau central , lui appliqua un pessaire rond ordinaire , et la coucha sur
ses papiers comme atteinte d'une chute de l'utérus ; mais je
l'engageai à me venir voir. »

« Exposons maintenant la série des accidens éprouvés par
cette malade , que j'ai appris plus tard avec peine , et à force
de multiplier mes questions.

» La difficulté de la défécation datait de l'apparition de la
rectocèle : elle augmenta peu-à-peu en même temps que la
tumeur ; les selles devinrent dures , et il fallut multiplier les
lavemens pour les faire descendre ; et la crainte de la douleur,
engageant la malade à les retenir le plus longtemps possible ,
la constipation s'en accrut encore. Bientôt, il fallut cinq et six
lavemens pour obtenir quelques portions d'excrémens à peine
délayés, quand le besoin devenait bien urgent ; en outre , elle
se mit à l'usage quotidien de pilules purgatives ; à part ces
grandes occasions , la malade était obligée de prendre deux
lavemens par jour, sans quoi elle sent , dit-elle , *quelque chose
qui lui remonte* , et qui cause de l'oppression et des étouffemens. Lorsque ces quatre et cinq lavemens de suite n'éva-
cuaient pas suffisamment les intestins , les étouffemens redou-
blaient, allaient jusqu'à l'angoisse, et déterminaient, enfin, des
crises nerveuses terribles. Elle en vint à cette extrémité que ,
pour ne pas éprouver si souvent la nécessité d'aller à la selle,
elle retrancha sur sa nourriture accoutumée ; aussi, de grasse
et bien portante qu'elle était, elle est devenue faible, maigre,
valétudinaire. Elle se sent l'estomac faible , délabré ; la digestion se fait mal ; elle est sujette aux défaillances. Il y a dix
ans, qu'aux autres symptômes s'est joint un mouvement fé-

brile très prononcé, qui, dès-lors, a toujours persisté ; revenant presque tous les jours, ne laissant jamais plus d'un jour d'intervalle ; quelquefois, dans la journée, plus fréquemment le soir, débutant par des frissons, puis vient la chaleur et une forte céphalalgie, et de la pesanteur dans tous les membres. Quand le temps est humide, ou quand elle est en proie à des émotions morales pénibles, elle a des frissons deux ou trois fois par jour.

» L'anus sort, quelquefois, dans de violens efforts ; ce prolapsus est léger, de la grosseur de la phalange au plus, et date de son enfance. Je me suis assuré, en lui faisant soulever un lourd fardeau, que ce renversement de l'anus ne diminuait en rien la tumeur recto-vaginale, qui augmentait même durant cet effort. Enfin, pour compléter le tableau, elle est sujette à des attaques de goutte qui se portent quelquefois sur la tête et la vessie ; il y a deux mois qu'elle n'en a pas eu. Ses règles commencent à se déranger, et elle a déjà éprouvé quelques pertes à des époques inaccoutumées.

» Le 17 novembre, elle vint me voir : le pessaire était placé obliquement de haut en bas, d'arrière en avant, de manière qu'il soulevait la paroi postérieure du vagin, et avait de beaucoup diminué le volume de la tumeur. Mais, sans doute par son volume et par la forte pression qu'il exerçait en arrière, il avait rendu les selles encore plus difficiles ; l'anus, resserré en tout temps, était pris depuis son introduction d'une contraction spasmodique qui s'opposait même à l'entrée de la canule d'une seringue ordinaire ; il fallut donc enlever ce pessaire. Dès-lors, elle put prendre des lavemens et aller un peu à la selle à l'accoutumée, mais la tumeur reparut aussi grosse qu'auparavant.

» Le 21, j'appliquai un pessaire infundibuliforme en caoutchou, de la fabrique de M. Cresson, qui pénétra facilement et qui parut sur l'instant maintenir assez bien la rectocèle. Ce pessaire fut très bien supporté, il détermina à peine un très léger écoulement, et il n'accrut pas la constipation comme le précédent, mais il la laissait presque au même degré, en sorte que trois a quatre lavemens étaient encore nécessaires pour obtenir quelques fèces, et dans les efforts, la tumeur sortait encore, réduite, à la vérité, à la moitié, au plus, de son volume primitif. Toutefois, l'estomac faisait mieux ses fonctions, et les défaillances avaient cessé ; cette amélioration était bien certainement due à l'emploi du pessaire ; car, l'ayant ôté un jour, les maux d'estomac et les défaillances la reprirent et cessèrent ensuite, quand elle l'eût réappliqué.

Cependant, ce résultat était trop léger pour me satisfaire ; j'imaginai que, si à la queue du pessaire en entonnoir je surajoutais un autre entonnoir beaucoup plus petit, et renversé de manière à donner à l'instrument la forme d'un sablier irrégulier, je refoulerais en arrière la tumeur d'une manière constante. Je donnai ces indications à M. CRESSON ; mais là difficulté de fabriquer cette nouvelle forme de pessaire avec le caoutchou, fit qu'il ne réussit pas d'abord ; le premier qu'il m'apporta offrait simplement une queue large de dix à douze lignes, sans renflement. Je l'appliquai, néanmoins, le 8 décembre. Il contint mieux que le précédent, laissa moins de gêne, et favorisa beaucoup les selles, car elle allait à la garde-robe avec deux lavemens ; et cet heureux succès l'enhardit tellement qu'elle cessa l'usage de ses pilules. Les digestions se firent mieux aussi, et l'oppression, qui suivait toujours chaque repas, disparut presque entièrement. Le pessaire ne causait aucune douleur ; il ne détermina pas non plus d'écoulement pendant les trois premiers jours ; mais alors survint une perte, qui dura jusqu'au 21, et pendant laquelle l'instrument resta en place.

» La perte cessée, ma malade me vint voir le 22.

» M. CRESSON m'avait fait un autre pessaire qui approchait

plus de mon idée, mais qui ne la remplissait pas encore ; c'était un pessaire en entonnoir dont le sommet offrait un renflement circulaire de deux lignes de saillie. Je le substituai au précédent, qui laissait encore sortir un peu la tumeur ; il réussit mieux d'abord, mais comme le renflement inférieur était trop peu épais, la pression des parois vaginales l'affaissa et rendit au pessaire sa forme conique, la malade s'en aperçut bien vite, trois lavemens devenant nécessaires pour avoir des selles.

» Elle ne put revenir que le 10 février ; elle avait eu une perte et une attaque de goutte. Alors, je possédais enfin un pessaire de la forme voulue, et à laquelle je n'ai fait depuis que de très légères modifications. Je le mis en place, la hernie fut parfaitement contenue. Le 18 février, arriva une perte qui dura jusqu'au 3 mars, en sorte que je ne la revis que le 8 de ce mois ; il y avait environ un mois qu'elle portait son pessaire : il avait causé, les premiers jours, quelques légères douleurs qui avaient cédé à l'application d'un cataplasme. A part cet accident, le pessaire maintenait parfaitement la hernie, et, en faisant soulever un fardeau à la femme, on voyait la partie postérieure du vagin se plisser en rides transversales au-dessus du pessaire, mais sans former de tumeur ; l'appétit était bon, la digestion facile, la fièvre quotidienne avait beaucoup diminué ; depuis le 10 février, elle n'a eu qu'une seule fois un peu d'oppression ; enfin, le 5 mars, elle avait fait des courses assez longues et assez pénibles pour lui causer des douleurs dans les deux aines, et elle n'avait rien ressenti du côté de la tumeur. Les selles se font avec l'aide seulement de deux demi-lavemens, et avec une facilité à laquelle depuis long-temps elle n'était plus accoutumée. Je ne l'ai pas revue depuis le 8 mars.

» J'ai donné cette observation tout entière, malgré sa longueur, à raison de l'importance qu'elle me paraît offrir. Sans doute, toutes les malheureuses femmes qui portent de ces prolapsus n'éprouvent pas des accidens aussi graves, mais il ne s'agit que du plus ou du moins ; et la constipation rebelle, opiniâtre, doit amener, à la longue, des désordres ensuite bien difficiles à guérir. J'ai dit que cette affection est fréquente ; on la confond le plus généralement avec une chute du vagin ou de l'utérus ; je possède l'observation d'une femme qu'un médecin traitait par des purgatifs pour vaincre une constipation qu'il ne savait à quoi attribuer, elle avait une rectocèle vaginale. »

E. *Hernies vulvaires.*

(*Pudendal hernia* A. COOPER.)

La vessie, le petit intestin, l'épiploon et le rectum ne se bornent pas toujours à distendre les parois du canal vulvo-utérin et à former des hernies vaginales ; ces viscères peuvent encore descendre jusque dans les grandes lèvres où ils constituent une tumeur désignée sous le nom de *hernie vulvaire*. A. COOPER, le premier, a fait connaître cette maladie. SCARPA, JULES CLOQUET, M. BOMPART, HARTMANN, et M. BURNS DE GLASCOW en ont aussi parlé.

« On peut penser que pour former cette espèce de hernie, les viscères glissent le long d'une des parties latérales du vagin jusque dans la partie postérieure de la grande lèvre correspondante, en passant derrière le ligament large de l'utérus, dans l'espace rempli de tissu cellulaire qui sépare le vagin du rectum. Ils doivent pousser devant eux un prolongement du péritoine (M. MURAT ne parle que des viscères recouverts par cette tunique), et écarter les fibres de l'aponévrose pelvienne, ainsi que celle du muscle releveur de l'anus à l'endroit de leur insertion sur les côtés du vagin (MURAT.) »

M. BURNS dit aussi que, dans le cas de cystocèle vulvaire, la vessie peut descendre le long du vagin et se frayer une route jusque dans l'épaisseur de la grande lèvre.

Les hernies vulvaires se présentent sous la forme d'une tumeur arrondie, de volume et de consistance variables ; selon qu'elle est constituée par le déplacement de la vessie, de l'intestin et de l'épiploon. Cette tumeur soulève la peau, proémine en dedans de la vulve et se prolonge sur la paroi du vagin correspondante au côté vers lequel la hernie s'est effectuée. Il paraît, d'après la dissection d'une cystocèle, faite par M. BURNS, qu'un seul des côtés de la vessie qui bordent le vagin, ou les deux à-la-fois, peut faire hernie dans l'épaisseur des grandes lèvres, tandis que la partie moyenne de la poche urinaire vient faire saillie au milieu de la vulve, après avoir déprimé la paroi antérieure du vagin. La hernie vulvaire doit donner lieu à des symptômes divers, en rapport avec l'espèce de viscère qui la constitue. Lorsque c'est la vessie, par exemple, la tumeur est plus gonflée, si la malade n'a pas uriné depuis longtemps ; elle devient molle et disparaît, au contraire, en partie, après la micturition. La hernie vulvaire, formée par le petit intestin ou l'épiploon, occasionne des tiraillemens dans le bas-ventre, des douleurs, lorsque la malade veut fléchir le tronc en arrière, des coliques, des borborygmes, etc. Le volume des hernies vulvaires augmente ordinairement quand la femme tousse, lorsqu'elle se tient debout ou qu'elle se livre à quelque exercice violent.

Pour réduire la hernie vulvaire, on place la femme sur le dos, la poitrine, les cuisses le bassin et disposés de telle sorte que les muscles abdominaux soient dans le plus grand relâchement possible. Le chirurgien porte alors dans le vagin l'index et le médius de la main droite , si la hernie est à gauche, et *vice versa ;* il applique ces deux doigts sur la paroi du vagin , il soutient la tumeur et il tend à seconder les efforts que fait l'autre main appliquée sur la portion de la grande lèvre distendue par les parties déplacées , pour les faire rentrer dans la cavité abdominale, en les poussant dans une direction parallèle à celle du conduit vulvo-utérin. Aussitôt qu'on est parvenu à réduire la tumeur, la grande lèvre et la paroi vaginale qu'elle distendait se laissent déprimer facilement ; on trouve même à la place de cette tumeur, un espace vide dont l'étendue correspond au volume de la hernie.

La tumeur doit être maintenue avec un pessaire approprié.

Si la hernie vulvaire venait à s'étrangler , ainsi que l'ont vu A. COOPER et SCARPA , et qu'on ne fût pas aussi heureux que ces deux chirurgiens , qui parvinrent à opérer la réduction par le taxis , il faudrait nécessairement procéder au débridement de la tumeur. On se rappelerait que l'artère vaginale se trouve en dedans et l'artère honteuse en dehors de la tumeur, et l'on débriderait en faisant une incision en arrière , un peu obliquement en dehors ou en avant , et un peu obliquement en dedans , c'est-à-dire , parallèlement à la branche de l'ischion (MURAT).

F. *Prolapsus de la membrane muqueuse de l'urètre.*

Le canal de l'urètre de la femme est aussi le siége de quelques maladies qui peuvent contribuer à modifier la configuration des parties génitales ; au nombre de ces maladies, nous comptons les fungus de l'urètre et le prolapsus de la muqueuse de ce conduit. Il ne doit pas être question ici des fungus ; quant au prolapsus, je ne me dissimule pas qu'on pourrait peut-être le ranger, avec autant de raison, parmi les hypertrophies que parmi les déplacemens. Quoi qu'il en soit, cette affection est d'abord si rare, puis si secondaire pour nous, que j'attache peu d'importance à son histoire.

La maladie dont il est question paraît tenir à l'hypertrophie avec boursouflement et au relâchement de la muqueuse de l'urètre. Elle est assez facile à reconnaître aux caractères suivans : tumeur rougeâtre, plissée, formant saillie à l'extérieur, en dehors du canal urinaire, de forme assez irrégulière, réductible et présentant à son centre une ouverture en rosace. La dilatation et le relâchement du canal de l'urètre coïncident ordinairement avec le prolapsus de la muqueuse. SÉGUIN rapporte que, dans un cas de ce genre, il lui fut facile d'insinuer le doigt dans ce canal.

Le prolapsus de la muqueuse urétrale occasionne quelque gêne dans l'émission des urines ; gêne que le relâchement du canal de l'urètre rend, il est vrai, peu considérable. Toutefois, je viens d'observer un cas où l'excrétion de l'urine était très difficile : il y a trois semaines, je fus consulté par une dame de la rue des Petites-Écuries, qui me pria de visiter sa fille, enfant de douze ans, d'une constitution faible, sujette à des flueurs blanches abondantes, adonnée à la masturbation. Cette petite fille éprouvait de fréquentes envies d'uriner qu'elle ne pouvait satisfaire. J'examinai les parties génitales, et je constatai la présence d'une petite tumeur qui s'opposait à l'émission de l'urine. Je m'aperçus, en la touchant du doigt, qu'elle était réductible ; j'introduisis une sonde et la petite malade rendit près d'une pinte d'urine. Je me retirai, après avoir remédié à la rétention d'urine, et je réfléchis au moyen que j'emploierais pour guérir ma malade. Il me vint d'abord à l'esprit d'employer des injections astringentes, car je voulais éviter d'en venir à la ligature de la petite tumeur, comme fit SÉGUIN, pour guérir la malade dont il a publié l'observation dans la *Bibliothèque Médicale.*

Je me rappelai le procédé employé par M. JOBERT, pour guérir certains rétrécissemens de l'urètre, et je résolus de le mettre à profit. En effet, je me munis de petits morceaux de bougie huilés et saupoudrés d'alun pulvérisé. La mère de la petite malade renouvela quatre fois dans la journée la bougie aluminée, et, après six jours de traitement, la tumeur avait disparu. M. COLOMBAT a eu occasion de donner des soins à une blanchisseuse affectée d'un prolapsus de la muqueuse urétrale. Il fit des cautérisations avec une dissolution concentrée de nitrate d'argent sur tout le trajet du canal de l'urètre, et la malade guérit parfaitement.

FIN DU PREMIER VOLUME.

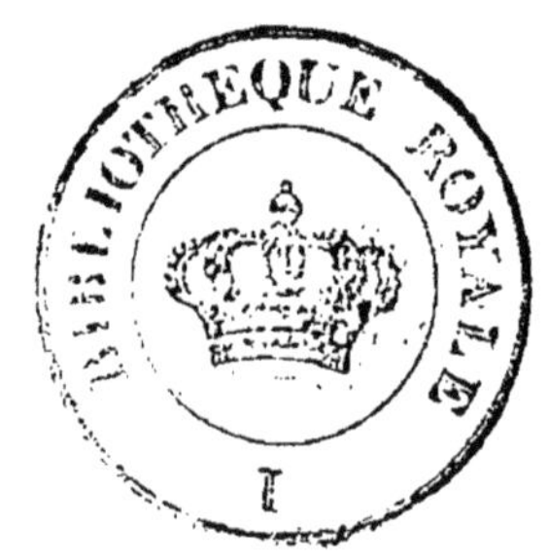

TABLE

DES MATIÈRES DU PREMIER VOLUME.

DEUXIÈME PARTIE.

DES VICES DE CONFORMATION, DE SITUATION ET DE CONFIGURATION DES ORGANES GÉNITAUX.

FIN DE LA TABLE DU PREMIER VOLUME.

CORRECTIONS ESSENTIELLES.

Pages.	Lignes.		
8.	4.	Au lieu de :	il suffira, quelquefois souvent — lisez *souvent il suffira.*
9.	17.	—	d'où il suit, — lisez *d'où suit.*
10.	2.	—	succession ;— lisez *succession,*
15.	10.	—	qu'ils le deviendront , — lisez *qu'ils ne le deviendront.*
16.	9.	—	de la respiration , et nous , — lisez *de la respiration , nous*
16.	15.	—	encore de beaucoup ,— lisez *encore beaucoup.*
17.	31.	—	rapide des, lisez *rapide chez les.*
18.	18.	—	des menstrues , se fait , — lisez *des menstrues se fait.*
27.	1.	—	des règles lorsqu'elles , — lisez *des règles , lorsqu'elles.*
30.	11 et 12.	—	qui l'ont restreint aux organes sexuels et à leurs fonctions ; c'est à tort , — lisez *qui l'ont restreint à tort aux organes sexuels ,* etc.
32.	27.	—	s'il n'existe , — lisez *à moins qu'il n'existe.*
41.	26.	—	chapitre 8 , — lisez *chapitre 7.*
42.	5.	—	anhihilé , — lisez *annihilé.*
51.	6.	—	on les menace , — lisez *on les menace ;*
55.	13.	—	insolites ; — lisez *insolites ,*
55.	14.	—	inattendue , — lisez *inattendue ;*
55.	16.	—	manifestation , — lisez *manifestation ;*
55.	18.	—	ragies , — lisez *ragies ;*
62.	31.	—	combien d'exemples ne — lisez *combien ne*
64.	31.	—	plus alors — lisez *plus le*
65.	26.	—	aliment on — lisez *aliment ou*
67.	21.	—	LAGARVAYE — lisez LAGARRAYE
71.	10.	—	galle , — lisez *galle ;*
71.	14.	—	distinguer d'ici , — lisez *distinguer ici*
74.	4.	—	phénomènes , qui — lisez *phénomènes qui*
74.	25.	—	etc. — lisez *etc. ;*
75.	29.	—	fébrine — lisez *fibrine*
80.	15.	—	littrhe — lisez *littre*
99.	28.	—	perspération — lisez *perspiration*
100.	3.	—	arrètes , — lisez *arrètes ;*
114.	28.	—	vomitif ; — lisez *vomitif ,*
116.	20.	—	menstruation ; — lisez *menstruation ,*
129.	9.	—	PECKLIN BARBETTE — lisez BECLIN , BARBETTE
140.	10.	—	DESERANT — lisez DESERUNT
141.	7.	—	nombreux , de — lisez *nombreux de*
144.	22.	—	jambes , — lisez *jambes ;*
146.	5.	—	vu — lisez *vus.*
147.	22.	—	mesnipausie — lisez *ménospausie*
149.	18.	—	de ces — lisez *des*

Pages.	lignes.		
192.	22.	—	vivantes — lisez *vivante*
197.	24.	—	communiqués — lisez *communiquée*
219.	21.	—	filles, — lisez *filles;*
224.	26.	—	parler — lisez *se parler*
234.	11.	—	le — lisez *ce*
237.	25.	—	ce nom on — lisez *ce nom, on*
240.	7.	—	monomanique — lisez *monomaniaque*
245.	12.	—	ou — lisez *où*
254.	16.	—	distaction — lisez *distraction*
255.	29.	—	durant, l'attaque — lisez *durant l'attaque*
276.	23.	—	séxuel, — lisez *sexuel;*
282.	2.	—	en — lisez *et*
293.	16.	—	hiralité — lisez *hilarité*
296.	15.	—	elle — lisez *elles*
298.	11.	—	sensibilité, — lisez *sensibilité;*
298.	13.	—	tœnia, — lisez *tœnia;*
302.	17.	—	avoir — lisez *prendre*
310.	21.	—	toujours le plus souvent on — lisez *toujours on*
314.	20	—	de la propreté lisez — *de propreté*
315.	10.	—	rethral — lisez *uréthral*
331.	10.	—	KERGORADEC — lisez KERGARODEC
332.	5.	—	approximativement la — lisez *aproximative-ment, la*
352.	11.	—	intensité sont — lisez *intensité, sont*
349.	9.	—	accouchement; — lisez *accouchement,*
—	17.	—	encore lorsque — lisez *encore, lorsque*
—	18.	—	une tumeur des débris de placentas — lisez *une tumeur, des débris de placenta*
—	31.	—	menorrageis — lisez *menorrhagies*
370.	20.	—	conformés, — lisez *conformes;* — dès l'enfance — lisez *dès l'enfance,*
—	21.	—	quelque chose, de — lisez *quelque chose de*
372.	17.	—	absence, une — lisez *absence d'une*
373.	6.	—	soient aussi — lisez *soient normalement* — on possède normalement — lisez *on possède aussi;*
376.	4.	—	oblitérations nous rappellerons; — lisez *oblité-rations, nous, etc.*
378.	21.	—	la naissance des accidens, qui — lisez *la nais-sance, des accidens qui*
380.	24.	—	l'introduction du est — lisez *l'introduction du pénis est*
385.	1.	—	vagin; — lisez *vagin,*
406.	31.	—	DENADEN — lisez DENAEN
428.	30.	—	n'ignorons-nous pas — lisez *ignorons-nous*
460.	3.	—	puissions — lisez *passions*
468.	30.	—	uterus polype, — lisez *utérus, polype,*
469.	15.	—	mortes d'après — lisez *mortes après*
494.	4.	—	à l'ordinaire, comme — lisez *comme à l'ordinaire*
498.	17.	—	leçons, de GRÉGOIRE — lisez *leçons* de GRÉGOIRE
507.	27.	—	précédemment, du — lisez *précédemment des*
591.	6.	—	Nonk — lisez Nock
544.	12.	—	à des — lisez *à de*

www.ingramcontent.com/pod-product-compliance
Ingram Content Group UK Ltd.
Pitfield, Milton Keynes, MK11 3LW, UK
UKHW022048120726
13694UKWH00001B/38